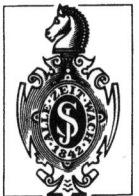

Ralph T. Manktelow

Mikrovaskuläre Wiederherstellungschirurgie

Anatomie, Anwendung
und chirurgische Technik

Übersetzt von Peter Faust

Geleitwort von G. Ian Taylor

Zeichnungen von Ken Finch

Mit einem Kapitel über Pädiatrie
von Roland M. Zuker

Mit 180 Abbildungen
in 363 Einzeldarstellungen

Springer-Verlag Berlin Heidelberg GmbH

Autor:
Ralph T. Manktelow, M.D., F.R.C.S.(C)
Associate Professor of Surgery,
University of Toronto Faculty of Medicine;
Head; Division of Plastic Surgery,
Toronto General Hospital,
200 Elizabeth street,
Toronto, Ontario, Canada
M5G 2C4

Übersetzer:
Dr. med. Peter Faust
Chirurgische Abteilung, Jüdisches Krankenhaus
Iranische Straße 2-4, 1000 Berlin 65

Titel der englischen Ausgabe:
Microvascular Reconstruction
ISBN 3-540-15271-7 Springer-Verlag Berlin Heidelberg New York Tokyo

---

ISBN 978-3-662-08762-6

CIP-Kurztitelaufnahme der Deutschen Bibliothek.
Manktelow, Ralph T.: Mikrovaskuläre Wiederherstellungschirurgie : Anatomie, Anwendung u. chirurg. Technik / Ralph T. Manktelow. Übers. von Peter Faust. Geleitw. von G. Ian Taylor. Zeichn. von Ken Finch. Mit e. Kap. über Pädiatrie von Roland M. Zuker.
Engl. Ausg. u. d. T.: Manktelow, Ralph T.: Microvascular reconstruction
ISBN 978-3-662-08762-6   ISBN 978-3-662-08761-9 (eBook)
DOI 10.1007/978-3-662-08761-9

Dieses Werk ist urheberrechtlich geschützt. Die dadurch begründeten Rechte, insbesondere die der Übersetzung, des Nachdruckes, des Vortrags, der Entnahme von Abbildungen und Tabellen, der Funksendung, der Mikroverfilmung oder der Vervielfältigung auf anderen Wegen und der Speicherung in Datenverarbeitungsanlagen, bleiben, auch bei nur auszugsweiser Verwertung, vorbehalten. Eine Vervielfältigung dieses Werkes oder von Teilen dieses Werkes ist auch im Einzelfall nur in den Grenzen der gesetzlichen Bestimmungen des Urheberrechtsgesetzes der Bundesrepublik Deutschland vom 9. September 1965 in der Fassung vom 24. Juni 1985 zulässig. Sie ist grundsätzlich vergütungspflichtig. Zuwiderhandlungen unterliegen den Strafbestimmungen des Urheberrechtsgesetzes.

© Springer-Verlag Berlin Heidelberg 1988
Ursprünglich erschienen bei Springer-Verlag Berlin Heidelberg New York 1988
Softcover reprint of the hardcover 1st edition 1988

Die Wiedergabe von Gebrauchsnamen, Handelsnamen, Warenbezeichnungen usw. in diesem Werk berechtigt auch ohne besondere Kennzeichnung nicht zu der Annahme, daß solche Namen im Sinn der Warenzeichen- oder Markenschutz-Gesetzgebung als frei zu betrachten wären und daher von jedermann benutzt werden dürften.

Produkthaftung: Für Angaben über Dosierungsanweisungen und Applikationsformen kann vom Verlag keine Gewähr übernommen werden. Derartige Angaben müssen vom jeweiligen Anwender im Einzelfall anhand anderer Literaturstellen auf ihre Richtigkeit überprüft werden.

Satz
2124/3145-543210

Für Marg, Blair, Greg, Jennifer und Scott

Geleitwort

Die rekonstruktive Mikrogefäßchirurgie ist jetzt mehr als zehn Jahre alt. Anfangs glaubten viele, daß dieser neue Sproß eine Marotte sei und erfolglos bleiben würde. Einige waren sich der Sache nicht sicher, andere wieder mit Weitsicht und Vorstellungsvermögen unterstützten entweder diesen neuen Bereich chirurgischen Bemühens oder nahmen selbst aktiv daran teil. Obwohl das anfängliche Interesse auf die Replantation amputierter Körperteile fixiert war, ist es die einzeitige freie Verlagerung lebenden Gewebes in eine entfernte Körperregion gewesen, welche die Mikrochirurgie in den Brennpunkt des chirurgischen Interesses gerückt hat.

Von den bescheidenen Anfängen an wurden wir Zeugen einer Revolution auf diesem Gebiet der plastischen Chirurgie; viele der seit langem eingeführten Rekonstruktionsmethoden fielen wie Barrikaden vor den Fortschritten, die auf diesem Gebiet gemacht wurden. Anfangs gab es nur relativ wenige Verfahren. Es bestand die Tendenz, das Problem des Patienten dem Operationsverfahren anzupassen, statt umgekehrt, und dies führte häufig zu einem minderwertigen Ergebnis. Es wurden die damals bekannten Lappen, wie z.B. der Leisten- und der Deltopektoralislappen, eingesetzt. Leider handelte es sich dabei um Lappen aus Spenderregionen, die viele technische Probleme boten, wie z.B. Gefäßanomalien, kurze Stiele und kleinkalibrige Gefäße. Lange Operationszeiten waren die Norm, und Gefäßthrombosen waren nicht selten. Die Krankenhausroutine wurde häufig dadurch unterbrochen, und es bestand die Gefahr, daß diese neuen Operationsverfahren in Mißkredit fallen würden.

Während der letzten zehn Jahre hat sich die Sachlage dramatisch verändert. Die Zahl der für den Mikrochirurgen verfügbaren Lappen nahm explosionsartig zu, und sie sind sowohl vielseitig als auch zuverlässig anzuwenden. Viele der Lappen wurden auf der Grundlage intensiver Untersuchungen im Sektionsraum entwickelt. Zahlreiche Präparations- und Gefäßinjektionsstudien an Frischverstorbenen haben die Gefäßarchitektur verschiedener Gewebe und Gewebekombinationen aufgedeckt. So wurden z.B. in unserer Abteilung am Royal Melbourne Hospital mehr als 2000 solcher Untersuchungen durchgeführt. Am wichtigsten dabei ist, daß viele dieser Techniken sich dahingehend entwickelt haben, die Erfordernisse des Patienten zu erfüllen.

Mit Einführung eines neuen Lappens ist häufig eine anfängliche Woge der Begeisterung verbunden, die durch Vergleich und Bewertung mit ebenbürtigen Verfahren zurückgehen muß, um schließlich den, wie McGregor prägnant bemerkt hat, „korrekten Rang in der Hackordnung" einzunehmen. Viele Lappen haben ihre Fürsprecher, und so ist es nur angemessen, daß dieses Buch von einem begeisterten Benutzer geschrieben wurde, der nicht aus Eigeninteresse ein besonderes Verfahren in den Vordergrund stellt. Ralph Manktelow ist ein solcher Mensch, und ich fühle mich durch seine Bitte geehrt, das Vorwort zu diesem wichtigen Werk zu schreiben.

Dr. Manktelow ist mehr als nur unparteiisch. Er ist ein Chirurg der zweiten Generation, der mit dazu beigetragen hat, die Methoden der Pioniere zu verfeinern. Sein forschender Geist und seine beträchtliche klinische Erfahrung haben zur Literatur über dieses Thema viel hinzugefügt. Insbesondere sind seine Verbesserungen der freien Verlagerung des Grazilismuskels als funktionelle Einheit für die Rekonstruktion der verkrüppelten oberen Gliedmaße und der Gesichtsparalyse unübertroffen.

Die Auswahl des am besten geeigneten Lappens zur Lösung eines speziellen Rekonstruktionsproblems erfordert die sorgfältige Analyse vieler Faktoren. Welches Gewebe benötigen wir, wo kann es am ehesten entbehrt werden, und auf welche Weise können wir die Beschwerden des Patienten und die Kosten für die Gemeinschaft auf ein Mindestmaß zurückführen? Die endgültige Auswahl sollte auf einer vernünftigen Planung und auf Erfahrung beruhen. Schließlich erwartet man auch nicht von einem professionellen Golfspieler, daß er seinen Caddie bittet, ihm aus dem Sack einen Putter für einen Treibschlag auf dem Fairway oder einen Driver für die Verwendung auf dem Grün zu reichen. Uns stehen jetzt Lappen zur Verfügung, die uns sehr viel leichter aus dem Unebenen herausbringen als in vergangenen Tagen. Sogar das „Einlochen mit einem Schlag" ist mit der Entwicklung solcher Verfahren wie dem vaskularisierten osteomyokutanen Lappen einfacher.

Dieses Buch gibt nicht vor, jeden Aspekt der Chirurgie freier Lappen behandeln zu wollen, und es unterstellt auch nicht, ein endgültiges Werk über dieses Thema zu sein – die rekonstruktive Mikrogefäßchirurgie ist nämlich immer noch eine sich schnell entfaltende Kunst. Das Buch kennzeichnet jedoch die Problemregionen, in denen die Chirurgie freier Lappen zum gegenwärtigen Zeitpunkt das Meiste zu bieten hat. Aus der langen Liste beschriebener Lappen haben Ralph Manktelow und seine Mitarbeiter einen Grundstock verläßlicher und vielseitiger Verfahren zur Lösung der Mehrzahl dieser Rekonstruktionsprobleme ausgesucht.

Die Beschreibung der Planung und der Ausführung dieser Operationen ist praktisch und informativ. Die Zeichnungen haben ein hohes Niveau und sind entworfen, dem Chirurgen zu helfen. Das Buch ist zweifellos ein wertvoller Beitrag zur Fachliteratur über rekonstruktive Chirurgie.

Februar 1986 G. Ian Taylor

Vorwort

Dieses Buch soll ein „Gewußt wie"-Text über die mikrovaskuläre Rekonstruktionschirurgie sein. Es behandelt Auswahl, Anatomie und operative Technik einer Vielfalt von freien Gewebeverlagerungen. Es wurde hauptsächlich von einem Chirurgen geschrieben und ist absichtlich dogmatisch in der Hoffnung, nützliche Lösungen für Probleme der Patienten zu bieten.

Das Buch ist in zwei Abschnitte aufgeteilt. Der erste Teil beschreibt die operative Anatomie und Technik, die mit der Hebung jedes freien Gewebetransfers verknüpft ist. Der zweite Teil behandelt die Anwendungen dieser Transplantate für die Rekonstruktion in drei speziellen Regionen. Diese Gebiete sind die drei anatomischen Regionen, in denen die rekonstruktive Mikrochirurgie ihre bedeutenden Beiträge geliefert hat: der Kopf und der Hals, sowie die obere und die untere Extremität. Die einzige Abweichung von diesem Plan besteht in der Beschreibung von Zehen- und Jejunumtransplantaten. Da diese ausschließlich an der Hand bzw. an Kopf und Hals verwendet werden, werden diese Transplantationen im zweiten Teil beschrieben. Da die meisten freien Gewebeverlagerungen in allen drei anatomischen Regionen angewandt werden, habe ich jeden Transfer nur einmal beschrieben statt die Schilderung bei jedem Anwendungsgebiet zu wiederholen; diese Beschreibungen wurden an den Anfang des Buches gesetzt, wo sie den ersten Abschnitt bilden.

Jeder in der rekonstruktiven Mikrochirurgie tätige Chirurg sollte über ein Repertoire aus verläßlichen Transplantaten verfügen. Ich glaube, daß dem Patienten am besten gedient sein wird, wenn der Operateur Sachkenntnis über eine ausgewählte Gruppe von Transplantaten besitzt und sich nicht an jedem neuen Transplantat versucht, das beschrieben wird. Zum Inventar an freien Gewebeverlagerungen des Chirurgen werden Hautlappen, Muskellappen, Knochentransplantate und Compositgrafts gehören, wie z.B. die Zehe und das Jejunum. Unter Berücksichtigung dieser Voraussetzung habe ich mich entschlossen, die von mir am häufigsten benutzten Transplantate von jedem dieser Gewebetypen zu beschreiben. Es gibt viele Transplantate, die nicht mitaufgenommen wurden, weil ich keine umfassende Erfahrung mit ihrer Anwendung besitze und weil ich glaube, daß die hier beschriebenen Transplantationen die Mehrheit der rekonstruktiven Probleme lösen werden. Ebenso gibt es eine ganze Anzahl vor kurzem beschriebener und vielversprechender Lappen, die nicht in diesem Buch enthalten sind, da sich ihr Wert erst nach einiger Zeit und ausgedehnter Anwendung beurteilen läßt.

Dieses Buch ist nicht angelegt, um von Anfang bis Ende durchgelesen zu werden. Es ist eher als ein Nachschlagewerk anzusehen, das sowohl der in Ausbildung befindliche Chirurg als auch der Operateur mit Erfahrung in rekonstruktiver Mikrochirurgie als Hilfe bei der Behandlung von Patienten mit speziellen Problemen benutzen werden. Der Leser wird wahrscheinlich zuerst den Teil II mit dem entsprechenden Kapitel, in dem das Problem des Patienten behandelt wird, aufschlagen. Dann wird er nach Überprüfung der operativen Alternativen zu Teil I zurückkehren und das Kapitel aufschlagen, das den am besten passenden freien Gewebetransfer beschreibt.

Als ich 1973 anfing, gab es nur wenige Operateure, die mikrovaskuläre Techniken anwandten. Jetzt, 12 Jahre später, gibt es fast in jedem Land der Erde Chirurgen, welche die rekonstruktive Mikrochirurgie ausüben. Für diese Operateure mit ihrem unterschiedlichen Niveau an Sachkenntnissen und Ausbildung ist dieses „what, when and how to"-Buch geschrieben.

Toronto, Februar 1986
Ralph T. Manktelow

Topographischer Index mit Anwendungsmöglichkeiten

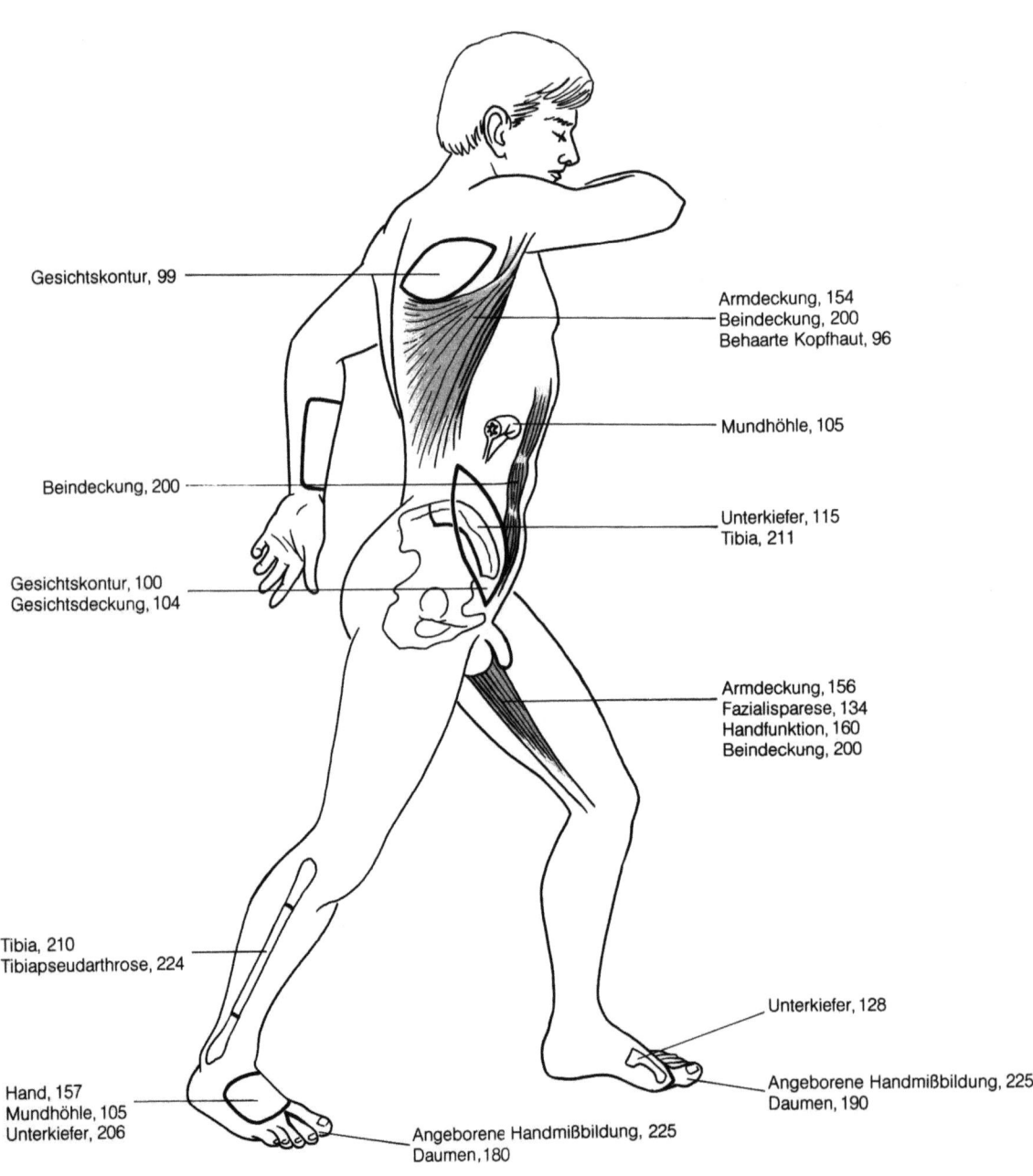

Inhaltsverzeichnis

1 Einleitung 1

Teil I. Gewebetransplantation 5

Hautlappen 7
 2 Leistenlappen 9
 3 Fußrückenlappen 15
 4 Unterarmlappen 27
 5 Skapulalappen 34

Muskeltransplantationen 39
 6 M. gracilis 41
 7 M. latissimus dorsi 49
 8 M. rectus abdominis 57

Knochentransplantationen 65
 9 Fibula 67
 10 Beckenkamm 73
 11 Mittelfuß 83

Teil II. Mikrovaskuläre Wiederherstellung 91

Rekonstruktive Eingriffe im Bereich von Kopf und Hals 93
 12 Deckungen im Bereich von Kopf und Hals 94
 13 Rekonstruktion von Gesichtskonturen 98
 14 Intraorale Rekonstruktion 105
 15 Ösophagusrekonstruktion 109
 16 Unterkieferrekonstruktion 114
 17 Rekonstruktion bei Fazialisparese 134

Rekonstruktive Eingriffe im Bereich der oberen Extremität . . . 153
 18 Die Haut-Weichteil-Rekonstruktion an der oberen Extremität . . 154
 19 Transplantation von funktionierender Muskulatur 160
 20 Zehentransplantation zur Daumenrekonstruktion 175

Rekonstruktive Eingriffe an der unteren Extremität 197
 21 Weichteildeckung der unteren Extremität 199
 22 Knochenrekonstruktion 209
 23 Pädiatrie (Ronald M. Zuker) 221

Sachverzeichnis 231

Danksagungen

Die Entwicklung meiner mikrochirurgischen Tätigkeit wurde durch die Begegnungen mit Harry Buncke, John Cobbett, Bob Acland, Bernie O'Brien, Ian Taylor, Chen Zhong-wei, Kiyonori Harii, Alain Gilbert und Harold Kleinert angespornt. Diese Chirurgen sind einige der ersten Größen auf dem Gebiet der rekonstruktiven Mikrochirurgie, und ihnen bin ich äußerst dankbar für ihre Belehrungen und Unterstützungen.

In Toronto hatte ich das besondere Vergnügen, an der Ausbildung anderer Chirurgen teilzunehmen, von denen einige meine Kollegen wurden. Auf diese Weise haben die Doktoren Nancy McKee, Ron Zuker, Jim Mahoney, Brian Boyd und ich eine Gruppe gebildet, deren Mitglieder zusammen operieren, die Weiterbildungskurse abhalten und die an Forschungsarbeiten teilnehmen. Die Erfahrung dieser Gruppe ist breit gefächert mit einer umfassenden mikrochirurgischen Betätigung in allen drei Regionen der rekonstruktiven Mikrochirurgie an Kopf und Hals, sowie an den oberen und unteren Extremitäten. In diesem Buch sind viele der von diesen Chirurgen entwickelten Prinzipien und Voreingenommenheiten enthalten. Ich bin dankbar für ihre Beiträge.

Ich bin besonders glücklich darüber, mit Dr. Ron Zuker als Freund und Mitoperateur an den meisten unserer schwierigen Fälle gearbeitet zu haben. Er besitzt nicht nur die Hände eines geschickten Mikrochirurgen, sondern hat bei diesen Fällen ein fast intuitives Gespür dafür, was sich am besten machen läßt. Aus dieser engen Zusammenarbeit heraus haben sich viele Vorteile für den Patienten, für die Entwicklung auf dem Gebiet der rekonstruktiven Mikrochirurgie und für unsere in der Weiterbildung stehenden Kollegen ergeben. Da Dr. Zuker ein spezielles Interesse an Kinderchirurgie besitzt, hat er das Kapitel über die pädiatrische Mikrochirurgie geschrieben.

Unsere Erfahrungen mit der Mikrochirurgie umfassen mehr als 300 Replantationen und mehr als 300 freie Gewebeverlagerungen. Bei diesen Fällen haben unsere Stipendiaten und Assistenzärzte einen intellektuellen Stimulus und eine unermüdliche Unterstützung für die schweren Anforderungen des Dienstes geliefert, und ihnen gebührt daher mein aufrichtiger Dank.

Dieses Buch wurde mit Unterstützung meiner Frau Marg geschrieben, die mit unerbittlichem Korrekturstift vorging. Für diese Hilfe und ihre Geduld während der Erstellung des Manuskripts bin ich äußerst dankbar.

Insbesondere möchte ich meiner Sekretärin Elizabeth Atkinson für die Ausdauer danken, mit der sie dieses Buch durch die vielen Revisionen und Umgestaltungen geleitet hat. Sie nahm die Erstellung des Manuskripts mit der gleichen guten Laune, dem Geschick und der Begeisterung an, mit der sie meine chirurgische Praxis führt.

Die Verwirklichung dieses Buches ist zu einem großen Teil durch die

Bemühungen von Ken Finch ermöglicht worden. Seine Zeichnungen erläutern die Techniken und Grundvorstellungen, die das Anliegen dieses Buches sind. Die Klarheit seiner Zeichnungen zeigt sein Verständnis für die operativen Verfahren und seinen Wunsch nach logischer Darstellung.

1 Einleitung

In vielen guten Monographien und Handbüchern, werden die Techniken der mikrovaskulären Anastomosen beschrieben. Es ist nicht die Absicht dieses Buches, diese Darstellungen zu wiederholen, da angenommen wird, daß der Chirurg, der das Buch benutzt, mit diesen Techniken vertraut ist. Der die Mikrogefäßchirurgie erlernende Chirurg wird schnell erkennen, daß die mikrovaskuläre Anastomose oftmals der leichteste Teil einer freien Gewebeverlagerung ist, obwohl sie für das Überleben des Lappens entscheidend ist. Schwieriger und eine breit gefächerte Ausbildung und Erfahrung in der rekonstruktiven Chirurgie erfordernd ist die Entscheidungsfindung, die mit jedem Verfahren verbunden ist. Der Erfolg eines jeden rekonstruktiven Eingriffs ist gleichermaßen abhängig von der Sorgfalt bei der präoperativen Planung als auch von der Durchführung der Operation.

Wer in der rekonstruktiven Mikrogefäßchirurgie tätig werden will, sollte sich in einem Zentrum weiter ausbilden lassen, das im großen Umfang auf rekonstruktive Mikrochirurgie spezialisiert ist. Der Chirurg muß, bevor er im Operationssaal tätig wird im Labor operiert haben, und er muß sowohl die Anlage arterieller und venöser End-zu-End-Anastomosen, die Techniken von End-zu-Seit-Anschlüssen als auch Transplantatinterpositionen zwischen Gefäßen unterschiedlicher Kaliber beherrschen. Sind diese Fertigkeiten erlangt, kann er in der Anwendung dieser Anastomosentechniken in der rekonstruktiven Chirurgie ausgebildet werden.

Von den freien Gewebetransplantationen zur Defektdeckung – die bei mikrochirurgischen Techniken immer noch Bedeutung haben – führt der Weg zu komplexeren und technisch anspruchsvolleren Verfahren. Dazu gehören die osteokutanen Rekonstruktionen an den Extremitäten und dem Unterkiefer, die Zehen- und partiellen Zehentransplantationen sowie die funktionellen Muskelrekonstruktionen im Gesicht und an den Extremitäten. Die Notwendigkeit, sich eine Rekonstruktion dreidimensional vorzustellen, zu der drei unterschiedliche, aber untereinander verbundene Gewebe gehören, wie Haut, Muskel und Knochen, hat zunehmende Anforderungen an den rekonstruktiv tätigen Chirurgen gestellt.

Die Entwicklung neuartiger freier Gewebeverlagerungen erforderte ein besseres Verständnis der Gefäßanatomie. Unter beträchtlichen Mühen wurden die Versorgungsgebiete verschiedener Arterien untersucht und damit das Gewebeareal abgegrenzt, das von der betreffenden Arterie ernährt wird. Bei der Entwicklung neuartiger Transplantationsverfahren mußten die Chirurgen anatomische Details kennenlernen, die niemals vorher in der Rekonstruktionschirurgie von Bedeutung waren.

Präoperative Planung

Diese beginnt mit der Feststellung der funktionellen und anatomischen Defizite des Patienten. Dann sollten alle rekonstruktiven Techniken auf ihre Anwendbarkeit geprüft und die beste Lösung mit den geringsten Schwierigkeiten gewählt werden.

Hat sich der Chirurg für einen bestimmten mikrochirurgischen rekonstruktiven Eingriff entschieden, muß er zusätzlich zur genauen Untersuchung der dreidimensionalen Größe und Form des Defekts die verfügbaren Empfängergefäße beurteilen. Dies geschieht durch klinische Untersuchung, Doppler-Sonographie und Angiographie. Dann wird von den möglichen Spendergebieten für das erforderliche Gewebe das am besten geeignete ausgesucht.

Häufig gibt es Defekte, die sich von allen bisher vorgekommenen unterscheiden. Dann sollten Modelle und Schablonen benutzt werden. Auch an Leichen können rekonstruktive Eingriffe geprobt werden. Nach einer sorgfältigen, schrittweisen Planung kann das Operationsteam den Eingriff zügig und mit nur geringer Verzögerung durchführen.

Teamarbeit

Bei der Planung und Durchführung neuer und komplexer Verfahren ist ein zweiter Operateur oftmals von großem Wert. Komplexe Eingriffe werden am besten von 2 Operationsteams durchgeführt: Ein Team präpariert die Empfängerregion, während das andere das Gewebe für den Transfer vorbereitet. Während der Transplantation ist das zweite Team verfügbar, falls man auf größere Schwierigkeiten stoßen sollte. Dieses Vorgehen ist für den Chirurgen weniger anstrengend und es kommt deshalb oftmals zu besseren Lösungen des rekonstruktiven Problems. Viele der in der rekonstruktiven Mikrochirurgie auftretenden Probleme betreffen Entscheidungen, die gewöhnlich erst gegen Ende einer langen Operation getroffen werden müssen, wenn der Operateur erschöpft ist. Gibt es z.B. nach einer 10 h dauernden Operation eine vaskuläre Komplikation, die eine Abänderung des Operationskonzeptes erfordert, dann kann ein ausgeruhter Chirurg wahrscheinlich eine bessere Lösung für das Problem finden als ein ermüdeter Kollege.

Präparation des Stiels

Obwohl die Technik, eine mikrovaskuläre Anastomose anzulegen, gut etabliert und häufig beschrieben ist, wurde wenig Wert auf die Beschreibung der Präparationstechnik des Stiels selbst gelegt. Eine Lupenbrille mit einer Optik hoher Auflösung und 2,5- bis 4,5-facher Vergrößerung sowie eine Lichtquelle hoher Leuchtstärke sind zur adäquaten Darstellung des Stiels notwendig.

Bei jeder freien Gewebeverlagerung und in jeder Empfängerregion gibt es häufig eine bevorzugte Lokalisation zur Darstellung des Stiels. Der Operateur sollte an dieser Stelle beginnen und dann nach proximal und distal weiter präparieren und den Stiel von seinem umgebenden Gewebe isolieren.

In den Extremitäten werden die Gefäße normalerweise bei Bewegungen der Gliedmaße nicht abgeknickt, da sie von fetthaltigem Bindegewebe umgeben und geschützt werden. Analogerweise wird der Stiel unter Belassung einer Fettgewebeschicht und mit den Begleitvenen an der Arterie präpariert, dann ist es weniger wahrscheinlich, daß er durch Abknickung und Torsion in der Empfängerregion verschlossen wird. Ein skelettiertes Gefäß dagegen – insbesondere eine Vene – neigt bei Verdrehung oder Abwinkelung zum Verschluß. Wird andererseits fetthaltiges Bindegewebe am Stiel belassen, dann kann es schwieriger werden, das Gefäß zu verfolgen.

Es gibt verschiedene Möglichkeiten, die Seitenäste eines Stiels zu versorgen. Clips lassen sich besonders schnell und zweckdienlich anlegen. Werden sie jedoch nicht sorgfältig appliziert, dann können sie abrutschen oder die Seitenäste durchschneiden, was zu einer unerwünschten Blutung nach der Verlagerung führen kann. Eine Alternative zu den Clips ist die zeitaufwendigere Ligatur mit 6/0- bis 8/0-Fäden. Bei kleinen Seitenästen wird die bipolare Koagulation mit Uhrmacherpinzetten bevorzugt. Bei allen diesen Techniken sollte der Seitenast unmittelbar am Abgang aus der Hauptarterie durchtrennt werden, so daß kein Blindsack zurück bleibt. Es muß sehr sorgfältig darauf geachtet werden, daß die Seitenäste der Begleitvenen nicht versehentlich abgerissen werden und sich ein komprimierendes interstitielles Hämatom entwickelt. Ist eine zarte Begleitvene eingerissen, dann sollte sie mit Mikrogefäßnähten verschlossen werden.

Nach der Anastomose ist die Handhabung des Stiels äußerst wichtig. Wird der Stiel durch einen zu festen Hautverschluß, durch Verdrehen oder dadurch eingeengt, daß er über einer harten Struktur, wie z.B. einer Sehne oder einem Knochen, verläuft, dann führt der verlangsamte Blutfluß sehr leicht zu einer Anastomosenthrombose. Die korrekte Stiellänge ist häufig schwer festzulegen. Häufig scheint ein Stiel kürzer zu sein, als er in Wirklichkeit ist, bis die Anastomose fertiggestellt und durch Blut aufgeweitet ist. Der Stiel sollte ausreichend lang sein, damit er nicht gedehnt werden muß, um die Anastomosenstelle zu erreichen. Eine zu große Stiellänge führt andererseits jedoch zu Abknickungen.

Betrachtungen zur Narkose

Die Narkose sollte so durchgeführt werden, daß ein normaler Blutdruck und eine gute periphere Durchblutung aufrechterhalten werden. Bei den meisten nicht-mikrovaskulären Eingriffen wird eine kurzfristige Hypotensionsperiode vom Patienten gut vertragen und wirkt sich nicht nachteilig auf die Operation aus. Bei einem Patienten mit mikrovaskulären Anastomosen ist jedoch eine ununterbrochene Perfusion bei normalem Blutdruck notwendig, da sich sonst leicht eine Anastomosenthrombose entwickelt. Deshalb müssen die Flüssigkeitsvolumina sorgfältig angepaßt werden, und es sollte eine Tendenz zur Übertransfusion bestehen. Bei einer lange dauernden Operation kann der Blutverlust unerwartet groß sein, da er allmählich eintritt, langsam und stetig, ohne plötzlichen dramatischen Verlust. Überwachung mit arteriellen und zentralvenösen

Druckmessungen, Messung der stündlichen Urinausscheidung und wiederholte Blutgasanalysen sowie Hämatokritbestimmungen sind notwendig. Kühlt der Patient aus, was besonders bei Transplantationen am Bein oder Arm eintreten kann, dann führt der reaktive Vasospasmus in der Extremität zu einem verlangsamten Blutfluß, was letztlich zu einer Anastomosenthrombose führen kann. Um die Körpertemperatur im Normbereich zu halten, sollte der Patient auf einer Wärmedecke gelagert werden, angewärmte i.v.-Infusionen erhalten und mit angewärmten und angefeuchteten Inspirationsgasen beatmet werden. Die Raumtemperatur sollte im warmen Bereich gehalten werden, sie muß für das OP-Personal aber tolerabel sein. Im Aufwachraum muß der Patient warm gehalten werden, da ein postoperatives Frösteln zur Vasokonstriktion führen und Blut aus der Peripherie abziehen kann. Zur Vermeidung von Komplikationen durch Dekubitalulzera wird eine doppelte OP-Tischunterlage verwendet, und zwischen Patient und Wärmedecke wird noch eine Schaffelldecke gelegt.

Es kann in Vollnarkose oder in Regionalanästhesie operiert werden. Regionalanästhesien haben den Vorteil, daß sie eine Vasodilatation bewirken; die Art der Operation oder ihre Dauer können jedoch die Anwendungsmöglichkeit dieser Anästhesiemethode beim einzelnen Patienten einschränken. Bei einer Vollnarkose sollten die Medikamente vom Anästhesisten nach den Gesichtspunkten der Unschädlichkeit bei längerer Anwendung, der fehlenden Kardiodepression und der sofortigen Reversibilität der Narkose und einer exzitationsfreien Aufwachphase ausgewählt werden. Ein Medikament, das eine periphere Vasodilatation mit folgender Hypotension hervorruft, ist nicht zu empfehlen, da es beim Patienten eine Dilatation aller Gefäße bewirkt, diejenigen ausgenommen, an denen der Operateur arbeitet. Gefäße, die durchtrennt wurden und an denen wiederholt operativ manipuliert wird, neigen zu einem Vasospasmus, der den dilatierenden Effekt der Anästhesie überdeckt. Diese Gefäße benötigen einen guten Perfusionsdruck, der nur bei einem normotonen Patienten vorliegt.

Postoperative Überwachung

Die zuverlässigste Methode zur Überwachung der Durchblutung bei einer freien Gewebeverlagerung ist die visuelle Beobachtung der klinischen Durchblutungsparameter. Obwohl in den letzten 10 Jahren große Anstrengungen gemacht wurden, Überwachungsgeräte zu entwickeln, mit denen die Lappendurchblutung beurteilt werden kann, fand außer den Geräten zur Temperaturaufzeichnung keines allgemeine Anerkennung. Die Temperaturmessung bei Fingerreplantationen und Zehenpollizisationen ist eine verläßliche Methode, den Umfang des Blutflusses abzuschätzen. Da der Finger oder die Zehe von auskühlender Raumluft umgeben sind, kommt es zu einem sofortigen Abfall der Oberflächentemperatur, sobald die Zirkulation sich verlangsamt oder zum Erliegen kommt. Transplantate, die teilweise versenkt sind oder die einer großen warmen Oberfläche aufliegen, zeigen nicht das gleiche Temperaturverhalten bei Durchblutungsänderungen; somit ist die Temperaturmessung bei Hautlappen kein geeigneter Indikator für eine Verschlechterung der Durchblutung.

Bei freien Hautlappen sind die Farbe, die Kapillarfüllung und der Gewebeturgor die zuverlässigsten klinischen Zeichen. Das Pflegepersonal muß in der Lage sein, feinste Veränderungen dieser klinischen Zeichen zu bemerken; diese müssen auf einem Durchblutungskontrollblatt notiert werden. Beim ersten Anzeichen einer Veränderung eines dieser klinischen Parameter sollte das chirurgische Personal zur Beurteilung des Falles hinzugezogen werden. Ein Perfusionsabfall wird häufig durch Kompression infolge eines Hämatoms, einer Gewebeschwellung oder eines zu festen Verbands hervorgerufen. Auch systemische Faktoren wie die Verminderung der Körpertemperatur des Patienten oder ein Blutdruckabfall können die Durchblutung vermindern. Wird dies sofort bemerkt, dann können diese Faktoren häufig beseitigt und eine anhaltende Minderperfusion verhindert werden, die zu einer Anastomosenthrombose führen kann.

Mikrochirurgisches Instrumentarium

Es steht eine Vielzahl mikrochirurgischer Instrumente für die Präparation von Gefäßstielen und zur Durchführung von Mikroanastomosen zur Verfügung und der Chirurg sollte diejenigen benutzen, mit denen er am besten umgehen kann. Das mikrochirurgische Sieb sollte ein Minimum an unterschiedlichen Instrumententypen enthalten. Ein komplizierter Instrumentensatz mit einem halben Dutzend unterschiedlicher Uhrmacherpinzettentypen, die für die instrumentierende Schwester alle gleich aussehen, wird sowohl den Operateur wie auch die Schwester irritieren. Dennoch sollten wenigstens 2 Typen feiner Pinzetten zur Verfügung stehen: ein Paar Uhrmacherpinzetten mit feiner Spitze, die bei der Anastomose benutzt werden, und ein Paar gröberer Pinzetten mit Mikrozähnen, einer Zähnelung o.ä. an der Spitze zum Festhalten für gröbere Manipulationen am Stiel. Ebenso sollten 2 Nadelhalter vorhanden sein; einer für grobe Nadeln und einer mit feinen Spitzen, der nur für sehr feine Nadeln verwendet wird. Mit zunehmender Erfahrung wird jeder Chirurg eine Vorliebe für eine bestimmte Nadelhalterform und -größe entwickeln. Mikroscheren, sowohl in der Feder- als auch der Normalausführung, und eine Serie von Gefäßklemmen sollten zur Verfügung stehen. Für die meisten Operateure ist der Gefäßapproximator ein nützliches Hilfsmittel, um die beiden Gefäßenden bei Beginn der Anastomose in optimale Stellung zu bringen.

Teil I. Gewebetransplantation

Hautlappen

Die Fähigkeit, Gewebe mit Hilfe von mikrovaskulären Anastomosen zu transplantieren, hat eine Revolution in der rekonstruktiven Chirurgie hervorgerufen. Die Transplantation eines Hautlappens mit mikrovaskulärem Anschluß ist der Prototyp für alle anderen freien Gewebeübertragungen. Die Publikationen von Daniel, Taylor, Harii und O'Brien führten das Konzept des „freien Hautlappens", der auf mikrovaskulären Anastomosen beruht, in die Therapie ein. Nach der anfänglichen Begeisterung für freie Hautgewebeverlagerungen verschob sich das Interesse auf den Transfer von Muskeln mit und ohne deren zugehörige Hautlappen. Man erkannte, daß Muskeltransplantate häufig eine kräftigere Blutversorgung und einen längeren und dickeren Gefäßstiel als Hautlappen haben. In vielen Fällen wird dieser Muskel mit seinem anhaftenden Hautlappen als muskulokutaner Lappen einem reinen kutanen Lappen vorgezogen.

Die Vorteile von Hautlappen sind ihre Weichheit und Widerstandsfähigkeit sowie ein gutes kosmetisches Rekonstruktionsergebnis. Die endgültige Lappengröße ist voraussagbar und wird nur durch eine allgemeine Gewichtszu- oder -abnahme des Patienten beeinflußt, während ein Muskellappen während des 1. Jahres eine beträchtliche Atrophie durchmacht. Der Hautlappen toleriert eine Ischämie besser als ein Muskel, er erholt sich gewöhnlich leichter nach der Revision einer Anastomosenthrombose und entwickelt bessere Gefäßverbindungen mit seinem Bett. Wird jedoch ein Hautlappen mit einer dicken Schicht schlecht vaskularisierten Fettgewebes in eine Region verlagert, die bakteriell beträchtlich kontaminiert ist, dann ist er möglicherweise, bei einer Infektion nicht so widerstandsfähig wie ein Muskeltransplantat.

Der limitierende Faktor bei der Auswahl eines Hauttransplantats sind die zur Verfügung stehenden Spendergebiete. Eine Spenderregion ist für einen Hautlappen geeignet, wenn sie einen verläßlichen Gefäßstiel enthält, der das Gebiet perfundiert, und wenn die Entnahme des Lappens funktionell und kosmetisch akzeptabel ist. Die ideale Spenderregion läßt sich direkt verschließen und die Narbe läßt sich bei den meisten sozialen Aktivitäten gut verbergen. So ist der Verschluß nach Entnahme eines Leistenlappens ein ausgezeichnetes Beispiel dafür, wie in einer Lappenregion eine Narbe zurückbleibt, die sich sogar unter Badebekleidung gut verbergen läßt. Erfordert andererseits die Spenderregion für den Verschluß ein Spalthauttransplantat in einer sichtbaren Region, wie es beim radialen Armlappen der Fall ist, dann ist diese Spenderregion weniger geeignet.

Ein Hautlappen kann eine zentral verlaufende kutane Arterie enthalten, wie es beim Leisten- und Skapulalappen der Fall ist, oder er kann durch ein Gefäß versorgt werden, das nicht im Lappen verläuft, sondern Seitenäste in die über ihr liegende Haut abgibt, wie bei Fußrücken- und radialen Unterarmlappen. Diese kutanen Seitenäste können in einem unscharf abgegrenzten Bindegewebe oder in einem Faszienseptum liegen.

Vier unterschiedliche Hautlappen wurden zur Aufnahme in dieses Buch gewählt: Leisten-, Skapula-, Fußrücken- und Unterarmlappen. Der Leistenlappen wird selten verwendet, außer zur versenkten Rekonstruktion von Körperkonturen; er hat aber einen wichtigen historischen Stellenwert in der Entwicklung von Hautlappen. Der Skapulalappen läßt sich bei vielen, wenn nicht sogar den meisten Problemen, die eine Hautdeckung erfordern, anwenden. Für besonders dünne oder innervierte Hautlappen sind Fußrücken- oder Unterarmlappen geeignet. Es stehen noch andere Hautlappen zur Verfügung, die hier jedoch nicht beschrieben werden sollen. Zu diesen gehören die Kopfhaut-, Deltopektoralis-, laterale Thorax-, mediale und laterale Oberarm-, Saphena-, Oberschenkel- und Hemipulpalappen.

Literatur

1. Acland RD, Schusterman M, Godina M, Eder E, Taylor GI, Carlisle I (1981) The saphenous neurovascular free flap. Plast Reconstr Surg 67: 763
2. Buncke HJ, Rose EH (1979) Free toe-to-fingertip neurovascular flaps. Plast Reconstr Surg 63: 607
3. Daniel RK, Taylor GI (1973) Distant transfer of an island flap by microvascular anastomoses. Plast Reconstr Surg 52: 111
4. Harii K, Ohmori K, Ohmori S (1974) Successful clinical transfer of ten free flaps by microvascular anastomoses. Plast Reconstr Surg 53: 259
5. Harii K, Ohmori K, Ohmori S (1974) Free deltopectoral skin flaps. Br J Plast Surg 27: 231
6. Harii K, Ohmori K, Ohmori S (1974) Hair transplantation with free scalp flaps. Plast Reconstr Surg 53: 410
7. Harii K, Ohmori K, Sekiguchi J (1978) The free lateral thoracic flap. Plast Reconstr Surg 62: 212
8. O'Brien BMcB, McLeod AM, Hayhurst JW, Morrison WA (1973) Successful transfer of a large island flap from the groin to the foot by microvascular anastomosis. Plast Reconstr Surg 52: 271
9. Song YG, Chen GZ, Song YL (1984) The free thigh flap: a new free flap concept based on the septocutaneous artery. Br J Plast Surg 37: 149

2 Leistenlappen

Nachdem McGregor und Jackson 1972 den Leistenlappen vorgestellt haben, wurden sich die Operateure vermehrt des Vorteils bewußt, wenn eine spezifische Arterie in dem zu verlagernden Gewebe eingeschlossen ist. Als gestielter Lappen hat der Leistenlappen größte Bedeutung bei der Deckung von Weichteildefekten an der oberen Extremität; als freie Gewebeverlagerung eroberte er Neuland in der rekonstruktiven Chirurgie [2].

Der Leistenlappen besteht aus einem großen Stück Haut und subkutanem Fettgewebe. Die Größe des verfügbaren Lappens hängt vom Körperbau des Patienten ab. Es wird von vital gebliebenen Lappen berichtet, die länger als 30 cm und breiter als 15 cm waren. Die Narbe liegt ideal, da die Spenderregion gewöhnlich direkt nach Unterminierung der Abdomianlhaut und Beugung im Hüftgelenk verschlossen werden kann. Dieses Verfahren kann eine verbreiterte Narbe hervorrufen, die sich jedoch unter der Badebekleidung gut verbergen läßt. Trotzdem gibt es bedeutende Nachteile des Leistenlappens: So ist er z.B. insbesondere in seiner medialen Hälfte sehr dick und daher bei einem korpulenten Menschen nicht geeignet. Der Stiel ist dünn und kurz und, es gibt viele anatomische Varianten der Gefäßversorgung. Der Lappen ist bleich und gelblich, wenn er im Gesicht eingesetzt wird, und er wird in seinem medialen Bereich Schambehaarung aufweisen.

Der Leistenlappen wird heute zur Deckung von Weichteildefekten und - insbesondere im Gesicht - zur Konturrekonstruktion als versenkter Lappen verwendet. In vielen Körperregionen werden andere Lappen zur Weichteildeckung vorgezogen. Häufig wird einem myokutanen Lappen der Vorzug gegeben, da er leichter zu heben ist und einen längeren und zuverlässigeren Stiel als der Leistenlappen besitzt.

Gefäßanatomie

Der Gefäßstiel dieses Lappens enthält eine von 2 möglichen Arterien und eine von 4 möglichen Venen. Der Lappen kann von der A. circumflexa ilium superficialis (ACIS) oder der A. epigastrica superficialis (AES) versorgt werden. Die verschiedenen Möglichkeiten des Ursprungs, Verlaufs und der Aufteilung dieser beiden Arterien können den Operateur verwirren. Harii fand bei 87 Leistenlappen in 29% ein gemeinsames arterielles Stammgefäß der ACIS und der AES; in den restlichen Fällen hatten die Arterien getrennte Abgänge. Harii empfiehlt, den evtl. vorhandenen gemeinsamen Gefäßstamm zu benutzen oder die ACIS für den Stiel zu verwenden, außer wenn die AES größer ist (20%); in diesem Falle würde er letztere verwenden (Abb. 2.1c) [3, 5, 7].

Die ACIS enspringt gewöhnlich im ventrolateralen Bereich aus der A. femoralis, 2-3 cm unterhalb des Leistenbands (Abb. 2.1a). Sie verläuft nach lateral im lymphatischen Fettgewebe des Trigonum femorale oberhalb der Iliakusfaszie. Im weiteren Verlauf nach lateral zieht sie entweder auf das Leistenband zu, davon weg oder parallel dazu [6]. Am medialen Rand des M. sartorius teilt sie sich gewöhnlich in 2 Äste auf, von denen einer der dominierende sein kann. Der oberflächliche Ast verläuft weiter nach lateral und oberhalb der Muskelfaszie des M. sartorius und versorgt die Haut bis zur Spina iliaca anterior superior (SIAS) und darüber hinaus. Der tiefe Ast durchstößt die Sartoriusfaszie am medialen Rand und verläuft an der Faszienunterfläche zum lateralen Muskelrand (Abb. 2.1b) [1, 3]. Hier tritt er 1-4 cm unterhalb der SIAS durch die Faszie nach außen, verläuft nach lateral oberhalb der Fascia lata und versorgt die Haut im Bereich der SIAS und lateral davon. Der tiefe Ast gibt zusätzlich

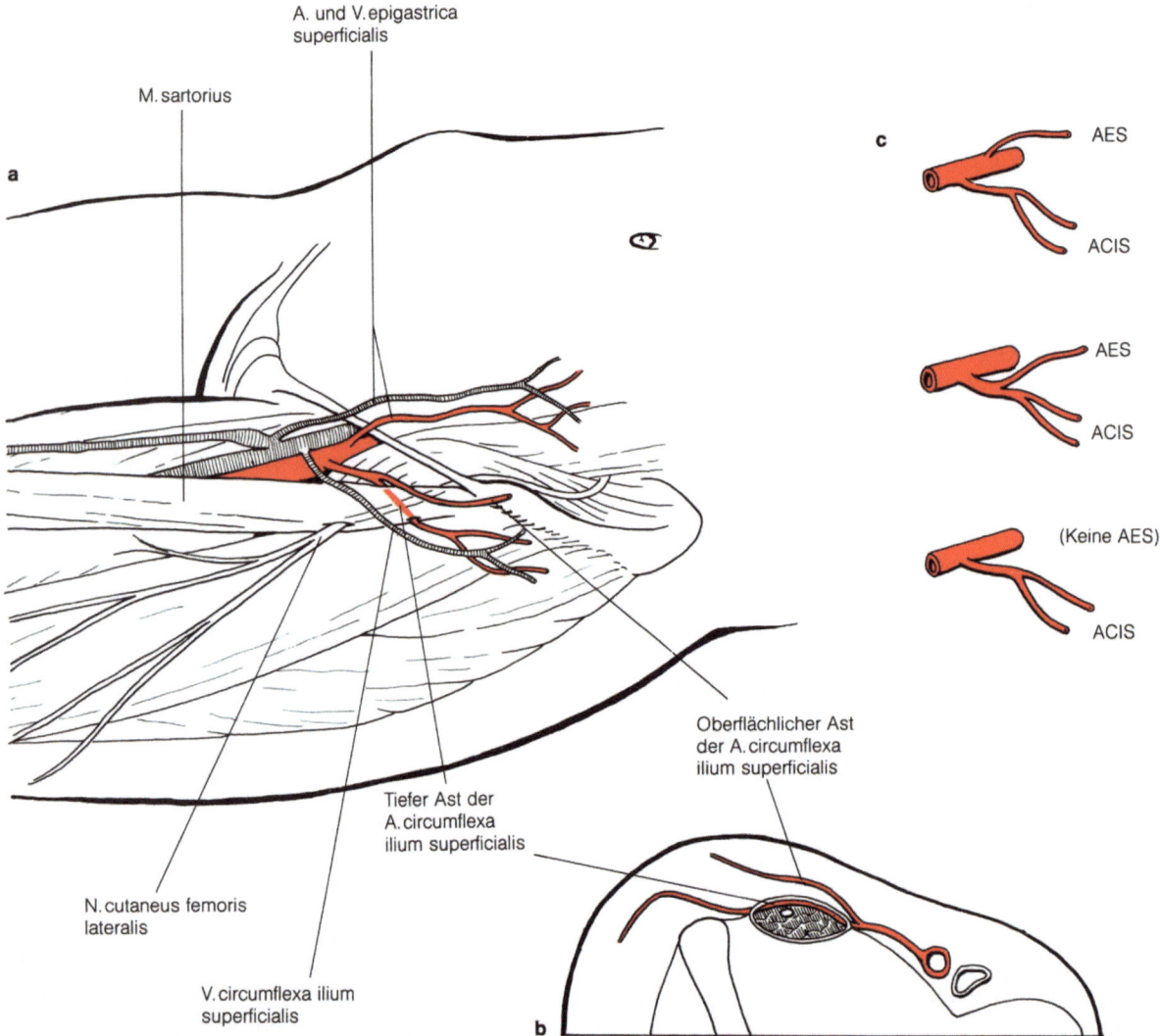

Abb. 2.1. a Gefäßanatomie des Leistenlappens. Es kann entweder die ACIS oder die AES als Stiel für den Lappen verwendet werden. Obwohl es bei jeder dieser Arterien Begleitvenen gibt, sind sie für Lappentransplantationen selten groß genug. **b** Querschnitt durch den Oberschenkel parallel und distal des Leistenbands; es ist der Verlauf der oberflächlichen und tiefen Äste der ACIS in Beziehung zum M. sartorius dargestellt. Der tiefe Ast zieht unter der Sartoriusfaszie entlang, wobei er am medialen Muskelrand ein- und am lateralen Rand austritt und den lateralen Hautabschnitt des Lappens versorgt. **c** Die AES und die ACIS können einen gemeinsamen Ursprung oder aber getrennte Abgänge haben; die AES kann auch fehlen

Muskeläste an den M. sartorius ab. Wird ein langer Leistenlappen benötigt, dann muß der tiefe Ast in den Stiel aufgenommen werden. In 20% der Fälle entspringt die ACIS aus einem Ast der A. femoralis, wie z. B. der A. circumflexa ilium profunda, der A. circumflexa femoris medialis oder den Aa. pudendae. Taylor [9] fand bei 100 Präparationen in 98% die ACIS mit einem Durchmesser von 1 mm oder dicker.

Die AES entspringt gewöhnlich aus der gleichen Region wie die ACIS. Sie verläuft nach kranial und lateral, oberhalb des Leistenbands und bleibt medial der Spina iliaca anterior superior; sie versorgt eine Hautregion oberhalb des Versorgungsgebiets der ACIS. Nach Harii und Taylor u. Daniel [9] überlappen sich die Versorgungsgebiete dieser Gefäße. Die beste Methode, einen Lappen aus diesem Gebiet zu gewinnen, ist es, wenn die Lappenachse durch die Mitte der Versorgungsgebiete beider Gefäße geht. Die größte Arterie, die sich bei der Präparation finden läßt, wird als Stiel verwendet. An ihrem Abgang haben diese Arterien einen Durchmesser von 0,8–1,8 mm.

Das Verlaufsmuster der Venen kann genauso verwirrend sein. In der Leistenregion erfolgt der venöse Abfluß über die V. epigastrica superficialis (VES) und die V. circumflexa ilium superficialis (VCIS), sowie über die Begleitvenen der genannten Arterien. Alle Venen münden in die V. femoralis oder die V. saphena. Die Begleitvenen sind klein und werden nicht regelmäßig bei Leistenlappentransplantationen benutzt. Die VES und die VCIS liegen oberhalb ihrer entsprechenden Arterien und gewöhnlich auch über der Subkutanfaszie (Scarpa-Faszie). In 60% der Fälle von Harii vereinigten sie sich und bildeten ein gemeinsames Gefäß, das einen Durchmesser von 2 mm oder mehr hatte und die bevorzugte Vene für Anastomosen ist [4]. In jedem Fall sollte die größte der 4 zur Verfügung stehenden Venen für den Transfer benutzt werden.

Heben des Leistenlappens

Bei Patienten mit vorausgegangenen Operationen im Leistenbereich (einschließlich Venenstripping, Hernienoperationen und Lymphknotenbiopsien) kann der Gefäßstiel verletzt sein oder das von diesen Gefäßen versorgte Durchblutungsgebiet kann sich verändert haben. Eine frühere Lymphadenitis der Leiste kann ebenfalls die Präparation des Stiels erschweren. Die Größe des Hautareals, das nach Entfernung einen direkten Verschluß zuläßt, kann man abschätzen, indem das Hüftgelenk auf 45° gebeugt und dann die Haut mit den Fingern zusammengezogen wird. Dies kann ein erstaunlich breiter Lappen sein.

Operative Technik

1. Der Patient liegt auf dem Rücken, und ein Sandsack befindet sich unter dem Gesäß auf der zu operierenden Seite; dann werden das Tuberculum pubicum, das Leistenband und die SIAS markiert. Die Lappenachse befindet sich auf einer Linie, die von einem Punkt auf der A. femoralis 2 cm unterhalb des Leistenbands ausgeht und in Richtung der SIAS und darüber hinaus verläuft (Abb. 2.2a). Der Lappen läßt sich jedoch auch gut aus dem Bereich oberhalb oder unterhalb dieser Linie entnehmen. Durch einen bogenförmigen Verlauf der Lappenachse nach oben in Richtung der SIAS läßt sich entweder die AES oder die ACIS benutzen, je nachdem, welche die größere ist. Wird ein besonders ausgedehnter Lappen benötigt, dann ist es sicherer, wenn er mehr nach kranial als nach lateral verlängert wird.

2. Unter Verwendung einer vom Gewebedefekt gewonnenen Schablone wird der Hautlappen über dieser Achse aufgezeichnet, wobei der mediale Lappenteil über der Femoralarterie zu liegen kommt.

3. Über den kranialen, lateralen und medialen Hautmarkierungen wird inzidiert und der Lappen unterminiert. Ist die Subkutangewebeschicht dick, dann kann im kranialen und lateralen Lappenteil eine dünne Lage des subkutanen Fettes mitgehoben werden. Von der SIAS an bis zur medialen Lappengrenze muß jedoch die gesamte subkutane Fettschicht mitgehoben werden.

4. Der Lappen wird von lateral nach medial gehoben. Der laterale Rand des M. sartorius wird teilweise durch die darüberliegende Fascia lata verdeckt. Der Übergang zwischen dem M. sartorius und dem M. tensor fasciae latae wird durch Palpation der schwach ausgebildeten Furche zwischen beiden festgestellt. An diesem Punkt muß langsam vorgegangen werden, da sonst der tiefe Ast der ACIS am Austritt aus der Sartoriusfaszie ins Subkutangewebe verletzt werden kann. Ist die ACIS lateral des M. sartorius schwer auffindbar, dann kann sie mittels Durchleuchtung des Lappens identifiziert werden. Das Vorgehen von lateral nach medial ist vorzuziehen, da dies die Identifikation und Verfolgung der ACIS oder der AES bis an ihre Abgänge ermöglicht. Dies ist besonders in den 20% der Fälle hilfreich, in denen die ACIS nicht aus der A. femoralis abgeht. Die ACIS verläuft gewöhnlich oberhalb des N. cutaneus femoris lateralis, sie kann aber auch am Nerv oder darunter entlangziehen. Verläuft die Arterie unter dem Nerv, dann wird er durchtrennt und nach Präparation wieder genäht.

5. Die Präparation wird weiter nach medial geführt, und ein Streifen aus der Sartoriusfaszie zusammen mit dem Lappen gehoben, wodurch der tiefe Ast der ACIS, der auf der Unterfläche der Sartoriusfaszie verläuft, mitgehoben wird (Abb. 2.2b). Die kleinen Muskelgefäßäste, die in den M. sartorius ziehen, werden koaguliert, damit sie nicht versehentlich abgerissen werden.

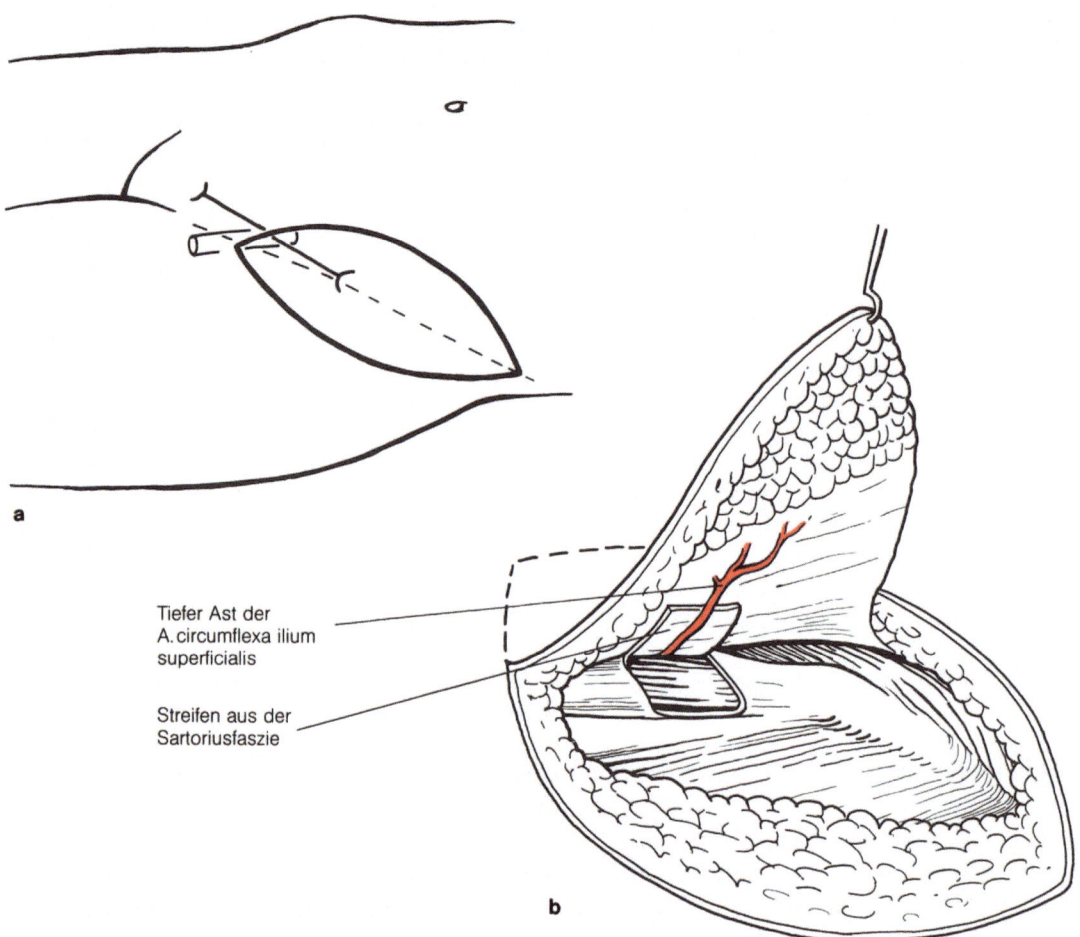

Abb. 2.2. a Oberflächenorientierungspunkte für die Aufzeichnung des Leistenlappens sind das Tuberculum pubicum, die Spina iliaca anterior superior (SIAS), das Leistenband und die A. femoralis. Die Lappenachse entspricht einer Linie, die von einem Punkt über der A. femoralis 2 cm unterhalb des Leistenbands aus zur SIAS und darüber hinaus verläuft.

b Der Lappen wird von lateral nach medial gehoben. Um den tiefen Ast der ACIS im Lappen zu behalten, muß die Präparation bis unter die Sartoriusfaszie reichen und ein Stück aus der Faszie entfernt werden

6. Am medialen Rand des Sartorius wird seine Faszie inzidiert und die Präparation weiter nach medial unterhalb der Arterie fortgesetzt.

Ließ sich die AES bei der kranialen Präparation des Lappens nicht auffinden, dann wird sie an diesem Punkt der Präparation sichtbar, entweder als eine Arterie, die in die ACIS einmündet, oder als ein Gefäß, das oberhalb der ACIS die A. femoralis verläßt.

7. Die Präparation des medialen Lappenteils wird beendet. Die A. circumflexa ilium superficialis und die oberflächlichen epigastrischen Venen werden dargestellt und bis zu ihren Abgängen präpariert (Abb. 2.3).

8. Nachdem beide Arterien bis zu ihren Abgängen verfolgt wurden, wird die größere von beiden für die Anastomose ausgewählt. Liegt ein gemeinsamer Gefäßstamm vor, dann wird dieser verwendet, außer er ist für eine gute Anastomose zu kurz; die Naht sollte nicht an der Y-förmigen Aufzweigung zu liegen kommen. Jedes nicht benutzte Gefäß wird ligiert. Die größte Vene wird ausgewählt und die anderen Venen werden ligiert. Dann werden Lappenfarbe, Wundrandblutung sowie Kapillarfüllung beobachtet. Der Leistenlappen ist normalerweise ziemlich bleich (Abb. 2.3). Nach Entnahme des Lappens wird die Spenderregion schichtweise über einer Saugdrainage bei gebeugtem Hüftgelenk verschlossen. Selten wird eine Spalthauttransplantation dieser Spenderregion notwendig.

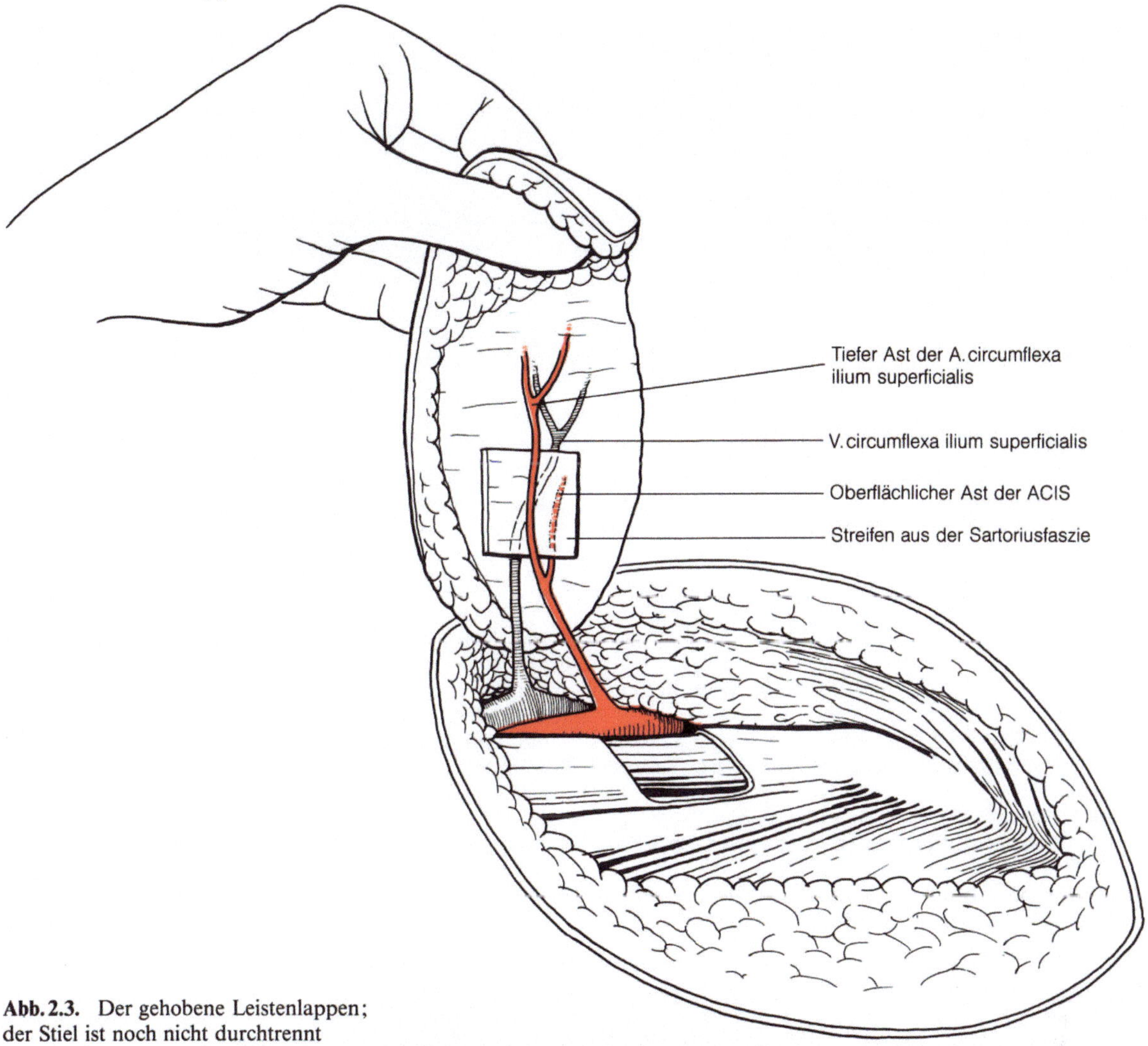

Heben des Leistenlappens

- Tiefer Ast der A. circumflexa ilium superficialis
- V. circumflexa ilium superficialis
- Oberflächlicher Ast der ACIS
- Streifen aus der Sartoriusfaszie

Abb. 2.3. Der gehobene Leistenlappen; der Stiel ist noch nicht durchtrennt

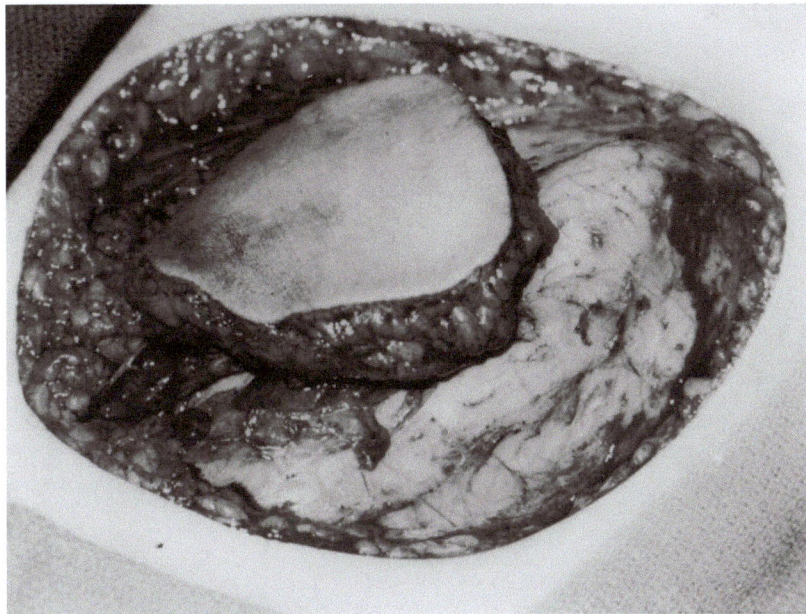

Abb. 2.4. Nach Präparation des Lappens kommt es zu einer beträchtlichen Retraktion der Hautränder. Trotzdem ist ein direkter Verschluß der Spenderregion fast immer möglich

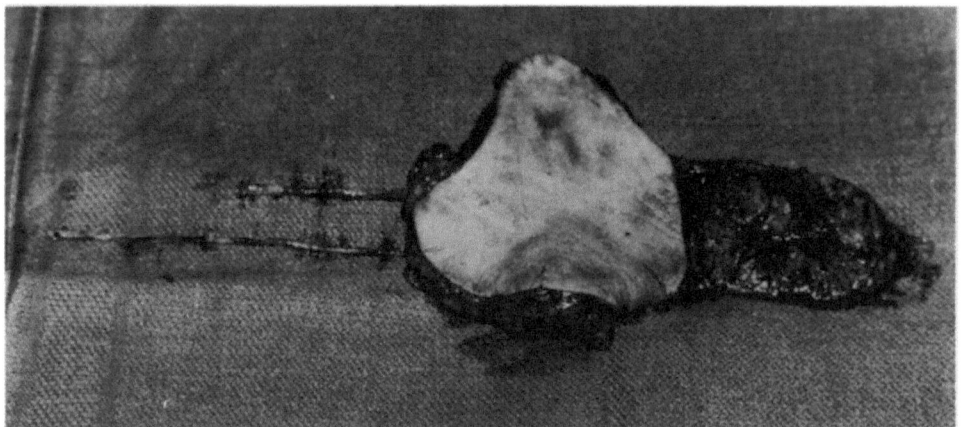

Abb. 2.5. Bei diesem Leistenlappen wurde der kurze Gefäßstiel mit 2 Venentransplantaten verlängert. Der laterale Abschnitt des Lappens wurde entepithelisiert und wird in Form eines versenkten Lappens benutzt werden, der ein Gewebepolster aus einer dicken Subkutanfettschicht liefert

Literatur

1. Acland RD (1979) The free iliac flap. Plast Reconstr Surg 64: 30
2. Daniel RK, Taylor GI (1973) Distant transfer of an island flap by microvascular anastomoses. Plast Reconstr Surg 52: 111
3. Harii K, Ohmori K, Torii S, Murakami F, Kasai Y, Sekiguchi J, Ohmori S (1975) Free groin skin flaps. Br J Plast Surg 28: 225
4. Harii K, Ohmori K, Torii S, Sekiguchi J (1978) Microvascular free skin flap transfer. Clin Plast Surg 5(2): 239
5. Harii K Persönliche Mitteilung
6. McGregor IA, Jackson IT (1972) The groin flap. Br J Plast Surg 25: 3
7. Ohmori K, Harii K (1975) Free groin flaps: their vascular basis. Br J Plast Surg 28: 238
8. Smith PJ, Foley B, McGregor IA, Jackson IT (1972) The anatomical basis of the groin flap. Plast Reconstr Surg 49: 41
9. Taylor GI, Daniel RK (1975) The anatomy of several free flap donor sites. Plast Reconst Surg 56: 243

3 Fußrückenlappen

Die Haut des Fußrückens ist eine zuverlässige Spenderquelle für freie Gewebeverlagerungen. Da der Lappenstiel aus der A. dorsalis pedis gebildet wird, wurde der Lappen auch als Dorsalis-pedis-Lappen bezeichnet. Dieser Name ist ein wenig irreführend, da die Gefäße, die diesen Lappen versorgen, hauptsächlich aus der ersten dorsalen Metatarsalarterie (EDMA) stammen. Diese kutanen Gefäße reichen für das Überleben des Lappens immer aus, sind jedoch klein und leicht verletzlich und müssen vorsichtig behandelt werden. Wir haben diesen Lappen zur freien Gewebeverlagerung in 41 Fällen benutzt; häufig haben wir ihn auch in Form eines gestielten Transfers angewandt. Es fanden sich immer ausreichend viele Hautäste aus der EDMA für die Perfusion des Lappens. In keinem Fall mußten wir aufgrund einer inadäquaten Vaskularisierung des Lappens eine Fußrückenlappentransplantation abbrechen. Dieser Hautlappen war eine der ersten freien Gewebeverlagerungen, die entwickelt wurden. Nach den Veröffentlichungen von Gilbert [1], May [5], McCraw [6], Ohmori [7] und Robinson [8] erfreute er sich einer großen Popularität. Mit der weiteren Entwicklung anderer kutaner und muskulokutaner Lappen sowie der Erkennung der Schwierigkeiten, die mit dem Fußrückenlappen verbunden sind, ist seine Anwendung jetzt jedoch auf ganz spezielle Situationen beschränkt. Am häufigsten wird er als innervierter Hautlappen sowie in Verbindung mit dem zweiten Os metatarsale als osteokutanes Transplantat benutzt. Wird er für die Ferse oder die Hand verwendet, dann liefert er eine dünne und sehr belastungsfähige innervierte Hautdeckung (Kap. 18, 21). Er kann so weit vergrößert werden, daß die Haut des ersten Zehenzwischenraums oder die Zehenpulpa miteingeschlossen werden; damit bietet er eine noch vielseitigere innervierte Rekonstruktionsmöglichkeit für die Hand. Wenn ein dünner, flexibler Lappen für die intraorale Deckung nach Karzinomexstirpation erforderlich ist (Kap. 14), ist der Fußrückenlappen von ganz besonderen Wert.

Folgende Nachteile sind mit diesem Lappen verbunden: die schwierige Präparation, die beträchtliche Sorgfalt, die bei der Transplantation der Empfängerregion aufgewandt werden muß, und die Tatsache, daß der Patient wenigstens 10 Tage im Bett bleiben muß, damit das Hauttransplantat anwachsen kann. Die Präparation des Lappens ist wegen der ungünstigen Lokalisation des R. plantaris profundus und der anatomischen Varianten der ersten dorsalen Metatarsalarterie schwierig. Die kutanen arteriellen Äste dieses Lapppens entspringen nicht aus der A. dorsalis pedis, sondern aus der EDMA. Diese Arterie sowie die dünne Gewebeschicht zwischen ihr und der Haut müssen in den Lappen miteingeschlossen werden. Obwohl ein Hauttransplantat auf dem Fußrücken anwachsen wird, können Transplantate über dem Retinaculum extensorum sowie über der Sehne des M. extensor hallucis longus eine instabile Hautoberfläche bilden, die für wiederholte kleinere Traumen anfällig ist.

Da die Oberfläche des gesamten Fußrückens für den Lappen verwendet werden kann, wird die Lappengröße durch die Größe des Fußes begrenzt. Unser größter Lappen war 9 cm breit und 12 cm lang. Viele Füße sind jedoch nicht groß genug, um eine solche Lappengröße zu bieten. Die mediale Lappengrenze kann 2 cm nach medial über die Sehne des M. extensor hallucis longus hinaus reichen, und der laterale Rand, der die schlechteste Blutversorgung besitzt, wird bis zu 1 cm lateral der fünften Extensorsehne vital bleiben. Obwohl die Hautäste aus der A. dorsalis pedis im Bereich des Retinaculum extensorum nicht erhalten werden, bleibt die Haut über diesem Gebiet vital. Eine Hauttransplantation der Zehenzwischenräume und der an diese sich unmittelbar anschließenden Gebiete kann zur Hyperkeratose der Interdigitalfalten und einer hypertrophen Narbenbildung auf dem distalen Fußrücken führen.

Gefäßanatomie des Fußes

Der Fuß ist eine der brauchbarsten Körperregionen für eine Gewebespende. Er liefert Hautlappen, wie die Fußrücken-, Interdigitalfalten- und Zehenpulpalappen, und außerdem Knochentransplantate, wie z. B. den zweiten Metatarsalknochen mit oder ohne Hautlappen, sowie Compositgrafts, bei denen Gelenke, Zehen und Teilabschnitte von Zehen miteinbezogen sind. Das Verständnis der arteriellen Gefäßversorgung des Fußes ist entscheidend für die Benutzung des Fußes als Spenderregion. Obwohl die normale Gefäßanordnung der Ausgangspunkt für dieses Verständnis ist, müssen die Größe, die Seitenäste und die üblichen anatomischen Varianten aller wichtigen Fußarterien beachtet werden. Zu diesen Arterien gehören die A. dorsalis pedis, die erste dorsale Metatarsalarterie, die erste plantare Metatarsalarterie, die Digitalarterien und die kommunizierenden Arterien (Abb. 3.1 und 3.2) [2, 3].

Die folgende Darstellung beschreibt die Gefäßanatomie, zu Beginn hinsichtlich der Gesamtanordnung der Arterien und dann mit besonderer Berücksichtigung der individuellen Gefäße und ihrer Anomalien. Diese Darstellung ist auch auf die anderen Fußtransplantate anwendbar, die in den folgenden Kapiteln beschrieben werden.

Die A. dorsalis pedis

Die A. dorsalis pedis beginnt in Höhe des Sprunggelenks und ist i. allg. die Fortsetzung der A. tibialis anterior. Sie tritt am Sprunggelenk unter dem Retinaculum extensorum und der Sehne des M. extensor hallucis longus aus und verläuft lateral dieser Sehne in Richtung des Zwischenraums zwischen den ersten und zweiten Metatarsalknochen. Sie verläuft in der Tiefe über den Talus, die Ossa naviculare und cuneiforme intermedum und in der Furche zwischen dem Os cuneiforme mediale und der Basis des zweiten Metatarsalknochens; hier liegt sie den Tarsalligamenten sowie dem Periost auf. Während sie in dieser Furche verläuft, wird sie schräg vom Muskelbauch des M. extensor hallucis brevis gekreuzt. Parallel zur Arterie und medial davon verläuft der N. peronaeus profundus. Die Aa. malleolaris anterior medialis und lateralis zweigen sich aus der A. dorsalis pedis in der Nähe ihres Ursprungs ab. Ein lateraler tarsaler und eine oder zwei mediale tarsale Äste entspringen aus dem mittleren und distalen Drittel der Arterie. Die A. arcuata kann von der A. tarsea lateralis oder der A. dorsalis pedis ge-

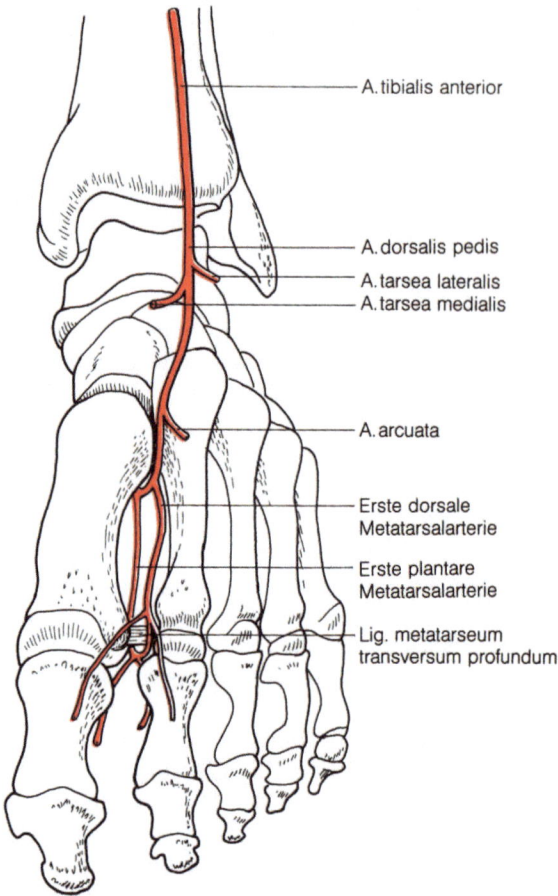

Abb. 3.1. Typisches anatomisches Verlaufsmuster der A. dorsalis pedis und ihrer Äste. Beachte die proximalen und distalen kommunizierenden Äste, die das dorsale und plantare Gefäßsystem miteinander verbinden

bildet werden. An der Basis des zweiten Metatarsalknochens bildet die nach lateral ziehende A. arcuata einen dorsalen Gefäßbogen und gibt dabei die zweiten, dritten und vierten dorsalen Metatarsalarterien ab. Die A. dorsalis pedis endet in einem Ast, der zur Plantarregion hinzieht und als deszendierender, perforierender oder kommunizierender Ast bezeichnet wird (R. plantaris profundus); er verläuft durch den Zwischenraum zwischen den ersten und zweiten Metatarsalknochen. Dieser nach plantar kommunizierende Ast durchzieht den proximalen Abschnitt des Metatarsalzwischenraums und stellt den größten arteriellen Zufluß zum Plantarbogen dar.

In der proximalen Hälfte der A. dorsalis pedis finden sich feine Seitenäste, die durch das Retinaculum extensorum zu beiden Seiten der Sehne des M. extensor hallucis longus zur darüberliegenden

Gefäßanatomie des Fußes

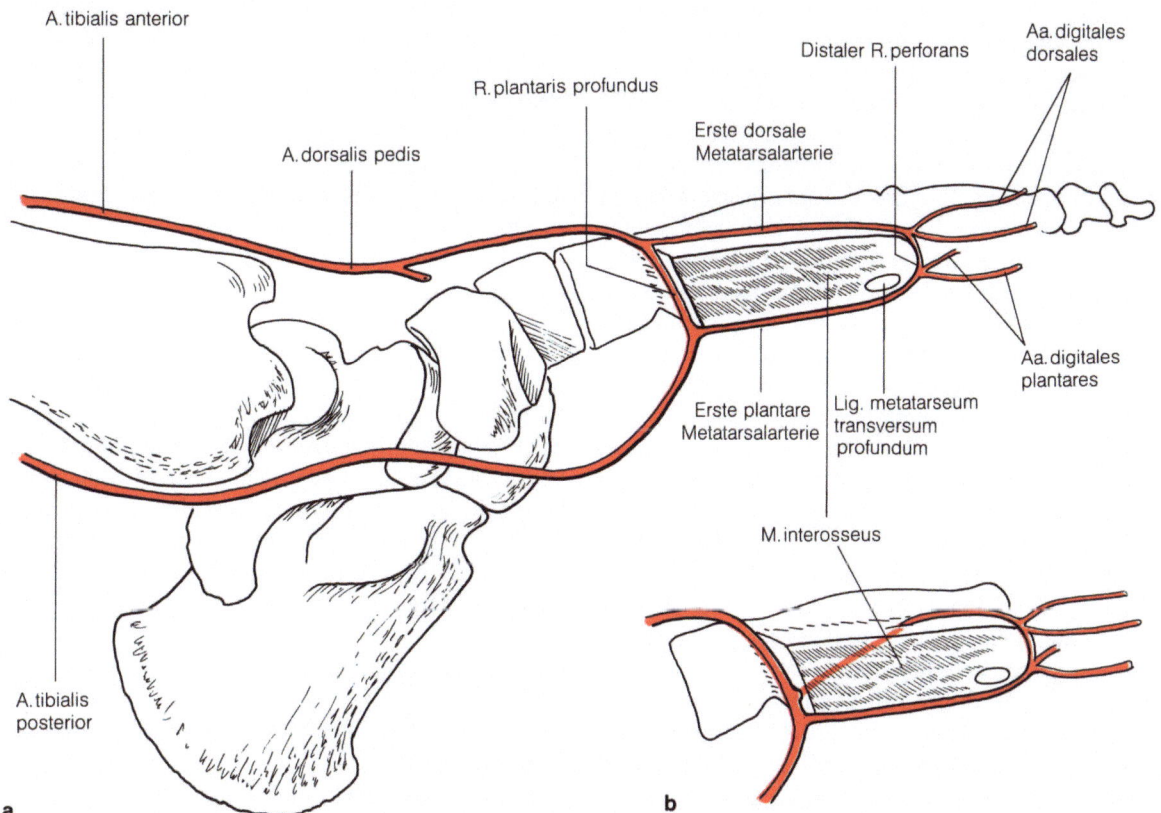

Abb. 3.2. a Es gibt viele Varianten der „lehrbuchmäßigen" Gefäßanatomie. Eine der wichtigsten Variablen für den Operateur, der die „A. dorsalis-pedis-EDMA-Digitalarterie"-Gefäßachse benutzt, ist der unterschiedliche Ursprung und Verlauf der EDMA. **b** Die EDMA kann ihren Ursprung aus dem R. plantaris profundus tief innerhalb der interossären Muskulatur nehmen. Nach diesem tiefen Abgang kann die EDMA, wie hier gezeigt, zur Oberfläche der interossären Muskulatur hochziehen oder aber auch innerhalb oder unter dem Muskel nach distal verlaufen

Haut ziehen [4]. Sie haben jedoch wenig praktischen Wert, da die Interposition des Retinaculum extensorum und der Sehne des M. extensor hallucis longus die Miteinbeziehung dieser Äste in einen Lappen schwierig machen. Es ist eher eine Ausnahme als die Regel, wenn man auf irgendwelche Hautäste aus der distalen Hälfte der A. dorsalis pedis stößt. Der übliche Durchmesser der A. dorsalis pedis beträgt 2–3 mm. Bei 3–12% aller Füße fehlt die A. dorsalis pedis, und bei 3–7% ist sie die Fortsetzung der A. peronaea [3].

Im Verlauf der A. dorsalis pedis gibt es Begleitvenen, die i. allg. für mikrovaskuläre Anastomosen groß genug sind.

Die erste dorsale Metatarsalarterie

Die Varianten in bezug auf Lage, Ursprung und Verlauf dieser Arterie können zu großer Verwirrung führen.

Die Arterie kann an irgendeinem Punkt aus dem R. plantaris profundus entspringen und auf oder innerhalb des ersten M. interosseus dorsalis verlaufen. May gibt an, daß sie in 78% der Präparationen dem Muskel auflag, bei Gilbert sind es 66%. Bei den restlichen 22–34% lag der Abgang der Arterie in der Tiefe innerhalb oder unter der interossären Muskulatur. Nach distal verläuft sie in derselben Tiefe wie ihr Abgang oder flacher; stets verläuft sie oberhalb des Lig. metatarseum transversum profundum. Dieses Ligament verläuft quer im plantaren Bereich zwischen dem ersten Metatarsalköpfchen und dem Hals des zweiten Metatarsalknochens.

Es gibt viele Seitenäste aus dieser wichtigen Arterie. Die kleinen Äste zur Haut entspringen im Bereich des Anfangs und des Endes der EDMA und ernähren die darüberliegende Haut des Fußrückens. Einige der Muskeläste zu den Mm. interossei ziehen durch diese hindurch und versorgen die Metatarsalknochen. Proximal des Lig. metatarseum transverum profundum befindet sich häufig eine kleine kommunizierende Arterie zur plantaren Metatarsalarterie. Im weiteren Verlauf nach distal spaltet sich die EDMA in die Aa. digitales dorsales zur ersten und zweiten Zehe auf und endet in einem distalen, mit der ersten plantaren Metatarsalarterie (EPMA) kommunizierenden Ast.

Für Lokalisation und Ursprung dieses distalen kommunizierenden Asts findet sich eine ausgeprägte Variationsbreite. Er kann aus der EDMA an oder nahe der Abzweigung der dorsalen Digitalgefäße entspringen oder sich aus einem der Digitalgefäße abzweigen; im Plantarbereich kann er auf ähnlich unterschiedliche Weise einmünden. Diese Gefäßverbindung ist entscheidend in dem arteriellen System, das bei Zehentransplantationen verwendet wird und das aus der A. dorsalis pedis, der EDMA und den plantaren Digitalgefäßen besteht. Der EDMA liegen Begleitvenen an, die jedoch gewöhnlich für mikrovaskuläre Anastomosen zu klein sind. Obwohl die Arterie i. allg. einen Durchmesser von 1-1,5 mm besitzt, ist sie jedoch gelegentlich sehr viel kleiner.

Die erste plantare Metatarsalarterie

Diese Arterie ist gewöhnlich kleiner als die EDMA. Ist diese jedoch klein, dann findet sich eine kompensatorische Vergrößerung der EPMA.

Die EPMA entspringt aus dem R. plantaris profundus der A. dorsalis pedis oder aus dem Arcus plantaris selbst. Gelegentlich haben die EDMA und die EPMA den gleichen Ursprung aus dem R. plantaris profundus, oder die EPMA ist ein Ast der EDMA. In diesem Fall ist die Entfernung der einen Arterie unter Erhaltung der anderen unmöglich. Die Arterie verläuft auf den plantaren Oberflächen der Mm. flexor hallucis brevis und adductor hallucis nach distal. Diese tiefe Lage macht den chirurgischen Zugang zu einem Problem. Die erste wichtige Gefäßabzweigung ist ein schräg verlaufender Ast aus dem mittleren Bereich der Arterie, der in seinem Verlauf zur medialen Seite des ersten Metatarsalknochens unter dem M. flexor hallucis longus liegt. Zusammen mit der A. plantaris medialis bildet dieser Ast die mediale Digitalarterie der Großzehe.

Unter Abgabe multipler kleiner Muskeläste verläuft die EPMA plantar des Lig. metatarseum transversum profundum, erhält den distalen kommunizierenden Ast aus der EDMA und bildet die plantaren Digitalarterien zu den einander anliegenden Seiten der Großzehe und der zweiten Zehe. Begleitvenen liegen vor, für Mikroanastomosen sind diese aber zu klein.

Digitalarterien

Die dorsalen Digitalarterien sind Äste der EDMA, während die plantaren Digitalarterien Äste der EPMA sind. Liegt nur eine Digitalarterie vor, dann wird sie gewöhnlich nach plantar in die übliche Lokalisation der plantaren Digitalarterie unmittelbar neben den plantaren Digitalnerv ziehen, auch wenn ihr Ursprung zunächst vermuten läßt, daß es sich um eine dorsale Arterie handelt. Diese Gefäße haben einen Durchmesser von 1 mm oder weniger.

Venöse Versorgung des Fußes

Zu dem für den Chirurgen wichtigen venösen Gefäßsystem gehören:
1. die oberflächlichen Fußrückenvenen,
2. die Begleitvenen.

Bei den meisten Gewebeverlagerungen vom Fuß kann der venöse Rückfluß über das oberflächliche dorsale Venensystem erfolgen. Bei einigen, aber nicht bei allen Transplantaten, kann der Rückfluß über die Begleitvenen erfolgen (Abb. 3.3).

Das oberflächliche dorsale System entsteht aus kleinen Venen auf beiden Seiten jedes Zehenrückens. Diese Venen liegen im dorsalen Subkutangewebe und vereinigen sich zu dorsalen Metatarsalvenen, die dann dorsale Gefäßbögen in Höhe der proximalen Abschnitte der Metatarsalknochen bilden. Medial münden diese Gefäßbögen in die V. saphena magna, die vor dem medialen Malleolus verläuft; lateral münden die Venenbögen in die V. saphena parva, die dorsal des Malleolus lateralis verläuft. Proximal des Arcus venosus dorsalis pedis findet sich ein unregelmäßiges dorsales venöses Gefäßnetz, das häufig in eine kleine zentrale Subkutanvene übergeht, die am Sprunggelenk und Unterschenkel in der Mitte zwischen V. saphena magna und V. saphena parva aufsteigt. Auf der Fußunterfläche sind die oberflächlichen Venen klein und bilden einen plantaren subkutanen Plexus. Die tiefen Fußvenen begleiten alle Arterien und ihre Äste, entsorgen die tiefer gelegenen Fußstrukturen und bilden ein vollständiges System aus Begleitvenen. Die

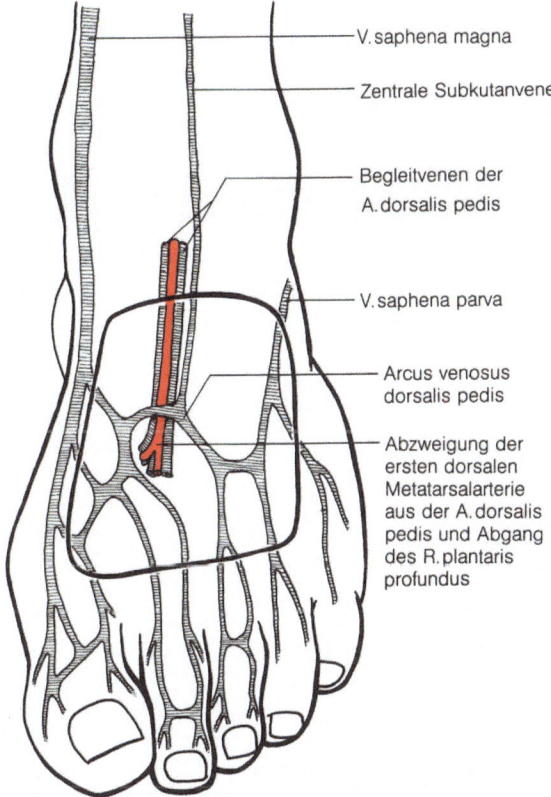

Abb. 3.3. Zwei venöse Gefäßnetze versorgen den Fuß: ein oberflächliches subkutanes System und ein tiefes System aus Begleitvenen. Obwohl jedes der beiden Systeme die meisten Transplantate versorgen kann, begünstigt die größere Ausdehnung des oberflächlichen Systems dessen Anwendung. Die distalen Fußtransplantate können aufgrund der durch den dorsalen Venenbogen gebildeten Querverbindungen über irgendeine der 3 oberflächlichen Venen entsorgt werden: über die Vv. saphena magna oder parva oder die zentrale Fußvene. Der distale Fuß kann ebenfalls über die Begleitvenen des tiefen Systems entsorgt werden

Präoperative Planung

Soll die A. dorsalis pedis im Rahmen einer Gewebeverlagerung entfernt werden, dann muß die verbleibende Durchblutung über die A. tibialis posterior oder die A. peronaea für die Versorgung des Fußes sichergestellt sein. Ein tastbarer Puls über der A. dorsalis pedis und der A. tibialis posterior garantiert nicht, daß in beiden Gefäßen ein orthograder Blutfluß vorliegt. Ist die A. tibialis posterior im Unterschenkelbereich verschlossen, dann findet sich häufig im Bereich des Malleolus medialis ein tastbarer Puls über der Arterie infolge des retrograden Blutflusses über einen kommunizierenden Gefäßast mit der A. dorsalis pedis. Entsprechend ist es möglich, daß die A. tibialis anterior verschlossen ist und immer noch ein Puls über der A. dorsalis pedis tastbar ist. Sind beide, die A. dorsalis pedis und die A. tibialis posterior, palpabel, bleibt auch jeweils die eine Arterie weiterhin tastbar, wenn die andere komprimiert wird, und bleibt die Durchblutung des Fußes ausreichend, wenn jeweils eine der beiden Arterien komprimiert wird, dann ist es möglich, die A. dorsalis pedis zu entfernen, ohne die Durchblutung des Fußes in irgendeiner Weise zu gefährden. Findet sich in der Anamnese eine Claudicatio intermittens, liegen Zeichen einer peripheren vaskulären Insuffizienz vor oder kommt es zum Ausfall eines Pulses bei Kompression der entsprechenden anderen Arterie, dann sollte der Chirurg mit einem proximalen Gefäßverschluß im Bein rechnen. In diesem Fall sollten eine Arteriographie und Pulsdruckmessungen durchgeführt werden. Vorsicht ist bei vorausgegangenem Polytrauma geboten, da die V. saphena magna zerstört sein kann und daher für einen Gefäßstiel nicht mehr in Frage kommt.

Für den venösen Abfluß des Lappens kann eine von den 4 folgenden Venen benutzt werden:
1. die V. saphena magna, die einen Durchmesser von 3–6 mm besitzt, aber häufig für den Anschluß an eine Empfängervene zu groß ist;
2. die zentrale Subkutanvene mit einem Durchmesser von 1–2 mm, wenn vorhanden;
3. ein Ast der V. saphena parva, die 2–3 mm im Durchmesser mißt, aber häufig weit lateral verläuft;
4. die Begleitvenen der A. dorsalis pedis, deren Durchmesser 1–3 mm beträgt.

Obwohl die Begleitvenen der distalen A. dorsalis pedis häufig klein sind, sind sie doch bei Bildung eines langen Stiels unter Einschluß der distalen A. tibialis anterior wenigstens 2 mm dick und für Anastomosen ideal geeignet. Meistens entscheidet

plantaren und dorsalen oberflächlichen Venensysteme kommunizieren mit den Begleitvenen und untereinander über subkutane und intermetakarpale Gefäßkanäle. Es gibt eine ausreichende Anzahl von Gefäßverbindungen zwischen den tiefen und den oberflächlichen Venensystemen, so daß der Chirurg das oberflächliche System verändern kann, wobei ein adäquater venöser Abfluß der tieferen Strukturen einschließlich der Knochen, Gelenke und interossären Muskulatur gewährleistet bleibt.

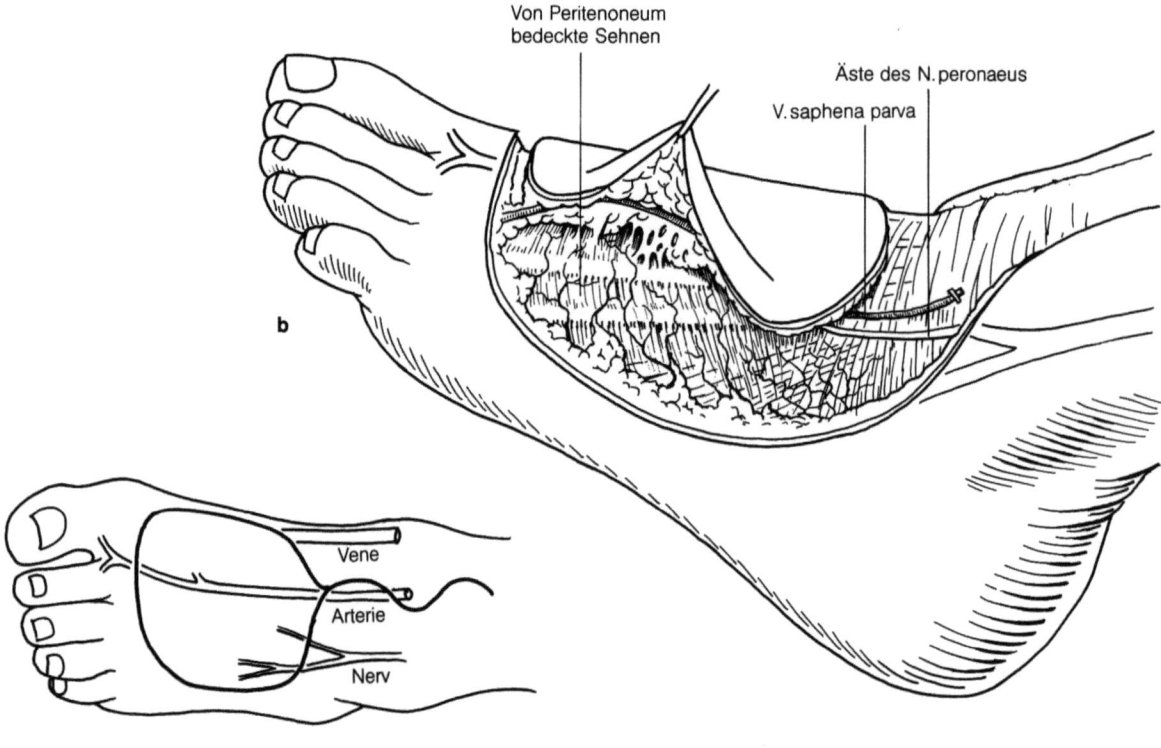

Abb. 3.4. a Aufzeichnung des Fußrückenlappens. Die zu erwartenden Lokalisationen der V. saphena magna, A. dorsalis pedis und des N. peronaeus superficialis werden markiert. Es werden die medialen und lateralen Lappengrenzen eingezeichnet. Obwohl sich der Lappen weiter proximal oder distal als hier gezeigt entnehmen läßt, können Hauttransplantate in diesen Regionen zu Komplikationen führen. **b** Peinlich genaue Hebung des Lappens mit Erhaltung des Paratenons

man sich für die V. saphena magna oder die Begleitvenen, je nachdem, welche Vene am besten zur Lage und Größe der Empfängervene paßt.

Hebung des Fußrückenlappens

Operative Technik

1. Es wird eine Schablone vom Defekt angefertigt und auf den Fuß übertragen, wobei der zweite Metatarsalknochen als Längsachse des Lappens angesehen wird. Die A. dorsalis pedis und die Venen werden palpiert und markiert (Abb. 3.4a). Dann wird die wahrscheinliche Lokalisation des N. peronaeus superficialis bestimmt.

2. Inzision der Haut an den Lappengrenzen. Zu beachten und zu erhalten sind die aus der Haut austretenden Venen, die für die venöse Lappendrainage verwendet werden können. Alle Venen sind zu erhalten, bis die Größe und die Lokalisation der Empfängervene bekannt sind und die am besten geeignete Lappenvene ausgesucht werden kann. Dann wird die oberflächliche Vene gewählt, die sehr wahrscheinlich benutzt werden wird. Im Bereich der proximalen Hautinzision werden die oberflächlichen Äste des N. peronaeus aufgesucht. Gewöhnlich treten mindestens 2 Äste im lateralen Bereich der proximalen Lappengrenze in den Lappen ein. Falls ein innervierter Lappen erwünscht ist, werden diese erhalten.

3. Die Haut wird distal inzidiert und die von den Zehen kommenden dorsalen Venen identifiziert und durchtrennt. Die medialen und lateralen Lappenränder werden aus einer Ebene unmittelbar oberhalb des Paratenons der Extensorsehnen gehoben. Dann wird der mediale Lappenrand bis zum medialen Rand der Sehne des M. extensor hal-

Hebung des Fußrückenlappens

Abb. 3.5. a Identifizierung der EDMA proximal des ersten Zehenzwischenraums. **b** Eine verläßliche Methode, um sicher zu sein, daß die kutanen Äste aus der EDMA nicht geschädigt werden, besteht darin, die EDMA an den Hautlappen distal anzunähen und von distal nach proximal unterhalb der Arterie zu präparieren. Hier liegt die Arterie oberhalb der interossären Muskulatur. **c** Verläuft die Arterie in der Tiefe innerhalb der interossären Muskulatur, dann wird die Muskulatur, die oberhalb der EDMA liegt, mit in den Lappen aufgenommen

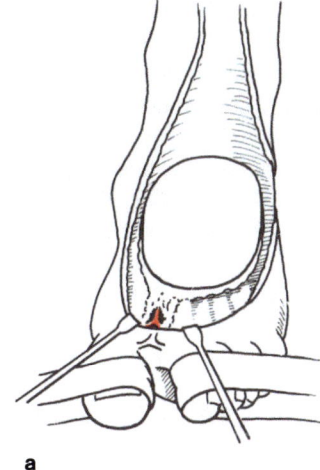

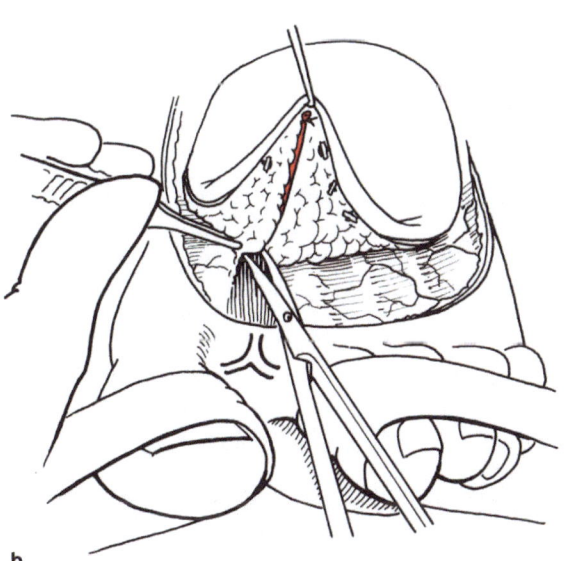

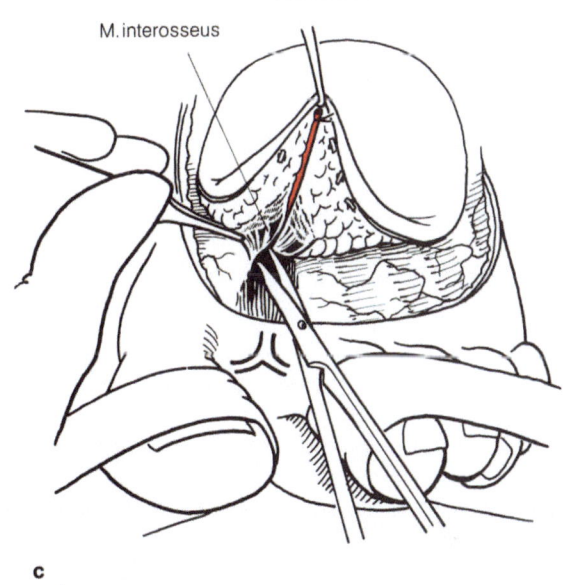

lucis longus, und der laterale Lappenrand bis zur Sehne des M. extensor digitorum longus der zweiten Zehe gehoben. Das Paratenon muß durch Abdecken mit feuchter Gaze vor dem Austrocknen geschützt werden. Eine Blutleeremanschette sollte nicht benutzt werden. Ihre Anwendung würde die Austrocknung des Peritenoniums beschleunigen (Abb. 3.4b).

4. Entscheidend bei der Präparation dieses Lappens ist, daß die EDMA im Lappen behalten wird. Wenn Abgang und Verlauf der EDMA sich innerhalb der interossären Muskulatur befinden, dann ist es schwieriger den Lappen zu heben. Die EDMA wird im Zehenzwischenraum zwischen der ersten und zweiten Zehe aufgesucht (Abb. 3.5a). Die dickwandigen großen dorsalen Zehenvenen können mit dem distalen Abschnitt der Arterie verwechselt werden. Keine Blutleere benutzen! Die Arterie kann durch ihre Pulsationen und den spritzenden Blutstrahl identifiziert werden. Verläuft die Arterie nicht auf dem interossären Muskel, dann erfolgt die Präparation in den Muskel hinein, bis sie gefunden ist. Ist sie zweifelsfrei identifiziert, dann ist die durchtrennte Arterie durch eine Durchstechungsligatur zu verschließen und an den benachbarten Wundrand des Hautlappens anzunähen. Dieses Ende der EDMA wird pulsieren und kann als „Warnsystem" dienen, das während der Lappenhebung die Unversehrtheit des Gefäßstamms anzeigt (Abb. 3.5b).

5. Unterhalb der EDMA wird eine Dissektionsebene geschaffen, wobei alles Weichteilgewebe, das sich zwischen den ersten und zweiten Extensorsehnen und oberhalb der Arterie befindet, am Lappen belassen wird. Die aus der EDMA zur Haut hin ziehenden Gefäße liegen in diesen Gewebeschichten (Abb. 3.5b, c). Die Präparation erfolgt von distal nach proximal, wobei die Zehen zur Verbesserung der Übersicht gespreizt werden. Der Stiel wird nach proximal unter den M. extensor hallucis brevis verfolgt, und dieser Muskel durchtrennt. Der Muskel entsendet keine Gefäße in den Lappen.

6. Die schwierigste Stelle für den operativen Zugang ist der Ursprung der EDMA, insbesondere wenn diese einen tiefen Abgang aus dem R. plantaris profundus hat. Der Abgang läßt sich am besten durch eine Präparation von distal nach proximal im Intermetatarsalraum darstellen. Die Aufgabelung der A. dorsalis pedis in die EDMA und den R. plantaris profundus wird frei präpariert, bis das arterielle und venöse Gefäßmuster übersichtlich dargestellt ist (Abb. 3.6a). Dann wird der R. plantaris profundus unterhalb des Abgangs der EDMA durchtrennt. Ebenso werden die Begleitvenen des R. plantaris profundus durchtrennt (Abb. 3.6b). Der Lappen läßt sich dann aus dem metatarsalen Zwischenraum herausheben und ist bis auf seinen proximalen Stiel frei beweglich. Metallene Gefäßclips und eine Blutleere erleichtern diese Etappe der Lappenhebung.

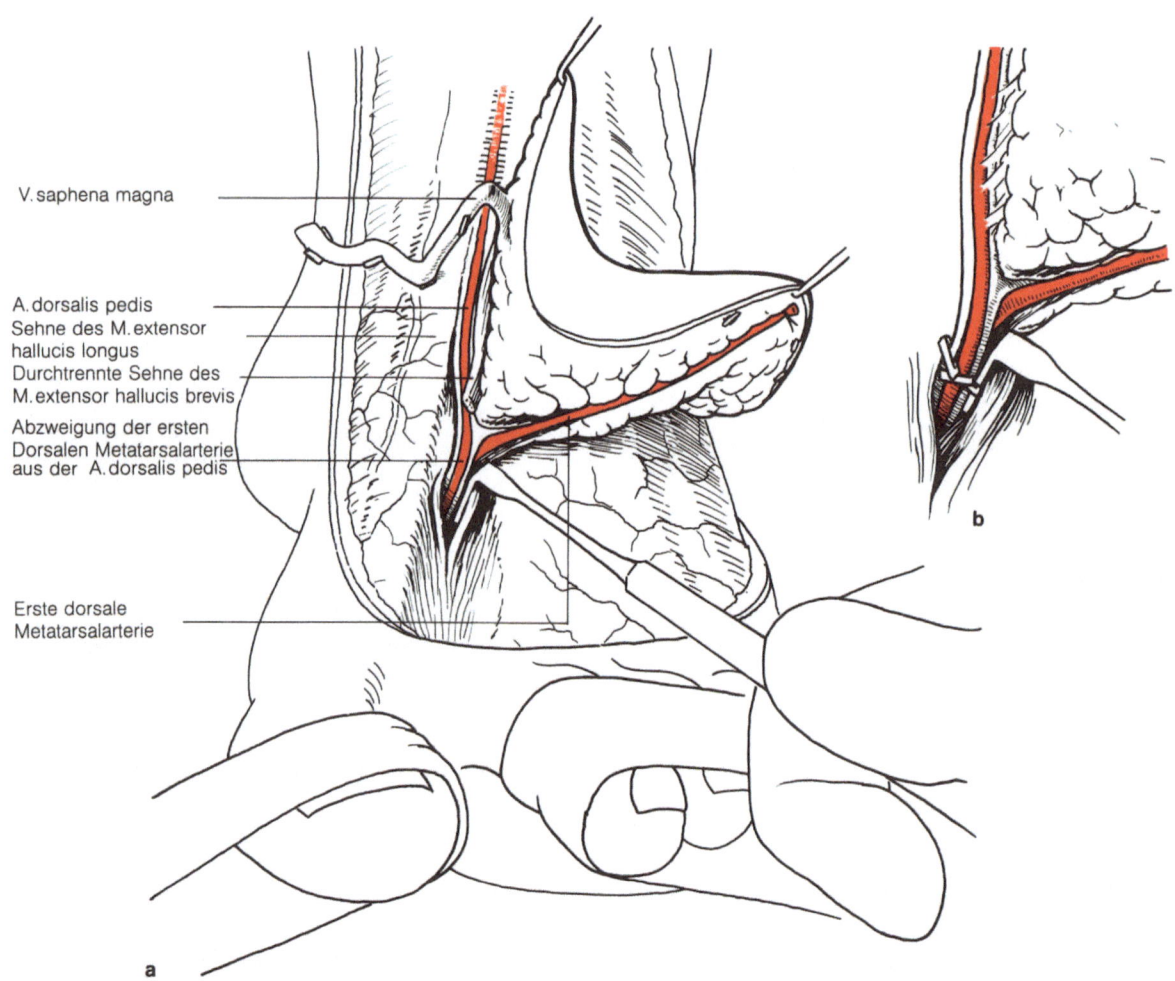

Abb. 3.6. a Die EDMA entspringt aus dem distalen Abschnitt der A. dorsalis pedis oder dem R. plantaris profundus. **b** Distal des Abgangs der EDMA werden Clips an die Begleitvenen und den R. plantaris profundus angelegt

Hebung des Fußrückenlappens

7. Die Haut wird bogenförmig proximal des Lappens inzidiert, damit die ausgewählte Vene und die A. dorsalis pedis freigelegt werden können. Treppenförmige Durchtrennung des Retinaculum extensorum, um die Rekonstruktion des Retinaculums nach Entfernung des Lappens zu erleichtern (Abb. 3.7a). Die A. dorsalis pedis wird im proximalen Tarsalbereich präpariert und der Stiel nach distal verfolgt. Aa. malleolaris anterior medialis und lateralis, die Aa. tareseae mediales und A. tarsea lateralis sowie die A. arcuata werden identifiziert und ligiert oder mit einem Clip verschlossen. Mit jedem dieser Äste verlaufen Begleitvenen, die alle sorgfältig durchtrennt werden müssen. Der Lappen wird jetzt bis auf seinen Gefäßstiel vollständig abgelöst sein (Abb. 3.7b).

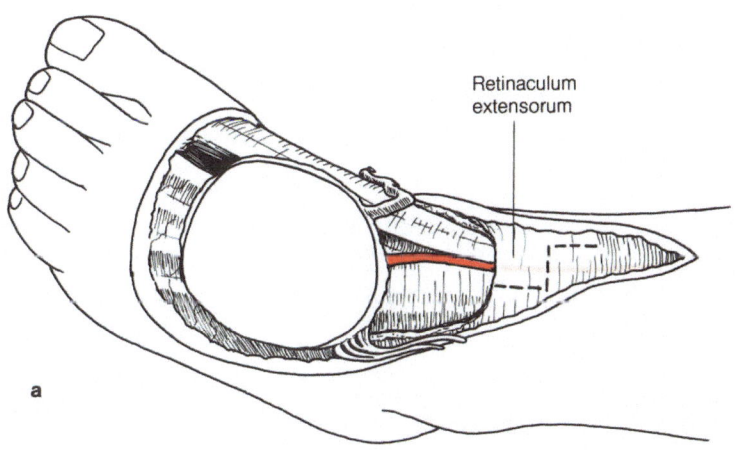

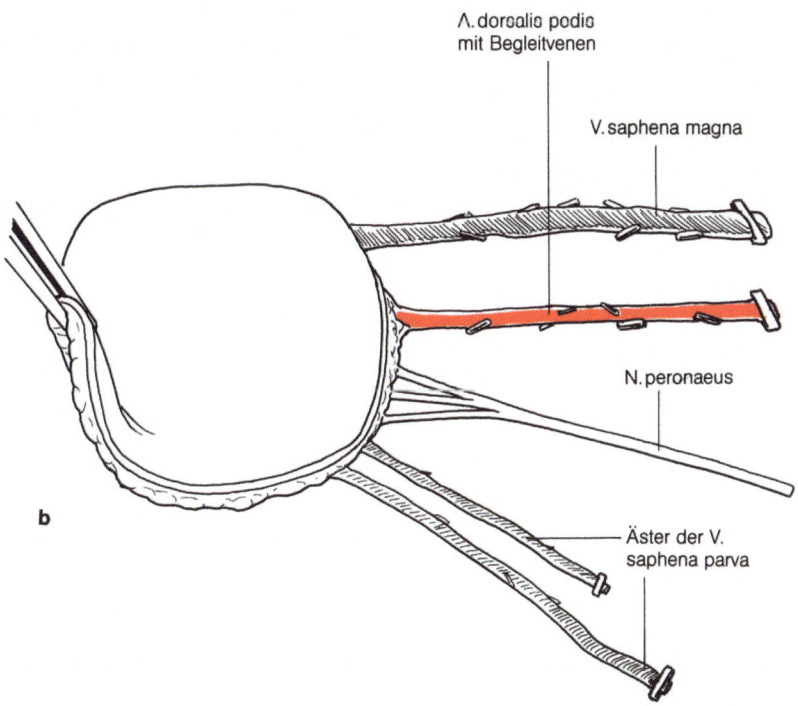

Abb. 3.7. a Das Retinaculum extensorum wird stufenförmig inzidiert, um die Präparation des Stiels zu ermöglichen. b Der gehobene Fußrückenlappen läßt 3 Venen erkennen, die für Anastomosen verwendet werden können: die Vv. saphena magna und parva sowie die Begleitvenen

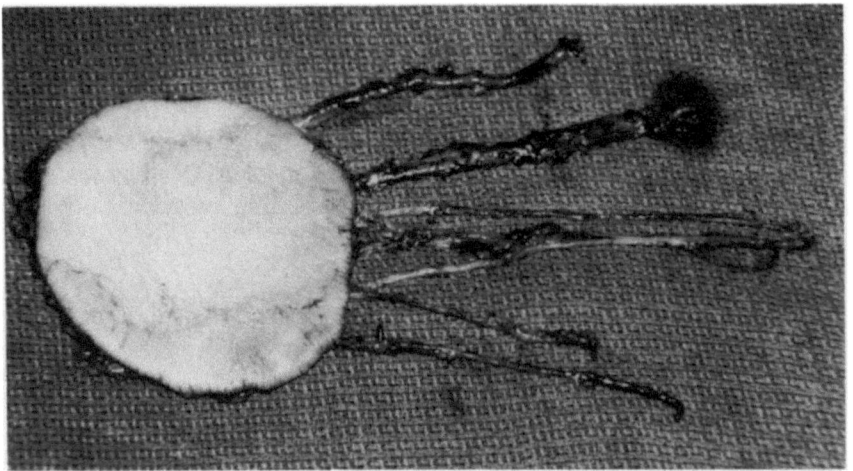

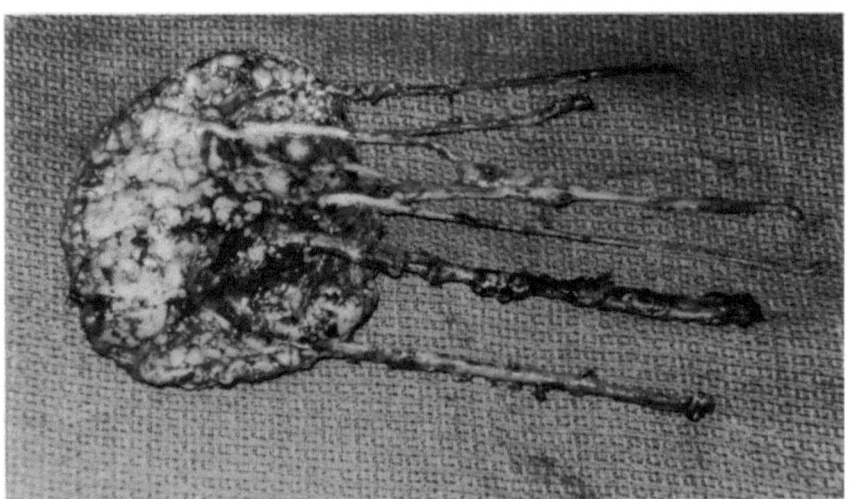

Abb. 3.8. a Der gehobene Lappen ist dünn und geschmeidig. Die Nerven und Gefäße entsprechen denen der Abb. 3.7 b. **b** Es ist nur sehr wenig Subkutanfett vorhanden

8. Der Lappen wird auf den Fuß zurück gelegt, mit feuchter Gaze und einem trockenen Tuch bedeckt, und die Blutzirkulation kann sich nun stabilisieren. Nach 10-15 min werden Lappenfarbe, kapillare Durchblutung sowie der Blutaustritt aus der Haut kontrolliert. Am distalen Ende der EDMA, dort wo sie an den Hautlappen angenäht ist, wird man Pulsationen beobachten können. Diese Erfolgskontrolle kann auch zur Beuteilung der Durchblutung des Stiels nach dem Transfer benutzt werden.

Scheint die Haut nicht durchblutet zu werden oder pulsiert das distale Ende der EDMA nicht, dann liegt dies entweder an einem Gefäßspasmus oder an einer Verletzung der EDMA. Um die Ursache herauszufinden, wird der Lappen umgedreht auf den Fuß gelegt; dann werden lokal wirkende Vasodilatatoren aufgetragen, und die Arterie wird unter Lupenvergrößerung untersucht. Alle Einschnürungen müssen gelöst und eine eventuelle Verletzung des Stiels behoben werden.

Der entscheidende Faktor für die erfolgreiche Hebung der EDMA, ohne sie zu verletzen, ist die ständige Beobachtung während der Präparation unter dem Lappen von distal nach proximal.

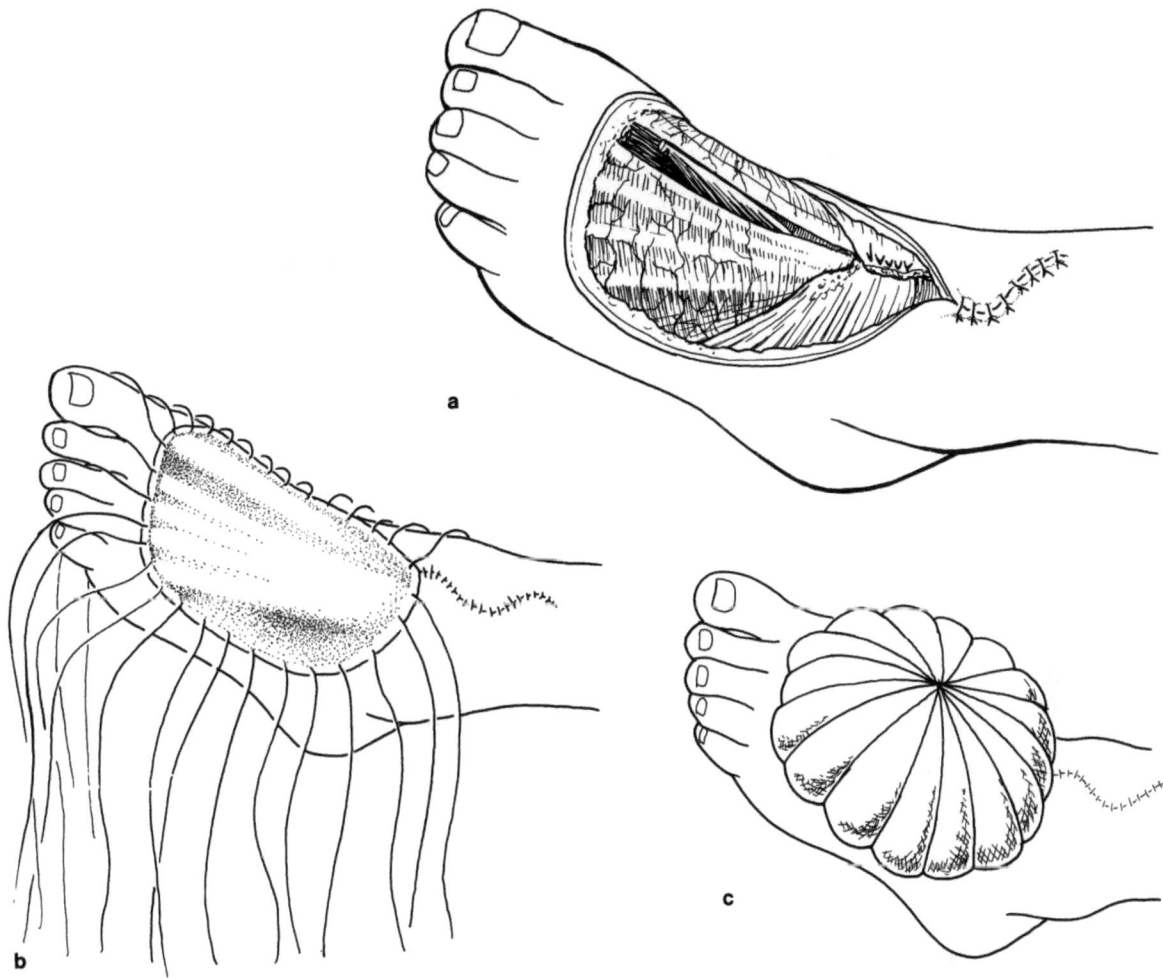

Abb. 3.9. a Das Retinakulum wird durch Überlappung der beiden Lefzen des Stufenschnitts verschlossen. **b** Applikation eines Hauttransplantats und Einknüpffäden. **c** Der eingeknüpfte Verband muß locker angelegt werden

Verschluß der Spenderregion auf dem Fußrücken

Wird die Spenderregion nicht sorgfältig versorgt, dann kommt es zur verzögerten Abheilung der Region und erhöhten Morbidität.

Operative Technik

1. Zuerst wird eine vollständige Blutstillung durchgeführt. Dann werden alle Einrisse im Paratenon mit feinen, resorbierbaren Nähten verschlossen. Rekonstruktion des Retinaculum extensorum unter Verwendung der treppenförmigen Schnitte, um einen adäquaten Verschluß des Retinakulums über den Extensorsehnen zu erreichen (Abb. 3.9 a). Komplikationen beim Anwachsen des Hauttransplantats treten häufig infolge einer Schädigung des Paratenons auf, entweder durch ein mechanisches Trauma oder durch Austrocknung während der Operation.

2. Ein Spalthauttransplantat mittlerer Stärke wird appliziert, nachdem die Blutstillung durchgeführt wurde. Es wird vorsichtig mit einem eingeknüpften, konturierenden Baumwollbusch fixiert (Abb. 3.9 b, c). Da sich die Sehne des M. extensor hallucis longus deutlich abhebt, kann es zwischen der Sehne

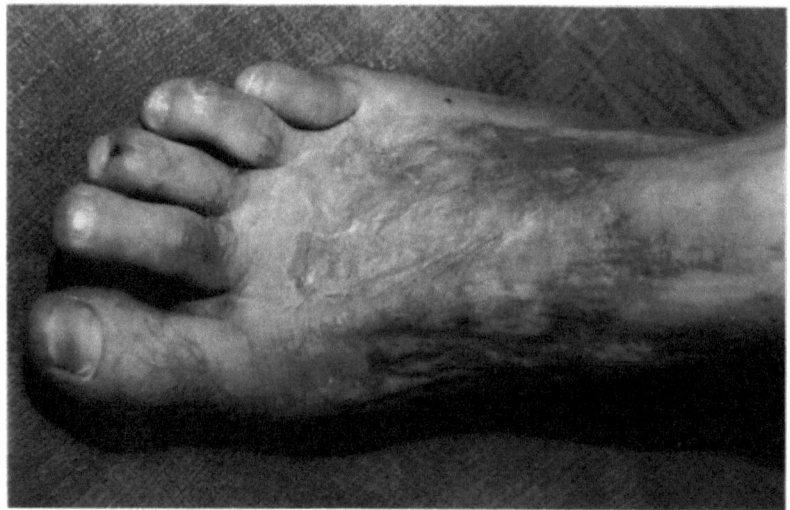

Abb. 3.10. Die mit einem Hauttransplantat gedeckte Spenderregion 1 Jahr nach Operation

und einem fest eingeknüpften Verband zu einer Druckkonzentration kommen, was zum Transplantatverlust in dem Bereich führen kann.

Schienung des Sprunggelenks, des Fußes und der Zehen, um Bewegungen unter dem Transplantat zu verhindern. Postoperative Bewegungen der Extensorsehnen unter einem geschädigten Paratenon können zum schlechten Anwachsen des Transplantats beitragen.

3. Der Fuß wird hoch gelagert und der Patient bleibt in dieser Lage für 10 Tage im Bett. Danach wird der Verband entfernt und der Patient mit einem elastischen Stützverband allmählich mobilisiert. Das Aussehen des Hauttransplantats wird als Gradmesser für die Schnelligkeit der Mobilisierung benutzt.

Literatur

1. Gilbert A (1976) Composite tissue transfer from the foot: Anatomic basis and surgical technique. In: Daniller AJ, Strauch B (eds) Symposium on Microsurgery, chapt 25. Mosby, St. Louis
2. Hollingshead WH (1969) Anatomy for surgeons, vol 3, chapt 9. Harper & Row, New York
3. Huber JF (1941) The arterial network supplying the dorsum of the foot. Anat Rec 80: 343
4. Man D, Acland RD (1980) The microarterial anatomy of the dorsalis pedis flap and its clinical applications. Plast Reconstr Surg 65: 419
5. May JW, Chait LA, Cohen BE, O'Brien B McC (1977) Free neurovascular flap from the first web of the foot in hand reconstruction. J Hand Surg 2: 387
6. McGraw JB, Furlow LT Jr (1975) The dorsalis pedis arterialized flap. A clinical study. Plast Reconstr Surg 55: 177
7. Ohmori K, Harii K (1976) Free dorsalis pedis sensory flap to the hand with microneurovascular anastomoses. Plast Reconstr Surg 58: 546
8. Robinson DW (1976) Microsurgical transfer of the dorsalis pedis neurovascular island flap. Br J Plast Surg 29: 209

4 Unterarmlappen

Einführung

Der Unterarmlappen ist zur Hauttransplantation besonders gut geeignet. Es handelt sich um einen fasziokutanen Lappen, der die volare Unterarmhaut, die darunterliegende Unterarmfaszie und das intermuskuläre Septum umfaßt, das die A. radialis mit ihren Hautästen enthält. Da der Lappen Hautnerven, Beugesehnen und Knochen enthalten kann, ist er ein sehr vielseitiger Lappen. Unter Benutzung der Nn. cutaneus antebrachii medialis und lateralis läßt sich ein gut innervierter fasziokutaner Lappen bilden. Mit einem Teil des darunterliegenden Radius wird er zu einem vaskularisierten osteokutanen Lappen. Werden der M. palmaris longus mit Sehne sowie Längsstreifen aus den Mm. brachioradialis und flexor carpi radialis miteingeschlossen, dann läßt er sich kombiniert zur Deckung von Weichteildefekten und zur Sehnenrekonstruktion verwenden [4]. Wahrscheinlich werden nach weiteren Erkenntnissen der Gefäßanatomie der Faszien viele neue Lappen entwickelt werden. Von Cormack und Lamberty [3] wurden die z. Z. verfügbaren fasziokutanen Lappen sehr brauchbar eingeteilt und zusammengestellt.

Dieser Lappen – 1978 in der Volksrepublik China am Ba-Ba Chung Hospital entwickelt – wurde schnell als ein sehr verläßliches und relativ einfach anzuwendendes Transplantat bekannt [10, 14]. Da dieses Transplantat dünn und geschmeidig ist, wurde es für die chinesischen Operateure zur Hautdeckung im Bereich des Halses bei Verbrennungsnarbenkontrakturen wertvoll. Wegen derselben Eigenschaften ist es auch für den intraoralen Mukosaersatz geeignet. Für eine Unterkieferrekonstruktion kann die Hälfte vom Unterarmdurchmesser und bis zu 10 cm vom Radius mitentnommen werden [11].

Als ein innervierter dünner Lappen liefert er eine gute Deckung im Bereich der Fußsohle oder der Handinnenfläche und den Fingern. Daß der venöse Abfluß völlig zufriedenstellend in retrograder Richtung erfolgen kann, ist ein interessantes hämodynamisches Charakteristikum dieses Lappens. Dieser befriedigende retrograde Blutfluß konnte von Mühlbauer und Biemer bei der Anwendung eines distal gestielten Lappens bei Handrekonstruktionen nachgewiesen werden. Bei einem Transfer an Kopf, Hals oder Fuß kann der Lappen gehoben werden, während gleichzeitig die Empfängerregion präpariert wird. Da sich das Spendergebiet am Arm befindet, kann der Patient schnell mobilisiert werden, und der Krankenhausaufenthalt ist enstsprechend kurz. Einzige größere Einschränkung für die Anwendung dieses Lappens ist die kosmetische Entstellung der Spenderregion, die für viele Patienten und Chirurgen nicht akzeptabel ist.

Anatomie des Unterarmlappens

Das von den kutanen Ästen aus der A. radialis perfundierte Hautareal umfaßt die gesamte volare Unterarmhaut, vom subkutan gelegenen Rand der Ulna bis hin zum Unterarmrücken radialseits (Abb. 4.1). Song hat Erfahrungen mit der Verlagerung der proximalen Lappengrenze bis oberhalb des Ellenbogengelenks gemacht. Die meisten Fälle erfordern jedoch nur einen Lappen aus dem Unterarmbereich. Der Lappen vom distalen volaren Unterarm ist dünn, enthält wenig Subkutanfett und hinterläßt ein Wundbett zur Hauttransplantation, das nur von Paratenon gedeckte Sehnen enthält. Ein proximaler Lappen ist dicker, enthält mehr Subkutanfett und hinterläßt Muskelgewebe als Hauttransplantatbett. Wird ein kleiner oder mittelgroßer Lappen benötigt, dann kann er aus dem proximalen, mittleren oder distalen Unterarmbereich gehoben werden (Abb. 4.1). Die erwünschte Dicke des Transplantats, das Vorhandensein von Haaren am Unterarm, der Wunsch des Patienten, den Defekt zu verdecken und die Notwendigkeit eines langen Gefäßstiels sind die Faktoren, die die optimale Lokalisation bestimmen.

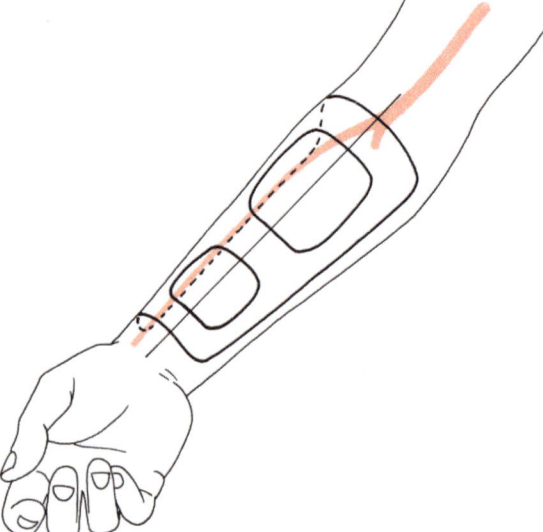

Abb. 4.1. Die Lappenachse wird durch die gerade Linie (——) dargestellt, die etwas medial der A. radialis verläuft. Der Lappen kann so aufgezeichnet werden, daß er die gesamte volare Unterarmhaut einschließt. Wird jedoch nur ein kleiner Lappen benötigt, dann kann er irgendwo entlang der Lappenachse eingezeichnet werden (s. Beispiele)

Die Nn. cutaneus antebrachii medialis und lateralis treten am proximalen Rand ins Subkutangewebe des Lappens ein und gewährleisten die sensible Versorgung der volaren Unterarmhälfte.

Der Knochenabschnitt, der für diesen Transfer verfügbar ist, besteht aus der lateralen Hälfte des Radius vom Ansatz des M. pronator teres bis zur Verbreiterung des distalen Radius. Damit erhält man ein 10 cm langes Knochenstück, das überwiegend aus kortikalen Knochen besteht, leicht gebogen ist und einen halbkreisförmigen Querschnitt besitzt. Der Knochen ist besonders stabil und wird bei Hand- und Kieferrekonstruktionen verwendet. Der Knochen ist nicht mit einer intakten endostalen Blutversorgung versehen; sein Überleben hängt vielmehr über das Periost von der Versorgung aus der A. radialis ab.

Gefäßanatomie

Arterielle Versorgung
Für das Transplantat steht die gesamte A. radialis von ihrem Abgang aus der A. brachialis bis zum Handgelenk zur Verfügung. Der Durchmesser von 2–3 mm der A. radialis ermöglicht eine sichere Gefäßanastomose. Im größten Teil ihres Verlaufs liegt die A. radialis unter und neben dem M. brachioradialis. An der medialen Seite der Arterie verlaufen die Mm. flexor carpi radialis und flexor digitorum superficialis; an der Unterfläche liegen die Mm. pronator teres, flexor digitorum superficialis, flexor pollicis longus und pronator quadratus. Lateral der Arterie verläuft der R. superficialis des N. radialis, der gleichzeitig meistens unter dem M. brachioradialis liegt (Abb. 4.2).

Die A. radialis besitzt, nach Abgang der A. recurrens radialis kurz nach ihrem Ursprung und der A. cubitalis inferior, bis zum Handgelenk keine benannten Seitenäste; dort gibt sie einen R. palmaris superficialis und einen R. carpeus palmaris ab. Die A. radialis zieht dann nach lateral unterhalb der Sehnen der Mm. abductor pollicis longus und extensor pollicis brevis um das Handgelenk herum. Obwohl es keine namentlich erwähnten Seitenäste während des Verlaufs der Arterie im Unterarm gibt gehen doch viele kutane, muskuläre und periostale Seitenäste ab, wodurch diese Arterie in der Lage ist, Haut und Knochen bei einer freien Gewebeverlagerung zu ernähren. Die die Haut versorgenden Seitenäste verlaufen in den Muskelsepten zwischen den Mm. brachioradialis und flexor carpi radialis; sie ziehen an die Oberfläche und liegen der Unterarmfaszie über diesen Muskeln auf. Der größte dieser Äste ist die A. cubitalis inferior. Sie entspringt 4 cm distal der Interkondylarlinie und versorgt die proximale Unterarmfaszie und die darüber liegende Haut. Manchmal geht sie auch aus der A. recurrens radialis ab, statt aus der A. radialis. Diese Arterie wird gewöhnlich nicht in den Lappen mitaufgenommen, es sei denn, es wird ein proximal gelegener Lappen benötigt [5]. Die zum Knochen ziehenden Seitenäste verlaufen unterhalb der Arterie in einer Bindegewebeverdickung. Sie versorgen den Knochen über direkte Äste und über muskuloperiostale Äste, die durch den M. flexor pollicis longus ziehen. McCormick fand bei 750 Präparationen an den oberen Extremitäten in 100% der Fälle beide Arterien: die A. radialis und die A. ulnaris. Die einzige Variante bei der A. radialis war ein hoher Abgang aus der A. brachialis oberhalb der Ellenbeuge; dies war in 14% der Fälle zu beobachten. Arterien mit einem solch hohen Abgang zeigten jedoch einen normalen Verlauf innerhalb des Unterarms. Die A. ulnaris liefert die Hauptblutversorgung der Hand über den Arcus palmaris superficialis; i. allg. kann sie die gesamte Hand versorgen. In Hinblick auf die vielen Varianten in der Anatomie der Hohlhand kann man dies jedoch nicht immer voraussetz-

Anatomie des Unterarmlappens

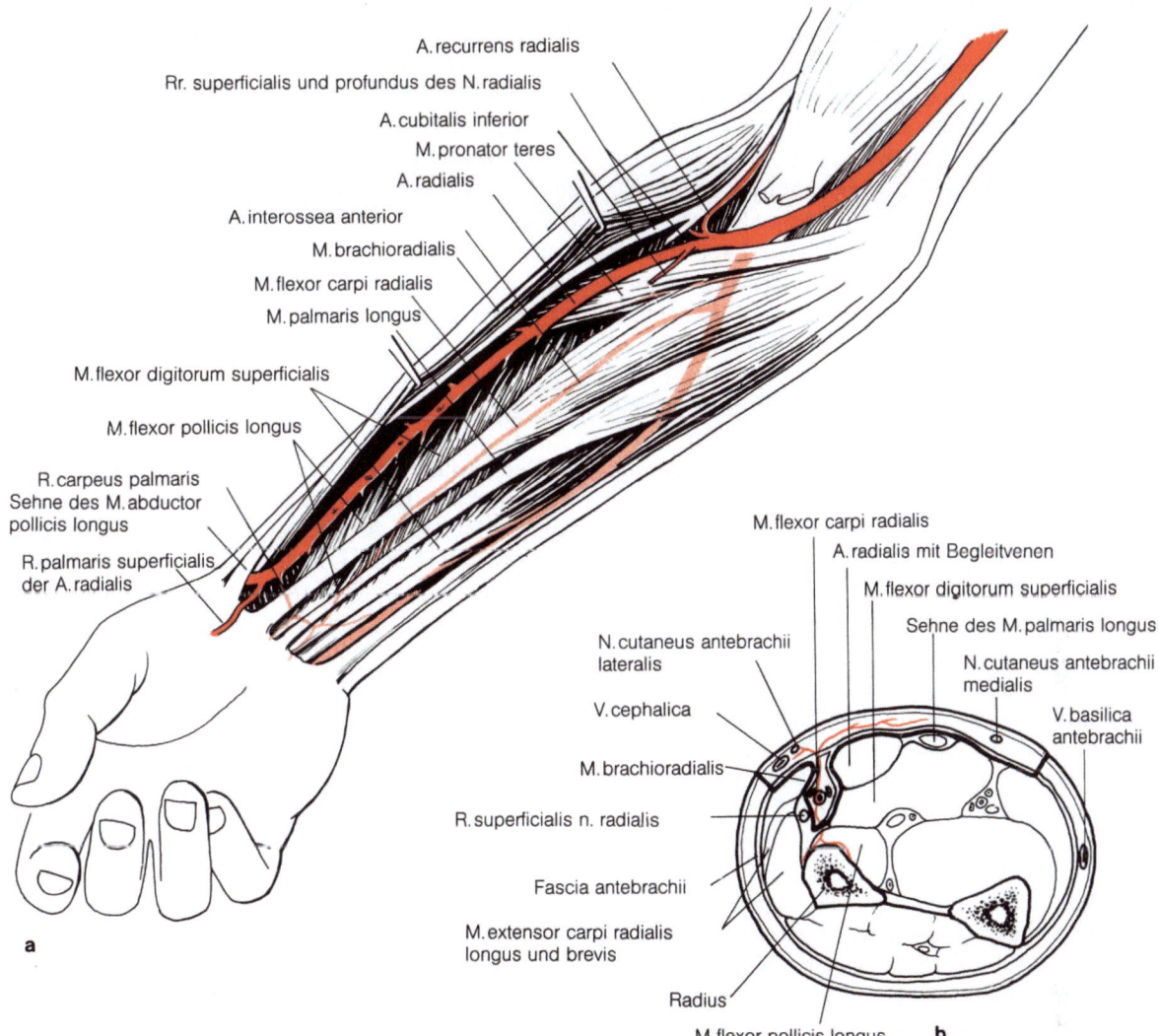

Abb. 4.2. a Verlauf, Beziehung zu anderen Strukturen und Seitenäste der A. radialis. Viele kleine Äste ziehen im Septum intermusculare an die Oberfläche und in die Tiefe und versorgen sowohl die Hand als auch den Radius. **b** Die A. radialis verläuft zwischen den beiden Blättern des Septum intermusculare. Das laterale Blatt liegt den Mm. brachioradialis und extensor carpi radialis longus und brevis an, während das mediale Blatt an die Mm. flexor carpi radialis und flexor digitorum superficialis grenzt. Die *dick* eingezeichnete Linie zeigt die Ebene der Lappenpräparation, die unter der Unterarmfaszie liegt und sowohl diese Faszie als auch das Septum intermusculare in den Lappen mit einschließt. Auf diese Weise wird die A. radialis mit ihren zur Haut ziehenden Gefäßen in den Lappen inkorporiert

zen. In mehr als 10% der von Coleman und Anson durchgeführten Präparationen fanden sich keine Äste aus dem Arcus palmaris superficialis zum Daumen und Zeigefinger hin. In 50% der Präparationen kommunizierte der Arcus palmaris profundus, der aus der A. radialis entspringt, nicht mit der A. ulnaris. Kommen diese beiden Varianten in einer Hand vor, dann ist die Perfusion des Daumens und Zeigefingers voraussichtlich von der A. radialis abhängig [1, 12]. Wird in solchen Fällen ein Unterarmlappen benutzt, dann muß die A. radialis evtl. durch ein Venentransplantat ersetzt werden, um die Durchblutung der radialen Handseite sicher zu stellen.

Venöse Drainage

Ein adäquater venöser Abfluß erfolgt bei diesem Transplantat entweder über das subkutane oder das tiefe venöse System. Es sind 3 subkutane Venen vorhanden, die für die Drainage des Transplantats benutzt werden können. Die V. basilica hat ihren Ursprung im dorsoulnaren Handbereich und verläuft an der ulnaren Unterarmseite nach proximal. Sie liegt gewöhnlich zu weit medial, um in den Lappen mitaufgenommen zu werden. Die V. cephalica wird an der dorsoradialen Seite der Hand gebildet, kreuzt das Handgelenk und zieht auf der radiovolaren Seite des Unterarms nach proximal. Diese Vene befindet sich im üblichen Bereich des Lappens und hat gewöhnlich einen Durchmesser von 3,5 mm. Die V. mediana antebrachii verläuft auf der ventralen Unterarmfläche und ist häufig klein und für einen Transfer weniger zuverlässig. Nahe der Ellenbeuge bildet die V. mediana cubiti eine schräg verlaufende Gefäßverbindung zwischen den Vv. basilica und cephalica sowie eine Verbindung zu den tiefen Begleitvenen des Unterarms.

Auf jeder Seite der A. radialis verläuft jeweils eine Begleitvene, die einen guten venösen Abfluß über das tiefe Gefäßsystem gewährleisten. Die bevorzugte Vene für ein mikrovaskuläres Transplantat ist entweder die V. cephalica oder eine Begleitvene.

Alternative Gefäßstiele für den Unterarmlappen
Sowohl die A. cubitalis inferior als auch die A. ulnaris werden für die Verlagerung von fasziokutanen Unterarmlappen benutzt [5]. Die A. ulnaris ist wegen ihrer erheblichen Größe zur Verwendung als Gefäßstiel vorzuziehen.

Es gibt einen dominierenden kutanen Seitenast aus der A. ulnaris zur darüberliegenden Faszie und Haut hin, der im Bereich des Übergangs vom mittleren zum proximalen Drittel des Unterarms liegt. Lovie beschrieb aufgrund seiner klinischen Erfahrung einen Lappen, der von diesem fasziokutanen Gefäßsystem versorgt wurde. Die Verwendung des proximalen ulnaren Unterarms statt der radialen Unterarmseite hat den Vorteil, daß sich die Narbe im Spendergebiet vom Patienten leichter verbergen läßt; zudem ist der Lappen weniger behaart und dünner als das Transplantat aus der radialen Unterarmspenderseite. Von Nachteil ist es, daß es nur wenige kutane Äste gibt; häufig ist nur einer gelegentlich auch überhaupt keiner vorhanden. Da die Möglichkeit besteht, daß keine kutanen Gefäße vorhanden sind, empfiehlt Morrison, den Lappen von der ulnaren Seite her zu heben. Läßt sich kein kutaner Seitenast finden, dann sollte der Lappen weiter von ulnar nach radial gehoben werden, um das Faszienseptum mit der A. radialis mitaufzunehmen und den Lappen in einen proximalen A. radialis-Lappen umzuwandeln.

Heben des Unterarmlappens

Mit dem Allen-Test wird festgestellt, ob die A. ulnaris zur Versorgung der Hand ausreicht. Die Unterarmhautvenen werden nach Anlegen einer proximalen Blutstauung untersucht und ihr Verlaufsmuster identifiziert; es dürfen keine Venenverletzungen durch ein vorhergehendes Trauma oder eine Venenpunktion vorliegen. Muß Knochen mitentnommen werden, dann ist eine einfache Röntgenaufnahme erforderlich, um Form und Größe des Radius beurteilen zu können.

Operative Technik

1. Der Verlauf der A. radialis und der Hautvenen wird markiert. Die Lappenachse liegt etwas medial vom Verlauf der A. radialis. Größe und Form des Defekts sowie die Lokalisation der Empfängerstrukturen einschließlich Nerven und Gefäßen werden übertragen, indem eine von der Empfängerregion angefertigte Schablone benutzt wird. Diese Schablone ist in eine geeignete Lage entlang der Lappenachse zu bringen (Abb. 4.3 a).

2. Inzision des Lappens bis auf die darunterliegende Faszie. Die subkutanen Venen und Nerven, die für den Transfer benutzt werden, werden identifiziert und präpariert.

3. Vertiefung der Hautinzision und Durchtrennung der Unterarmfaszie; der Lappen wird nur subfaszial gehoben. Präparation von den medialen und lateralen Lappenseiten her in Richtung auf das Faszienseptum, wobei proximal ein Lappenbett aus Muskelgewebe und distal aus Sehnen mit intaktem Paratenon zurückbleibt.

4. Wird die „Lücke" zwischen den Mm. flexor carpi radialis und brachioradialis erreicht, dann müssen diese beiden Muskeln retrahiert und weiter dicht an den Muskelbäuchen in die Tiefe präpariert werden (Abb. 4.3 b). Die Präparationsebene liegt zwischen dem Muskel und der intermuskulären Faszie. Durch dieses Vorgehen wird ein längsverlaufender „Vorhang" aus Faszie gebildet, der zwischen den beiden Muskeln herabhängt und die Haut mit der A. radialis verbindet. Die Arterie am Unterrand des „Faszienvorhangs" sowie der R. superficialis des N. radialis, der lateral unter dem M. brachioradialis liegt, ist zu beachten.

Heben des Unterarmlappens

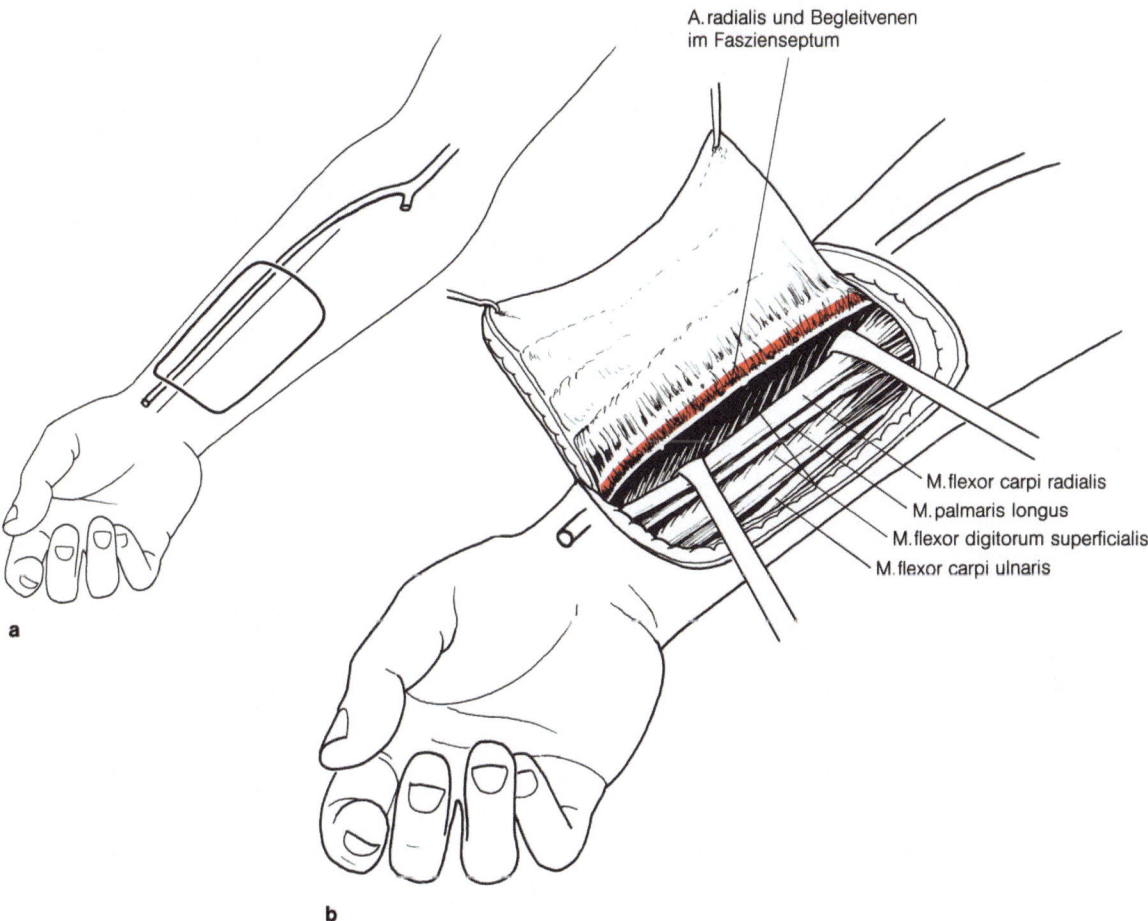

Abb. 4.3. a Ein mittelgroßer, distal gelegener Hautlappen. **b** Der Lappen ist subfaszial bis zum lateralen Rand des M. flexor carpi radialis gehoben. Die Präparation wird dann in die Tiefe fortgesetzt, um das Septum intermusculare mit in den Lappen aufzunehmen

5. Die Mm. flexor carpi radialis und brachioradialis werden mit Wundhaken auseinander gezogen und die A. radialis und ihre Begleitvenen distal durchtrennt. Nun wird eine Dissektionsebene unterhalb der A. radialis entwickelt und diese in ihrem gesamten Verlauf von distal nach proximal präpariert. Der Lappen wird jetzt bis auf den Stiel proximal frei sein (Abb. 4.4a). Bei Herauslösung der A. radialis aus ihrem Bett müssen viele kleine Gefäße koaguliert werden, die von der Arterie in die umliegenden Muskeln ziehen, insbesondere in die Mm. flexor pollicis longus und flexor digitorum superficialis sowie in das Ansatzgebiet des M. pronator teres. Die Blutleere wird geöffnet und die Durchblutung des Lappens beurteilt.

6. Verschluß der Spenderregion. Muß die A. radialis rekonstruiert werden, dann werden die Vv. saphena oder basilica als Venentransplantate benutzt. Verschluß des Defekts zwischen den Mm. flexor carpi radialis und brachioradialis, wobei das Paratenon nicht verletzt werden darf. Ist das Paratenon defekt und sind freiliegende Beugesehnen vorhanden, die ein Hauttransplantat nicht annehmen, dann kann häufig der distale Anteil vom Muskelbauch des M. flexor carpi ulnaris über die freiliegenden Sehnen verlagert werden, wodurch eine adäquate Grundlage für das Anwachsen eines Transplantats geschaffen wird. Ein Hauttransplantat wird appliziert, eine Schiene angelegt und der Arm für 10 Tage hochgelagert.

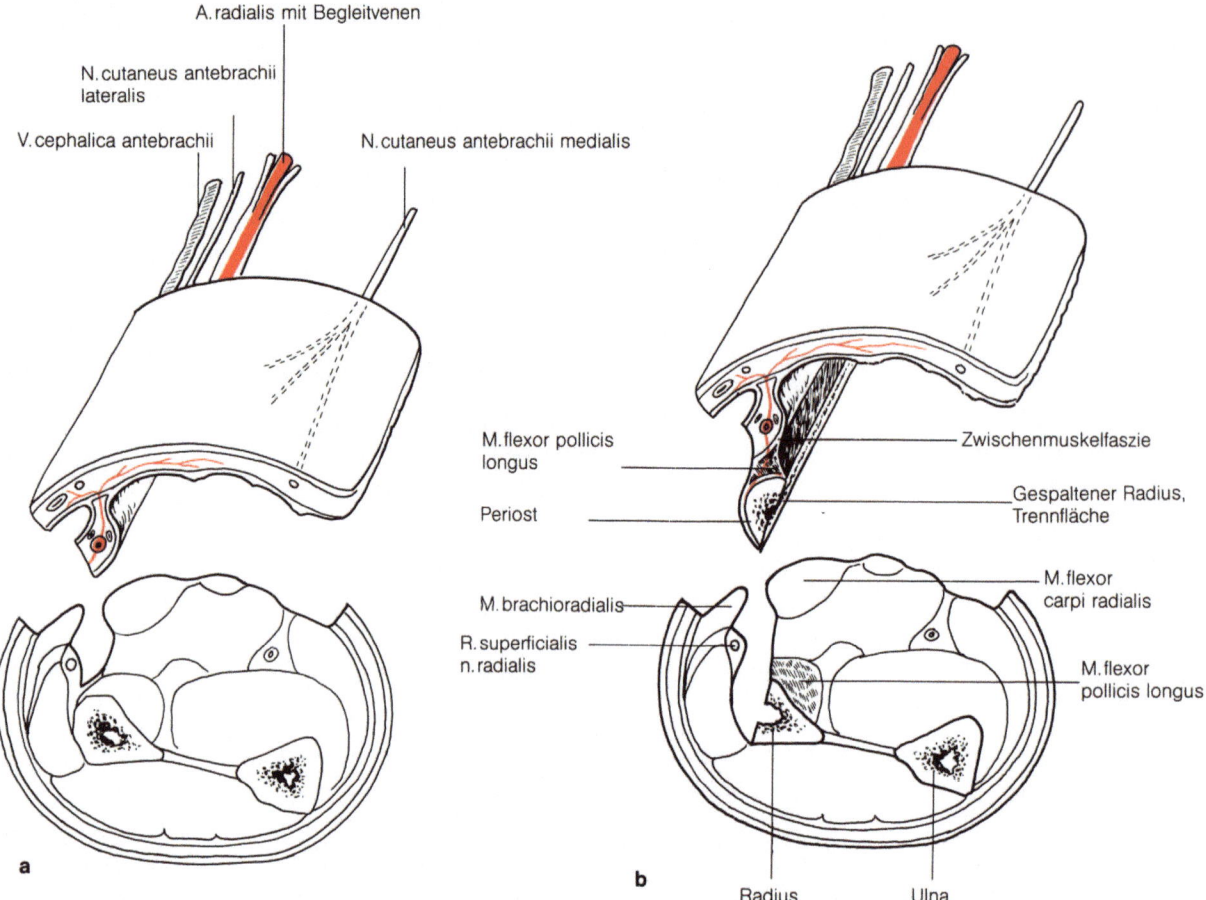

Abb.4.4. a Die A. radialis und ihre Seitenäste zur Haut verlaufen im Septum intermusculare. Gewöhnlich werden entweder die V. cephalica oder eine Begleitvene für die venöse Entsorgung benutzt. Für die Lappeninnervation stehen sowohl der N. cutaneus antebrachii lateralis als auch der N. cutaneus antebrachii medialis zur Verfügung. **b** Bei Präparation in die Tiefe beiderseits der A. radialis werden die tiefen Seitenäste der A. radialis zum M. flexor pollicis longus und zum Radius intakt gelassen, und der Operateur kann die laterale Hälfte des Radius als osteokutanes Transplantat mitheben

Entnahme eines osteokutanen Lappens

Operative Technik

1. Um die Lage des Radiusschafts festzustellen und eine exakte Längsspaltung durchführen zu können, ist eine gute Freilegung erforderlich. Die Maximallänge des Knochenstücks, das sich entfernen läßt, reicht von der distalen Radiusverdickung bis zum Ansatz des M. pronator teres. Die laterale und dorsolaterale Oberfläche des Radius wird durch Anheben des M. brachioradialis sowie der Mm. extensor carpi radialis brevis und longus freigelegt.

2. Medial der Zwischenmuskelfaszie wird durch die über dem Radius liegende Muskulatur weiter präpariert, wobei die Mm. pronator teres, flexor digitorum superficialis und flexor pollicis longus direkt über der Mittellinie des Knochens gespalten werden. Auf diese Weise bleiben muskuläre und muskuloperiostale Gefäße, die zur lateralen Hälfte des Radius ziehen, mit der A. radialis verbunden (Abb. 4.4b).

3. Der Radius wird mit einer Säge der Länge nach gespalten, nachdem jeweils ein Loch durch das proximale und distale Ende der Knochenresektionslinie gebohrt wurde, um eine Spannungskonzentration und damit die Möglichkeit einer Fraktur zu vermindern (Abb. 4.5).

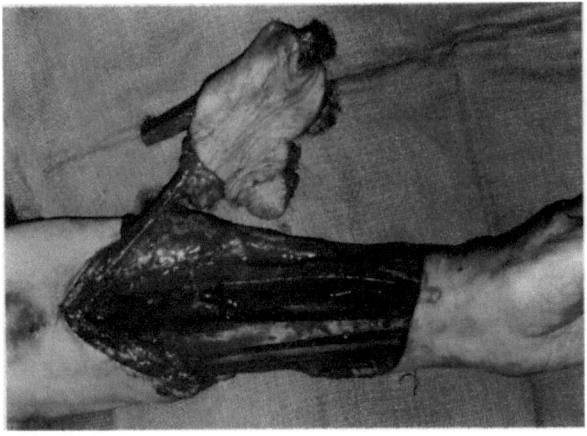
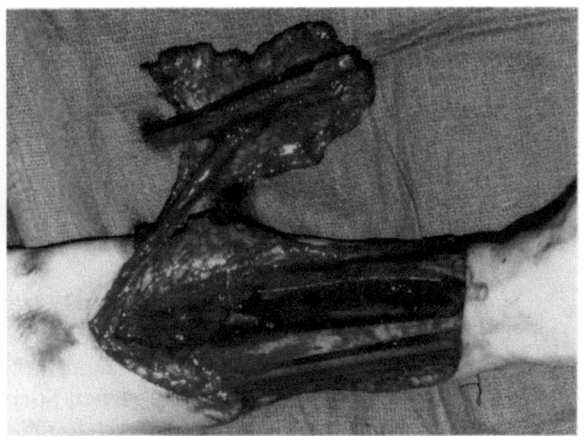

Abb. 4.5. a Osteokutanes Transplantat mit proximal noch nicht durchtrennter A. radialis. Das Radiussegment ist unter dem Hautlappen zu sehen. **b** Unterfläche des Lappens mit anhaftendem Radiussegment

Literatur

1. Biemer E, Stock W (1983) Total thumb reconstruction: A one stage reconstruction using an osteocutaneous forearm flap. Br J Plast Surg 36: 52
2. Colemann SS, Anson BJ (1961) Arterial patterns in the hand based upon a study of 650 specimens. Surg Gynecol Obstet 113: 409
3. Cormack GC, Lamberty BGH (1984) A classification of fascio-cutaneous flaps according to their patterns of vascularization. Br J Plast Surg 37: 80
4. Foucher G, van Genechten F, Merle N, Michon J (1984) A compound radial artery forearm flap in hand surgery: an original modification of the Chinese forearm flap. Br J Plast Surg 37: 139
5. Lamberty BGH, Cormack GC (1982) The forearm angiotomes. Br J Plast Surg 35: 420
6. Lovie MJ, Duncan GM, Glasson DW (1984) The ulnar artery forearm free flap. Br J Plast Surg 37: 486
7. McCormack LJ, Cauldwell EW, Anson BJ (1953) Brachial and ante brachial arterial patterns: a study of 750 extremities. Surg Gynecol Obstet 96: 43
8. Morrison Persönliche Mitteilung
9. Mühlbauer W, Herndl E, Stock W (1982) The forearm flap. Plast Reconstr Surg 70: 336
10. Song R, Gao Y (1982) The forearm flap. Clin Plast Surg 9: 21
11. Soutar DS, Scheker LR, Tanner NSB, McGregor IA (1983) The radial forearm flap: a versatile method for intra oral reconstruction. Br J Plast Surg 36: 1
12. Weathersby HT (1954) The volar arterial arches. Anat Rec 118: 365
13. Weathersby HT (1955) The artery of the index finger. Anat Rec 122: 57
14. Yang Guofan et al. (1981) Forearm free skin flap transplantation. Nat Med J China 61: 139

5 Skapulalappen

Der Skapulalappen ist aus vielen Gründen ein beliebtes kutanes Transplantat. Die A. Circumflexa scapulae (ACS) stellt einen stets vorhandenen Stiel dar, der relativ lang, großkalibrig und leicht zu präparieren ist. Die Haut ist dick, unbehaart und besitzt weniger Subkutanfett als in der Leiste. Die Spenderregion kann direkt verschlossen werden, und der Defekt ist in diesem Bereich relativ unauffällig. Wird die Spenderregion jedoch unter Spannung geschlossen, dann kommt es zu einer verbreiterten Narbe; für viele Frauen ist der hochgelegene Defekt am Rücken nicht akzeptabel. Dieser Lappen wurde von dos Santos entwickelt und von Gilbert klinisch angewandt. Viele Autoren, einschließlich Barwick, Urbaniak, Hamilton und Godina, schätzen diesen Lappen als eine nützliche Ergänzung in der Palette der freien Hautverlagerungen.

Aufgrund seiner leichten Anwendbarkeit wird er, wenn ein reiner Hautlappen erforderlich ist, oft einem Leistenlappen vorgezogen. Durch die dicke Haut und die dünne subkutane Fettgewebeschicht ist er zur Deckung im Bereich der Fußsohle geeignet. Bosse berichtet zudem, daß sich dieser Lappen zusammen mit dem lateralen Skapularand gut als osteokutaner Lappen verwenden läßt.

Gefäßanatomie des Skapula- und Paraskapulalappens

Die A. subscapularis, die einen Durchmesser von 3-4 mm hat, entspringt aus dem distalen Drittel der A. axillaris, verläuft nach kaudal und spaltet sich in 2 Arterien auf, die beide für freie Gewebeverlagerungen wichtig sind (Abb. 5.1). Die A. thoracodorsalis wird für den Transfer des M. latissimus dorsi verwendet. Die ACS ernährt den Skapulalappen. Die ACS läuft dorsal um den M. subscapularis herum und zieht durch das Muskeldreieck, das von den Mm. teres minor und major sowie dem langen Kopf des M. triceps gebildet wird. Während ihres Verlaufs gibt sie Muskeläste an die Mm. subscapularis, infraspinatus sowie teres major und minor ab. Es gibt 2 Endäste: einen tiefen Ast, nach kaudal verlaufenden, der unter dem M. teres major entlang dem lateralen Rand der Skapula zieht und diesen versorgt, und einen kutanen, der dem M. teres minor in seinem Verlauf im Subkutangewebe anliegt. Der kutane Seitenast spaltet sich in 2 Äste auf: einen quer verlaufenden und einen nach kaudal ziehenden; jeweils einer kann einen Lappen versorgen. Godina fand bei 3 von 28 Präparationen keinen quer verlaufenden Ast; der deszendierende Ast war jedoch immer vorhanden und er empfahl, dieses Gefäß für den Lappen zu verwenden. Dos Santos, Urbaniak und Gilbert fanden dagegen in über 100 Präparationen den quer verlaufenden Ast konstant vorliegen; dos Santos gab ihn mit einem Durchmesser von 1,5-2,5 mm an. Das ursprüngliche Konzept für den Skapulalappen bestand darin, ihn schräg zu konzipieren und den quer verlaufenden Hautast der ACS als Stiel zu benutzen. Nachdem sich herausgestellt hatte, daß der deszendierende Hautast konstant vorliegt, konnte man einen steil nach kaudal gerichteten Lappen unterhalb des ursprünglichen Skapulalappens entwerfen: den Paraskapulalappen (Abb. 5.2).

Die ACS hat einen Durchmesser von 2,5-3,5 mm und erlaubt die Bildung eines 4-8 cm langen Stiels. Diese Arterie wird von 2 Vv. comitantes begleitet, die eine ausreichende Drainage für beide Lappen gewährleisten. Häufig vereinigen sich die Begleitvenen und bilden im Muskeldreieck eine einzige Vene. Das Vorliegen vieler Venenäste in der Tiefe des Muskeldreiecks kann jedoch bei der Entwicklung eines nichtverzweigten Venenendes für die Anastomose zu Schwierigkeiten führen.

Die maximale Größe des Hautgebiets, das von diesen Ästen verläßlich perfundiert wird, ist nicht bekannt. Hamilton berichtete von einem erfolgreich verpflanzten 24 cm langen Skapulalappen, der bis über die Mittellinie des Rückens reichte. Zeitweilig treten jedoch Nekrosen an der Lappenspitze auf, wenn der quer verlaufende Skapulalappen bis zur Mittellinie gehoben wird. Für einen steil nach kaudal ziehenden Paraskapulalappen hat Shaw die maximal mögliche Länge mit 30 cm angegeben.

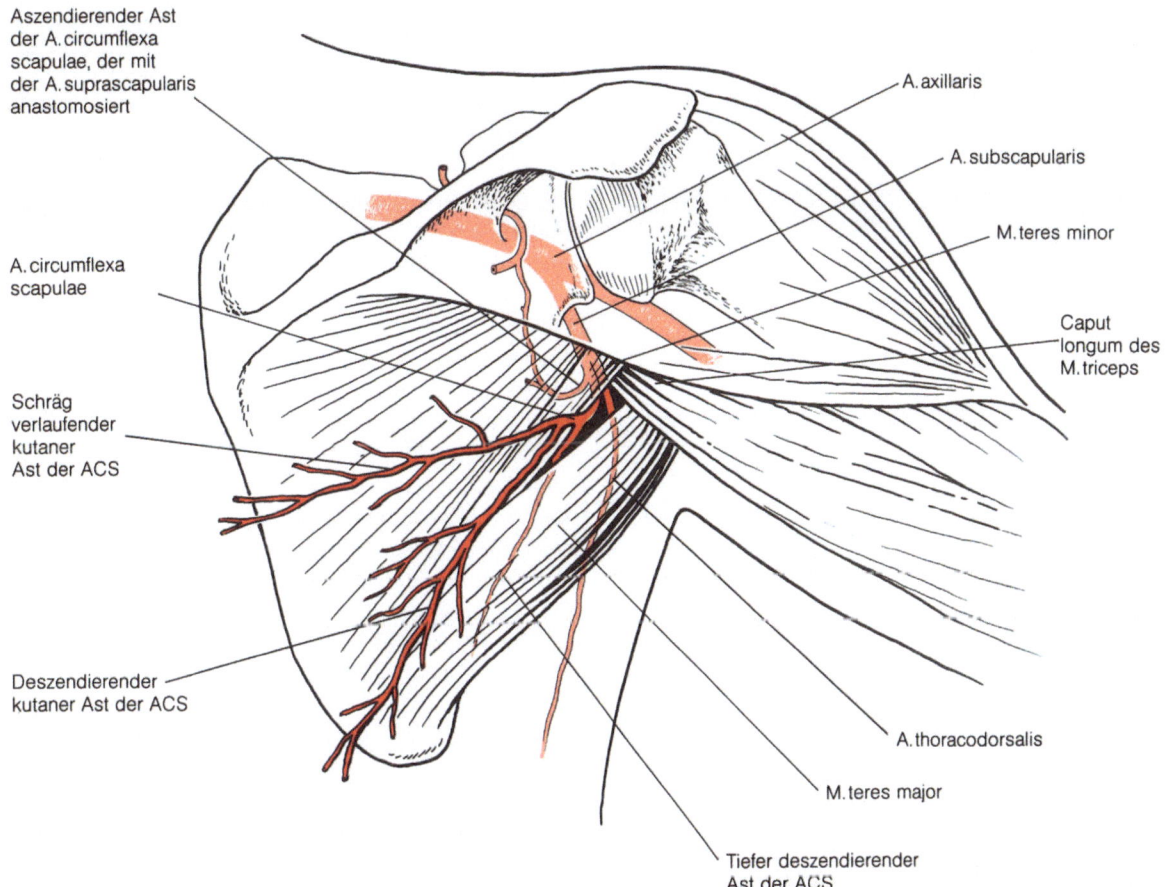

Abb. 5.1. Der Gefäßstiel für die Skapula- und Paraskapulalappen wird von der A. circumflexa scapulae (ACS) gebildet. Ein Ast der A. subscapularis, die ACS, tritt durch das Muskeldreieck nach dorsal aus und gibt einen tiefen und 2 kutane Äste ab. Der Skapulalappen wird von dem schräg verlaufenden kutanen Ast der ACS versorgt, der Paraskapulalappen vom absteigenden Hautast der ACS

Heben des Skapula- und Paraskapulalappens

Operative Technik

Beim Heben des Lappens kann der Patient auf dem Bauch oder auf der kontralateralen Seite liegen, wobei der Arm nicht abgedeckt wird, damit er abduziert und dadurch die Präparation des Stiels erleichtert werden kann.

1. Der untere Schulterblattwinkel, die Spina scapulae und der laterale Skapularand werden auf der Haut markiert. Ebenso wird die Muskellücke, die sich in der Mitte der lateralen Skapulafläche befindet, palpiert und markiert. Diese Vertiefung kennzeichnet den dreieckigen Raum zwischen den Mm. teres minor und major und dem langen Kopf des M. triceps; durch diese Muskellücke tritt die ACS nach außen. Der Lappen wird entweder um eine quer oder steil nach kaudal gerichtete Achse aufgezeichnet, wobei beide Achsen durch diesen Punkt gehen. Die Querachse verläuft parallel zur Spina scapulae im gleichen Abstand zwischen Spina und unterem Schulterblattwinkel. Die steil nach kaudal gerichtete Achse verläuft entlang dem lateralen Skapularand (Abb. 5.2). Die Wahl der Achse wird von folgenden Gesichtspunkten bestimmt: der Dicke des Subkutangewebes, der Lockerheit der Haut, die den Defektverschluß erleichtert, und dem Wunsch nach einer unauffälligen Narbe.

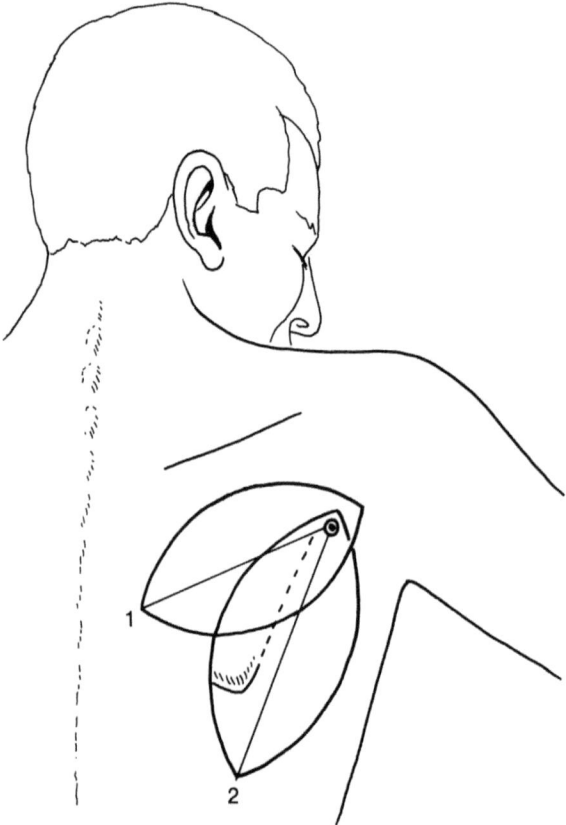

Abb. 5.2. Die Orientierungspunkte für die Lappen sind die Spina scapulae, der untere Schulterblattwinkel, der laterale Skapularand sowie die palpable Lücke zwischen den Mm. teres minor und major. Diese Vertiefung markiert die Mitte des lateralen Skapularands *(Punkt)*. Die Achse des Skapulalappens und dessen Gefäße verlaufen parallel zur Spina scapulae im gleichen Abstand zwischen Spina und unteren Schulterblattwinkel *(1)*. Die Achse des Paraskapulalappens und seine Gefäße ziehen entlang des lateralen Skapularands *(2)*

2. Die vom Empfängerdefekt angefertigte Schablone wird entlang der gewünschten Achse aufgelegt und in eine Ellipse umgewandelt, so daß ein Verschluß der Spenderregion möglich wird. Das laterale Ende dieser Ellipse sollte über der dreieckigen Muskellücke liegen und evtl. darüber hinaus nach lateral reichen (Abb. 5.3 a).

3. Inzision der Haut im Bereich der medialen ⅔ des Lappens bis auf die Muskelfaszie. Der Lappen wird von medial nach lateral unmittelbar oberhalb dieser Faszie gehoben. Nähert sich die Präparation der Muskellücke, dann werden die Hautäste der ACS auf der Lappenunterfläche sichtbar werden.

4. Ist die Arterie zu sehen und ihr Verlauf eindeutig, dann wird die mediale Hautinzision vervollständigt.

5. Das Muskeldreieck wird nun aufgeweitet, indem die Mm. teres minor und major beiseite gehalten werden; die ACS und die Begleitvenen werden in das Dreieck verfolgt (Abb. 5.3 b). Um einen langen Stiel zu erhalten, wird die A. circumflexa scapulae auch in den dreieckförmigen Raum zwischen den 3 Muskeln noch weiter verfolgt. Die multiplen Muskeläste und der tiefe deszendierende Gefäßast werden ligiert. Vorsichtige Präparation in der Tiefe der Wunde, da die Venen leicht verletzlich sind und nach Zerreißung eine Blutung daraus schwer zu stillen ist. Es läßt sich ein Stiel von 4–8 cm Länge entwickeln, wenn die Arterie bis zum Abgang aus der A. thoracodorsalis präpariert wird (Abb. 5.4). Wird ein längerer Stiel erforderlich, dann wird die A. thoracodorsalis in die Präparation miteinbezogen. Inzision der Haut im lateralen Axillabereich, um die Präparation ventral des M. latissimus dorsi zu ermöglichen.

6. Vor der Stieldurchtrennung muß die Vitalität aller Lappenregionen beurteilt werden.

7. Verschluß des Defekts durch Unterminierung und Vereinigung der Wundränder.

Literatur

1. Barwick WJ, Goodkind DJ, Serafin B (1982) The free scapular flap. Plast Reconstr Surg 69: 779
2. Colen SR, Colen HS, Shaw WW (1982) Correspondence: The scapular flap. Plast Reconstr Surg 70: 768
3. dos Santos LF (1984) The vascular anatomy and dissection of the free scapular flap. Plast Reconstr Surg 73: 59
4. Gilbert A, Teot L (1982) The free scapular flap. Plast Reconstr Surg 69: 601
5. Godina M (1982) Discussion: the free scapular flap. Plast Reconstr Surg 69: 786
6. Hamilton SGL, Morrison WA (1982) The free scapular flap. Br J Plast Surg 35: 2
7. Mayou BJ, Whitby D, Jones BM (1982) The scapular flap – an anatomical and clinical study. Br J Plast Surg 35: 8
8. Nassif TM, Vidal L, Povet JL, Baudet J (1982) The parascapular flap: a new cutaneous microsurgical free flap. Plast Reconstr Surg 69: 591
9. Teot L, Bosse JP, Moufarrege R, Papillon J, Beauregard G (1981) The scapular crest pedicled bone graft. Int J Microsurg 3: 257
10. Urbaniak JR, Koman LA, Goldner RD, Armstrong NB, Nunley JA (1982) The vascularized cutaneous scapular flap. Plast Reconstr Surg 69: 772
11. Urbaniak JR (1984) Discussion: The vascular anatomy and dissection of the free scapular flap. Plast Reconstr Surg 73: 604

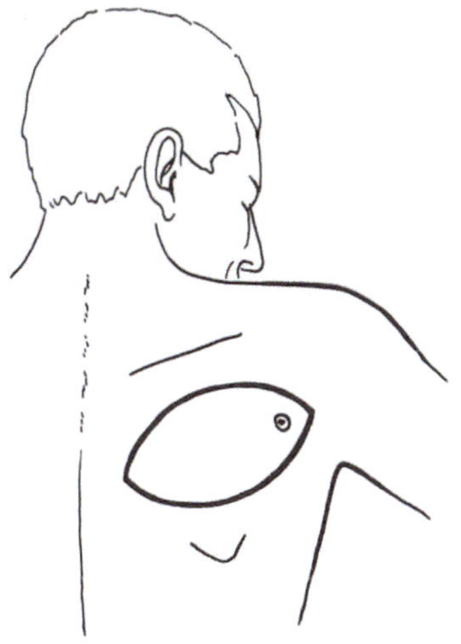

Heben des Skapula- und Paraskapulalappens

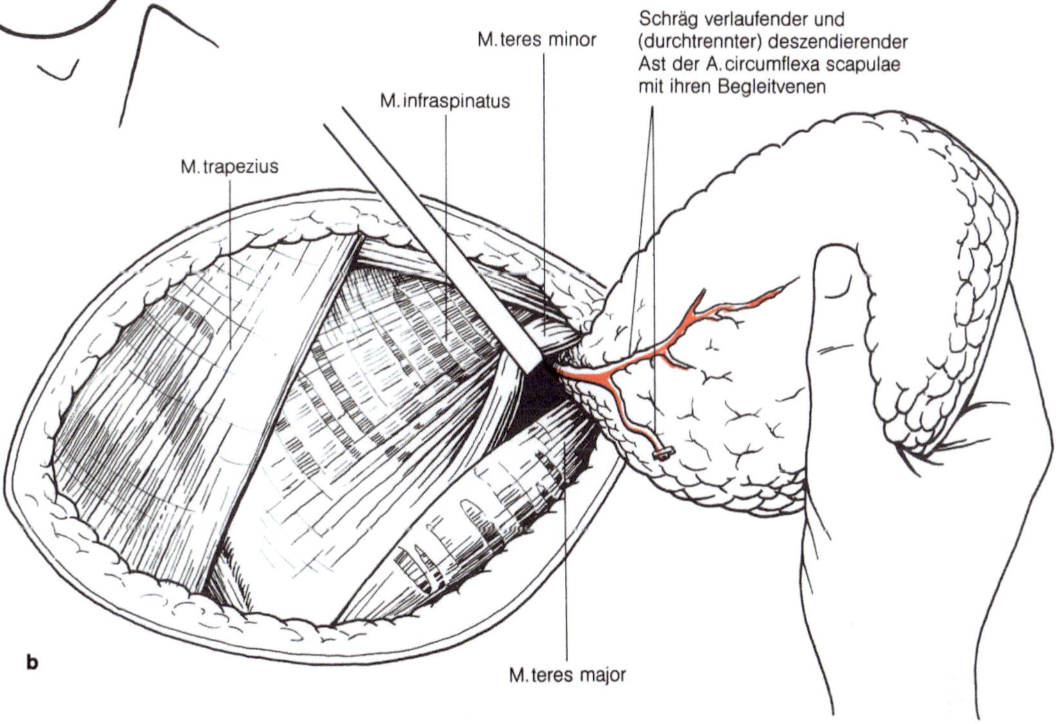

Abb. 5.3. a Umriß des Skapulalappens. **b** Der Lappen wird von medial nach lateral über der Muskelfaszie gehoben, wobei die kutanen Äste der ACS freigelegt werden. Der schräg verlaufende kutane Arterienast stellt die Hauptversorgung dar, der deszendierende Ast wurde ligiert. Durch Zurseitehalten des M. teres minor wird der Gefäßstiel dargestellt

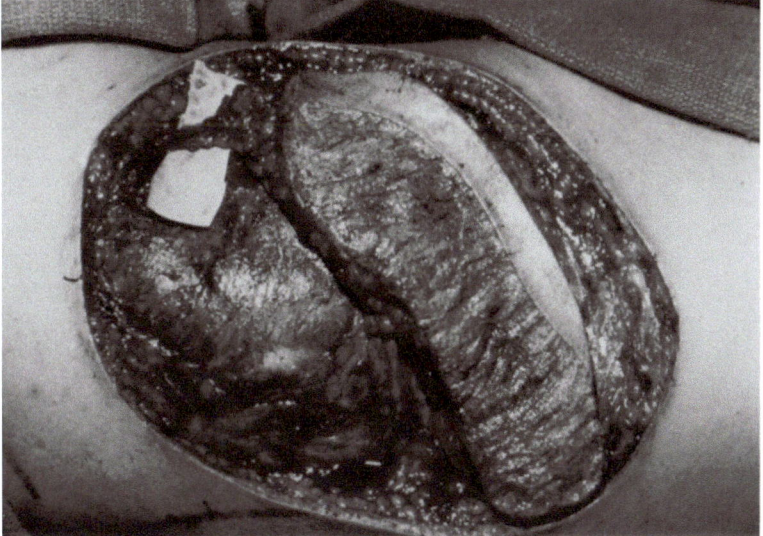

Abb. 5.4. Der gehobene Paraskapulalappen

Muskeltransplantationen

Im ausgehenden 19. Jahrhundert benutzte Iginio Tansini Hautlappen aus dem dorsolateralen Thoraxbereich, um Defekte nach Mastektomien zu decken. Der distale Teil dieser Lappen wurde stets nekrotisch. Bei der Suche nach einer Lösung für dieses klinische Problem erkannte Tansini bei Untersuchungen an der Leiche, daß die Haut im Bereich der dorsolateralen Brustwand ihre Blutversorgung aus Gefäßästen erhält, die durch den M. latissimus dorsi hindurch in die darüberliegende Haut ziehen [4, 9]. Dies war die erste klinische Beobachtung der Tatsache, daß Perforansgefäße aus einem Muskel die darüberliegende Haut mit Blut versorgen. Unter Anwendung dieses Prinzips entwickelte er den myokutanen Latissimuslappen zur Hautdeckung nach radikaler Mastektomie. Trotz Entdeckung dieses revolutionären Operationsverfahrens wurde das Konzept der myokutanen Gewebeverlagerung nicht begriffen und akzeptiert, bis Orticochea den myokutanen Grazilislappen beschrieb. Ein paar Jahre später wurde der Latissimuslappen erneut „entdeckt" und seine enorme Vielseitigkeit und Verwendbarkeit erkannt [6]. Nachdem die Bedeutung des robusten A.-thoracodorsalis-Stiels realisiert worden war, war es nur ein kurzer Schritt vom gestielten Lappen zur freien Gewebeverlagerung.

Innerhalb weniger Jahre wurden die meisten Muskeln des Körpers auf ihre Brauchbarkeit in bezug auf gestielte und freie Gewebeverlagerungen hin untersucht [5]. Die Anwendbarkeit von Muskel- und myokutanen Lappen hat die Palette von Lappen, die für freie Gewebeverlagerungen geeignet sind, stark erweitert. Aufgrund ihrer großen, langen und voraussagbaren Gefäßstiele sowie ihrer kräftigen Blutversorgung wurden sie zu den am häufigsten benutzten Transplantaten in der rekonstruktiven Mikrochirurgie.

Mathes und Nahai stellten 5 verschiedene Grundformen der Gefäßanatomie in Skelettmuskeln fest [3]. Diese Einteilung hilft dem Operateur festzustellen, ob ein Muskel für die Transplantation geeignet ist. Die grundlegende Voraussetzung an einen mikrovaskulären Transfer besteht darin, daß der zu verpflanzende Muskel über einen Gefäßstiel perfundiert wird, der für die Anastomosierung groß genug ist. Soll ein vollständiger Muskel transplantiert werden, dann muß ein Muskel mit nur einem Gefäßstiel oder zumindest mit einem dominierenden Stiel benutzt werden. Für den venösen Rückfluß wird immer eine Begleitvene benutzt.

Bei einem myokutanen Lappen versorgen perforierende Seitenäste aus dem arteriellen Muskelstiel den darüber liegenden Hautlappen. Da diese Perforansgefäße stets von Vv. comitantes begleitet werden, ergeben sich für den venösen Rückfluß aus dem Hautlappen keine Probleme. Der Hautlappen kann über die Ränder des Muskels hinausreichen, da die Haut durch einen subkutanen und subdermalen Gefäßplexus aus den Perforansgefäßen ernährt wird.

Ist ein myokutaner Lappen zu dick, oder läßt sich die Spenderregion nicht direkt verschließen, dann sollte ein ausschließliches Muskeltransplantat benutzt werden. Der Muskel ist eine gute Unterlage für ein Spalthauttransplantat, das stabil ist und ein recht akzeptables kosmetisches Ergebnis liefert. Muskeln werden ebenfalls zu freien Gewebetransplantationen benutzt, um bei rekonstruktiven Eingriffen an den Extremitäten und bei Wiederherstellung bei Fazialisparesen ein funktionelles, kontrahierbares Gewebematerial zu liefern.

Die Wahl eines Muskels für eine freie Gewebetransplantation hängt von Größe und Form des Defekts, Größe und Lokalisation der Empfängergefäße, der funktionellen Entbehrlichkeit des Muskels, der Einfachheit der Muskelhebung und der Notwendigkeit eines anhaftenden kutanen Segments ab. Zur Aufnahme in dieses Buch wurden 3 Muskeln ausgewählt: die Mm. gracilis, latissimus dorsi und rectus abdominis. Mit diesen 3 Muskeln lassen sich 99% der Weichteildefekte rekonstruieren und die meisten Probleme, die einen funktionellen Muskelersatz erfordern, lösen. Es kann der gesamte Muskel oder nur ein kleiner Abschnitt daraus verwendet werden. Jeder Muskel läßt sich mit einem zuverlässigen anhaftenden Hautsegment entnehmen. Verwendet man den ganzen Muskel, dann kann der M. latissimus dorsi sehr große Defekte, der M. rectus abdominis mittlere bis große längliche Defekte und der M. gracilis kleine bis mittlere Defekte decken. Es gibt noch andere Muskeln, die sich als Transplantat sowohl zur Deckung als auch für funktionelle Zwecke eignen. Zu diesen gehören die Mm. pectoralis minor und major, serratus anterior, tensor fasciae latae, glutaeus maximus, rectus femoris und gastrocnemius [1, 7].

Literatur

1. Hill HL, Nahai F, Vasconez L (1978) The tensor fascia lata myocutaneous free flap. Plast Reconstr Surg 61: 517
2. Manktelow RT, McKee NH, Vettese T (1980) An anatomical study of the pectoralis major muscle as related to functioning free muscle transplantation. Plast Reconstr Surg 65: 610
3. Mathes SJ, Nahai F (1981) Classification of the vascular anatomy of muscles: experimental and clinical correlation. Plast Reconstr Surg 67: 177
4. Maxwell GP (1980) Iginio Tanzini and the origin of latissimus dorsi musculocutaneous flap. Plast Reconstr Surg 65: 686
5. McCraw JB, Dibbell DG (1977) Experimental definition of independent myocutaneous vascular territories. Plast Reconstr Surg 60: 212
6. Olivari N (1976) The latissimus flap. Br J Plast Surg 29: 126
7. Orticochea M (1972) The musculo-cutaneous flap method: an immediate and heroic substitute for the method of delay. Br J Plast Surg 25: 106
8. Takayanagi S, Tsukie T (1982) Free serratus anterior muscle and myocutaneous flaps. Ann Plast Surg 8: 277
9. Tansini I (1906) Sopra il mio nuovo processo di amputazione della mammaella. Reforma Medica 12: 757

6 M. gracilis

Der M. gracilis ist ein langer, fusiformer Muskel, der auf dem medialen Oberschenkel verläuft (Abb. 6.4). Der in der mikrovaskulären Chirurgie tätige Neuling wird Gefallen an der Verwendung dieses Muskels finden. Er läßt sich relativ einfach heben und besitzt einen zuverlässigen neurovaskulären Stiel.

Der Muskel kann benutzt werden, um Probleme bei Weichteildeckungen zu lösen und um funktionelle Muskeltransplantate zu liefern. Kleine Gewebedefekte können gut durch Verwendung eines kleinen, um den Gefäßstiel zentrierten Muskelabschnitts aufgefüllt werden; größere Defekte werden durch die Transplantation des gesamten Muskels versorgt (Abb. 6.1). Funktionelle Muskeldefizite lassen sich exakt durch Transplantation des gesamten Muskels oder eines Teils davon rekonstruieren (s. Kap. 17 und 19).

Obwohl die Methode ursprünglich von Orticochea und McCraw, als gestielter myokutaner Lappen und danach von Harii als freier myokutaner Transfer beschrieben wurde, wird der Muskel häufig als freie Gewebetransplantation ohne anhaftenden Hautlappen gehoben [1, 2, 3]. Die dicke Subkutanfettschicht im Bereich des medialen Oberschenkels ist häufig für eine Weichteildeckung zu voluminös und besitzt wenige Perforansgefäße. Von Young an unserem Institut durchgeführte Angiographien zeigten immer das Vorhandensein eines perforierenden Gefäßes, das in Höhe des Gefäßhauptstiels aus dem Muskel austritt. Da Perforansgefäße weiter distal nur gelegentlich vorliegen, ist die Perfusion eines Hautlappens über dem mittleren oder distalen Muskelabschnitt unsicher. In vielen Fällen, in denen eine Deckung erfolgen soll, ist es besser, den Muskel ohne Hautlappen zu trans-

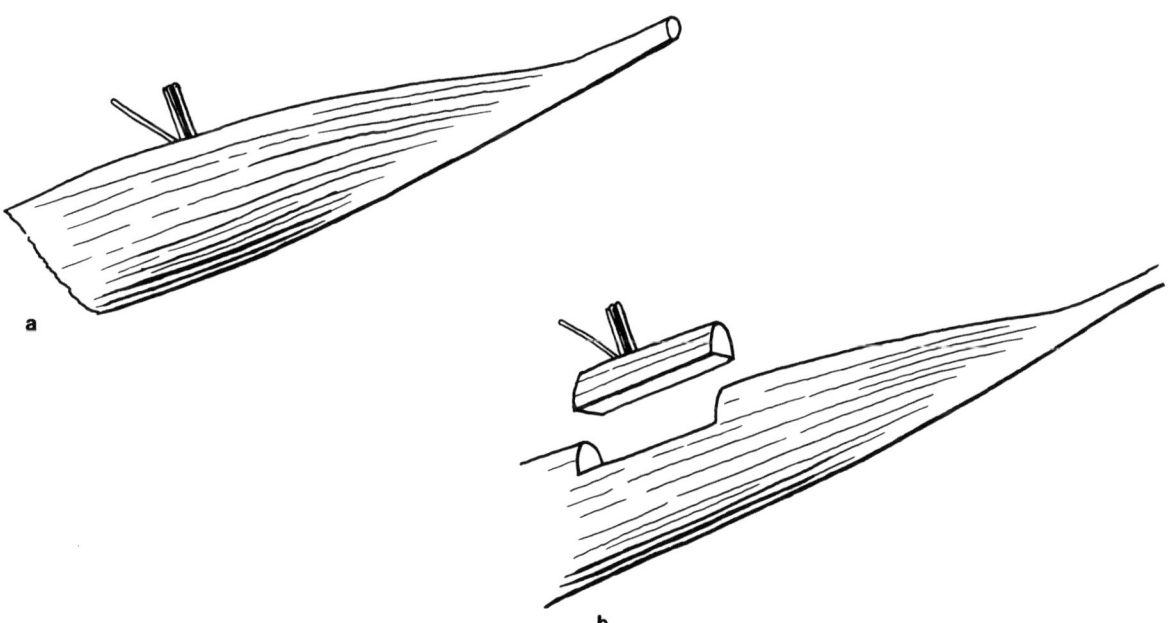

Abb. 6.1 a, b. Bei Anwendung zur Weichteildeckung erweist sich der M. gracilis als sehr vielseitig. **a** Es kann der gesamte Muskel oder **b** nur ein kleiner Muskelabschnitt um den Stiel herum transplantiert werden

plantieren und ihn dann direkt mit einem Spalthauttransplantat zu decken.

Der Muskel ist ganz besonders als funktionelles Muskeltransplantat nützlich. Er besitzt nur einen einzigen, leicht zu nähenden motorischen Nerv. Die erhebliche Länge des Muskels und seiner einzelnen Muskelfasern erlaubt es, ihn bei vielen Skelettmuskeldefekten einzusetzen und gewährleistet ein beträchtliches Bewegungsausmaß des Muskels. Die lange Ansatzsehne und der kurze fibröse Ursprung erleichtern seine Anwendung in vielen Körperregionen (Abb. 6.2). Bei der Fazialisparese wird nur ein Muskelteil verlagert (Abb. 6.3). Glücklicherweise kann dieser Muskel ohne irgendeine merkliche funktionelle Einbuße entfernt werden, und die Inzision im oberen medialen Oberschenkelbereich hinterläßt eine leicht zu verdeckende Narbe.

Die Anatomie des M. gracilis

Der M. gracilis liegt unmittelbar unter der Fascia lata des medialen Oberschenkels (Abb. 6.4). Sein Ursprung besteht aus einer kurzen, dünnen Aponeurose am Corpus ossis pubis und R. inferior ossis pubis. Er inseriert über eine lange, ovale Sehne am Tibiaschaft medial der Tuberositas tibiae. Seine Ansatzsehne unmittelbar ventral der Sehnen der Mm. semitendinosus und semimembranosus ist schwierig zu palpieren. Der Muskelbauch liegt dorsal der Mm. adductor longus und sartorius und über dem M. adductor magnus. Der Hauptgefäßstiel befindet sich gewöhnlich 9 cm (6–12 cm) distal des Ursprungs und tritt im ventralen Bereich der Muskelunterfläche ein. Obwohl der äußere Arteriendurchmesser zwischen 1 und 2 mm liegt, beträgt er gewöhnlich wenigstens 1,5 mm, sofern der Stiel

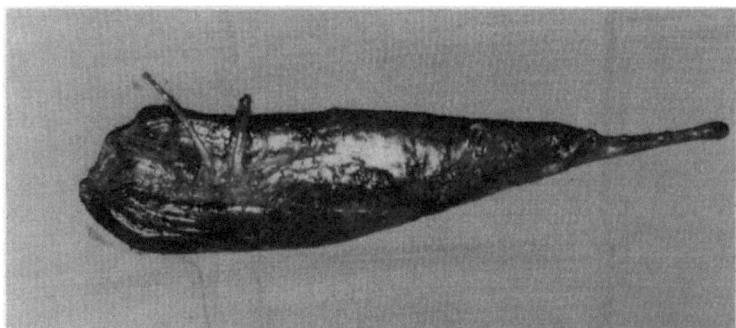

Abb. 6.2. Unterfläche des M. gracilis. Gelegentlich tritt der neurovaskuläre Stiel im Zentrum der Muskelunterfläche, wie hier gezeigt, ein; häufiger befindet er sich im anterioren Abschnitt der Unterfläche

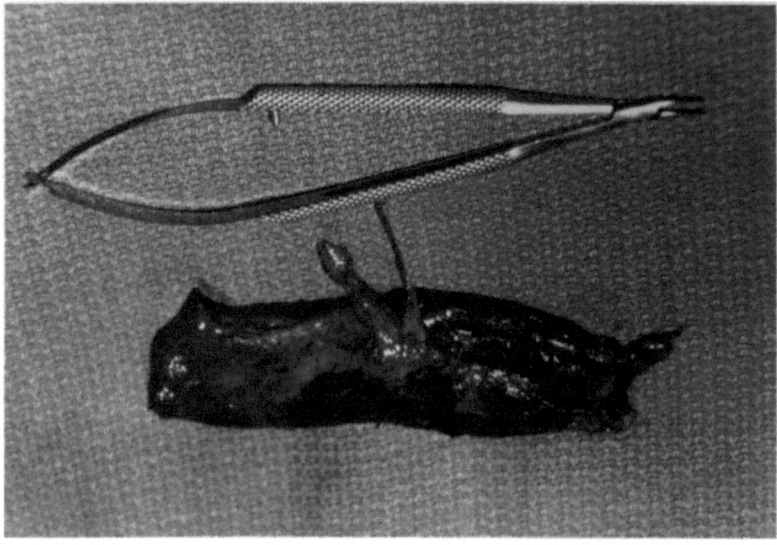

Abb. 6.3. Ein 2 × 10 cm großes Grazilissegment wurde vom übrigen Muskel entfernt und neben einen mikrochirurgischen Nadelhalter gelegt. Dieses Segment enthält den neurovaskulären Stiel

Anatomie des M. gracilis

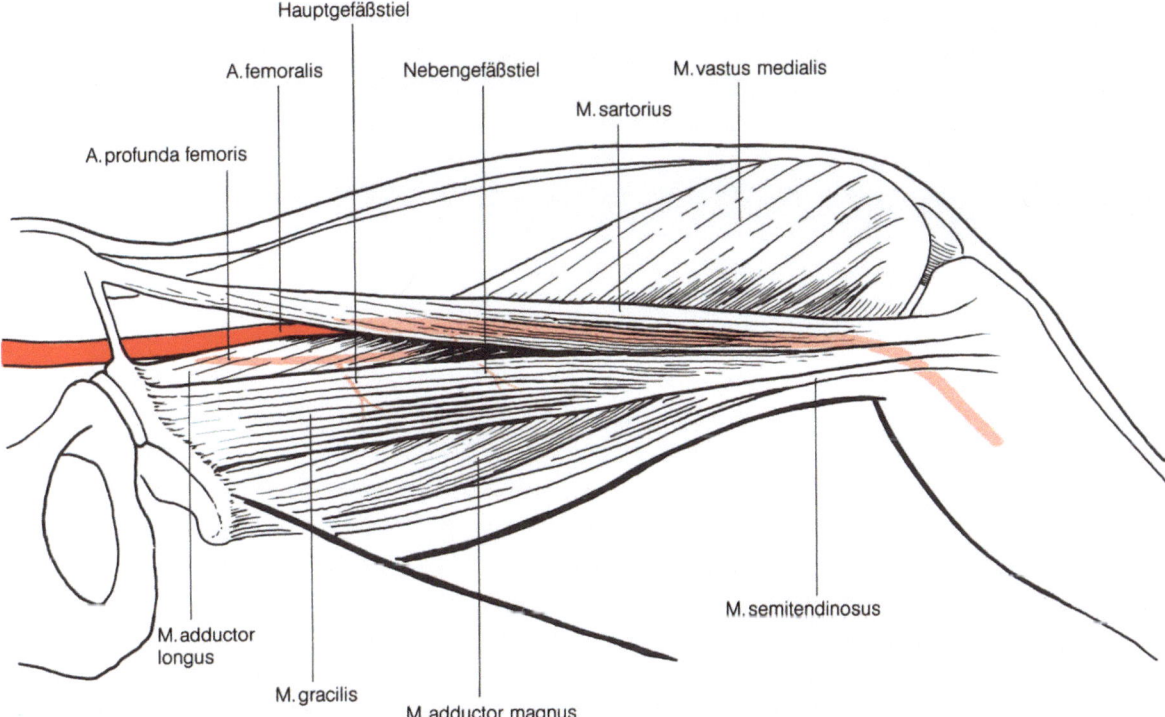

Abb. 6.4. Anatomische Beziehungen des M. gracilis und die Lokalisation der proximalen Gefäßstiele

oberhalb der Gefäßäste zum M. adductor longus entnommen wird. Es gibt stets ein Paar Begleitvenen, auf jeder Seite der Arterie eine, von denen die eine größer als die Arterie ist und gelegentlich einen Durchmesser von 4 mm erreicht. Die Arterie entspringt i. allg. aus der A. profunda femoris oder aus der A. circumflexa femoris medialis. Ihr Abgang wird jedoch bei der üblichen operativen Präparation kaum sichtbar. In seltenen Fällen ist der dominierende Gefäßstiel ein Doppelstiel, der aus jeweils 2 nebeneinander verlaufenden Arterien und Begleitvenen besteht. Außerdem sind 1–4 kleinere Nebengefäßstiele vorhanden, die als Seitenäste aus der A. femoralis stammen. Über einen distalen kleinen Gefäßstiel kann die einzige Blutversorgung für die am weitesten distal gelegenen wenigen Zentimeter Muskel erfolgen. Die von Young untersuchte intramuskuläre arterielle Anatomie besteht gewöhnlich aus einer Serie längsverlaufender Gefäße, die an jedem Gefäßstiel miteinander kommunizieren (Abb. 6.5).

Der einzige motorische Nerv liegt zwischen den Mm. adductor longus und magnus. Er ist ein Ast aus dem N. obturatorius und tritt unmittelbar proximal des dominierenden Gefäßstiels schräg in den Muskel ein. Er kann aus 2–7 Faszikeln bestehen, i. allg. sind es 3. Die Faszikel des motorischen Nervs wurden durch operative Eingriffe voneinander getrennt und individuell stimuliert, wobei der sich jeweils kontrahierende Muskelteil beobachtet wurde. Auf diese Weise läßt sich der Muskel gewöhnlich in 2 längsverlaufende, funktionell unabhängig voneinander wirkende neuromuskuläre Abschnitte aufteilen. Die häufigste Form der funktionellen Muskelaufteilung besteht darin, daß die ventral gelegenen 25–50% des Muskels durch einen einzelnen Faszikel innerviert werden. Die dorsalen 50–75% des Muskels werden von den restlichen Faszikeln kontrolliert. Gewöhnlich besteht eine leichte Überlappung der neuralen Versorgung zwischen beiden Gebieten. Gelegentlich gibt es auch 3 getrennte Muskelgebiete. Der motorische Nerv

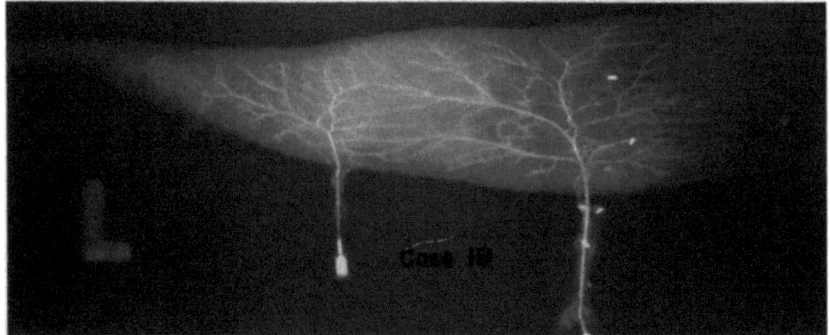

Abb. 6.5. Röntgenaufnahme vom dominierenden (rechten) und einem sekundären Gefäßstiel nach arterieller Bariumsulfatinjektion. Beachte das Verzweigungsmuster jedes Gefäßstiels und die Verbindungen zwischen den längs verlaufenden Gefäßen aus beiden Stielen (S. Young)

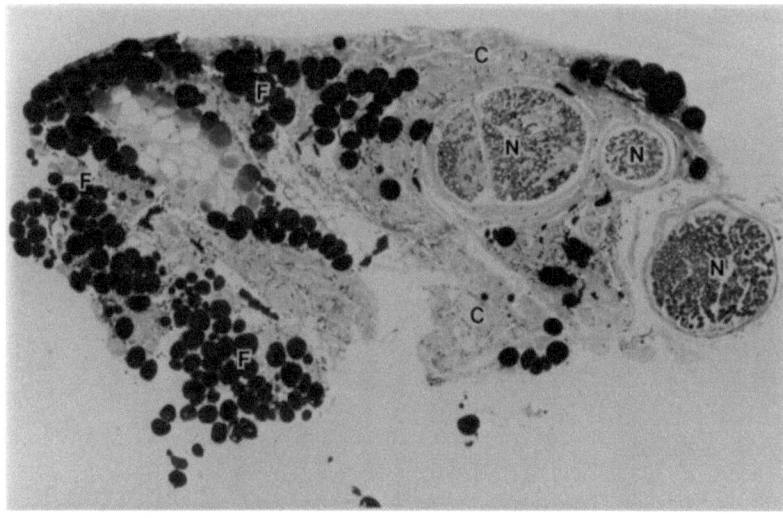

Abb. 6.6. Querschnitt durch den motorischen Nerv des M. gracilis. Schnittdicke 1 µm, in Kunststoff eingebettet, Toluidinblaufärbung, Vergr.: 50fach. Beachte die große Menge an Fett- *(F)* und Bindegewebe *(C)* in diesem aus 3 Faszikeln bestehenden Nerven

enthält zu einem großen Teil Fett- und lockeres Bindegewebe. Um eine vernünftige Adaptation der Faszikel zu erreichen, sollte eine faszikuläre Nervennaht durchgeführt werden (Abb. 6.6).

Die Anordnung der Muskelfasern wurde von Fish an unserem Institut untersucht (Abb. 6.7). In den proximalen ⅗ des Muskelbauchs liegen die Fasern parallel in Form eines M. fusiformis vor. In den distalen ⅖ inserieren die Fasern regelmäßig nacheinander in die Sehne, die am dorsalen Muskelrand liegt. Im dorsalen Abschnitt des Muskelbauchs sind die Muskelfasern am kürzesten und inserieren in den am weitesten proximal gelegenen Sehnenteil, während die langen ventralen Muskelfasern in den am weitesten distal gelegenen Sehnenabschnitt einmünden. Der Muskelbauch ist 5-6 cm breit und 32 cm lang mit einer durchschnittlichen Muskelfaserlänge von 24 cm.

Unsere Erfahrungen mit der intraoperativen Stimulation des den M. gracilis versorgenden motorischen Nervs zeigen, daß beim M. gracilis des Erwachsenen nach Nervenstimulation eine Verkürzung von wenigstens 12-15 cm hervorgerufen werden konnte; bei dieser Untersuchung wurde nur der Muskelansatz abgelöst, um dem Muskel eine freie Beweglichkeit zu ermöglichen. Aufgrund unserer klinischen Erfahrungen ist es wahrscheinlich, daß der Muskel nach Transplantation in der Lage ist, sich bei guter Kraftentwicklung um mindestens 10 cm zu kontrahieren.

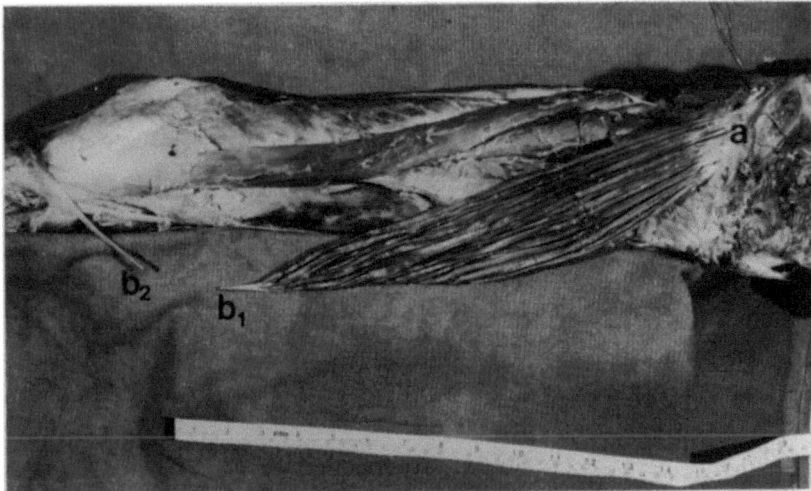

Abb. 6.7. Leichenpräparat, medialer Abschnitt des rechten Oberschenkels. Ursprung des M. gracilis *(a)* und durchtrennte Sehne *(b₁, b₂)*. Die Muskelfasern wurden in mehrere Fasergruppen aufgeteilt, um Lage und Länge der einzelnen Muskelfasern besser darzustellen. Die kurzen dorsalen Fasern strahlen am weitesten proximal in die Grazilissehne ein und die langen ventralen Fasern am weitesten distal (Untersuchungen von Fish und McAvoy)

Heben des Grazilismuskeltransplantats

1. Der Patient liegt auf dem Rücken, und das Bein wird von oberhalb der Leiste bis unterhalb des Knies desinfiziert und bis auf das Operationsgebiet abgedeckt. Das Bein wird mit mäßiger Abduktion und Außenrotation im Hüftgelenk bei leicht gebeugtem Kniegelenk gelagert. Der Operateur steht auf der dem Spenderbein gegenüberliegenden Seite.

2. Die Orientierungspunkte an der Oberfläche sind der Ansatz der Sehne des M. adductor longus neben dem Tuberculum pubicum und die Tuberositas tibiae. Zwischen diesen beiden Strukturen wird eine Linie gezogen, die den kranialen Rand des M. gracilis anzeigt (Abb. 6.8 a).

3. Soll kein kutaner Lappen entnommen werden, dann erfolgt in der proximalen Hälfte des Muskels die Inzision 2 cm unterhalb des ventralen Muskelrands. Die Inzision wird durch das subkutane Fettgewebe bis auf die Fascia lata geführt. Mit dem Finger wird die Sehne des M. adductor longus palpiert, um den Übergang zwischen den Mm. gracilis und adductor longus zu identifizieren; an diesem Übergang wird die Fascia lata inzidiert.

4. Haut und Faszie werden über dem gesamten Muskel gehoben. Der dorsale Muskelrand wird identifiziert und präpariert, dann wird der M. gracilis vom M. adductor magnus getrennt.

Mm. adductor longus und gracilis werden auseinander präpariert. Der M. adductor longus wird zurückgehalten und der dominierende neurovaskuläre Stiel aufgesucht, der sich 6–12 cm unterhalb des Tuberculum pubicum findet (Abb. 6.8 c). Identifikation des motorischen Nervs, der unmittelbar proximal des neurovaskulären Stiels auf der Unterfläche in den Muskel eintritt. Er liegt auf dem M. adductor magnus und ist mit diesem locker verbunden.

5. Der Muskel wird in der gewünschten Länge präpariert und kleinere Gefäßstiele werden aufgesucht. Gewöhnlich findet sich der erste kleinere Stiel wenigstens 10–15 cm distal des Hauptgefäßstiels.

6. Vollständige Präparation des Stiels, bei der Stirnlampe und Lupenbrille hilfreich sind. Der sensible Nervenast zum medialen Oberschenkel hin sowie der motorische Ast des M. adductor longus müssen geschont werden; beide Äste verlaufen auf der Dorsalfläche dieses Muskels. Der M. adductor longus wird mit 2 rechtwinklig gebogenen Wundhaken an-

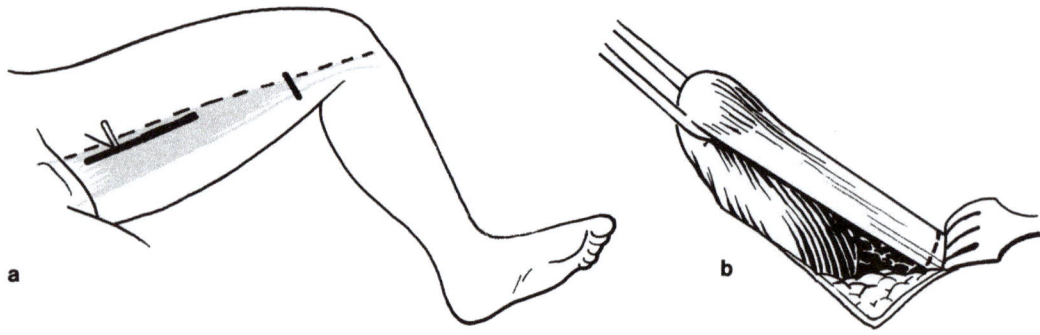
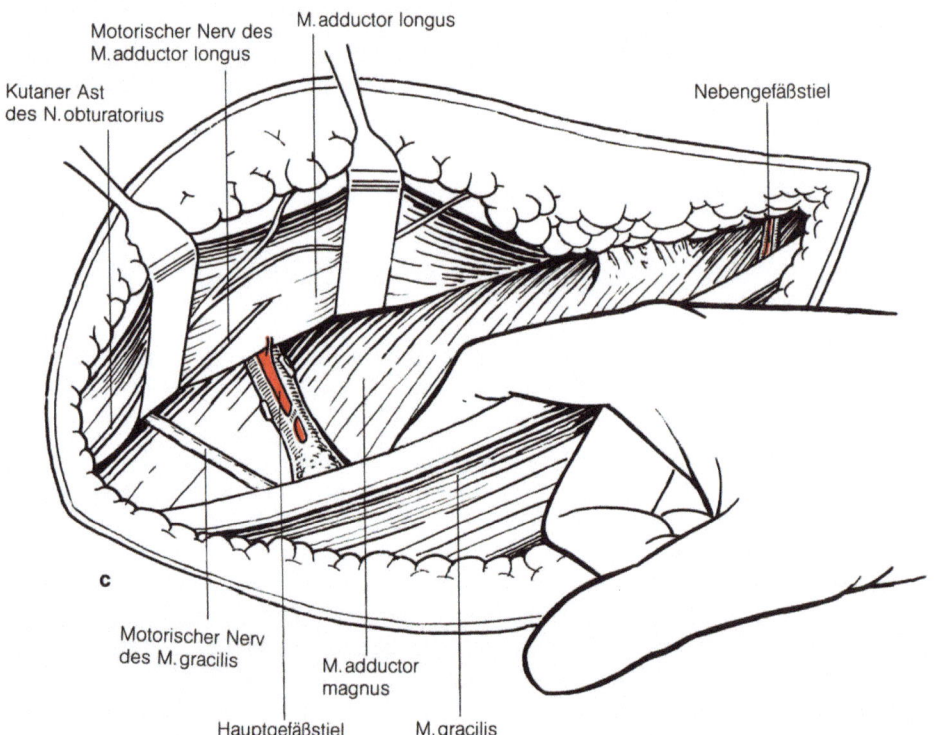

Abb. 6.8. a Bei gebeugtem, abduziertem und außenrotiertem Hüftgelenk und gebeugtem Kniegelenk wird eine Linie zwischen der leicht palpablen Sehne des M. adductor longus und der Tuberositas tibiae eingezeichnet; sie markiert die ventrale Grenze des M. gracilis. Der gesamte Muskel und die Sehne können über Inzisionen entfernt werden, die mit durchgezogenen Linien angegeben sind. **b** Die Sehne des M. gracilis wird über eine Querinzision unmittelbar proximal des Knies hervorgezogen. Diese Sehne liegt unmittelbar ventral der leicht palpablen Sehnen der Mm. semimembranosus und semitendinosus. **c** Der dominierende proximale Gefäßstiel und der motorische Nerv sind durch Anheben des M. adductor longus freigelegt

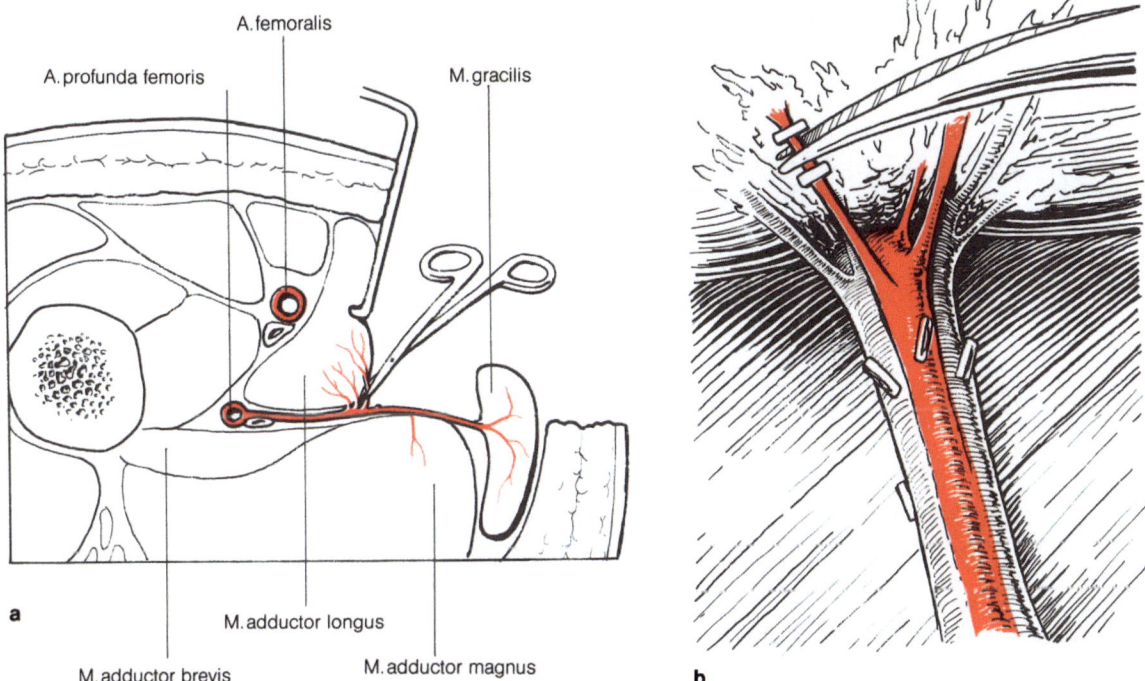

Abb. 6.9. a Seitenäste des Gefäßstiels müssen durchtrennt werden, um den Stiel in der gesamten Länge zu erhalten. Eine Gruppe von Ästen tritt immer an der Unterfläche des M. adductor longus ein. Gelegentlich gibt es einen Ast aus der Stielunterfläche, der den M. adductor magnus versorgt.

b Die an der Unterfläche in den M. adductor longus eintretenden Seitenäste müssen sorgfältig identifiziert und durchtrennt werden. Es gibt mindestens einen arteriellen und 2 venöse Äste. Werden diese durchtrennt, dann läßt sich der Gefäßstiel bis an seinen Abgang isolieren, und auf diese Weise erhält man eine Stiellänge von 6-7 cm

gehoben, wobei jeweils einer auf jeder Seite des Hauptgefäßstiels liegt (Abb. 6.8 c). Durchtrennung der multiplen Seitenäste, die in den M. adductor longus eintreten (Abb. 6.9 a, b). Bei geschickter Anhebung des M. adductor longus lassen sich zusätzlich 3 cm des Stiels erhalten, so daß sich eine Gesamtstiellänge von 6-7 cm ergibt.

Die Unterfläche des Stiels wird vom M. adductor magnus abgetrennt. Zu achten ist auf den Ast, der gelegentlich aus der Stielunterfläche in diesen Muskel eintritt.

7. Durchtrennung des Muskels, zuerst distal und dann proximal, wobei kleinere Stiele, wenn notwendig, mitdurchtrennt werden. Benötigt man den gesamten Muskel mit Sehne, dann wird die Sehne durch eine Querinzision über den proximalen Kniesehnen hervorgezogen (Abb. 6.8 b).

8. Um die Zulänglichkeit der Muskelperfusion zu kontrollieren, bleibt der Muskel nach proximaler Durchtrennung in situ, ohne daß Zug auf den Stiel ausgeübt wird.

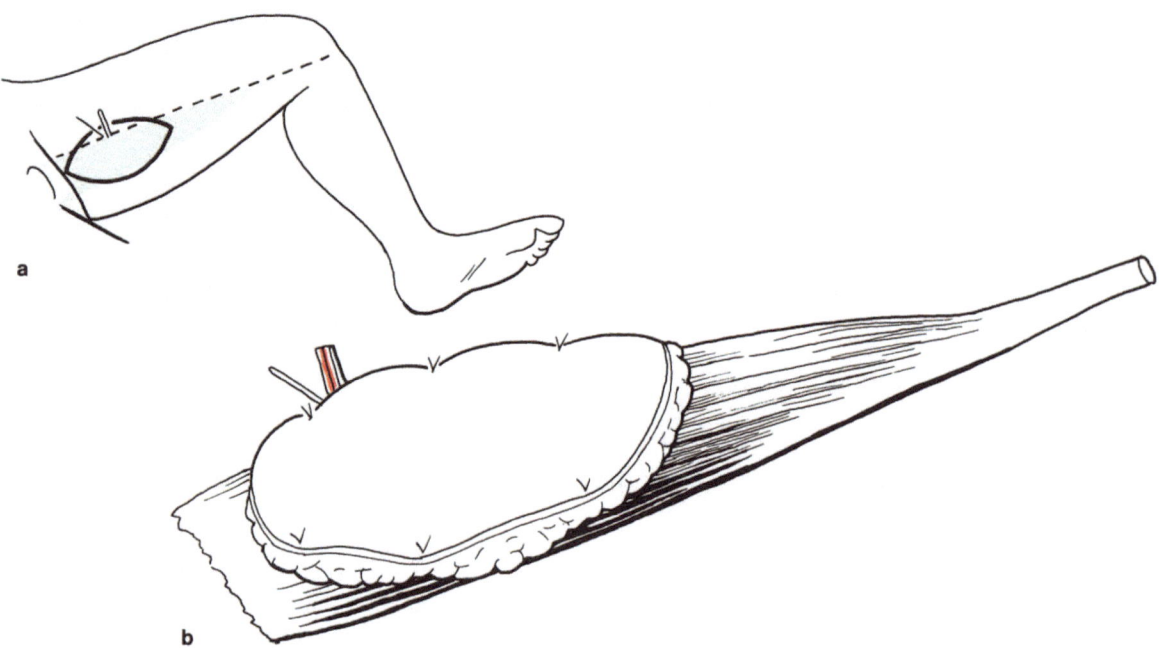

Abb. 6.10a, b. Benötigt man einen myokutanen Lappen, dann wird der Hautlappen direkt über dem Muskel an dessen proximalem Ende eingezeichnet. In Höhe des dominanten Gefäßstiels ist ein konstantes kutanes Perforansgefäß vorhanden

Heben des myokutanen Grazilistransplantats

1. Wird ein kutaner Lappen erforderlich, dann wird dieser über der proximalen Hälfte des Muskelbauchs aufgezeichnet (Abb. 6.10a). Die Lappenachse liegt in der Mittellinie des Muskels. Gewöhnlich läßt sich ein Hautlappen von 8–10 cm Breite entnehmen, wobei immer noch ein direkter Verschluß des Oberschenkels möglich ist. Vom Schambein aus gemessen wird ein 15 cm langer Hautlappen überleben. Obwohl distal dieser Strecke ein Überleben gelegentlich vorkommt, ist es doch unsicher.

2. Bei der Bildung eines kutanen Lappens ist es wichtig, diesen direkt über den Muskel zu zentrieren, um sicherzustellen, daß die Perforansgefäße miteingeschlossen werden. Zuerst wird die vorgesehene distale Lappengrenze inzidiert und bis auf den M. gracilis präpariert. Ist die Lage des Muskels eindeutig festgestellt worden, dann kann der Lappen, falls notwendig, in einer mehr ventralen oder dorsalen Position neu eingezeichnet werden.

Da die Verbindungen zwischen dem Muskel und dem subkutanen Fettgewebe zart sind, sollten zwischen der Subkutis oder der Haut und dem Muskel Nähte gelegt werden, um ein Abscheren des Hautlappens auf dem Muskel zu verhindern (Abb. 6.10b). Die Nähte können nach dem Transfer und vor Einfügung des Hautlappens entfernt werden.

Literatur

1. Harii K, Ohmori K, Sekiguchi J (1976) The free musculocutaneous flap. Plast Reconstr Surg 57: 294
2. McCraw JB, Dibbell DG (1977) Experimental definition of independent myocutaneous vascular territories. Plast Reconstr Surg 60: 212
3. Orticochea M (1972) The musculocutaneous flap method: an immediate and heroic substitute for the method of delay. Br J Plast Surg 25: 106

7 M. latissimus dorsi

Der M. latissimus dorsi ist ein zuverlässiger und vielseitiger Muskel für freie Gewebetransplantationen. Er läßt sich leicht heben, hat eine große Oberfläche, und die A. thoracodorsalis ergibt einen großen, langen und verläßlichen Stiel. Erstmals wurde er 1906 von Tansini als gestielter myokutaner Lappen beschrieben; er wurde als solcher jedoch nicht populär, bis die Veröffentlichungen von Olivari, Mühlbauer, McCraw et al. erschienen. Nachdem Baudet die Verwendung des M. latissimus dorsi für eine freie Gewebetransplantation beschrieben hatte, wurde dieser Muskel zu einem der beliebtesten Lappen für freie Gewebeverlagerungen.

Der Muskel besitzt ausgezeichnete Deckungseigenschaften. Er ist dünn und flach und läßt sich zudem leicht formen, so daß jede Struktur gedeckt bzw. jeder Defekt gefüllt werden kann. Von allen zur Verfügung stehenden Muskeln gestattet er die größtmögliche Weichteildeckung. Obwohl sich der gesamte Muskel transplantieren läßt, ist eine Nekrose des dorsokaudalen Rands möglich, da dessen primäre Blutversorgung unterbrochen wird. Häufig wird nur ein Teil des Muskels benötigt. Wird die ventrale Hälfte des Muskels verwendet und der motorische Nerv in situ belassen, dann wird der zurückbleibende Muskelteil weiterhin funktionieren. Es kann ein ausgedehnter Hautlappen mit entnommen werden, da viele verläßliche Perforansgefäße vorhanden sind. Das kosmetische Ergebnis ist jedoch sehr unbefriedigend, wenn die Brustwand mit einem Hauttransplantat gedeckt wird. Deshalb wird der Hautlappen bei Bildung eines myokutanen Transplantats i. allg. auf eine maximale Breite von 10 cm begrenzt, was noch einen direkten Verschluß der Spenderregion zuläßt. Wird der M. latissimus dorsi zur Deckung großer Hautdefekte benutzt, dann wird er gewöhnlich als ein reines Muskeltransplantat entnommen und mit einem Hauttransplantat direkt gedeckt.

Obwohl der M. latissimus dorsi meistens zur Deckung benutzt wird, wobei nur der Muskel verwendet wird, läßt er sich auch bei rekonstruktiven Eingriffen sehr vielseitig verwenden. Da die Hauptarterie des M. serratus anterior ein Ast aus der A. thoracodorsalis ist, lassen sich bei Erhaltung dieses Gefäßastes sowohl der M. serratus anterior als auch der M. latissimus dorsi an dem gemeinsamen Stiel der A. thoracodorsalis heben. In Verbindung mit dem M. serratus anterior kann eine vaskularisierte Rippe in das Transplantat mitaufgenommen werden.

Die Entnahme des Muskels führt zu einer minimalen Schwächung, die funktionell selten von Bedeutung ist. Dennoch können Patienten, die aktive Skiläufer oder Tennisspieler sind bzw. die einen Wurfsport ausüben, einen Kraftverlust feststellen. Wird der M. serratus anterior entfernt, dann ist mit einer Scapula alata zu rechnen. Buncke konnte feststellen, daß es bei Erhaltung der kranialen Hälfte des M. serratus anterior und Entfernung nur der unteren Hälfte nicht zu einem Abstehen der Skapula kommt.

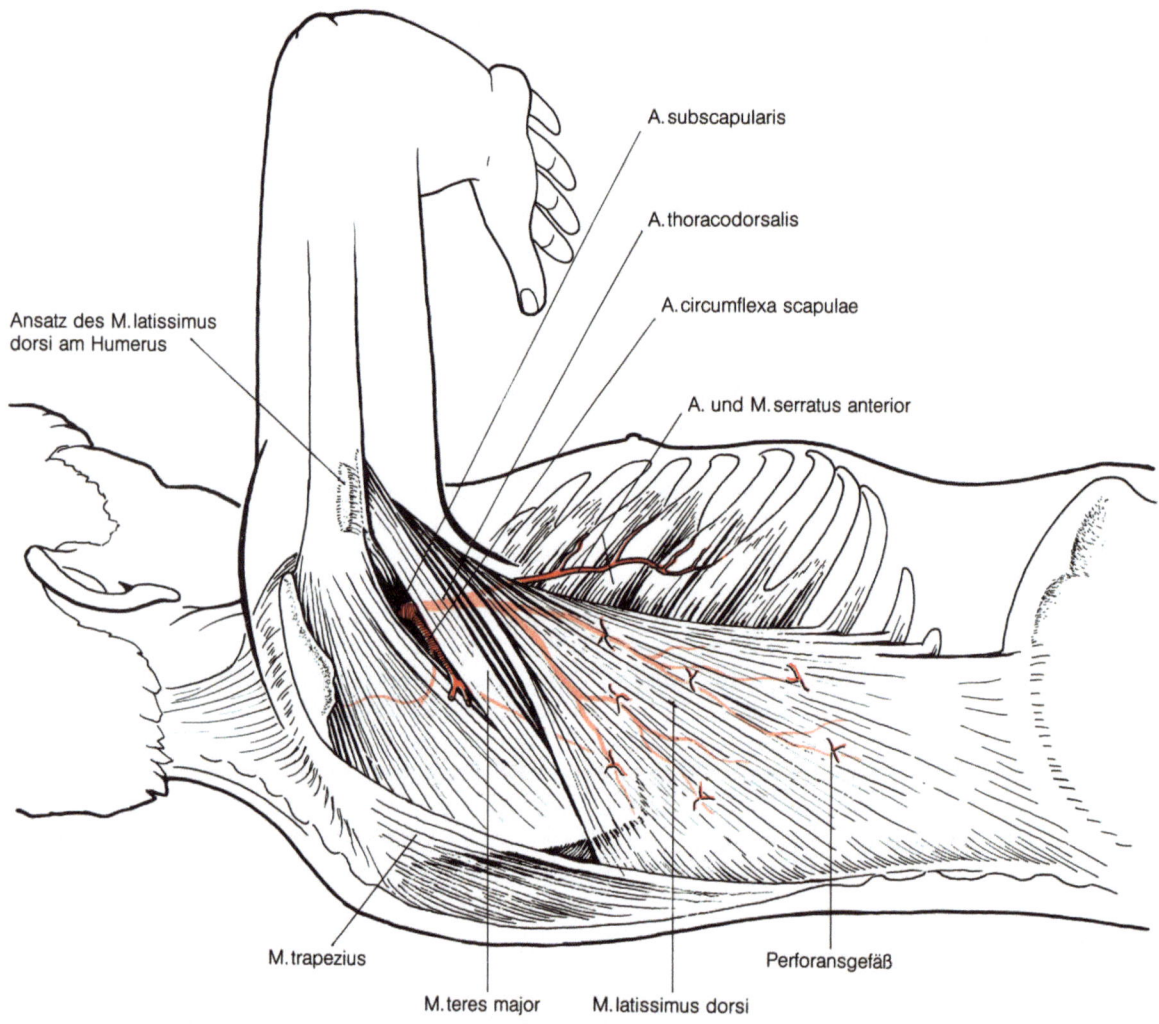

Abb. 7.1. Anatomische Beziehungen des M. latissimus dorsi und seines Gefäßstiels

Anatomie des Latissimustransplantats

Dieser fächerförmige, flache Muskel entspringt über der Fascia thoracolumbalis von den unteren 6 Thorakal- und Lumbalwirbeln sowie vom dorsalen und lateralen Abschnitt des Darmbeinkamms und dem ventralen Bereich der unteren 3 Rippen (Abb. 7.1). Er bildet zusammen mit dem M. teres major die dorsale Axillarfalte, zieht um diesen Muskel herum und inseriert nach einer Drehung um 180° an der Crista tuberculi minoris humeri. Die kraniale Muskelgrenze überlappt den unteren Schulterblattwinkel und ist mit ihm adhärent. Der kraniomediale Muskelrand wird vom kaudalen Abschnitt des M. trapezius bedeckt. Der restliche Teil des Muskels liegt subkutan. Es handelt sich um einen fusiformen Muskel mit langen Muskelfasern, die sich über die gesamte Länge erstrecken.

Das den M. latissimus dorsi versorgende Hauptgefäß ist die A. thoracodorsalis, ein Endast aus der A. subscapularis. Die A. subscapularis teilt sich kurz nach ihrem Abgang in 2 Äste auf: die A. circumflexa scapulae und die A. thoracodorsalis. Die A. circumflexa scapulae, die größere von beiden, zieht nach dorsal um den lateralen Skapularand. Die A. thoracodorsalis verläuft direkt zum M. latissimus

Abb.7.2. Der ventrale Muskelrand liegt unter einer Linie, die zwischen dem ventralen Bereich der hinteren Axillarfalte und lateral der Mitte des Beckenkamms gezogen wird. Der kraniale Muskelrand verläuft unter einer Linie zwischen dem dorsalen Bereich der hinteren Axillarfalte und einem Punkt 4 cm oberhalb des unteren Schulterblattwinkels. Kutane Perforansgefäße sind über den beiden intramuskulären Ästen der A.thoracodorsalis gruppiert. Diese Seitenäste verlaufen parallel zu den ventralen und kranialen Muskelrändern. Wird ein kleiner bis mittelgroßer Hautlappen benötigt, dann kann er zur Aufnahme möglichst vieler Perforansgefäße über einem von beiden intramuskulären Ästen angelegt werden

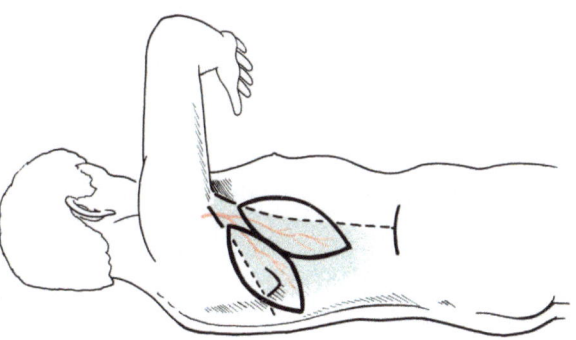

dorsi, zieht dann unter dem ventralen Muskelrand entlang und tritt 2 cm dorsal des Muskelrands in den Muskel ein. In ihrem Verlauf gibt sie Äste zum M.serratus anterior und an die Brustwand ab. Der Seitenast zum M.serratus anterior kann den Muskel versorgen, falls die A.thoracodorsalis unterbrochen wird. Diese Situation ist bei vielen Patienten gegeben, bei denen die A.thoracodorsalis während der axillären Lymphknotenausräumung im Rahmen einer radikalen Mastektomie durchtrennt wurde. Fisher berichtete, daß sich der Muskel bei alleiniger Versorgung über den Serratusast verlagern läßt; ich selbst habe dies in einem Fall beobachtet. Wenn der Lappen über den Serratusast versorgt wird, ist die arterielle und venöse Flußrichtung umgekehrt.

Die A.thoracodorsalis hat einen Durchmesser von 1,5–4,0 mm; sie bedeutet für die lateralen und kranialen 2/3 des Muskels die Hauptblutversorgung [1]. Die wichtigste Versorgung des medialen und distalen Muskelanteils erfolgt über die Perforansgefäße aus den segmentalen Interkostalarterien. Der Operateur muß damit rechnen, daß es Varianten beim Ursprung der A.thoracodorsalis geben kann, wie z.B. ein separater Abgang aus der A.axillaris oder aus einem gemeinsamen Gefäßstamm zusammen mit anderen Ästen der A.axillaris. Es verlaufen 2 Begleitvenen mit der A.thoracodorsalis, die sich zu einer einzelnen großen V.thoracodorsalis (3–5 mm) vereinigen, bevor sie in die V.subscapularis einmünden. Die A. und V.subscapularis verlaufen gewöhnlich zusammen, obwohl sich gelegentlich die Arterie von der Vene trennen kann und höher in der Axilla entspringt als die Vene.

Der neurovaskuläre Stiel befindet sich 8–9 cm distal der A.axillaris und tritt 1,5–3 cm vom ventralen Muskelrand entfernt an der Unterfläche in den Muskel ein. Der Muskel wird vom N.thoracodorsalis, einem Ast aus dem Fasciculus posterior, innerviert. Der Nerv verläuft hinter der A.axillaris, vereinigt sich schnell mit dem Gefäßstiel und tritt zusammen mit der Arterie in den Muskel ein. Gewöhnlich spalten sich die Gefäße und der Nerv auf und verlaufen dann zusammen auf der Muskelunterfläche weiter. Ein Ast zieht parallel hinter dem ventralen Muskelrand entlang, und der zweite Ast verläuft parallel unterhalb des kranialen Muskelrands. Tobin fand in 94,5% von 110 Präparationen an der Leiche eine solche Aufspaltung des neurovaskulären Stiels; bei Bartlett betrug der Anteil 86% bei 50 Leichenpräparaten. Diese Aufzweigung bildet die anatomische Grundlage für eine Teilung des M.latissimus dorsi in 2 getrennt voneinander funktionierende neurovaskuläre Einheiten. Jede dieser beiden Einheiten kann für dieselbe Rekonstruktion verlagert werden; es läßt sich aber auch nur eine Einheit verpflanzen, während der zurückbleibende Muskelteil seine normale Funktion beibehält.

Hautlappen lassen sich überall auf dem Muskel bei guten Überlebenschancen entnehmen. Die größte Konzentration an Perforansgefäßen befindet sich jedoch im Bereich der beiden intramuskulären Äste der A.thoracodorsalis, die jeweils parallel zum ventralen und kranialen Muskelrand verlaufen (Abb.7.2). Eine weitere Ansammlung von Vasa perforantes liegt parallel zur Wirbelsäule entlang des medialen Muskelrands. Diese Äste aus den dorsalen Interkostalarterien versorgen die Hautlappen, die sich über den medialen Abschnitten des M.latissimus dorsi befinden. Das besonders reichliche Vorhandensein von Perforansgefäßen entlang des ventralen Muskelrands gestattet es, einen großen Hautlappen zu heben, der mit einem nur schmalen Muskelstreifen aus dem anterioren Muskelrand verbunden ist. Dieser Streifen muß nicht breiter sein als etwa 3–4 cm, solange er den ventralen Ast aus der A.thoracodorsalis enthält. Die Arterie kann einen Hautlappen ernähren, der den Muskel wenigstens um 4–6 cm auf jeder Seite überragt.

Heben des Latissimustransplantats

Operative Technik

1. Der Patient liegt auf der Seite (Abb. 7.3 a). Thorax, Axilla und Schulter werden desinfiziert; beim Abdecken wird der Arm freigelassen, um die Freilegung des Stiels zu erleichtern. Man muß darauf achten, daß der Oberarm während der Präparation weder übermäßig stark noch über längere Zeit abduziert wird. Es ist ebenfalls möglich, wenn auch schwieriger, den Lappen zu heben, wenn sich der Patient in Rücken-, Bauch- oder in irgendeiner Zwischenlage befindet.

2. Von der dorsalen Axillarfalte bis zur Mitte des Beckenkamms wird eine Linie gezogen. Diese Linie entspricht dem vorderen Muskelrand, der weiter ventral liegt, als man i. allg. annimmt. Bei abduziertem Arm befindet sich der neurovaskuläre Stiel 10 cm von der A. axillaris entfernt auf dieser Linie. Der kraniale Muskelrand wird in Form einer schräg verlaufenden geschwungenen Linie vom Oberarmansatz aus bis zu einem Punkt 4 cm oberhalb des unteren Schulterblattwinkels auf die Haut aufgezeichnet.

3. Wird ein kutaner Lappen benötigt, dann kann er über jedem beliebigen Muskelabschnitt entworfen werden (Abb. 7.2). Gewöhnlich ist jedoch der ventrale Muskelrand vorzuziehen. Unter Benutzung einer Schablone, die vom Gewebedefekt der Empfängerregion angefertigt wurde und auf der die Lokalisationen der Empfängergefäße markiert sind, wird der Hautlappen über dem ventralen Muskelabschnitt aufgezeichnet (Abb. 7.3 b). Im Lappenbereich wird eine große Hautfalte mit den Fingern hochgehoben und damit die Hautfläche bestimmt, deren Entnahme noch einen direkten Verschluß erlaubt.

4. Ist der Operateur Rechtshänder, dann steht er zur Präparation des Stiels während der Entnahme des rechten M. latissimus dorsi besser hinter dem Patienten.

Inzision des Hautlappens im proximalen Anteil und Identifizierung des ventralen Rands des Muskellappens (Abb. 7.3 c). Wurde der Verlauf des vorderen Muskelrands falsch eingeschätzt, dann kann dies jetzt korrigiert und der Umriß des Hautlappens wie erforderlich neu eingezeichnet werden. Der gesamte Hautlappen wird bis auf die Latissimusmuskulatur und die laterale Thoraxwand inzidiert. Ist der Lappen klein oder locker mit dem Muskel verbunden, dann muß der Rand mit einigen Nähten am Muskel fixiert werden, damit keine Scherkräfte auf die Perforansgefäße einwirken können.

5. Der Muskel wird nun teils scharf, teils stumpf von der lateralen Thoraxwand ab präpariert. Beginnt man damit 12 cm distal des Muskelansatzes am Humerus, dann liegt der Präparationsbereich distal vom Gefäßstiel und Hilus und proximal der Verschmelzung des Muskels mit dem M. serratus anterior. Der Lappenstiel wird zu diesem Zeitpunkt nicht aufgesucht. In einer späteren Operationsphase ist er leichter zu finden und zu präparieren, d.h.

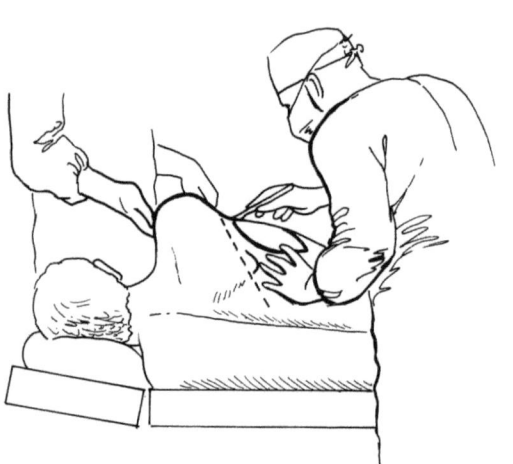

Abb. 7-3 a

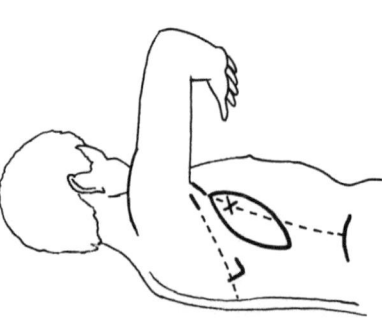

Abb. 7-3 b

Heben des Latissimustransplantats

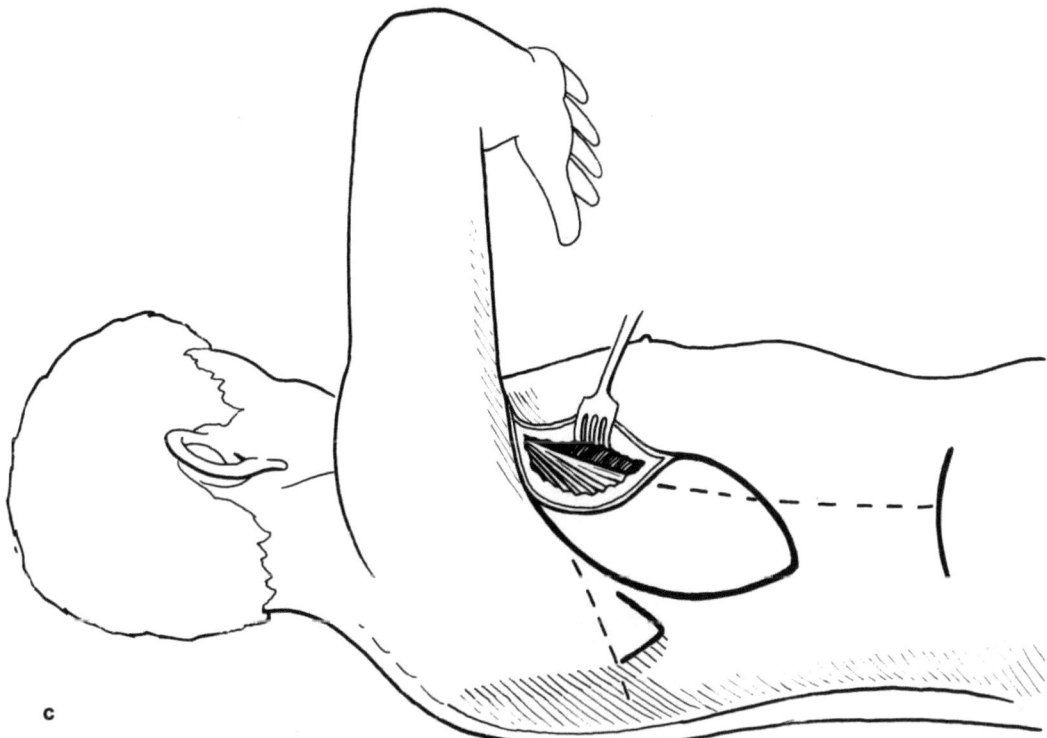

Abb. 7.3. a Einen bequemen Zugang zum Muskel und dessen Stiel bietet die Halbseitenlagerung mit nicht abgedecktem Arm. **b** Der Hautlappen wird parallel zum ventralen Muskelrand, diesen überlappend, eingezeichnet. Der Stiel tritt bei *x* ein. Die Perspektive dieser und der folgenden Zeichnungen entspricht der des Operateurs, der, wie in Abb. 3a gezeigt, auf den Patienten schaut. **c** Eine Inzision im proximalen Bereich des Hautlappens macht die Bestätigung der genauen Lage des ventralen Muskelrands möglich

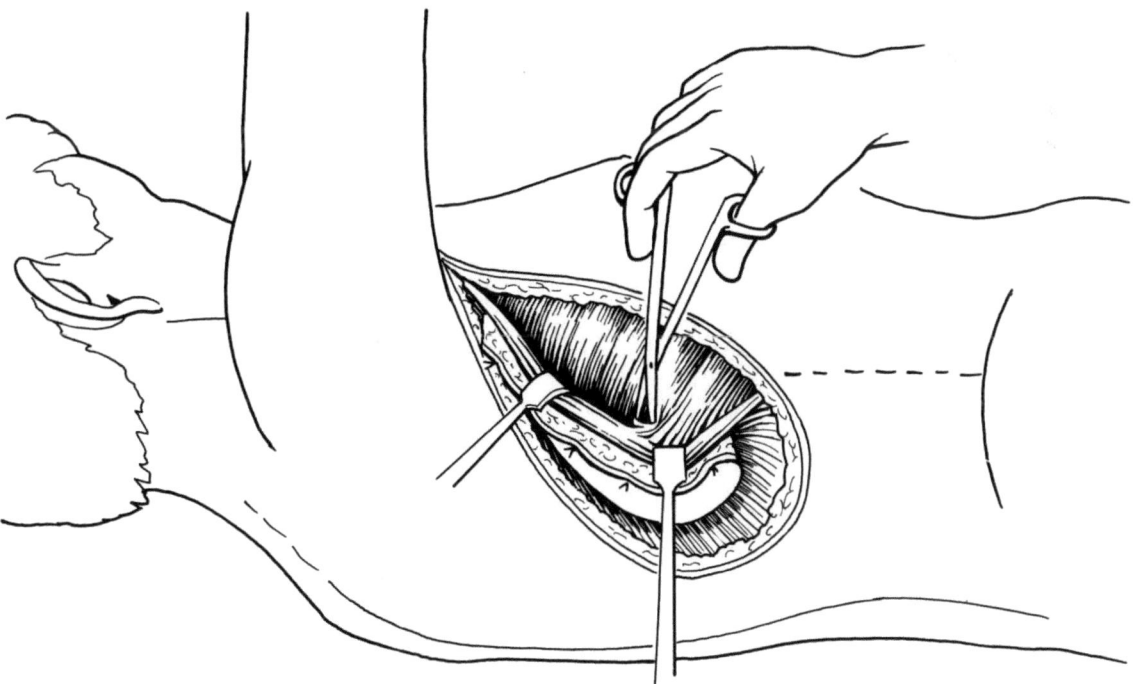

Abb. 7.4. Durchtrennung der Verbindungen zwischen den Mm. latissimus dorsi und serratus anterior im unteren Bereich des ventralen Muskelrands

wenn der Muskel distal abgelöst ist. Durchtrennung der Muskelverbindungen mit dem M. serratus anterior und den unteren 3 Rippen (Abb. 7.4).

6. Unter Berücksichtigung einer gewissen Muskelretraktion wird die maximale Länge des benötigten Muskels markiert und der Latissimus kaudal und medial durchtrennt. Koagulierung der großen dorsalen Perforantes aus den Interkostalgefäßen, bevor sie sich retrahieren.

7. Um den Stiel freizulegen, wird der Lappen in Richtung Kopf angehoben (Abb. 7.5a). Der neurovaskuläre Stiel wird in dem Bereich palpiert, wo er in den Muskel eintritt und von fetthaltigem Bindegewebe umgeben ist. Der Stiel wird verfolgt und nach proximal in Richtung der A. und V. axillaris präpariert. Das fetthaltige Gewebe wird zur Stützung um den Stiel herum belassen. Gewöhnlich wird der den M. serratus anterior versorgende N. thoracicus longus nicht freigelegt. Auf seinen Verlauf auf der Thoraxwand unmittelbar vor dem Thorakodorsalisstiel ist jedoch zu achten. Identifizierung und Durchtrennung der arteriellen und venösen Seitenäste zum M. serratus anterior und zur Thoraxwand hin. Größe und Abstand der Empfängergefäße vom Defekt bestimmen die erforderliche Stiellänge und die eventuelle Notwendigkeit, die große A. und V. subscapularis in den Stiel mitaufzunehmen.

8. Der Muskel wird nun unmittelbar oberhalb des neurovaskulären Stiels durchtrennt, es sei denn, die Ansatzsehne und der dicke, in die Sehne einstrahlende Muskel werden für das Transplantat benötigt. Nachdem der Muskel bis auf den Gefäßstiel vollständig losgelöst worden ist, bleibt er spannungslos in situ liegen; es muß darauf geachtet werden, daß der gesamte Muskel und der Hautlappen adäquat perfundiert werden.

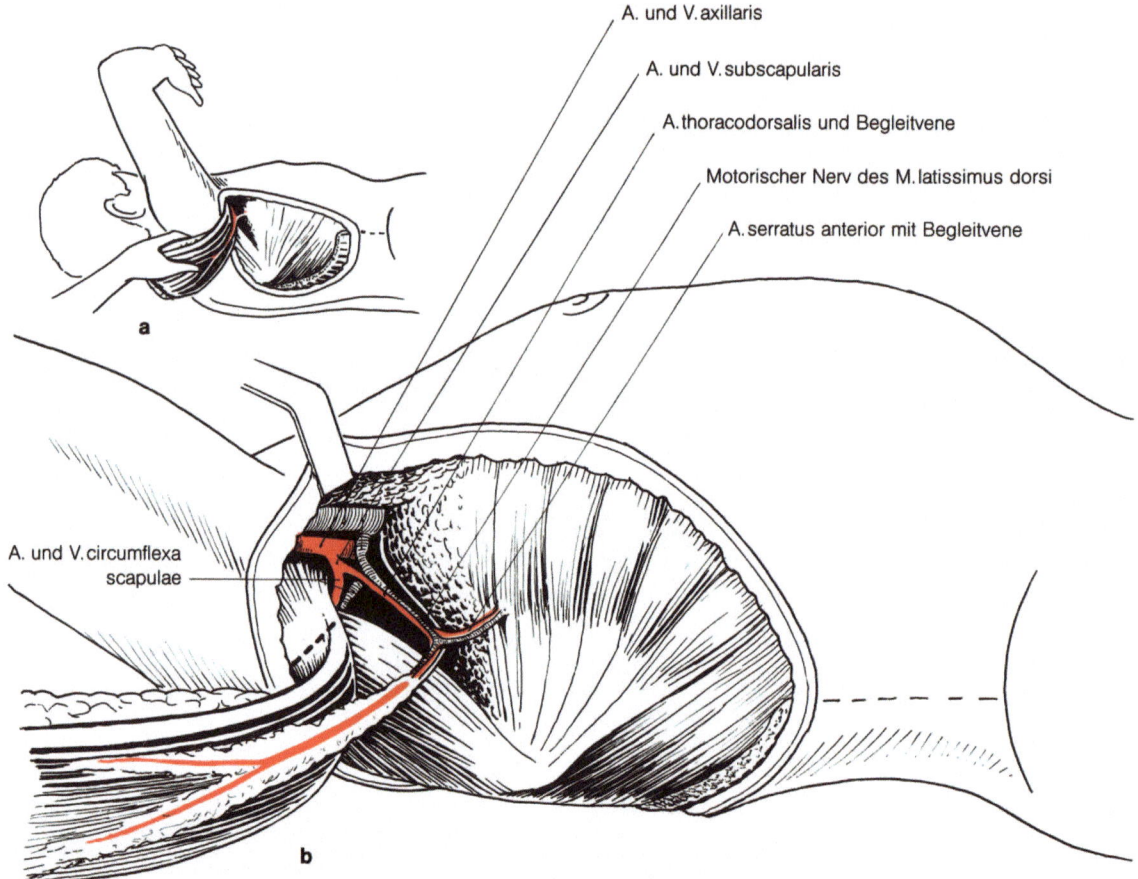

Abb. 7.5a, b. Nachdem der Muskel von der Brustwand abgelöst ist, kann er nach kranial hochgeschlagen werden, um einen guten Zugang zur Freilegung des Stiels zu erhalten. Der Muskel wird proximal des neurovaskulären Hilus durchtrennt (---)

Heben des Latissimustransplantats

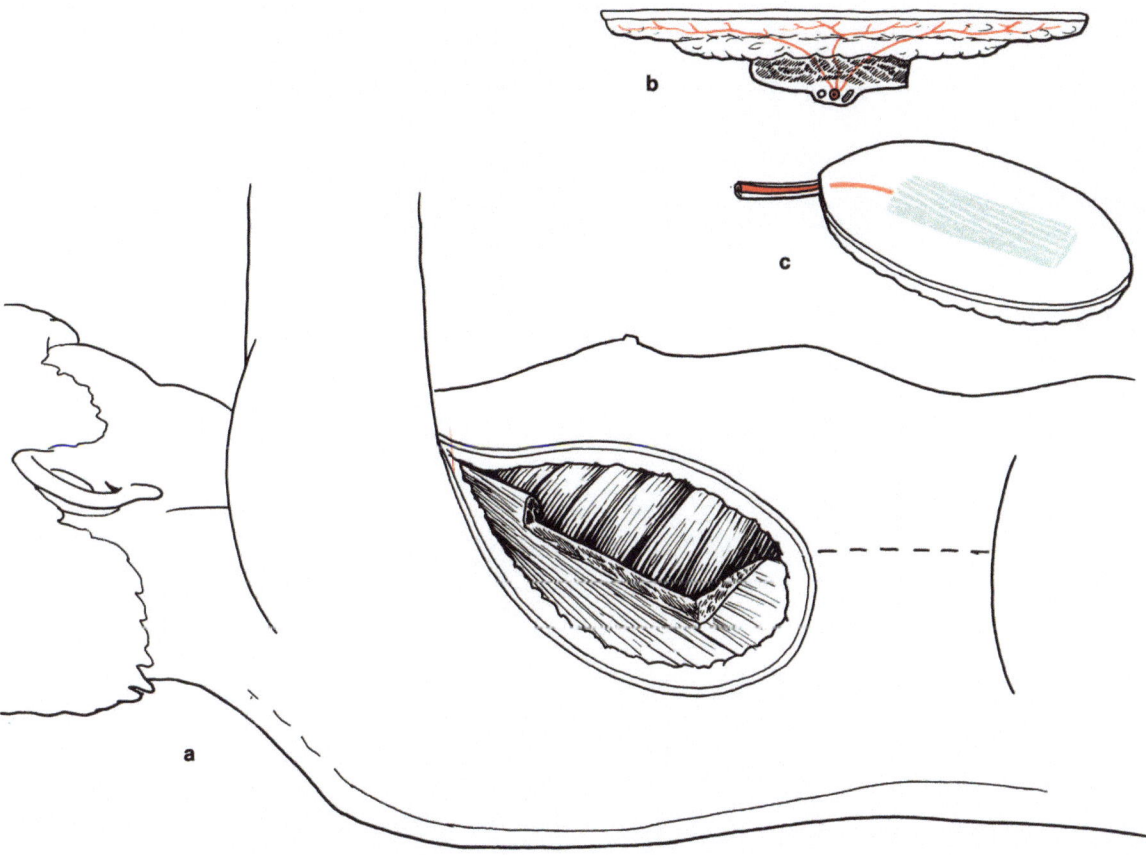

Abb. 7.6 a–c. Die Konzentration myokutaner Perforansgefäße entlang dem ventralen Muskelrand gestattet die Bildung eines großen Hautlappens, der aus einem kleinen Muskelstreifen des ventralen Muskelrands versorgt wird. Um die Dicke des Hautlappens weiter zu vermindern, wird er nur mit der oberflächlichen Subkutanfettschicht an den Rändern gehoben *(b)*

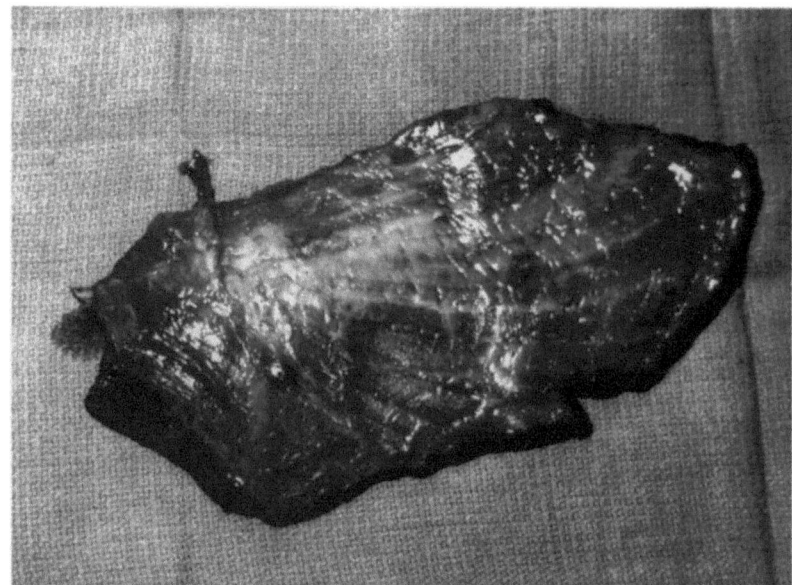

Abb. 7.7. Unterfläche des M. latissimus dorsi nach Hebung und Ablösung vom Patienten. Der Stiel ist *oben links* zu sehen

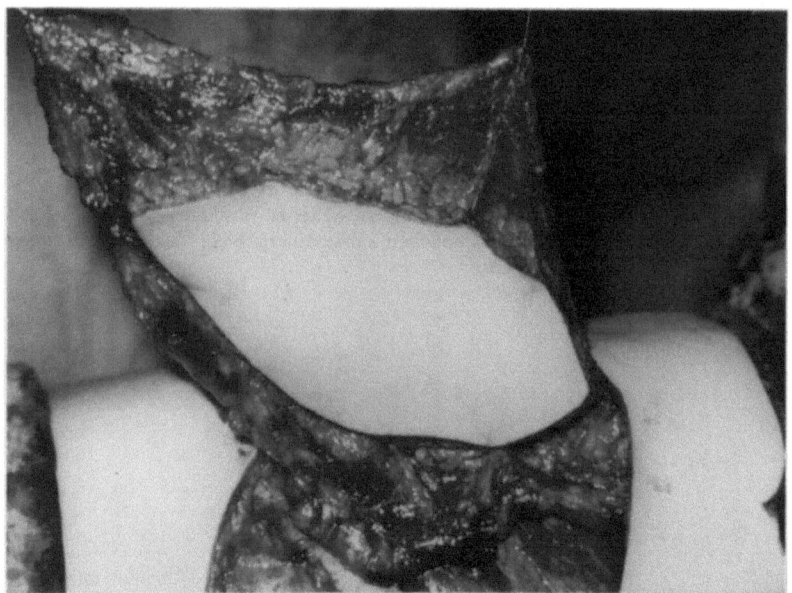

Abb. 7.8. Myokutaner Latissimuslappen mit an die Muskeloberfläche angenähter Hautinsel. Der Ansatz des Muskels und der Stiel sind in der Axilla noch nicht durchtrennt

Literatur

1. Bartlett SP, May JW, Yaremchuk JM (1981) The latissimus dorsi muscle: a fresh cadaverous study of the primary neurovascular pedicle. Plast Revonstr Surg 67: 631
2. Baudet J, Guimberteau J, Nascimento E (1976) Successful clinical transfer of two free thoraco dorsal axillary flaps. Plast Reconstr Surg 58: 680–688
3. Fisher J, Bostwick J, Powell RW (1983) Latissimus dorsi blood supply after thoraco dorsal vessel division: the serratus collateral. Plast Reconstr Surg 72: 502
4. Mahoney J Persönliche Mitteilung
5. McCraw JB, Penix JO, Baker JW (1978) Repair of major defects of the chest wall and spine with the latissimus dorsi myocutaneous flap. Plast Reconstr Surg 60: 341
6. Mühlbauer W, Olbrisch R (1977) The latissimus dorsi myocutaneous flap for breast reconstruction. Chir Plast 4: 27
7. Olivari N (1976) The latissimus flap. Br J Plast Surg 29: 126
8. Tansini I (1906) Sepra il mio nuovo processo di amputazione della mammaella. Reforma Medica 12: 757
9. Tobin GR, Shusterman M, Peterson GH, Nichols G, Bland KI (1981) The intramuscular neurovascular anatomy of the latissimus dorsi muscle: the basis for splitting the flap. Plast Reconstr Surg 67: 637

8 M. rectus abdominis

In der rekonstruktiven Chirurgie mittels Lappen spielt die epigastrische Gefäßachse eine wichtige Rolle. Diese Gefäßachse, die kranial von der A. epigastrica superior und kaudal von der A. epigastrica inferior (AEI) gebildet wird, versorgt den M. rectus abdominis und ein ausgedehntes Areal der Bauchhaut. Der Wert dieser Gefäßachse für gestielte Lappen, die von der A. epigastrica superior versorgt werden, wurde besonders von Brown, Mathes und McCraw erkannt. Am häufigsten wird der Lappen bei Mammarekonstruktionen verwendet, und zwar als eine von der A. epigastrica superior versorgte myokutane Plastik. Gewöhnlich wird der Hautlappen aus dem unteren Abdomen, der abdominoplastischen Region, entnommen [4, 5, 7, 9]. Die Fähigkeit der A. epigastrica superior, die gesamte Haut des unteren Abdomens auf der gleichen Seite und wenigstens die Hälfte der Haut auf der gegenüberliegenden Seite zu ernähren, hat plastische Chirurgen in Erstaunen versetzt. Die zunehmende Erfahrung hat jedoch gezeigt, daß bei Benutzung der A. epigastrica superior die Perfusion um so verläßlicher ist, je höher sich der Hautlappen auf der Rektusmuskulatur befindet. Da der Durchmesser der AEI doppelt so groß ist wie der der A. epigastrica superior, und weil die AEI die wichtigste Blutversorgung des M. rectus abdominis darstellt, ist sie der bevorzugte Stiel bei freien Gewebeverlagerungen [3, 8].

Man fängt gerade an, die Verwendung dieses Muskels und seines entsprechenden Hautareals für freie Gewebeverlagerungen richtig einzuschätzen. Der Muskel läßt sich zur Deckung alleine benutzen, oder er kann mit einer Anzahl adhärenter Hautlappen entnommen werden. Das Deckungspotential dieses Muskels liegt zwischen dem des M. gracilis und dem des M. latissimus dorsi. Er ist bei langen schmalen Defekten besonders geeignet.

Die einzige bekannte Komplikation nach Entnahme dieses Muskels ist die Bauchwandhernie, die nach Entfernung der ventralen Rektusscheide auftreten kann, wenn der Verschluß unterhalb der Linea arcuata nicht exakt durchgeführt wurde. Die Langzeitfolgen nach Entfernung des M. rectus abdominis sind unbekannt. Bei einigen Patienten kann es zu einer Schwächung der Gewebeschichten mit Vorwölbung der Bauchwand kommen. Die Entnahme dieses Muskels führt jedoch nicht zu funktionellen Störungen, auch nicht bei körperlich sehr aktiven Patienten.

Anatomie des Rektustransplantats

Der M. rectus abdominis ist ein langer, fusiformer Muskel, der durch 3 Intersectiones tendineae, d. h. bindegewebige, mit der ventralen Rektusscheide verbundene Streifen, quer unterteilt wird. Der Muskel entspringt von der Symphyse und dem Os pubis und inseriert an den Knorpelabschnitten der 5., 6. und 7. Rippe (Abb. 8.1). Bei Kontraktion komprimiert und stützt er die Baucheingeweide und beugt die Wirbelsäule. Der Muskel ist von einer kräftigen Faszienscheide umhüllt, die im mittleren Abschnitt aus der Aponeurose des M. obliquus internus gebildet wird und sich in 2 Blätter aufspaltet. Eines dieser Faszienblätter zieht hinter den Rektus und verschmilzt mit der Aponeurose des M. transversus, das andere Blatt zieht ventral um den Rektus herum und vereinigt sich mit der Aponeurose des M. obliquus externus. Diese Faszienschichten, die ventrale und die dorsale Rektusscheide, vereinigen sich entlang der Mittellinie und bilden die Linea alba. Die vordere Rektusscheide ist über die gesamte Länge des Muskels vorhanden. Die hintere Rektusscheide endet jedoch unter Bildung der Linea semicircularis in Höhe der beiden Spinae iliacae anteriores superiores. Unterhalb dieser Linie liegen die Aponeurosen der Mm. transversus abdominis und obliquus internus ventral des Rektus. Unterhalb der Linea semicircularis hat der M. rectus abdominis direkten Kontakt mit der Fascia transversalis und dem Peritoneum parietale. Die Innervation des Rektus erfolgt über segmentale Äste aus den 7. bis 12. Interkostalnerven, die lateral in die Rektusscheide eintreten. Der Muskel ist 7-10 cm breit und bis zu

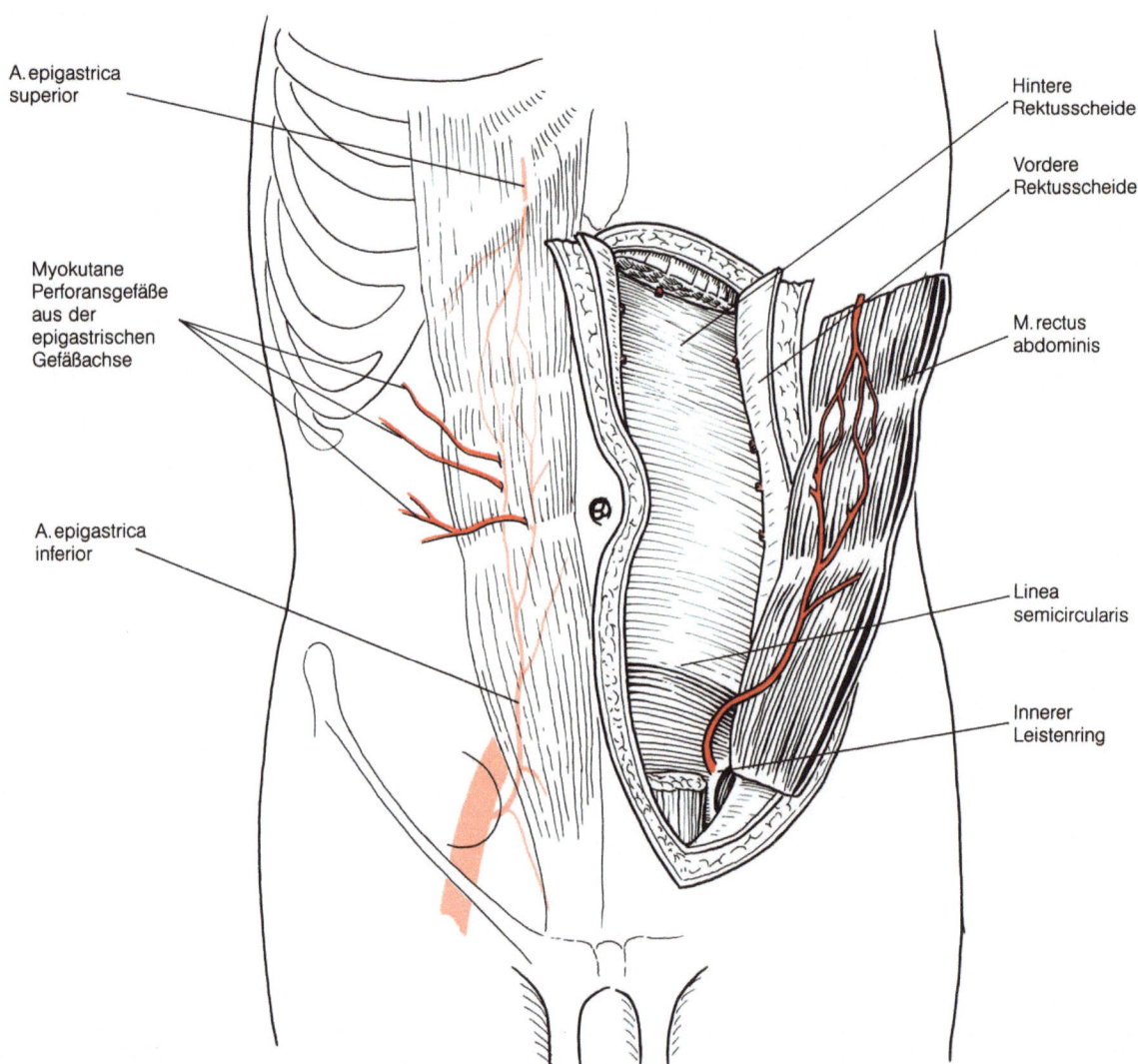

Abb. 8.1. Anatomie des M. rectus abdominis

30 cm lang. Er ist dünn und flach und liefert eine gute Weichteildeckung für lange Defekte, wie z.B. ausgedehnte Defekte im ventralen Tibiabereich. Kurze Muskelabschnitte können für kleinere Defekte verwendet werden.

Gefäßanatomie

Die Gefäßanatomie wurde von Boyd sorgfältig untersucht. Der übliche Durchmesser der A. epigastrica inferior an ihrem Abgang beträgt 3,4 mm; das entspricht dem doppelten Durchmesser der A. epigastrica superior. Die AEI entspringt medial aus der A. iliaca externa, gegenüber und proximal dem Abgang der A. circumflexa ilium profunda, und zieht schräg nach kranial in Richtung des M. rectus abdominis (Abb. 8.3). Sie liegt extraperitoneal unter der Fascia transversalis entlang des medialen Randes des inneren Leistenrings. Gelegentlich kann die AEI auch aus der A. femoralis unmittelbar unterhalb des Lig. inguinale entspringen, oder sie bildet einen gemeinsamen Stamm mit einer distal lokalisierten A. obturatoria. Sie verläuft unter der Rektusmuskulatur nach kranial und tritt an der Linea arcuata in die Rektusscheide ein; von hier aus zieht sie an der Unterfläche oder innerhalb des M. rectus abdominis weiter. Sie steigt bis zu einem Punkt in der Mitte zwischen Bauchnabel und Xyphoid auf und endet hier in einer Verästelung mit den kranialen epigastrischen Gefäßen (Abb. 8.1). Vor Eintritt in den M. rectus abdominis zweigen sich 2 Seitenäste ab. Dies sind der R. pubicus und ein Muskelast

Anatomie des Rektustransplantats

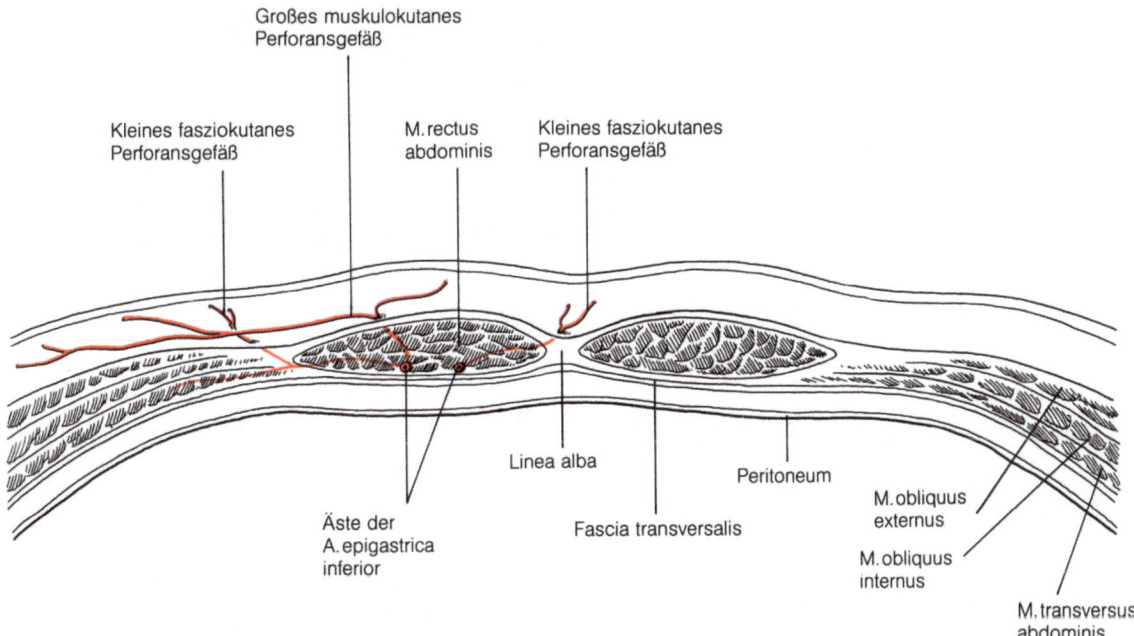

Abb. 8.2. Der Querschnitt durch den mittleren Abschnitt der vorderen Bauchwand zeigt die Lage von 2 Aufzweigungen des AEI und deren Äste. Die kleinen fasziokutanen Perforansgefäße in der Linea alba und Linea semilunaris sind für die Bildung von Hautlappen unwichtig. Die großen, zentral gelegenen paraumbilikalen muskulokutanen Perforansgefäße liefern jedoch eine reiche Blutversorgung für die darüber liegende und angrenzende Haut

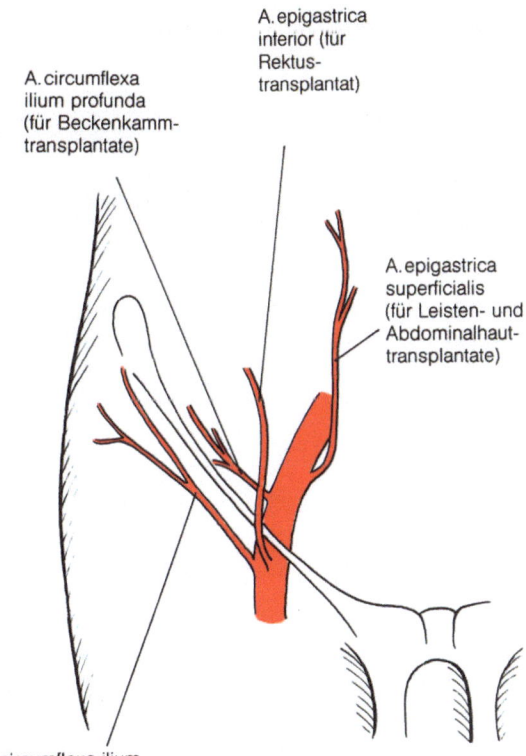

Abb. 8.3. Die anatomischen Beziehungen der 4 Leistenarterien, die bei freien Gewebeverlagerungen benutzt werden

zum unteren Rektus. Häufig teilt sich die Arterie bei ihrem Verlauf nach kranial auf der dorsalen Rektusfläche in 2-3 Äste auf. Der venöse Abfluß dieses Lappens erfolgt über die Begleitvenen der AEI, die in die V. iliaca externa einmünden. Dieses Gefäßsystem ist konstant vorhanden und hat eine adäquate Größe für Anastomosen. Gibt es 2 Venen, dann beträgt ihre durchschnittliche Stärke 2,5 mm; ist nur eine vorhanden, dann beträgt der Durchmesser an der V. iliaca durchschnittlich 4,4 mm.

Die Hauptblutversorgung der ventralen Abdominalhaut erfolgt über muskulokutane Perforansgefäße aus der arteriellen epigastrischen Gefäßachse (Abb. 8.2). Bei angiographischen Untersuchungen an der Leiche fanden Boyd, Taylor und Corlett eine paraumbilikale Konzentration von muskulokutanen Perforansgefäßen (Abb. 8.4). Diese Gefäßansammlung erklärt die bessere Hautdurchblutung, wenn der Lappen im paraumbilikalen Bereich angelegt wird. Diese Gefäße verlaufen nach Durchtritt durch die Rektusscheide auf und innerhalb der Unterfläche der subkutanen Bauchdeckenfettschicht und strahlen vom Bauchnabel wie die Speichen eines Rads in alle Richtungen aus. Sie kommunizieren mit allen angrenzenden arteriellen Systemen, einschließlich den Aa. circumflexa ilium profunda und superficialis und der AES (Abb. 8.5). Die großen muskulokutanen Perforansgefäße verlaufen aus der Paraumbilikalregion hauptsächlich in einem Winkel von 45° nach kranial und lateral, parallel zu den segmentalen Abdominalgefäßen und -nerven. Das Vorliegen und der Verlauf dieser großen Perforansgefäße veranlaßte Pennington und Taylor dazu, einen schräg liegenden kutanen Lappen im Para-

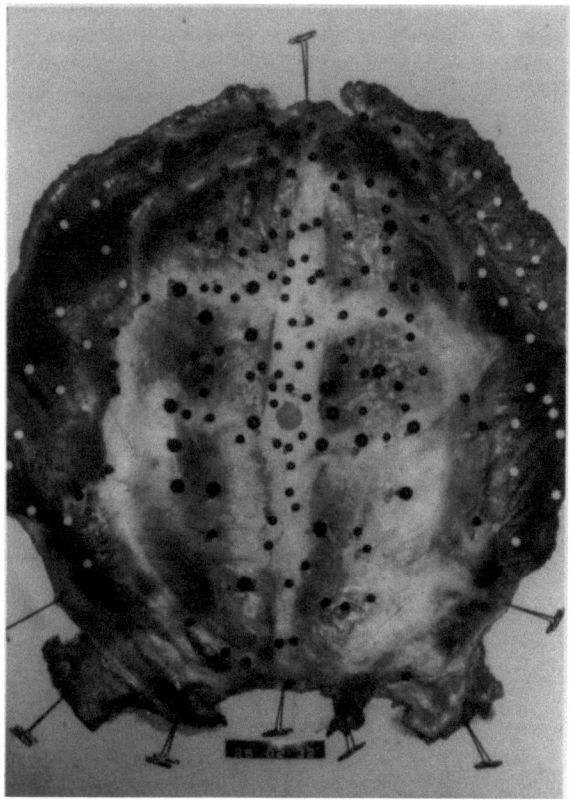

Abb. 8.4. Gesamte vordere Bauchwand nach Entfernung des Subkutanfetts. Perforansgefäße mit einem Durchmesser größer als 0,5 mm sind durch einen großen *hellen* oder *dunklen Kreis* markiert. Kleinere Perforantes sind durch *kleine Kreise* gekennzeichnet. Beachte die Konzentration an großen Perforansgefäßen paraumbilikal im mittleren Drittel der Rektusmuskulatur. (Nach [1])

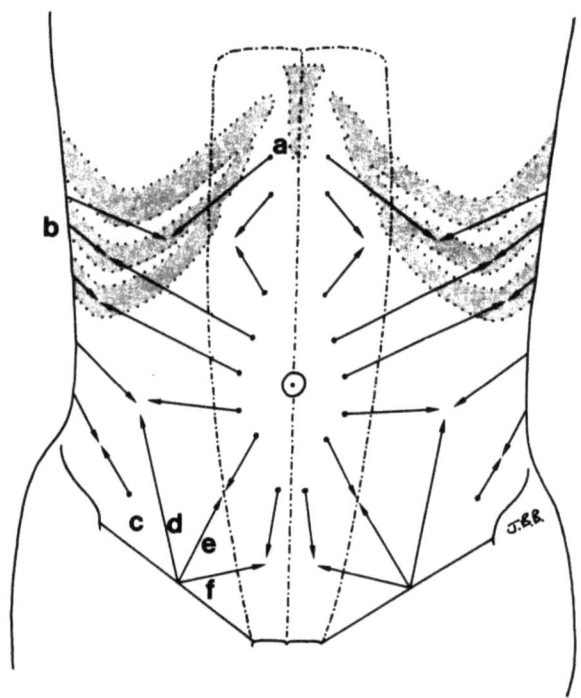

Abb. 8.5. Vom Bauchnabel radiär ausgehende *Pfeile* zeigen die arterielle Flußrichtung innerhalb der Bauchhaut und des Subkutangewebes in den großen muskulokutanen Perforansgefäßen an, so wie es sich in Mikroangiographieuntersuchungen an der Leiche darstellt. Die paraumbilikalen Perforansgefäße kommunizieren mit: *a* der A. epigastrica superior, *b* Hautästen aus den lateralen Interkostalarterien, *c* Perforansgefäßen aus der A. circumflexa ilium profunda, *d* der A. circumflexa ilium superficialis, *e* der A. epigastrica superficialis inferior, *f* der A. pudenda externa. (Nach [1])

Heben des Rektustransplantats

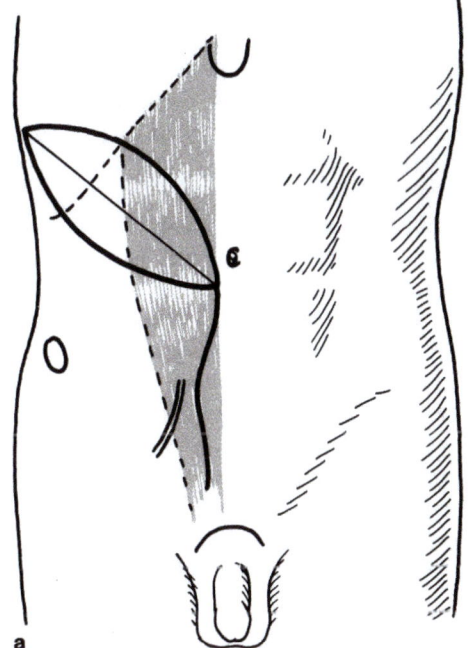
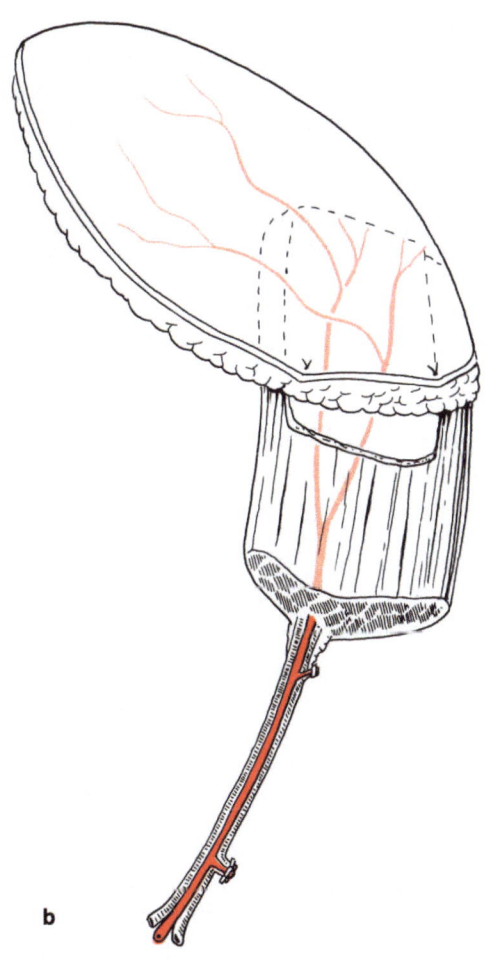

Abb. 8.6. a Präoperative Markierungen für das paraumbilikale myokutane Rektustransplantat. Um die großen, schräg verlaufenden paraumbilikalen Perforansgefäße mit einzuschließen, wird der Lappen um eine Achse herum aufgezeichnet, die in einem Winkel von 45° zur Mittellinie und 3 cm unterhalb des Bauchnabels verläuft.
b Myokutanes Rektustransplantat. Die Mindestmenge an Muskulatur und Faszie, die zur Sicherstellung eines verläßlichen Hautlappentransfers entnommen werden muß, ist der Teil der Rektusmuskulatur und vorderen Rektusscheide, der unter dem Hautlappen liegt

umbilikalbereich zu entwerfen. Die Achse dieses kutanen Lappens steigt vom Bauchnabel aus in einem Winkel von 45° zur Mittellinie an und ist mit einem Teil der darunterliegenden Bauchdeckenmuskulatur verbunden. Die Untersuchungen mittels Farbkontrastdarstellung der Gefäße lassen jedoch vermuten, daß sich die gesamte ventrale Bauchhaut bei Versorgung über die Perforansäste aus dem M. rectus abdominis heben läßt; zudem kann ein Hautlappen konstruiert werden, der vom Bauchnabel aus in jede beliebige Richtung verläuft und über die paraumbilikalen Perforansäste versorgt wird.

Die anderen Äste der AEI sind relativ klein. Es gibt segmentale Äste, die die Rektusscheide lateral im Verlauf der eintretenden segmentalen Nerven verlassen. Sie kommunizieren mit den Endästen der Interkostalarterien und geben zudem kleine fasziokutane Seitenäste ab, die die Linea semilunaris durchbohren. Es gibt außerdem fasziokutane Äste, die durch die Linea alba austreten.

Heben des Rektustransplantats

Ein vorausgegangener operativer Eingriff in der Leiste, insbesondere eine Herniotomie, kann eine Angiographie notwendig machen, um die Durchgängigkeit der AEI nachzuweisen. Bauchwandnarben, die durch den geplanten Lappen ziehen, schließen seine Anwendung aus.

Operative Technik

Myokutanes Transplantat
1. Markierung der Lokalisation von Processus xiphoideus, Os pubis, SIAS und den Rippenbogenrändern. Die zu erwartende Lage des M. rectus abdominis und die Lokalisation des Eintritts der AEI in die Rektusscheide werden aufgezeichnet (Abb. 8.6a). Die Arterie tritt in der Mitte zwischen Bauchnabel und Schambein am lateralen Muskelrand in die Rektusscheide ein. Der laterale Rand läßt sich i. allg. auf halber Strecke zwischen der

Mittellinie und der Spina iliaca anterior superior palpieren. Besondere Vorsicht ist bei Patienten mit einer Rektusdiastase anzuraten; diese verlagert den Muskel weiter nach lateral als normal.

2. Um einen langen Stiel und eine maximale Blutversorgung über die Perforansgefäße zu erhalten, wird der Hautlappen so aufgezeichnet, daß seine Achse vom Bauchnabel aus in einem Winkel von 45° nach kranial und lateral verläuft. Nach Angaben von Taylor läßt sich der Lappen bis zur mittleren Axillarlinie bilden, wobei wenigstens ⅓ des Lappens über der unteren Brustwand zu liegen kommt. Der Lappen wird vom Bauchnabel ausgehend entlang dieser erwähnten Linie plaziert, wobei eine Schablone vom Defekt benutzt wird. Die maximale Lappenbreite wird durch die Mobilität der Haut bestimmt, da die Spenderregion direkt verschlossen wird. Ein ausreichend großer Teil des medialen Lappenabschnitts muß sich über dem Rektus im Bereich der paraumbilikalen Perforansäste befinden.

3. Inzision des Lappens bis auf die Faszie; dann wird der Hautlappen von lateral nach medial gehoben. Die netzförmige Gewebeschicht an der Unterfläche des Subkutanfetts bis zur Linea semilunaris, die die laterale Grenze des Rektus kennzeichnet, wird erhalten. Hier muß man ganz besonders darauf achten, den lateralen Rektusrand nicht zu verfehlen, weil man sonst auf die Rektusscheide und die Perforansgefäße gelangt.

4. Die Rektusscheide wird schräg inzidiert, parallel zum oberen Rand des Hautlappens; diese Inzision wird weiter nach kaudal bis an die Linea alba herangeführt. Durchtrennung des M. rectus abdominis entlang der oberen Grenze der Rektusscheideninzision; die Verbindungen zwischen den superioren und inferioren epigastrischen Gefäßen werden ligiert und der Hautlappen an die Faszie und die Muskulatur genäht.

5. Nun hebt man den Muskel von seiner dorsalen Muskelscheide ab und sucht den lateralen Rand auf. Inzision der ventralen Rektusscheide im Verlauf ihres lateralen Rands und Durchtrennung der multiplen segmentalen Gefäße, die am lateralen Muskelrand austreten. Die Exzision der ventralen Rektusscheide wird mit einer Querinzision entlang des kaudalen Hautlappenrands vervollständigt. Jetzt befindet sich ein Teil der ventralen Rektusscheide, durch die die muskulokutanen Perforansgefäße ziehen, zwischen dem Muskel und dem isolierten Hautlappen (Abb. 8.6 b). Diese untere Querinzision der Muskelscheide sollte oberhalb der Linea semicircularis liegen; diese Linie ist so lange nicht sichtbar, bis der Muskel gehoben und die dorsale Muskelscheide offen liegt.

6. Mit einer paramedianen Inzision der Rektusscheide wird der restliche Anteil des M. rectus abdominis freigelegt. Bei Herauslösung des Muskels aus seinem Bett müssen die multiplen medialen und lateralen Perforantes ligiert werden, die vom Muskel zur Faszie ziehen. Der Muskel wird aus seiner Faszienscheide gehoben; zu achten ist auf die AEI an der Unterfläche, die nach lateral zieht und die Muskelscheide unmittelbar unterhalb der Linea semicircularis verläßt. Um eine maximale Stiellänge zu erhalten, wird die Präparation des Stiels extraperitoneal bis zur A. iliaca externa fortgesetzt.

7. Durchtrennung des Rektus unterhalb der Stelle, wo die AEI aus der Muskelscheide austritt. Um die Dicke des Transplantats zu verringern, wird die gesamte Rektusmuskulatur bis zu dem Punkt, an dem sich die AEI zu verästeln beginnt, entfernt.

8. Bevor der Stiel ligiert und das Transplantat entfernt wird, muß die Perfusion des Hautlappens geprüft werden.

Verschluß des Hautdefekts durch direkte Naht. Die vordere Rektusscheide muß unterhalb der Linea semicircularis sorgfältig verschlossen werden, da sie die einzige Struktur ist, die eine Bruchbildung verhindern kann.

Muskeltransplantat

1. Lappenmarkierung: Die medialen und lateralen Rektusgrenzen sowie die zu erwartende Eintrittsstelle der AEI werden aufgezeichnet.

2. Nun erfolgt ein medianer Hautlängsschnitt, der bis zur Mitte der Rektusscheide reicht. Die Faszienscheide wird lateral und medial vom Muskel abgelöst, wobei im Bereich der Intersectiones tendineae scharf präpariert wird. Für eine leichter zu verbergende Narbe verwendet man einen Pfannenstielschnitt oder einen abdominoplastischen Inzisionstyp.

3. Wenn die gewünschte Muskellänge freigelegt worden ist, wird das obere Ende des Muskels durchtrennt. Der Muskel wird von kranial her aus seiner Scheide gelöst (Abb. 8.7). Segmentale Seiten-

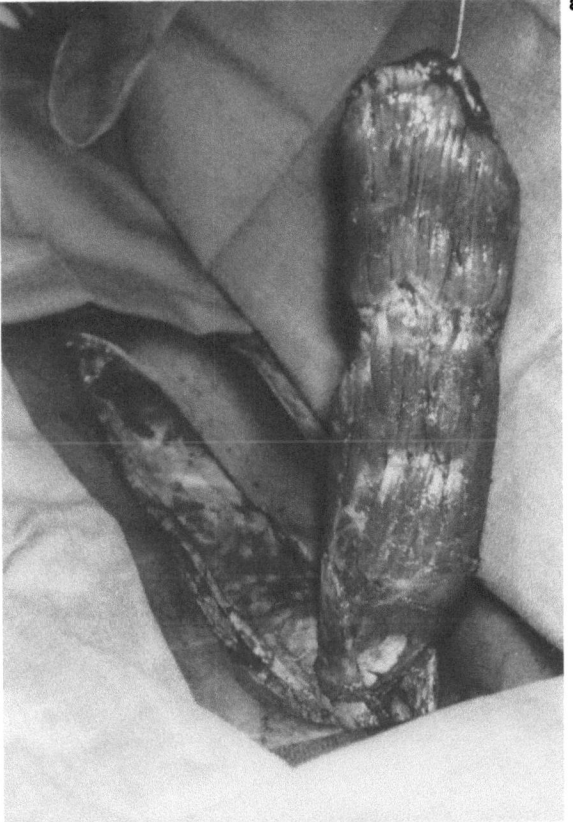
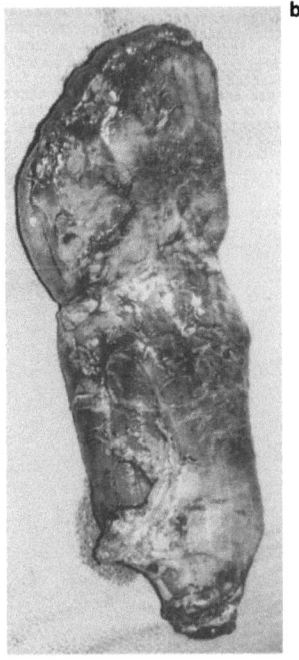

Abb. 8.7. a Der M. rectus abdominis, der noch an seinem Stiel hängt und aus seinem Lager herausgelöst ist. **b** Unterfläche des M. rectus abdominis. Der Gefäßstiel ist *oben links* zu sehen

äste, die aus dem Muskel austreten, werden dargestellt und durchtrennt. Zu beachten ist die AEI im unteren Bereich der dorsalen Muskelfläche.

4. Man löst nun den Muskel unterhalb der Linea semicircularis sorgfältig von der Fascia transversalis ab. Das Peritoneum darf nicht eröffnet werden.

5. Durchtrennung des Muskels an seinem Ursprung. Die AEI kann leicht extraperitoneal bis zur A. iliaca externa verfolgt werden. Auf die Perfusion des Muskels muß geachtet werden, bevor die Arterie und die Begleitvenen durchtrennt werden (Abb. 8.1 a).

Literatur

1. Boyd JB, Taylor GI, Corlett R (1984) The vascular territories of the superior epigastric and the deep inferior epigastric systems. Plast Reconstr Surg 73: 1
2. Brown RG, Vasconez LO, Jurkiewicz MJ (1975) Transverse abdominal flaps and the deep epigastric arcade. Plast Reconstr Surg 55: 416
3. Bunkis J, Walton RL, Mathes SJ (1983) The rectus abdominis free flap for lower extremity reconstruction. Ann Plast Surg 11: 373
4. Drever JM (1981) Total breast reconstruction. Ann Plast Surg 7: 54
5. Hartrampf CR, Scheflin M, Black KW (1982) Breast reconstruction with a transverse abdominal island flap. Plast Reconstr Surg 69: 216
6. Mathes SJ, Bostwick J III. (1977) A rectus abdominis myocutaneous flap to reconstruct abdominal wall defect. Br J Plast Surg 30: 282
7. McCraw JB, Dibbell DJ, Carraway JH (1977) Clinical definition of independent myocutaneous vascular territories. Plast Reconstr Surg 60: 341
8. Pennington DG, Lai MF, Pelly AD (1980) The rectus abdominis myocutaneous free flap. Br J Plast Surg 33: 277
9. Robbins TH (1979) Rectus abdominis myocutaneous flap for breast reconstruction. Aust NZ J Surg 49: 527
10. Taylor GI, Corlett R, Boyd JB (1983) The extended deep inferior epigastric flap: a clinical technique. Plast Reconstr Surg 72: 751

Knochentransplantationen

Bei einem vaskularisierten Knochentransplantat handelt es sich um den Transfer eines Knochens oder Teil eines Knochens, in dem die Blutzirkulation über mikrovaskuläre Anastomosen aufrechterhalten bleibt. Da die endostale und periostale Zirkulation erhalten sind, bleibt der Knochen nach seiner Transplantation vital und reagiert auf biologische Belastungen wie ein normaler Knochen. Der Einheilungsvorgang an den Transplantatenden entspricht dem Heilprozeß bei einer Osteotomie: Es kommt eher zu einer primären Knochenvereinigung zwischen Transplantat und Empfängerknochen, als daß das Transplantat nach und nach durch vitalen Knochen ersetzt wird, wie es bei nichtvaskularisierten Transplantaten der Fall ist. Die Reaktion des Transplantats auf physikalische Belastungen ähnelt der von normalen Knochen. An den Extremitäten wird die Gewichtsbelastung zu einer Knochenhypertrophie führen.

Vaskularisierte Knochentransplantate werden verwendet, wenn konventionelle Transplantationstechniken keine Aussicht auf Erfolg haben. Bei ausgedehnten Knochendefekten und wenn das Transplantatbett des Knochens vernarbt, kontaminiert oder bestrahlt worden ist, sind normale Knochentransplantate mit großer Wahrscheinlichkeit erfolglos. Von einem vaskularisierten Knochentransplantat können bestimmte Krankheitstypen profitieren, wie z.B. einige angeborene Fehlbildungen (kongenitale Tibiapseudarthrose) sowie ausgedehnte Defekte der langen Knochen und des Unterkiefers nach Trauma und Tumorresektionen.

Die für dieses Buch ausgewählten Spenderregionen sind die Fibula, der Mittelfuß und der Beckenkamm. Unsere Erfahrungen erstrecken sich auf 97 vaskularisierte Knochentransplantate: 1 Radius-, 19 Fibula-, 28 Metatarsal- und 49 Beckenkammtransplantate. Es gibt jedoch noch andere geeignete Spenderregionen, einschließlich der Rippen, des lateralen Skapularands, eines Teils des Humerus und Abschnitte der Zehenphalangen.

9 Fibula

Die Fibula ist der längste Knochen, der unter Verwendung mikrochirurgischer Techniken transplantiert werden kann. Sie liefert ein relativ gerades Stück gut vaskularisierten Knochens, das sich leicht in Defekte langer Knochen einpassen läßt. Der große und zuverlässige Stiel ist für mikrovaskuläre Anastomosen geeignet. Obwohl ein Hautlappen zusammen mit dem Knochentransplantat entnommen werden kann, muß er sehr schmal sein, um einen direkten Verschluß des Defekts zu ermöglichen. Die Deckung eines breiten Defekts mit einem Hauttransplantat führt zu einem kosmetisch unbefriedigenden Ergebnis. Eine bessere Kenntnis der Anatomie der kutanen Seitenäste der A. peronaea könnte zu einer häufigeren Anwendung dieses Knochens als osteoseptokutanes Transplantat führen.

Die Fibula war der erste Knochen, der mit Erfolg als vaskularisiertes Transplantat verwendet wurde. Taylor berichtete 1975 von der Verwendung der Fibula bei der Rekonstruktion von 2 ausgedehnten Tibiadefekten. Seit dieser Zeit ist die Fibula der am häufigsten verwendete Knochen für die Rekonstruktion ausgedehnter Langknochendefekte in Tibia, Femur, Humerus und Radius. Ein vaskularisiertes Fibula- oder Beckenkammtransplantat ist indiziert, wenn ein knöcherner Defekt für eine Transplantation mit einem nichtvaskularisierten Knochen zu ausgedehnt ist. Obwohl die Fibula zum Zeitpunkt der Rekonstruktion sehr viel dünner ist als Tibia oder Femur, wird sie doch allmählich infolge der auf sie einwirkenden Belastungen hypertrophieren. Für den Ersatz des Radius und der Ulna paßt ihre Größe ausgezeichnet. Seine größte Bedeutung hat das Transplantat für die Rekonstruktion der kongenitalen Tibiapseudarthrose bei Kindern.

Anatomie des Fibulaknochentransplantats

Die Fibula ist der einzige entbehrliche lange, gerade Knochen des Körpers. Sie hat einen schlanken Schaft mit einer dicken Kortikalis. Der Schaft besitzt 4 Oberflächen (ventral, dorsal, medial und lateral), 3 Kanten (ventral, dorsal und interossär) und eine prominente mediale Knochenleiste. Diese Kanten und Flächen ändern ihre Lokalisationen in Abhängigkeit von der unterschiedlichen Höhe am Knochen.

Das Fibulaköpfchen artikuliert 2 cm unterhalb des Kniegelenks mit der Tibia; hier setzen auch der kräftige M. biceps femoris und das laterale Kollateralband des Knies an. Der leicht verletzliche N. peronaeus zieht unterhalb des Köpfchens um den Schaft herum und ist fest mit diesem verbunden. Um eine Verletzung dieses Nervs zu vermeiden und um das Kniegelenk unversehrt zu erhalten, verbleiben etwa 8 cm vom kranialen Fibulaende am Bein. Der untere Teil der Fibula bildet den lateralen Malleolus, den lateralen Zapfen der Sprunggelenkgabel. Distal werden etwa 8 cm von der Fibula belassen, um die Sprunggelenkgabel zu erhalten. Da die Fibula beim Erwachsenen bis zu 40 cm lang ist, stehen etwa 24 cm für ein Transplantat zur Verfügung.

Sekundäre Ossifikationszentren befinden sich im Fibulaköpfchen und im lateralen Malleolus. Diese Wachstumsfugen schließen sich zwischen dem 18. und 20. Lebensjahr. Das kraniale Fibulaende wurde als vaskularisiertes Transplantat mit der Absicht benutzt, die vitale Epiphysenfuge für ein weiteres Längenwachstum zu erhalten. Um die Blutversorgung der Metaphyse aufrechtzuerhalten, wurde die A. genus inferior lateralis, ein Seitenast aus der A. poplitea, benutzt. Es ist jedoch möglich, daß die primäre Blutversorgung des Fibulaköpfchens über Äste aus der A. tibialis anterior erfolgt [4].

Der Chirurg muß die Anatomie der die Fibula umgebenden Muskeln gründlich kennen (Abb. 9.1). Auf der ventralen Fläche liegen die Mm. extensor digitorum longus, extensor hallucis longus und peronaeus tertius. Lateral befinden sich die Mm. peronaeus longus und peronaeus brevis. Über die dorsale Fläche ziehen proximal der M. soleus, in der Mitte der M. flexor hallucis longus und distal der M. peronaeus brevis. Medial der Crista medialis und dorsal der Membrana interossea befindet sich der M. tibialis posterior.

Anatomie des Fibulaknochentransplantats

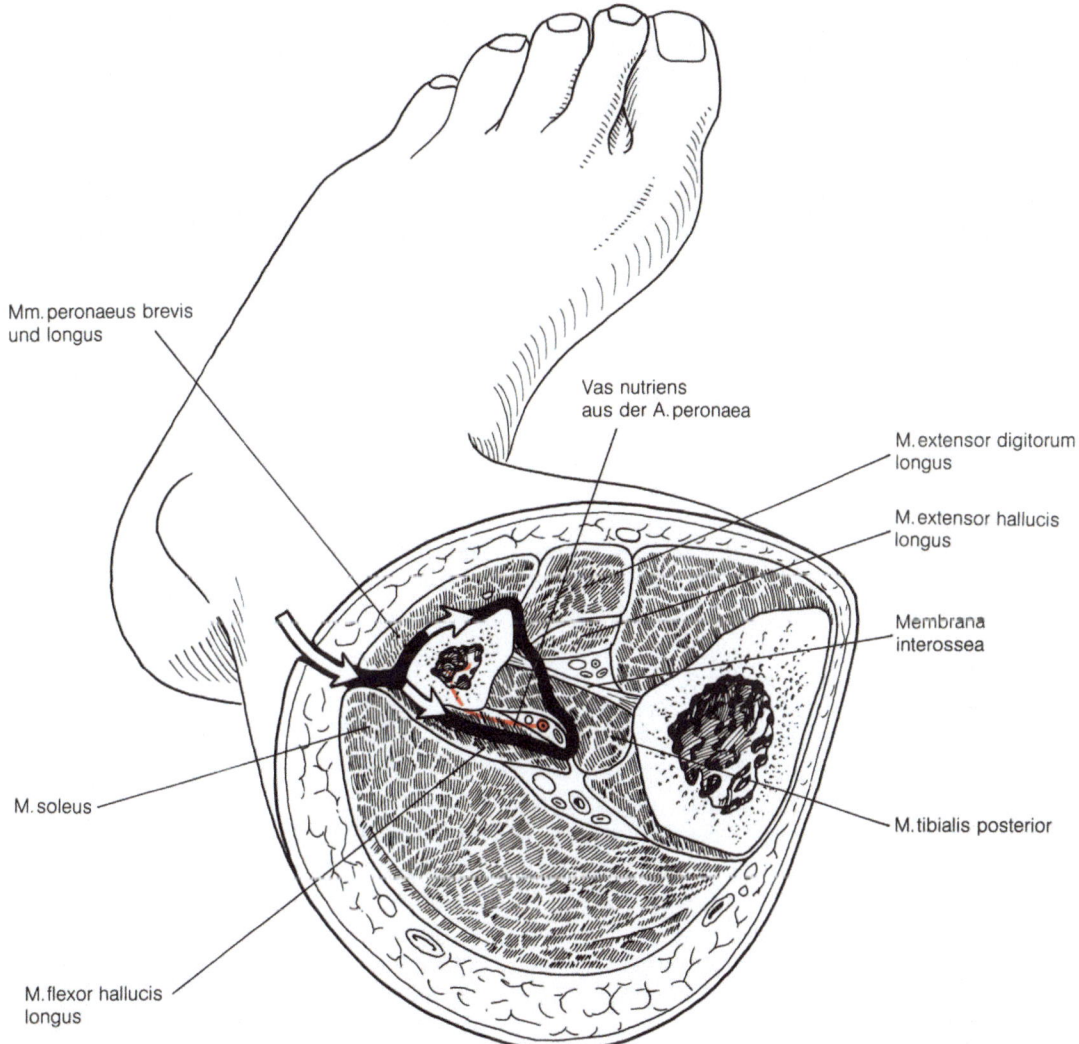

Abb. 9.1. Querschnitt durch den mittleren Unterschenkel. Die *Pfeile* und die dick eingezeichnete *schwarze Linie* geben Verlauf und Ebene der operativen Präparation an. Die einzigen mit der Fibula gehobenen Muskeln sind Teile der Mm. flexor hallucis longus und tibialis posterior

Gefäßanatomie

Das Fibulatransplantat hängt von der endostalen und periostalen Blutversorgung aus der A. peronaea ab. Die endostale Durchblutung erfolgt über eine A. nutricia, die gewöhnlich im mittleren Drittel in die Fibula eintritt. McKee berichtet, daß 73% der Gefäßeintrittsöffnungen in der oberen Hälfte des mittleren Drittels liegen [3]. Obwohl der Knochen gelegentlich noch ein zweites Foramen besitzt, ist bei 4-6% der Knochen keine Gefäßöffnung vorhanden. Die ernährende Arterie tritt durch das an der dorsalen oder medialen Fläche nahe der Crista medialis befindliche Foramen in den Knochen ein und spaltet sich dann in kurze aszendierende und lange deszendierende intramedulläre Äste auf [1].

Der aus der A. peronaea gebildete Stiel ist i. allg. mindestens 6 cm lang und hat einen Durchmesser von 1,8-3 mm; gelegentlich kann er jedoch auch ziemlich kurz sein. Normalerweise sind 2 Begleitvenen vorhanden. Eine von ihnen ist größer als die Arterie und hat einen Durchmesser von 3-4 mm. Die A. peronaea ist der größte Ast der A. tibialis posterior und entspringt 2-4 cm distal von deren Ursprung. Sie zieht schräg nach distal und lateral über den dorsalen Abschnitt des M. tibialis posterior und verläuft in der Faszie zwischen den Mm. tibialis posterior und flexor hallucis longus unmittelbar medial der Fibula zum Sprunggelenk. Gelegentlich verläuft sie auch innerhalb des Muskelbauchs des M. flexor hallucis longus. In ihrem Verlauf gibt sie periostale und muskuloperiostale Seitenäste sowie eine A. nutricia zur Fibula ab. Um diese Äste zu erhalten, wird Muskelgewebe von den Mm. flexor hallucis longus und tibialis posterior, das zwischen der Arterie und dem Knochen liegt, zusammen mit dem Transplantat entnommen (Abb. 9.1).

Die A. peronaea gibt zusätzlich zu den endostal ernährenden und den periostalen Gefäßen zur Fibula hin multiple Seitenäste an alle sie umgebenden Muskeln sowie an die laterale Unterschenkelhaut ab. Es gibt 2-6 kutane Perforantes aus der A. peronaea. Sie ziehen dem Septum intermusculare posterius cruris entlang und durch die Muskelbäuche der Mm. soleus und flexor hallucis longus [2, 7]. Sie versorgen ein längsverlaufendes Hautgebiet, das als septofasziokutaner Lappen mit dem Zentrum über dem mittleren Abschnitt der Fibula und der Achse entlang des Septum intermusculare posterius cruris gehoben werden kann. Unmittelbar proximal des distalen Tibiofibulargelenks gibt die A. peronaea einen schräg verlaufenden Ast ab, der mit der A. tibialis posterior kommuniziert, sowie den R. perforans, der zwischen der Fibula und der Tibia hindurch nach ventral zieht und mit der A. malleolaris anterior lateralis aus der A. tibialis anterior kommuniziert.

Obwohl die A. tibialis anterior und auch die A. tibialis posterior fehlen oder sehr klein sein können, die A. peronaea ist immer vorhanden [5]. Fehlt die A. tibialis posterior, dann ist der distale R. communicans zwischen der A. peronaea und der A. tibialis posterior groß und versorgt die Fußunterfläche. Ist die A. tibialis anterior klein oder fehlt sie ganz, dann versorgt der distale R. perforans aus der A. peronaea die Strukturen im ventralen Tibia- und Fußrückenbereich. Gelegentlich entspringt die A. peronaea aus der A. tibialis anterior, insbesondere wenn eine hohe Aufzweigung der A. poplitea vorliegt. Da die A. peronaea immer vorhanden ist, läßt sich die Fibula zuverlässig als Transplantat verwenden. Die Entfernung der Arterie kann jedoch die vaskuläre Versorgung des Unterschenkels gefährden, wenn die Aa. tibialis posterior oder tibialis anterior fehlen. Um festzustellen, ob die Möglichkeit einer anatomischen Variante vorliegt, die die operative Resektion der A. peronaea ausschließt, ist ein präoperatives Angiogramm erforderlich.

Heben des Fibulaknochentransplantats

Es wird ein Angiogramm angefertigt, um die A. peronaea darzustellen, ihre Beziehung zur Fibula zu identifizieren und um sicherzugehen, daß keine anatomischen Abweichungen der Aa. tibialis anterior oder tibialis posterior vorliegen. Die einzigen weiteren Entscheidungen, die noch gefällt werden müssen, betreffen die Länge des zu entfernenden Knochens und die Frage, welches Bein benutzt werden soll. Die Ausrichtung der Fibula am Empfängerort ist, abgesehen von der Lage des Stiels, gewöhnlich unwichtig. Die Länge des Knochenstücks wird mittels präoperativer Röntgenaufnahmen vom Defekt abgeschätzt; die endgültige Entscheidung fällt zum Zeitpunkt der Präparation der Empfängerregion.

Operative Technik

Die laterale Freilegung wurde von Gilbert als eine Modifikation der ursprünglichen posterioren Freilegung nach Taylor beschrieben [1, 6]. Der laterale Zugang mit der frühzeitigen Durchtrennung und Retraktion der Fibula garantiert eine bequeme Freilegung der A. peronaea und erleichtert beträchtlich die Präparation. Ursprünglich wurde der Knochen zusammen mit einer dicken Muskelmanschette um die gesamte Fibula herum entnommen, um die Seitenäste der A. peronaea, die die Fibula umschließen, zu schützen. Die Erfahrung hat jedoch gezeigt, daß diese Manschette zur Erhaltung der periostalen Blutversorgung unnötig ist.

Fibulatransplantat

1. Der Patient liegt auf dem Rücken, die Beine werden nicht abgedeckt und Hüft- und Kniegelenke sind gebeugt. Man palpiert die dicke Sehne des M. biceps femoris, die von dorsokranial an das Fibulaköpfchen heranzieht und markiert das Fibulaköpfchen auf der Haut. Darunter wird der N. peronaeus palpiert und seine Lage ebenfalls auf der Haut markiert. Der Hautschnitt wird im Verlauf einer geraden Linie zwischen dem Fibulaköpfchen und dem Malleolus lateralis gelegt. Wird ein langes Stück aus der Fibula benötigt, dann bleiben proximal und distal jeweils 8 cm von der Fibula am Unterschenkel stehen. Wird nur ein kurzes Stück (z. B.

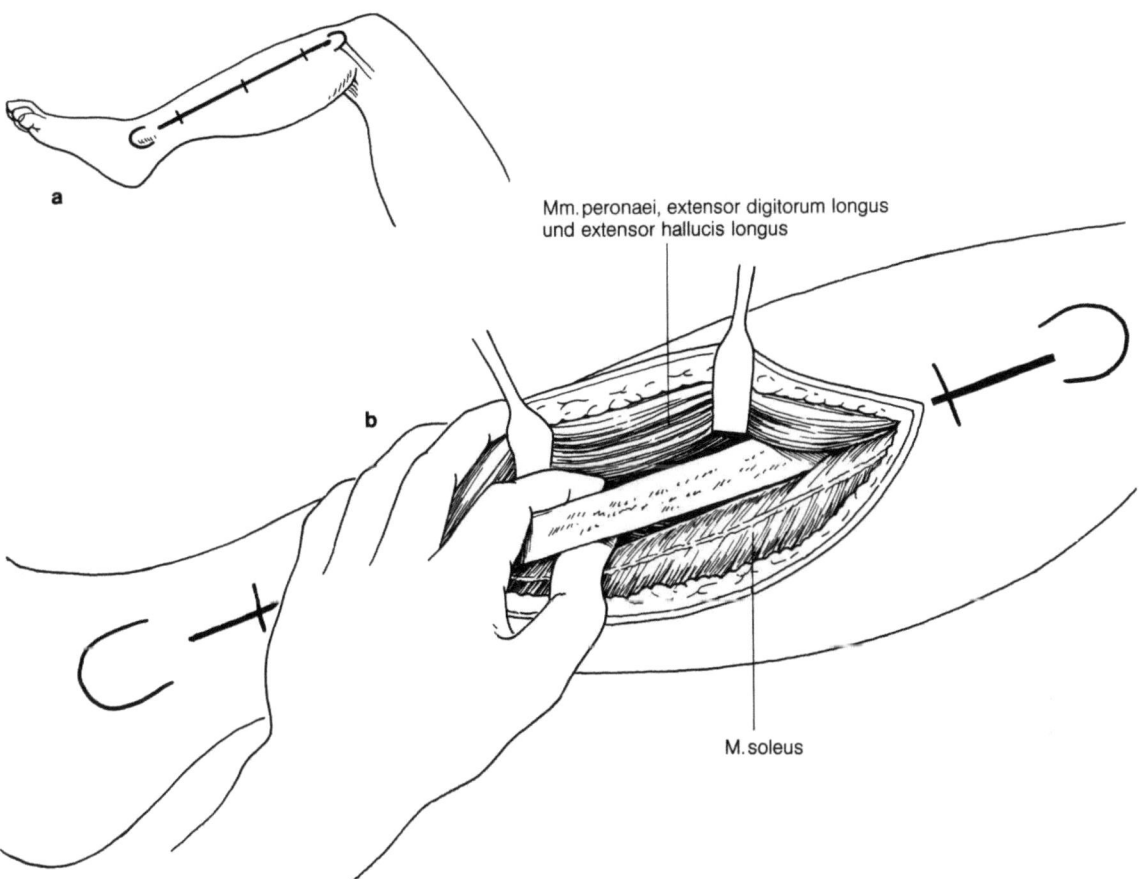

Abb. 9.2. a Die oberflächlichen Orientierungspunkte für den Operateur sind das Fibulaköpfchen mit der inserierenden Sehne des M. biceps femoris und der laterale Malleolus. Die Inzision erfolgt über einer *geraden Linie* zwischen diesen beiden Punkten. Die *oberen* und *unteren Quermarkierungen* werden 8 cm von jedem Markierungspunkt entfernt eingezeichnet; sie kennzeichnen die üblichen proximalen und distalen maximal zulässigen Fibularesektionsgrenzen. Das Foramen nutricium befindet sich gewöhnlich proximal des mittleren Fibulaabschnitts. **b** Die Fibula ist durch Anheben der ventralen und dorsalen Muskulatur freigelegt. Nur das Periost verbleibt an der Fibula

10 cm) entnommen, dann wird dies oberhalb der Fibulamitte rezesiert, um die Wahrscheinlichkeit zu erhöhen, daß das Foramen mit der A. nutricia miteingeschlossen ist (Abb. 9.2a).

2. Haut und Subkutangewebe werden inzidiert und die Muskelfaszie freigelegt.

3. Entfernung des Fettes von der Muskelfaszie, um die weiße Linie sehen zu können, die das Septum intermusculare posterius cruris, d.h. die intermuskuläre Faszie zwischen der Peronaeusmuskulatur und dem M. soleus, anzeigt. Der M. soleus besitzt schräg verlaufende Muskelfasern, während die Fasern des M. peronaeus longus längs verlaufen. Die Faszientrennfläche kann als Spalte zwischen den Muskelbäuchen palpiert werden, sie befindet sich unmittelbar dorsal von der Mittellinie der Fibula. Inzision entlang der ventralen oder dorsalen Septumfläche, bis die Fibula freiliegt. Wird ein langes Stück aus der Fibula entnommen, dann wird der distale Abschnitt am besten durch Präparation ventral des Septums dargestellt.

4. Ventrale Präparation: Entfernung der Peronaeusmuskulatur vom anterolateralen Abschnitt der Fibula, wobei ein 1 mm dicker Muskelsaum auf dem Periost belassen wird. Der N. peronaeus superficialis auf der Unterfläche des M. peroneus longus im proximalen Abschnitt muß beachtet und geschont werden. Das Septum wird zwischen den lateralen und ventralen Muskellogen gespalten. Dann wird

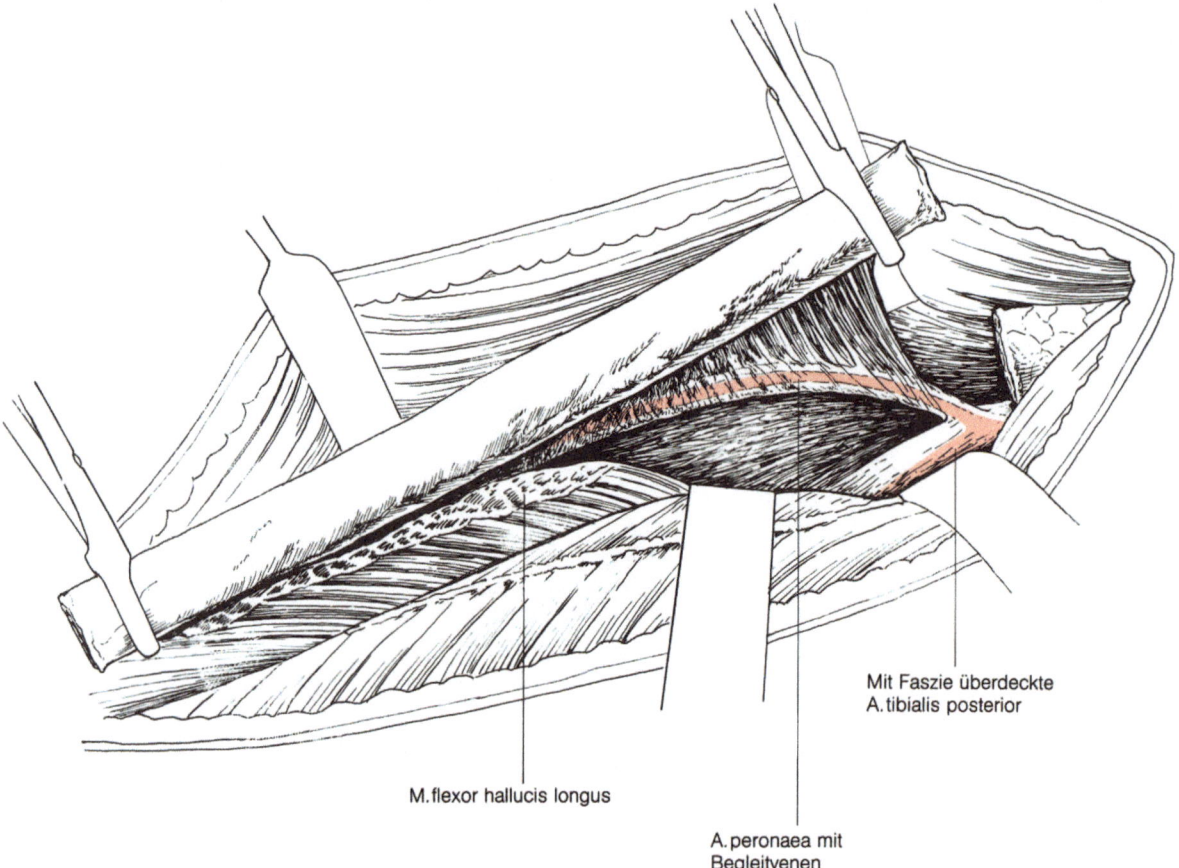

Abb. 9.3. Die A. peronaea läßt sich leicht freilegen, indem die Fibula an beiden Enden durchtrennt und der Knochen angehoben und teilweise beiseite gedreht wird. Die Mm. flexor hallucis longus und tibialis posterior werden unter direkter Sicht parallel zur A. peronaea durchtrennt

direkt am Knochen um die Fibulavorderkante herum präpariert, die Mm. extensor digitorum longus und extensor hallucis longus abgelöst und die Membrana interossea freigelegt (Abb. 9.2 b). Die A. tibialis anterior und der N. peronaeus profundus können nun auf der Unterfläche des M. tibialis anterior gesehen werden. Inzision der Membrana interossea am Knochen über die gesamte Länge des zu entfernenden Fibulaabschnitts.

5. Dorsale Präparation: Unter Belassung einer 1 mm dicken Muskelschicht auf dem Periost wird der M. soleus abgelöst und der M. flexor hallucis longus freigelegt. Die A. peronaea wird gewöhnlich auf der medialen Seite des M. flexor hallucis longus gefunden. Die Arterie kann jedoch auch in diesem Muskel verlaufen. Der M. flexor hallucis longus darf erst abgelöst werden, wenn die A. peronaea freigelegt worden ist.

6. Nach Festlegung der Maximallänge des benötigten Fibulastücks wird das Periost jenseits der voraussichtlichen Knochenresektionslinien inzidiert, um eine zusätzliche, am Fibulatransplantat verbleibende Periostmanschette zu erhalten. Die Fibula wird an beiden Enden mit einer Säge durchtrennt. Es ist nicht notwendig, die A. und V. peronaea vor Durchtrennung des Knochens darzustellen.

7. Präparation des Stiels: Kleine Knochenzangen werden an das Fibulastück angelegt; der Knochen wird gehoben und nach ventral geschwenkt (Abb. 9.3). Die A. peronaea wird bis zum oberen Rand des M. flexor hallucis longus verfolgt. Nun wird der M. flexor hallucis longus längs von kranial nach distal gespalten. Dabei bleibt die gesamte Muskulatur am Knochen, die sich zwischen Arterie und Knochen befindet. Das Fibulastück wird geschwenkt, nach dorsal verlagert und der M. tibialis

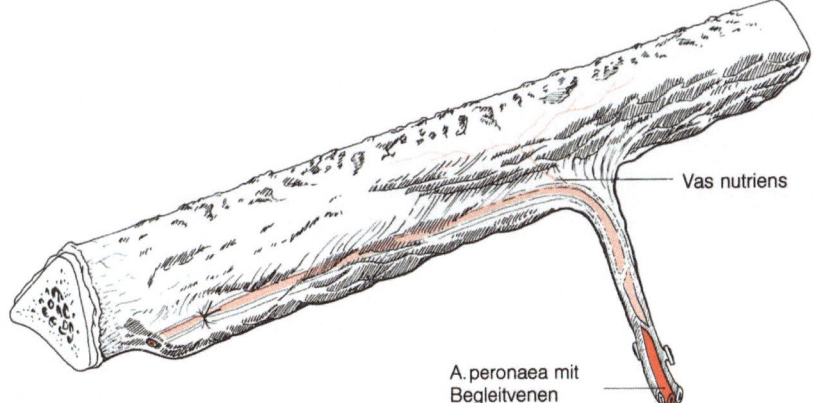

Abb. 9.4. An der präparierten Fibula verbleibt nur ein schmaler Muskelsaum. Die A. peronaea verläuft entlang den distalen ⅔ des Knochens und gibt den ernährenden Gefäßast sowie multiple periostale Seitenäste ab

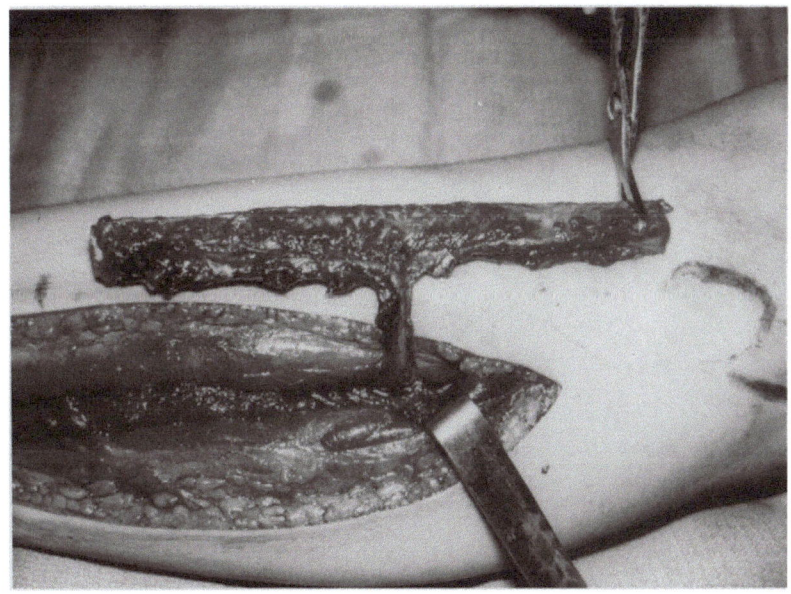

Abb. 9.5. Nach Präparation bleibt die Fibula noch über ihren Gefäßstiel mit dem Unterschenkel verbunden. Es besteht eine gute Perfusion der schmalen Muskelmanschette und eine gute Durchblutung des Knochens und Periosts an beiden Enden

posterior unter Belassung eines 0,5 cm breiten Muskelstreifens am Knochen gespalten. Es muß auf die A. peronaea geachtet werden, bis das distale Ende erreicht ist. Ligatur der A. peronaea am distalen Ende. Nach Präparation des Knochens gibt es nur noch wenig Muskulatur von den Mm. flexor hallucis longus und tibialis posterior am Knochen (Abb. 9.4). Kontrolle des Transplantats auf Blutungen aus Periost und Markraum (Abb. 9.5).

Eine alternative Darstellung der A. peronaea besteht darin, sie am distalen Knochenende aufzusuchen und dann nach proximal unter Spaltung der Mm. flexor hallucis longus und tibialis posterior von distal nach proximal zu verfolgen.

8. Der Unterschenkel wird schichtweise verschlossen und eine Saugdrainage eingelegt. Eine dorsale Schiene immobilisiert das Sprunggelenk und gestattet die Muskelheilung. 3-4 Tage Bettruhe sollten eingehalten werden.

Osteokutanes Fibulatransplantat

Wird ein Hautlappen benötigt, dann wird seine Achse über dem Septum intermusculare posterius cruris im mittleren Abschnitt der Fibula gezeichnet. Der Hautlappen wird von Perforansgefäßen versorgt, von denen die meisten entlang des dorsalen intermuskulären Septums verlaufen. Die untenliegende Muskelfaszie wird mit in den Hautlappen aufgenommen. Präparation auf der Oberfläche der Mm. peronaei und soleus weiter auf das Septum intermusculare posterius cruris zu und sodann auf beiden Seiten des Septums bis auf die Fibula. Auf dem Septum kommen Gefäße zur Darstellung, die durch den M. flexor hallucis longus hindurch zur Haut ziehen. Sofern keine Gefäße auf dem Septum vorhanden sind, müssen diejenigen, die durch den Muskel ziehen, erhalten werden. Von diesem Punkt an entspricht die weitere Präparation derjenigen des reinen Knochentransplantats.

Literatur

1. Gilbert A (1979) Vascularized transfer of the fibular shaft. Int J Microsurg 1: 100
2. Hanel DP, Johnston G, Carmo J (1985) Further investigation of the vascularized osteocutaneous fibular graft. Vorgestellt auf der Jahresversammlung der American Society for Reconstructive Microsurgery
3. McKee NH, Haw P, Vettese T (1983) Anatomic study of the nutrient foramen in the shaft of the fibula. Clin Orthop Rel Res 184: 141
4. Restrepo J, Katz D, Gilbert A (1980) Arterial vascularization of the proximal epiphysis and the diaphysis of the fibula. Int J Microsurg 2: 49
5. Senior HD (1929) Abnormal branching of the human popliteal artery. J Anat 44: 111
6. Taylor GI (1975) The free vascularized bone graft. Plast Reconstr Surg 55: 533
7. Wei, Fu Chan Persönliche Mitteilung

10 Beckenkamm

Der Beckenkamm liefert ein gut vaskularisiertes Knochentransplantat, das reich an spongiösem Knochen ist. Seine arterielle Versorgung erfolgt über die A. circumflexa ilium profunda (ACIP), die Seitenäste an den Knochen, die Bauchwandmuskulatur und die Haut abgibt. Dieses Transplantat läßt sich in 3 verschiedenen Formen entnehmen: nur als Knochen, als Knochen und Bauchwandmuskulatur, sowie kombiniert aus Knochen, Bauchwandmuskulatur und Haut. Obwohl der Beckenkamm bereits unter Versorgung über die A. und V.circumflexa ilium superficialis verlagert worden war, wurde er erst zu einem verläßlichen Transplantat, nachdem Taylor seinen Transfer mit Versorgung über die ACIP beschrieben hatte. Er wurde jedoch von einigen Chirurgen mit Vorbehalt akzeptiert, da es sich hierbei um ein Transplantat handelt, das kompliziert zu heben ist; zudem sind die vielen Krümmungen des Beckenkamms in der Empfängerregion nur schwierig einzupassen. Dieses Transplantat kann nur gehoben werden, wenn man die relevanten anatomischen Strukturen sehr gründlich studiert hat. Die Untersuchungen der dreidimensional verlaufenden Knochenkrümmungen wird zeigen, daß er sich kunstvoll in viele knöcherne Defekte einpassen läßt. Für die Rekonstruktion eines ausgedehnten Unterkieferdefekts, der sich mit einem nichtvaskularisierten Transplantat nicht versorgen läßt, ist dieses Transplantat konkurrenzlos. Auch wenn das Problem in einem großen kombinierten Weichteil- und Knochendefekt des Unterkiefers oder der Extremitäten besteht, bedeutet dieses Transplantat eine einzigartige Möglichkeit, die Rekonstruktion in einem Eingriff durchzuführen.

Anatomie des Beckenkammtransplantats

Der Teil des Os ilium, der für einen mikrovaskulären Transfer zur Verfügung steht, schließt die Spina iliaca anterior inferior (SIAI), den gesamten Beckenkamm bis zu einem Punkt, der wenige Zentimeter lateral des Iliosakralgelenks liegt, und den kranialen Abschnitt der Darmbeinschaufel ein. Viele Muskeln setzen an diesem Knochen an. Die 3 flachen Muskeln der Bauchwand inserieren an der kranial liegenden Fläche des Darmbeinkamms. An der lateralen Fläche setzen ventral der M.tensor fasciae latae, dorsal der M.glutaeus medius und kaudal der M.glutaeus minimus an. Der fächerförmige M.iliacus entspringt an der Innenfläche aus der Fossa iliaca und verläuft nach ventral und medial unter dem Leistenband hindurch (Abb. 10.1 a).

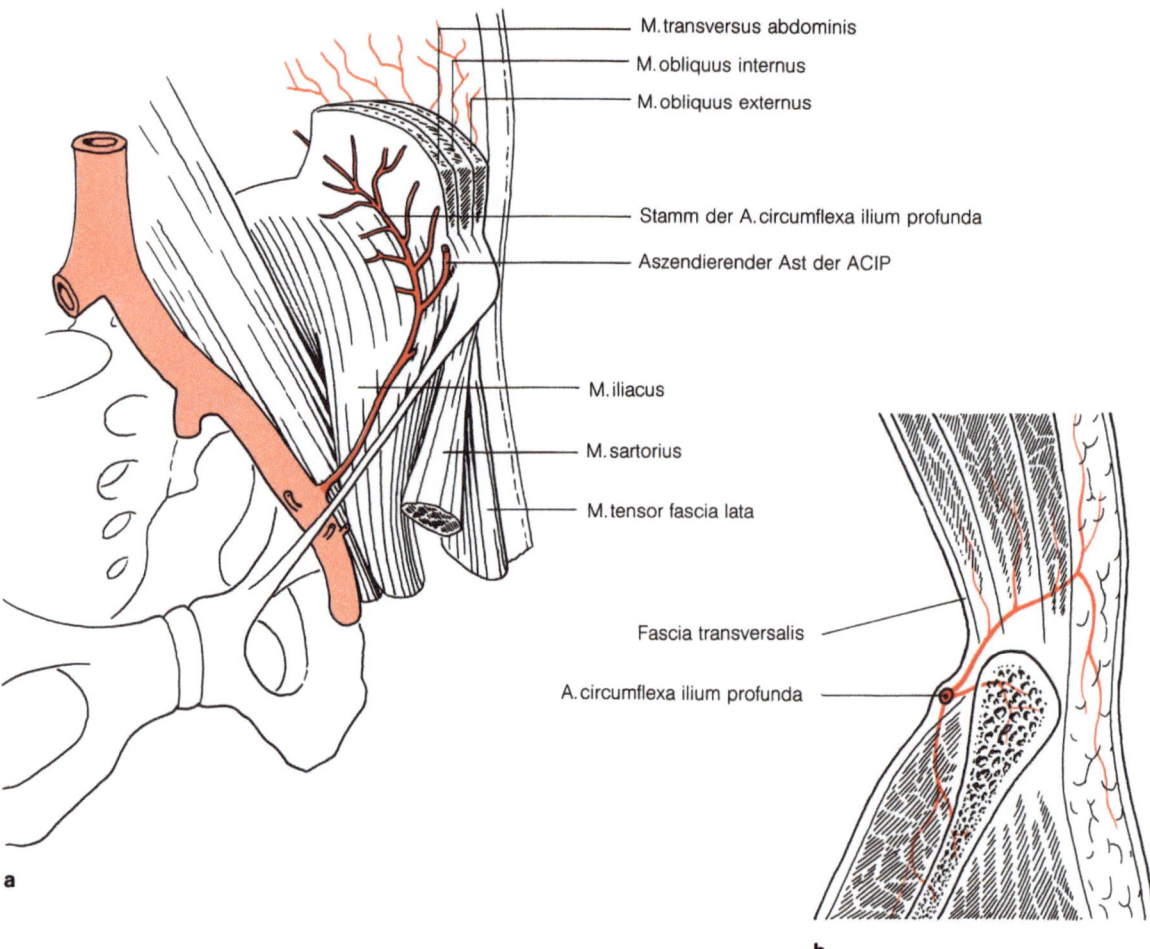

Abb. 10.1. a Eine ventromediale Ansicht des linken Beckens zeigt die anatomischen Beziehungen zwischen dem Beckenkamm und den an ihm ansetzenden 7 Muskeln. Die A. circumflexa ilium profunda (ACIP) entspringt aus der A. iliaca externa und zieht auf dem M. iliacus nach lateral. Im weiteren Verlauf auf diesem Muskel nach dorsal erreicht sie allmählich den Oberrand des Beckenkamms, wobei sie Seitenäste zu Muskel, Knochen und Haut abgibt, die das Transplantat ernähren. **b** Querschnitt durch den mittleren Abschnitt des Beckenkamms und die umgebenden Strukturen. *Oben* ist die am Beckenkamm ansetzende Muskulatur der Bauchwand zu sehen. Die ACIP verläuft unter der Faszie des M. iliacus auf der medialen Seite des Beckenkamms. Seitenäste versorgen den Beckenkamm, den M. iliacus und das Os ilium. Kutane Äste ziehen in die Bauchwandmuskulatur und durch sie hindurch

Der Beckenkamm besteht aus spongiösem Knochen, der zwischen 2 dünnen Kortikales liegt. An der Crista iliaca ist der Knochen wenigstens 2 cm dick (Abb. 10.8). Nach kaudal zur Darmbeinschaufel zu wird er dünner. Der für ein Transplantat am besten geeignete Teil des Os ilium ist, wegen der Knochendicke und der Gefäßverbindungen, der Beckenkamm und 4 cm von der Darmbeinschaufel unterhalb der Crista iliaca. Der Beckenkamm kann kleine oder große Abschnitte vaskularisierten Knochens in der Länge zwischen 6–16 cm liefern (Abb. 10.2). Wird jedoch ein großes Knochenstück entnommen, dann kann es aufgrund der vielen Krümmungen zu Problemen kommen, wenn der Knochen bei der Einpassung in knöcherne Defekte umgeformt wird. Im Beckenkamm gibt es 2 Krümmungen: eine in der Sagittalebene und eine in der Horizontalebene. Die Krümmungen weisen häufig eine eckige Vorwölbung in Mitte des Beckenkamms auf. Das Ausmaß der Knochenkrümmungen kann von Patient zu Patient sehr unterschiedlich sein. Soll der Unterkiefer rekonstruiert werden, dann können die Krümmungen in die Unterkieferform mitaufgenommen werden. Bei Rekonstruktionen an

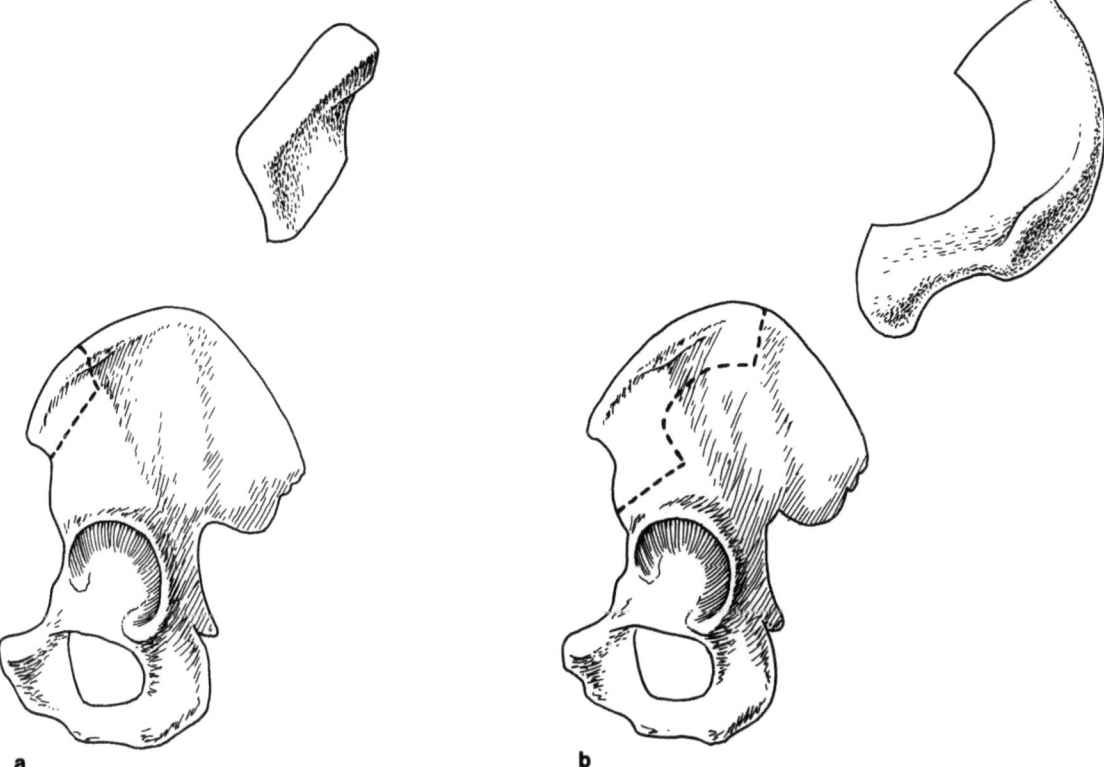

Abb. 10.2a, b. Der Beckenkamm liefert große und kleine vaskularisierte Knochenabschnitte. **a** Es kann ein kleiner Teil aus dem ventralen Beckenkamm entnommen werden, oder **b** es wird ein größerer Abschnitt resiziert, der aus mehr Beckenkammaterial besteht und die Spina iliaca anterior inferior mit enthalten kann. Der dorsale Anteil des Beckenkamms kann auch bis wenige Zentimeter an das Sakroiliakalgelenk heran entnommen werden

langen Knochen sind die Kurvaturen störend. Wird ein langer Beckenkammabschnitt für eine Extremitätenrekonstruktion benötigt, dann muß er durch Osteotomien begradigt werden (Kap. 22). Angesichts seiner gekrümmten Form ist es nützlich, Modelle vom Beckenkamm zur Verfügung zu haben, wenn eine Rekonstruktion geplant wird.

Durch das Präparationsgebiet dieses Knochens ziehen 3 kutane Nerven. Der N. cutaneus femoris lateralis verläuft auf dem M. iliacus, zieht neben der Spina iliaca anterior superior unter dem Lig. inguinale hindurch, läuft dann auf oder in dem M. sartorius nach distal und versorgt ein ausgedehntes Hautgebiet im lateralen Gesäß- und ventrolateralen Oberschenkelbereich. Der ventrale Ast des 12. Thorakalnervs gibt einen lateralen kutanen Ast ab, der durch die Bauchwandmuskulatur zieht, etwa 4 cm dorsal der SIAS über dem Beckenkamm austritt und die laterale Gesäßhaut innerviert. Dorsal dieses Nervs durchbohrt ein Ast des N. iliohypogastricus die Abdominalmuskulatur und tritt über dem Beckenkamm aus, um die Haut über dem lateralen Gesäß zu versorgen. Gewöhnlich kann der laterale kutane Nerv geschont werden; die anderen Nervenäste müssen jedoch durchtrennt werden, wenn sie durch das zu verlagernde Gewebe ziehen.

Gefäßanatomie

Die relevante Gefäßanatomie wurde zuerst von Taylor im Detail beschrieben [1]. Die A. circumflexa ilium profunda (ACIP) bildet den Stiel für das osteokutane Beckenkammtransplantat. Diese Arterie entspringt ventrolateral aus der A. iliaca externa, 1–2 cm oberhalb des Lig. inguinale. Sie verläuft parallel zum Leistenband in der Übergangszone zwischen Fascia transversalis und M. iliacus und zieht nach kranial und lateral in Richtung der SIAS. Von einem Punkt auf dem M. iliacus, 1–2 cm unterhalb der SIAS an, nimmt sie einen gekrümmten Verlauf dem Muskel entlang und erreicht den Rand des Beckenkamms 8-9 cm dorsal der SIAS. Hier durchbohrt sie den M. transversus abdominis, wobei sie mehrere große Äste an die Bauchwandmuskulatur und die darüberliegende Haut abgibt (Abb. 10.1a). Der erste Seitenast aus der ACIP ist eine aszendierende Arterie, die vor der SIAS abgegeben wird. Sie zieht durch den M. transversus und verläuft nach kaudal zwischen diesem Muskel und dem M. obliquus externus. In derselben Region spaltet sich ein zweiter Seitenast auf der Unterseite der ACIP ab, der den M. iliacus versorgt. Dieser Ast ist nicht sichtbar und kann abgerissen werden, wenn man seine Lokalisation nicht berücksichtigt. Während des Verlaufs der ACIP entlang des M. iliacus gibt die Arterie eine Vielzahl von Ästen ab, die das Os ilium sowie die darüber liegende Bauchmuskulatur und Haut versorgen. Einige Äste ziehen direkt zum Knochen, während manche ihn erst nach Durchtritt durch den M. iliacus erreichen. Taylors angiographische Untersuchungen zeigten eine Vielzahl von Foramina im medialen Bereich des Os ilium und des Beckenkamms. Die zum Os ilium ziehenden Äste kommunizieren mit den Ästen aus den Aa. glutaea superior und inferior, die von außen in das Os ilium eintreten. Die klinische Erfahrung hat gezeigt, daß der gesamte Beckenkamm von der SIAS bis zu einem Punkt unmittelbar vor dem Iliosakralgelenk entfernt werden kann, und daß er bei alleiniger Versorgung über den ACIP-Stiel gut durchblutet wird. Die muskulokutanen Äste ziehen an die Oberfläche zur Haut hin und durchbohren dabei alle 3 Schichten der Abdominalmuskulatur (Abb. 10.1b). Angiographische Untersuchungen zeigen, daß ein großes Hautareal direkt über dem Beckenkamm durch diese Arterie versorgt wird (Abb. 10.9). Beginnend 6 cm dorsal der SIAS tritt innerhalb eines Gebiets von 2 cm vom Ansatz des M. obliquus externus am Beckenkamm eine beachtliche Anzahl perforierender Äste aus dem Muskel hervor. Der Außendurchmesser der ACIP beträgt 1,5-3 mm, und die Arterie liefert einen 6 cm langen Stiel von der A. iliaca externa an bis zur SIAS. Der venöse Abfluß erfolgt bei diesem Transplantat über die Vv. comitantes, die die ACIP begleiten. Gewöhnlich sind 2 Begleitvenen vorhanden, die sich zu einer einzigen Vene vereinigen, bevor sie die V. iliaca externa erreichen. Diese Vene hat einen Durchmesser von 2-4 mm. Sie kreuzt die A. iliaca externa entweder dorsal oder ventral, bevor sie in die V. iliaca externa einmündet. Sie wird i. allg. von einer Vene begleitet, die vom Bein her unter dem Leistenband hindurch nach kranial zieht.

Zwei Gefäßanomalien können Verwirrung stiften. Der erste arterielle Ast aus der ACIP, der nach kranial zieht, kann dicht an der A. iliaca externa aus der ACIP entspringen und den Anschein einer doppelten ACIP erwecken. Da beide Arterien von medial nach lateral weiter verfolgt werden, wird es nicht ersichtlich, welche von beiden die ACIP und welche der Seitenast ist, bis die eine von ihnen – der Seitenast – die Muskulatur des M. transversus abdominis durchbohrt und nach kranial aufsteigt. Diese Anomalie haben wir in 2 klinischen Fällen beobachtet. Die andere Normabweichung der ACIP ist noch verwirrender. Bei dieser Variante zieht die ACIP durch den M. transversus abdominis, gewöhnlich medial der SIAS, hindurch, so als ob es sich um den ersten Seitenast handele. Sie liegt dann während ihres gesamten Verlaufs am Beckenkamm entlang in der Ebene zwischen diesem Muskel und dem M. obliquus externus. Diese Anomalie wurde in einem klinischen Fall beobachtet. Die Operation, bei der ein großes osteokutanes Transplantat gebildet wurde, konnte weitergeführt werden, und Haut und Knochen waren gut durchblutet.

Heben des osteokutanen Beckenkammtransplantats

Mittels klinischer und röntgenologischer Messungen werden die Größen der Haut- und Knochendefekte sowie ihre relative Lage zueinander bestimmt. Dann muß die optimale Ausrichtung des Transplantats in dem Empfängergebiet anhand der Form der Knochen- und Hautdefekte und der Lage der Empfängergefäße ermittelt werden. Wenn die bevorzugte Stellung des Knochens festgelegt worden ist, wird der am besten geeignete Beckenkamm ersichtlich. Da der Knochen und die Bauchmuskulatur ziemlich dick sind, muß der Hautlappen größer sein als erwartet, um bei der Extremitätenrekonstruktion eine Deckung zu ermöglichen (Abb. 10.10). Eine präoperative Arteriographie zur Beurteilung der ACIP wird routinemäßig nicht durchgeführt. Vorausgegangene abdominelle Eingriffe, wie z. B. eine Herniotomie oder Appendektomie, können den Stiel gefährden, die Perforansgefäße verletzen und von daher die Wahl der Transplantatspenderegion beeinflussen.

Operative Technik

1. Der Patient befindet sich in Rückenlage auf dem OP-Tisch. Wird ein ausgedehnter Hautlappen benötigt, dann sollte das Gesäß möglichst auf der Transplantatseite hochgelagert sein. Diese Rotation des Beckens erschwert jedoch die Präparation des Stiels.

Das Os pubis, die A. femoralis, die SIAS, der Beckenkamm und das Leistenband werden auf der Haut palpiert und markiert. Die Perforantes werden 1-2 cm oberhalb und parallel zum Beckenkamm eingezeichnet. Sie beginnen 6 cm lateral der Spina iliaca anterior superior und laufen weiter nach lateral.

Die Haut wird leicht in Richtung des Bauchnabels angespannt und die Lappenachse eingezeichnet. Die Achse des Hautlappens liegt in einer Linie, die von der SIAS zum unteren Schulterblattwinkel verläuft. Somit steigt die Linie, die der optimalen Durchblutung entspricht, allmählich über den Beckenkamm an. Der Hautlappen wird wie erforderlich, dicht an dieser Achse aufgezeichnet, aber in Beziehung zum geplanten Knochentransplantat. Solange die Perforansgefäße in den Lappen miteingeschlossen sind, muß er nicht um die Achse zentriert sein (Abb. 10.3).

2. Der Hautlappen wird umschnitten. Wenn die Dicke des Lappens verringert werden soll, muß durch die erste subkutane Fettgewebeschicht bis auf die Subkutanfaszie inzidiert werden; von da an wird unter dieser Schicht weiter unterminiert, bis man dichter an den Beckenkamm herankommt. Präparation durch die zweite Fettgewebeschicht bis auf die Abdominalmuskulatur. Nun wird der Hautlappen von der Abdominalmuskulatur gehoben, wobei die netzförmige Bindegewebeschicht auf der Muskulatur mit in den Lappen aufgenommen wird; dann wird weiter bis auf 3-4 cm an den Beckenkamm heran unterminiert.

3. Wenn der Patient auf dem Rücken liegt, schiebt sich die Muskulatur der Bauchwand über die Crista iliaca. Um den Verlauf der Muskelinzision festzulegen, muß der Assistent die Muskulatur in Richtung Bauchnabel anspannen. Die angespannten Mm. obliquus externus, internus und transversus werden entlang einer Linie, die 3-4 cm oberhalb des Beckenkamms parallel zu diesem verläuft, inzidiert (Abb. 10.4). Dieser Streifen Abdominalmuskulatur enthält die Perforansgefäße aus der ACIP, die die Haut versorgen. Bis auf die ersten wenigen Zenti-

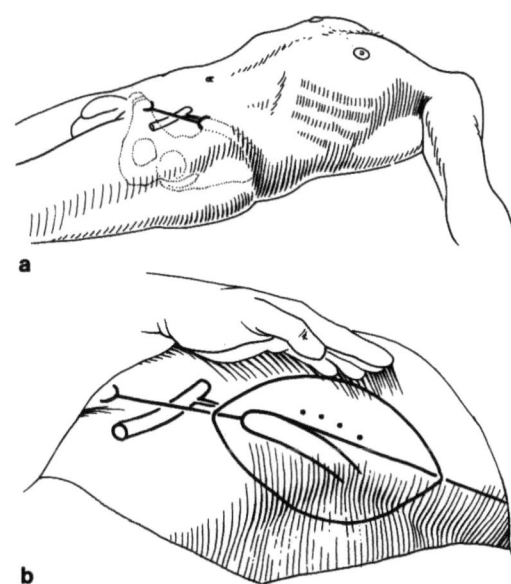

Abb. 10.3. a Die Oberflächenmarkierungspunkte sind das Tuberculum pubicum, die Spina iliaca anterior superior, die Crista iliaca und die A. femoralis. **b** Die Achse des Hautlappens entspricht einer *geraden Linie*, die von der SIAS zum unteren Schulterblattwinkel zieht. Bei älteren Menschen schiebt sich die überschüssige Bauchwandmuskulatur in Rückenlage häufig über den Beckenkamm. Bevor der Hautlappen aufgezeichnet wird, müssen Haut und Muskulatur etwas in Richtung Bauchnabel angespannt werden, um eine nichtverschobene Lage der Bauchwand in bezug auf den Beckenkamm herzustellen. Der Lappen wird symmetrisch um die Achse herum aufgezeichnet, die nahe der kutanen Perforansgefäße verläuft, welche durch *Punkte* markiert sind

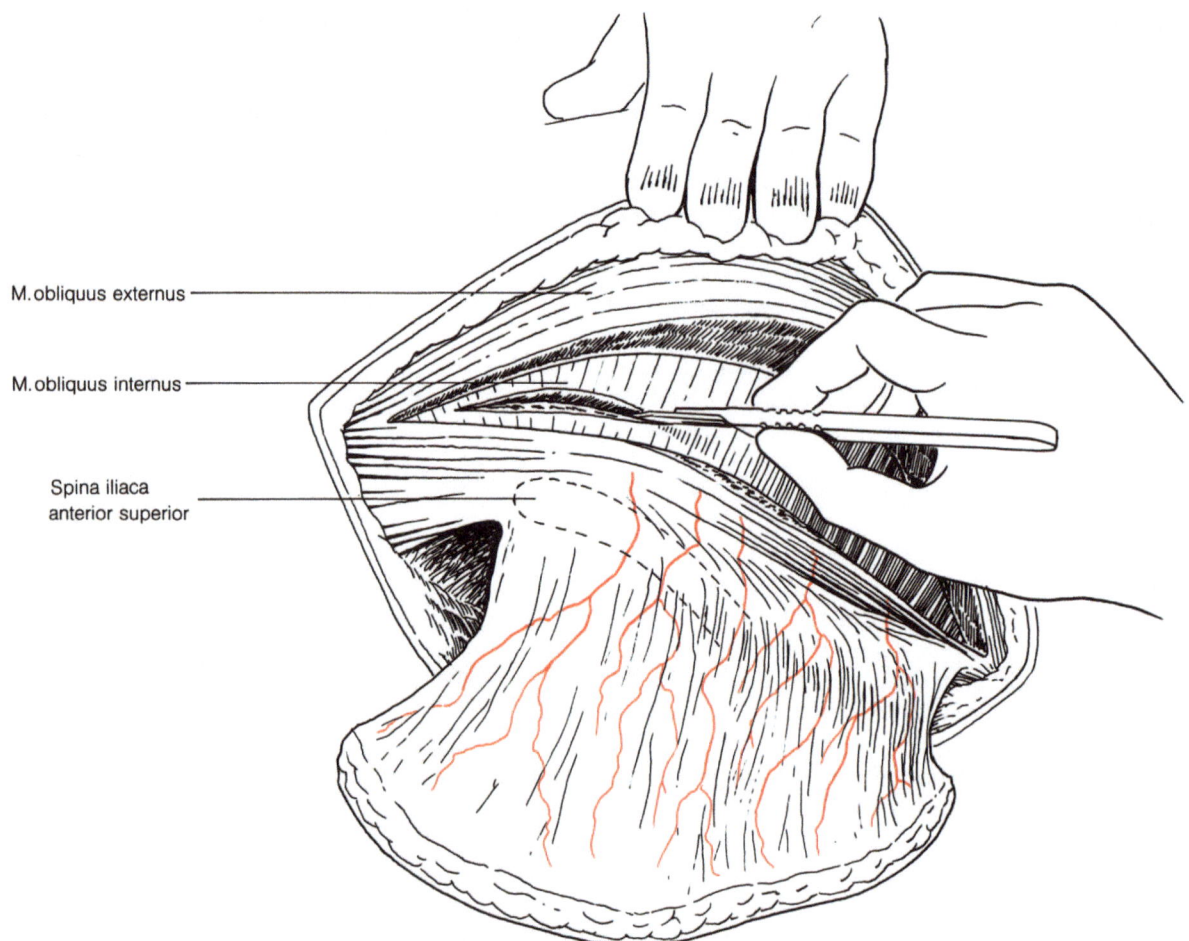

Abb. 10.4. Ansicht vom Präparationssitus des linken Beckenkamms von lateral. Der Hautlappen ist inzidiert und hängt am M. Obliquus externus. Der M. obliquus externus wurde 3-4 cm oberhalb und parallel zum Beckenkamm inzidiert, um die kutanen Perforansgefäße aus der ACIP mit in das Transplantat einzuschließen. Der M. obliquus internus wird inzidiert. Durch Anspannung der überschüssigen Bauchwandmuskulatur durch den Assistenten ist es möglich, die richtige Menge an Muskulatur am Beckenkamm zu belassen

meter nach der SIAS sollte sich dieser Muskelmantel über die gesamte Länge des zu entfernenden Knochens erstrecken. Im dorsalen Bereich des Muskelmantels befinden sich Äste aus der ACIP, die durchtrennt werden müssen.

Inzision der Fascia transversalis; das extraperitoneale Fett wird beiseite gehalten, wodurch der Übergang zwischen der Muskelfaszie des M. iliacus und der Fascia transversalis freigelegt wird. Die ACIP läßt sich unter der Iliakusfaszie an ihrem Übergang in die Fascia transversalis palpieren (Abb. 10.5).

4. Der untere Rand des Hautlappens wird bis auf den M. tensor fasciae latae inzidiert. Wird ein Faszienanschluß bei dem Transplantat benötigt, dann kann ein Faszienstreifen vom M. tensor fasciae latae am Knochen belassen werden. Sonst wird die Faszie am Knochenansatz inzidiert. Entfernung der Mm. tensor fasciae latae, glutaeus minimus und medius von dem zu entfernenden Knochenabschnitt, wobei das Periost auf der lateralen Fläche des Os ilium belassen wird.

5. Der Stiel wird nach der Präparation von Haut und Muskulatur freigelegt, um ihn nicht versehentlich während der weiteren Präparationsphasen zu schädigen.

Inzision der Haut parallel oberhalb des Lig. inguinale. Das Leistenband wird identifiziert und dann wird durch alle Bauchwandschichten 1 cm oberhalb und parallel zum Leistenband inzidiert.

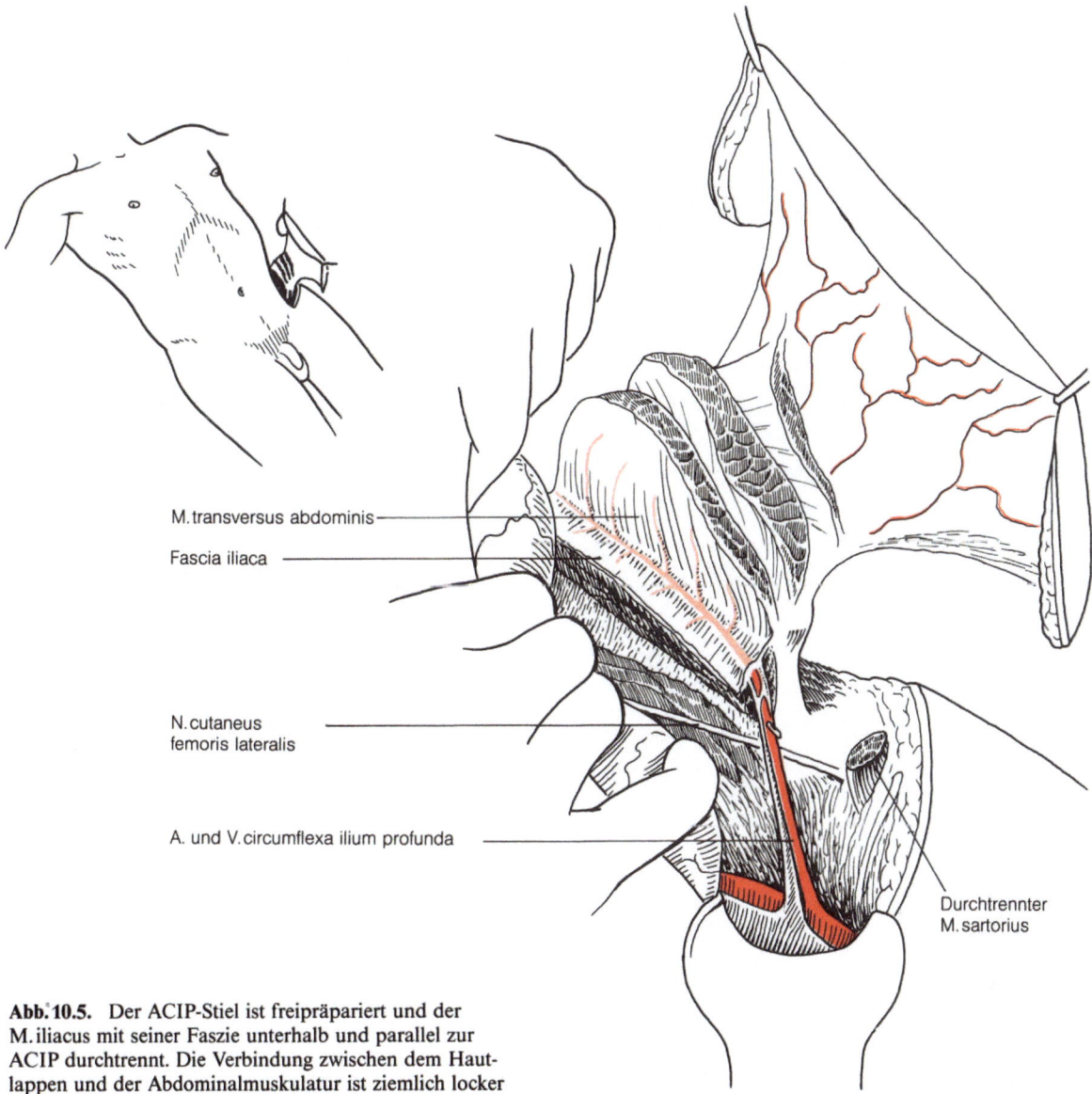

Abb. 10.5. Der ACIP-Stiel ist freipräpariert und der M. iliacus mit seiner Faszie unterhalb und parallel zur ACIP durchtrennt. Die Verbindung zwischen dem Hautlappen und der Abdominalmuskulatur ist ziemlich locker

Die Bauchwandstrukturen werden zur Seite gehalten und das fibröse Fettgewebe ventral der A. iliaca externa entfernt. Zuerst wird die A. iliaca externa dargestellt. Die ACIP ist 1-2 cm oberhalb des Lig. inguinale auf der anterolateralen Seite der A. iliaca externa leicht aufzufinden. Nun wird die Begleitvene dargestellt. Diese einzelne Vene kann in ihrem Verlauf zur V. iliaca externa die A. iliaca externa ventral oder dorsal kreuzen. Die Begleitvene ist sehr dünn und kann leicht zerrissen werden. Die ACIP und die Vene werden nach lateral verfolgt und von der Transversalis- und Iliakusfaszie sowie von dem N. cutaneus femoris lateralis getrennt. Identifizierung und Durchtrennung der beiden Seitenäste, die vor der SIAS abgegeben werden: dies sind der aszendierende Seitenast und der Muskelast, der an der Gefäßunterfläche abgeht. Der Stiel wird bis auf den M. iliacus in Höhe der SIAS isoliert.

6. Der Inhalt der Bauchhöhle wird beiseite gehalten und der M. iliacus freigelegt. Durchtrennung des M. iliacus parallel zum Beckenkamm 1-2 cm unterhalb des Verlaufs der ACIP. Den übrigen Teil des M. iliacus schiebt man nach kaudal, um die Fossa iliaca freizulegen. Koagulierung der Gefäße, die auf der Oberfläche des M. iliacus, im Muskel und unter ihm im dorsalen Bereich entlang ziehen. Der

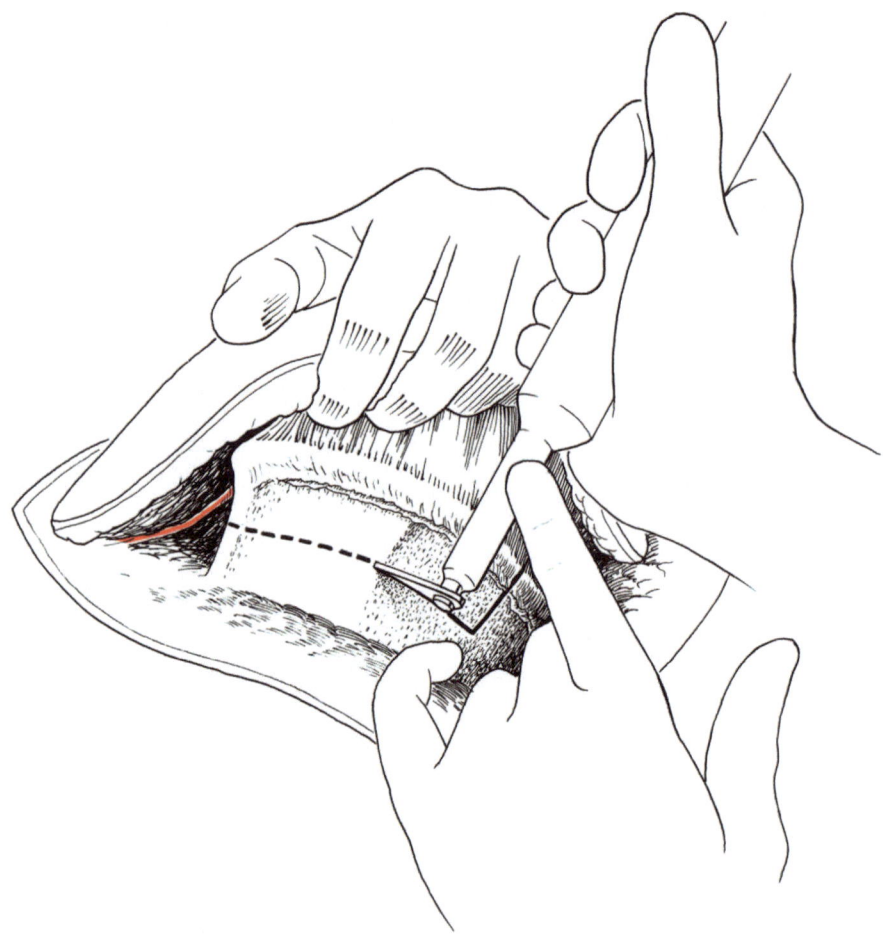

Abb. 10.6. Absetzen des Knochens aus dem Ilium von lateral mit einer oszillierenden Säge

M. sartorius wird an seinem Ursprung und in gleicher Höhe dazu auch der M. iliacus durchtrennt (Abb. 10.5).

7. Auf der Außenfläche des Os ilium wird der für die Rekonstruktion benötigte Knochenabschnitt markiert. Es ist zweckmäßig, ein größeres Stück Knochen zu entfernen, als man voraussichtlich benötigen wird; wenn der Knochen seine endgültige Form erhält, hat man so eine gewisse Reserve.

Durchtrennung des Beckenkamms von lateral her, während der Assistent die mediale Knochenoberfläche auf den Durchtritt des Sägeblatts hin beobachtet. Für diesen Operationsschritt ist eine oszillierende Säge nützlich, deren Oberseite nach unten gehalten wird (Abb. 10.6). Das Transplantat soll für einige Minuten über die ACIP perfundiert, und dabei die Schnittflächen des Knochens und des Hautlappens beobachtet werden. Wenn der Stiel intakt ist, sollte Blut aus den Schnittflächen des Knochenmarks am Beckenkamm hervorsickern, und aus der Haut sollte es bluten.

8. Doppelte Unterbindung der ACIP und ihrer Begleitvene am Abgang; dann werden sie durchtrennt und das Transplantat entfernt (Abb. 10.7).

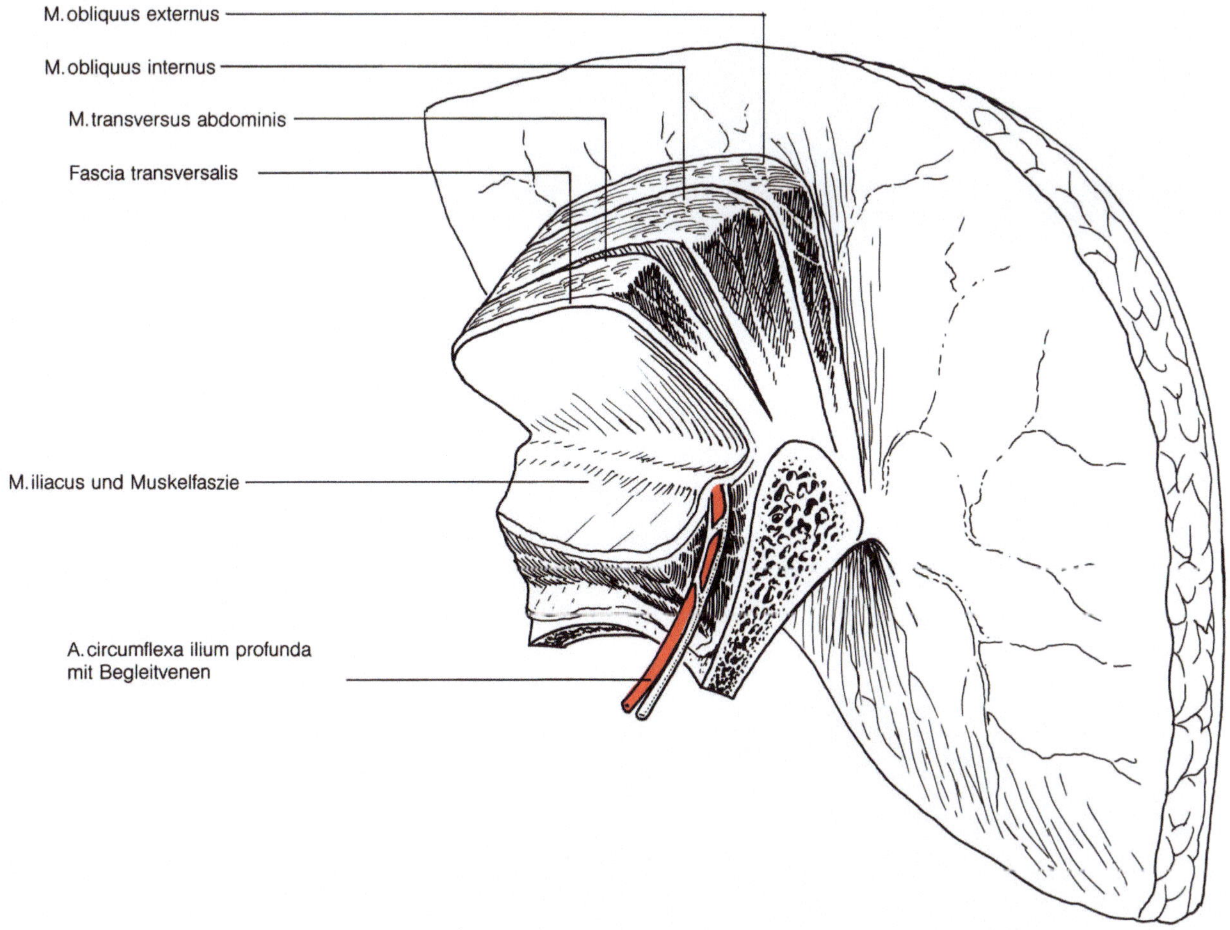

Heben des osteokutanen Beckenkammtransplantats

- M. obliquus externus
- M. obliquus internus
- M. transversus abdominis
- Fascia transversalis
- M. iliacus und Muskelfaszie
- A. circumflexa ilium profunda mit Begleitvenen

Abb. 10.7. Das isolierte Transplantat zeigt alle Gewebestrukturen: Knochen, Muskel und Haut sowie ihre Beziehung zum Stiel und dessen Seitenästen

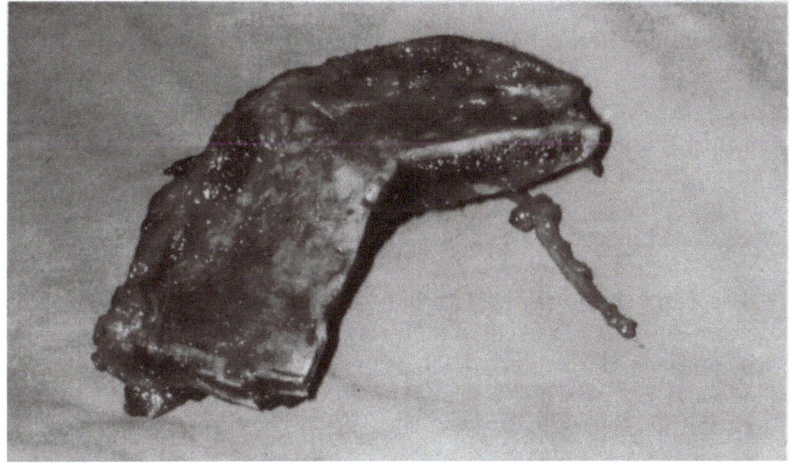

Abb. 10.8. Ansicht von der lateralen Seite und der durchtrennten Unterfläche des Beckenkamms bei einem ausschließlichen Knochentransplantat. Beachte die sich ändernde Dicke der Schnittfläche vom ventralen Beckenkammabschnitt an in der Nähe des Gefäßstiels nach dorsal hin auf der *linken* Seite

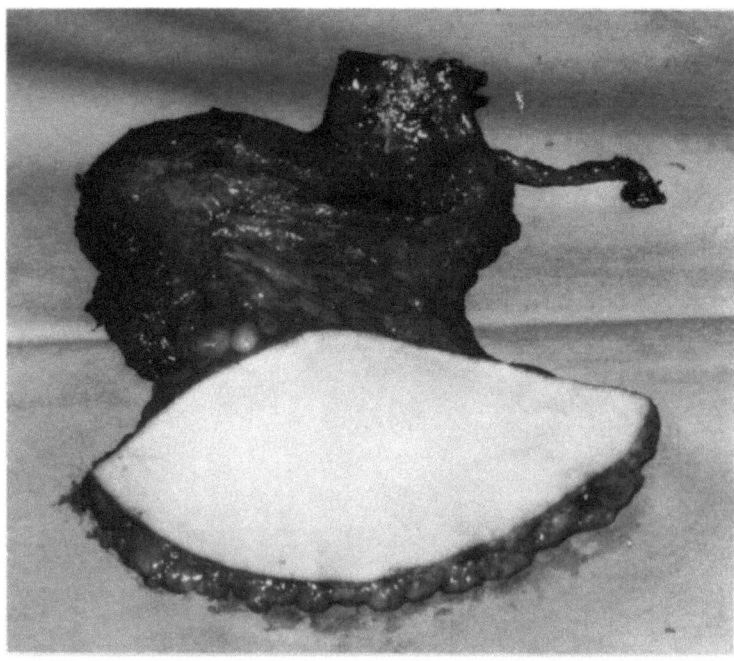

Abb. 10.9. Osteokutanes Beckenkammtransplantat. Der große Hautlappen ist mit einer beweglichen Manschette aus Bauchwandmuskulatur verbunden. *Rechts:* der aus der SIAS entspringende Gefäßstiel

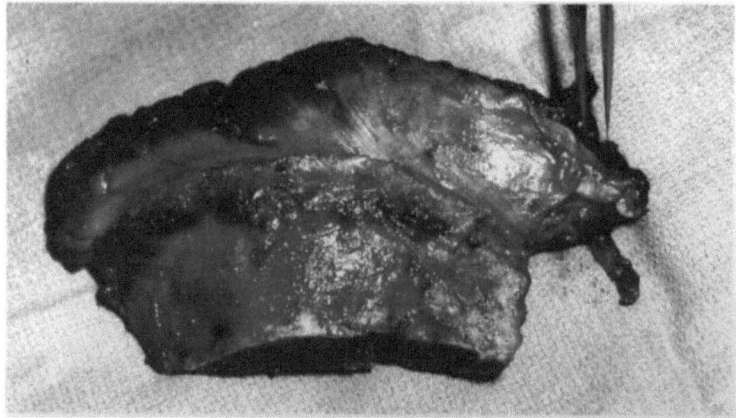

Abb. 10.10. Außenfläche eines Beckenkammtransplantats, das zusammen mit einer breiten Bauchmuskelmanschette entnommen wurde. Die Pinzette zeigt auf die ACIP

Verschluß des Beckenkammspendergebiets

1. Vor dem Verschluß erfolgt die Blutstillung. Die üblichen Blutungsquellen sind die Bauchwandmuskulatur, der M. tensor fasciae latae, die Markhöhle des Os ilium und die großen Venen im dorsalen Bereich des M. iliacus.

2. Die Fascia transversalis wird mit der Iliakusfaszie vernäht. Dieser Verschluß muß sorgfältig erfolgen, um eine Herniation von Bauchinhalt zu verhindern. Über diesem Verschluß wird eine Saugdrainage eingelegt.

3. Alle 3 Bauchmuskelschichten werden mit den Mm. tensor fasciae latae und glutaeus medius vernäht.

4. Alle Bauchwandschichten oberhalb des Leistenbands werden in anatomischen Lagen rekonstruiert und die Haut direkt verschlossen. Auch bei Entnahme einer erstaunlich großen Hautellipse kann ein direkter Hautverschluß möglich sein, da nach Entfernung des Knochens das Os ilium weniger weit vorsteht. Der Verschluß kann durch Beugung im Hüftgelenk erleichtert werden.

Literatur

1. Taylor GI, Townsend P, Corlett R (1979) Superiority of the deep circumflex iliac vessels as the supply for free groin flaps: experimental work. Plast Reconstr Surg 64: 595
2. Taylor GI, Townsend P, Corlett R (1979) Superiority of the deep circumflex iliac vessels as the supply for free groin flaps: clinical work. Plast Reconstr Surg 64: 745
3. Taylor GI (1982) Reconstruction of the mandible with free composite iliac bone grafts. Ann Plast Surg 9: 361

11 Mittelfuß

Ein geschickter Operateur wird bei der Anwendung dieses Knochentransplantats positiv beeindruckt werden. Die besonderen Vorteile des Metatarsalknochens bestehen darin, daß es sich um ein sehr gut vaskularisiertes Knochentransplantat handelt, das zusammen mit einem dünnen und flexiblen Hautlappen gehoben werden kann. Während die Fibula für langstreckige Defekte und der Beckenkamm für Defekte mittlerer Länge zur Verfügung stehen, ist das Os metatarsale für einen kürzeren Defekt geeignet. Bei kurzen Knochendefekten sind häufig nichtvaskularisierte Knochentransplantate angemessen. Ist jedoch das Knochentransplantatlager nicht gut vaskularisiert, wie es z.B. in einer zuvor infizierten oder bestrahlten Region der Fall ist, dann wird sich das Metatarsaletransplantat als sehr nützlich erweisen. Seine häufigste Anwendung findet es bei der Rekonstruktion des Unterkiefers, insbesondere nach Resektion des vorderen Bogens. Zusammen mit anhaftender Fußrückenhaut bietet das Transplantat eine ausgezeichnete intraorale Deckung bei der Unterkieferrekonstruktion [3, 4]. Mit einer keilförmigen Osteotomie im mittleren Schaftbereich läßt sich die Form des ventralen Unterkieferbogens nachbilden, ohne daß die Zirkulation beeinträchtigt wird. Beide Knochenenden bestehen aus gut vaskularisierten spongiösen Knochen. Werden diese Knochenenden in einen knöchernen Defekt eingepaßt, dann führen ihre Oberflächen mit ausgezeichneten Einheilungstendenzen zu einer schnellen knöchernen Vereinigung - dies bedeutet einen Vorteil gegenüber den Radius- und Fibulatransplantaten. Ein Vorteil der weit distalen Transplantatlage ist, daß das Transplantat simultan mit einer Tumorexzision an Kopf und Hals gehoben werden kann, ohne daß der den Tumor exstirpierende Chirurg gestört wird. Es steht ein langer vaskulärer Stiel mit einer verläßlichen Gefäßgröße für die Anastomosierung am Hals zur Verfügung. Gelegentlich ist das Transplantat auch an den Extremitäten für Rekonstruktionen im Mittelhandbereich nützlich, insbesondere wenn ein Metakarpaldefekt mit Hautverlust auf dem Handrücken kombiniert ist.

Die Nachteile des Transplantats bestehen darin, daß es Schwierigkeiten beim Heben und bei der Erzielung der Primärheilung am Fuß gibt. Nach 10 Tagen absoluter Bettruhe werden die Patienten zunehmend mobilisiert. Es dauert gewöhnlich mehrere Monate, bevor sie wieder normal laufen können; länger anhaltende Beschwerden im Fußbereich können auftreten. Dieses Transplantat sollte bei Jugendlichen und körperlich aktiven Personen mit Zurückhaltung angewandt werden.

Anatomie des Metatarsaltransplantats

Das zweite Os metatarsale ist beim Erwachsenen 6-7 cm lang. Der 1 cm dicke Schaft besteht aus stabilen kortikalen Knochen. Die Basis des Knochens, die etwa 2-2,5 cm breit ist, besteht aus gut vaskularisierten spongiösen Knochen. Das Metatarsalköpfchen hat einen Durchmesser von etwa 1,5-2 cm und besteht ebenfalls aus gut vaskularisierten spongiösen Knochen. Bei diesem Transplantat erfolgt die Blutversorgung des Os metatarsale über die erste dorsale Metatarsalarterie (EDMA). Arterielle Seitenäste aus der EDMA ziehen durch die dorsale Muskulatur im ersten interossären Zwischenraum und um sie herum in das periostale Gefäßnetz des Metatarsalknochens. Äste dieses periostalen Netzes münden in die 1-2 Foramina nutricia ein, die an jedem Knochenende unterhalb des Köpfchens und der Basis des Os metatarsale liegen [1]. Die durch diese Foramina ziehenden Gefäße liefern eine reichhaltige intramedulläre Blutversorgung. (Genaue Beschreibung der Blutversorgung des Fußes s. Kap. 3).

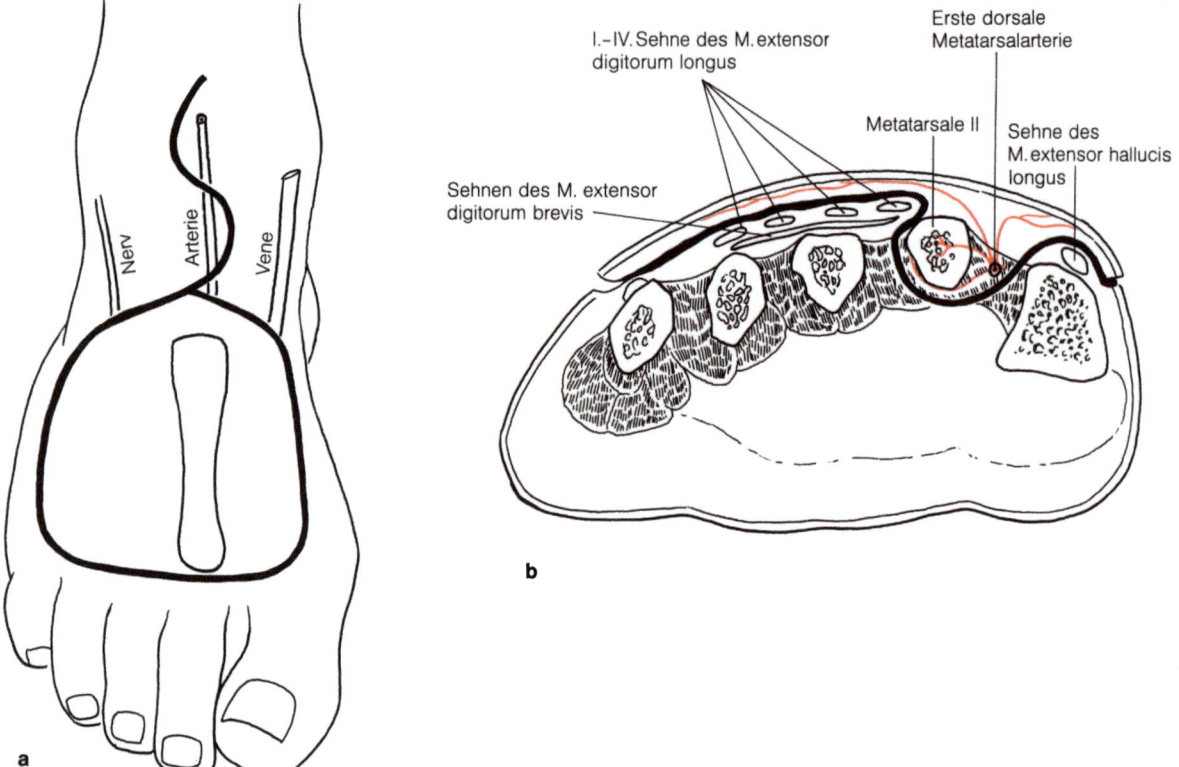

Abb. 11.1. a Der Fußrückenlappen wird über dem zweiten Os metatarsale eingezeichnet. Die zu erwartenden Lagen des N. peronaeus superficialis, der A. dorsalis pedis und der V. saphena sind eingezeichnet. **b** Querschnitt durch die Metatarsalknochen im mittleren Schaftbereich. Das osteokutane Transplantat enthält alles Gewebe, das oberhalb der dick eingezeichneten *schwarzen Linie* liegt. Das Transplantat enthält die gesamte erste dorsale interossäre Muskulatur, die sich lateral und dorsal der EDMA befindet

Heben des osteokutanen Metatarsaltransplantats

Beurteilung der Durchblutung des Fußes durch Prüfung der Aa. tibialis anterior und posterior auf Durchgängigkeit. Jede wird für sich am Sprunggelenk komprimiert und dabei der Puls in der jeweils anderen Arterie palpiert. Fehlt der Puls in der einen oder der anderen Arterie bei Kompression der jeweils entgegengesetzten, dann kann ein proximaler Verschluß vorliegen, der eine Arteriographie notwendig macht. Zur Beurteilung der adäquaten Durchblutung des Fußes kann eine Doppler-Sonographie mit Pulsdruckmessung hilfreich sein. Die A. dorsalis pedis kann nicht entfernt werden, wenn weder die A. tibialis posterior noch die A. peronaea offen und imstande ist, den Fuß zu versorgen. Für das Verständnis des osteokutanen Transplantats ist es hilfreich, die Gefäßverteilung im Hautlappen des Fußrückens zu kennen (Kap. 3).

Wird ein anhaftender Hautlappen mitentnommen, dann werden seine Größe, Form und Ausrichtung über dem Os metatarsale durch Größe, Form und Lage des Weichteildefekts im Verhältnis zum Knochendefekt im Empfängergebiet bestimmt. Gewöhnlich ist der Hautlappen über dem Knochen zentriert (Abb. 11.1 a). Wurde jedoch die Position des Lappens falsch eingeschätzt, dann kann er aufgrund seiner mäßigen Beweglichkeit über dem Knochen noch verschoben werden. Mediale und laterale Positionen des Lappens über dem Knochen sind leichter zu korrigieren als Verschiebungen nach proximal bzw. distal.

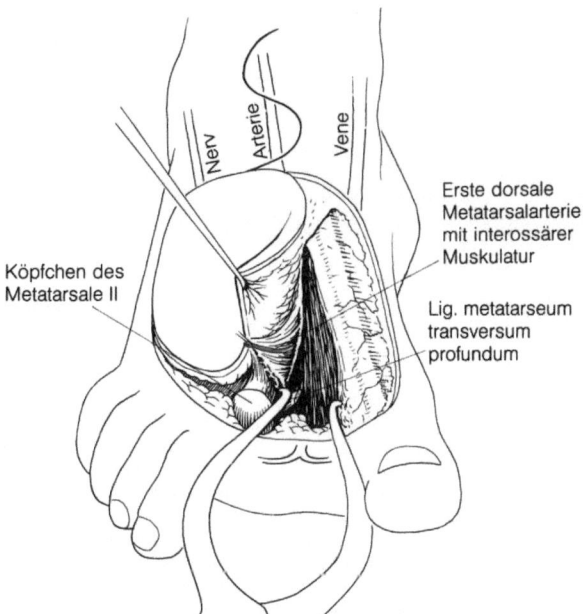

Abb. 11.2. Die EDMA wird am distalen Rand des Hautlappens durchtrennt und an den Lappen angenäht, damit sich das Gefäß besser beobachten läßt. Die ersten und zweiten Metatarsalknochen werden auseinandergespreizt, um die proximale Präparation der EDMA und des R. plantaris profundus aus der A. dorsalis pedis zu erleichtern

Operative Technik

1. Der Hautlappen wird in derselben Weise gehoben, wie es für den Fußrückenhautlappen in den Phasen 1–4 beschrieben wurde (s. S. 20, 21). Der laterale Hautlappenrand wird bis zur Sehne des M. extensor digitorum longus der zweiten Zehe und der mediale Lappenrand bis zur Sehne des M. extensor hallucis longus unterminiert.

Gewöhnlich wird der gesamte II. Metatarsus entnommen und dann zum Einpassen in den Defekt entsprechend gekürzt. Wird ein kürzerer Knochen benötigt, dann kann die Basis des Metatarsus im Fuß verbleiben. Die Durchtrennung des Knochens in dieser Höhe kann jedoch einige der ernährenden Arterien zerstören, die zum proximalen Abschnitt des Metatarsus ziehen.

2. Bei nicht gefüllter Blutleeremanschette wird die EDMA am distalen Lappenrand identifiziert. Pulsiert das Gefäß nicht, dann muß es durchtrennt werden um sicher zu gehen, daß ein Blutstrahl austritt. Die Arterie kann leicht mit einer dickwandigen oberflächlichen Vene verwechselt werden. Auch kann die Arterie auf der interossären Muskulatur oder in einer beliebigen Tiefe innerhalb der Muskeln angetroffen werden. Die Arterie wird durchtrennt und am Rand des Hautlappens angenäht (Abb. 11.2).

3. Medial und unterhalb der EDMA wird eine Dissektionsebene entwickelt; man beginnt damit am distalen Lappenrand. Diese Ebene wird sich daher gegenüber der EDMA und ihrer Seitenäste zur Haut und zum Knochen befinden (Abb. 11.1 b).

Die Präparation nach proximal entlang der EDMA wird erleichtert, wenn das Lig. metatarseum transversum profundum durchtrennt, die Metatarsalknochen mit einem selbsthaltenden Wundspreizer auseinandergedrückt und die Sehne des M. extensor digitorum brevis durchtrennt werden (Abb. 11.2). Wird während der Präparation nach proximal die pulsierende EDMA auf der Unterfläche des Lappens medial gesehen, dann wird man sie nicht verletzen.

4. Hat man bei der Präparation entlang der EDMA ihren Abgang aus dem R. plantaris profundus der A. dorsalis pedis erreicht, dann werden dieser Seitenast sowie seine zwei Begleitvenen sauber dargestellt und die A. dorsalis pedis in ihren Übergang in den R. plantaris profundus verfolgt. Bei der Präparation sollte man stets medial der Gefäße bleiben, um die kutanen und muskulären Äste nicht zu verletzen.

5. Wenn der Abgang der EDMA aus dem R. plantaris profundus eindeutig identifiziert worden ist, dann wird der Ramus und seine Begleitvenen distal

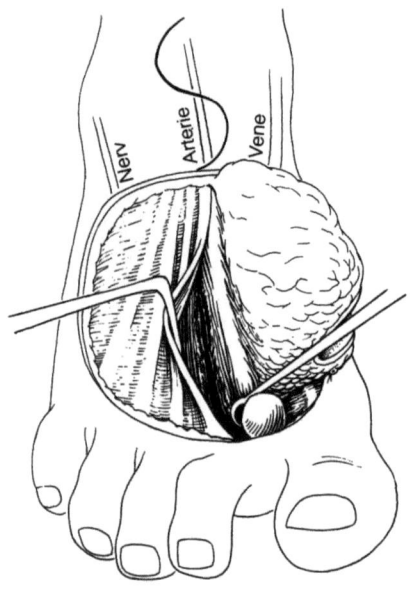

Abb. 11.3. Die zweite Extensorsehne wird zur Seite gehalten, und das Metatarsalköpfchen wird von den Kollateralbändern des MP-Gelenks, den Ligg. plantaria und dem Lig. metatarseum transversum profundum abgelöst. Durch Verlagerung des Metatarsale nach medial wird die zweite dorsale interossäre Muskulatur vom Knochen abgelöst

des Ursprungs der EDMA durchtrennt. An dieser Stelle wird es sehr eng, und man hat wenig Raum zum Arbeiten. Werden die Arterien nicht eindeutig identifiziert, kann bei einem tiefen Abgang aus dem R. plantaris profundus die EDMA unbeabsichtigt durchtrennt werden.

Gelegentlich entspringt die plantare Metatarsalarterie zur Großzehe unmittelbar neben der EDMA. Eine Durchtrennung des Ramus zwischen den dorsalen und plantaren Metatarsalarterien ist dann schwierig. Stellt die plantare Metatarsalarterie die Hauptgefäßversorgung der Großzehe dar, dann erhält man sie jedoch besser. Diese Situation läßt sich beurteilen, indem die Plantararterie abgeklemmt und die Zirkulation der Großzehe beobachtet wird.

6. Nach Durchtrennung der Kollateralbänder und der Plantaraponeurose an ihren Ansätzen am Metatarsalköpfchen wird die zweite Zehe im MP-Gelenk exartikuliert. Die Sehne des M. extensor digitorum longus der zweiten Zehe wird nach lateral gehalten, wobei das Paratenon sorgfältig geschont wird. Entlang des zweiten Os metatarsale wird lateral disseziert, wobei ein schmaler Saum interossärer Muskulatur am Knochen verbleibt, um die periostalen Gefäße zu erhalten (Abb. 11.3).

7. Die einzigen, noch vorhandenen Verbindungen sind die Ligg. tarsometatarsea dorsalia. Zur Identifizierung der Gelenkspalten wird der Metatarsus hin- und herbewegt, dabei werden die Gelenkzwischenräume zwischen dem Os metatarsale II und den 3 Ossa cuneiformia sowie dem ersten Metatarsus dorsal palpiert; dann werden die dorsalen Bänder durchtrennt. Die plantaren Ligamente liegen wenigstens 2 cm in der Tiefe, und ihre Durchtrennung kann schwierig sein. Hierzu wird ein dünner, gerader Knochenmeißel oder ein scharfes Periostelevatorium in jeden Gelenkspalt eingeführt und die plantaren Bänder werden mit einer drückenden, schneidenden Bewegung durchtrennt.

8. Hängt das Os metatarsale nur noch an seinem Stiel, dann wird es in den Fuß zurückverlagert und die Durchblutung der Haut, der Muskulatur und des Periosts beobachtet, bevor das Transplantat entnommen wird (Abb. 11.4 und 11.5).

Heben des osteokutanen Metatarsaltransplantats

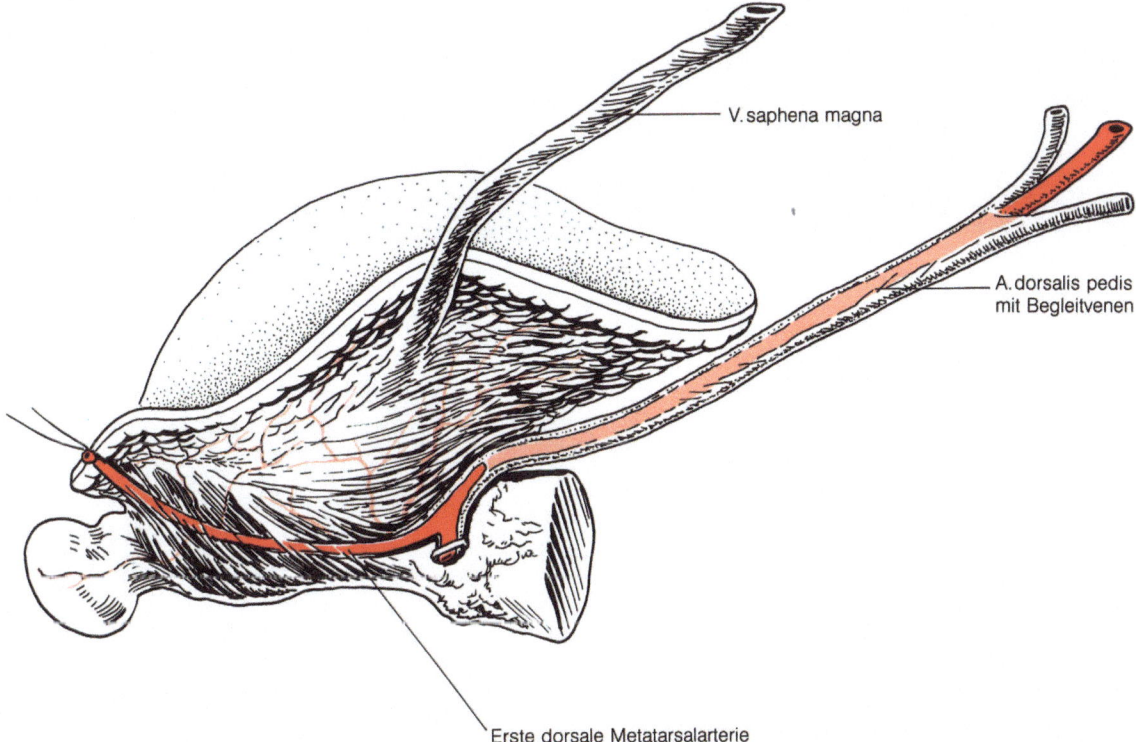

Abb. 11.4. Das vollständig isolierte Transplantat zeigt die Beziehungen zwischen der dorsalen Haut, dem Metatarsalknochen, der dazwischen liegenden interossären Muskulatur und dem Gefäßstiel. Die EDMA entspringt aus dem R. plantaris profundus, der aus der A. dorsalis pedis abgeht

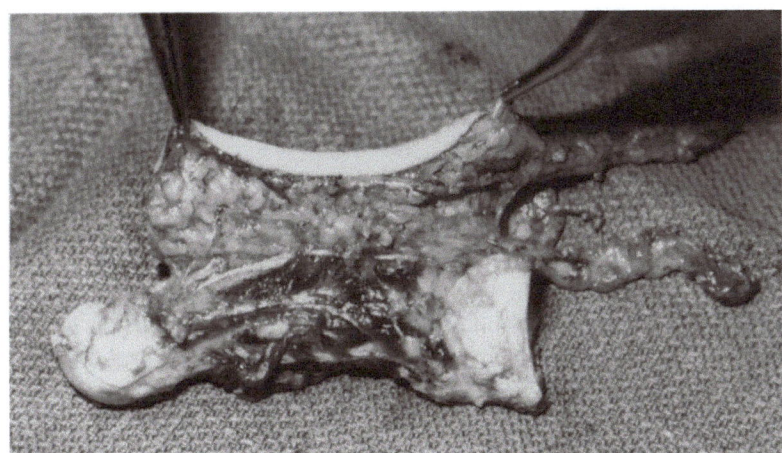

Abb. 11.5. Das fertige Transplantat; zu sehen ist die mediale Seite des zweiten Os metatarsale mit dem mobilen Hautlappen, der zur Darstellung der interossären Muskulatur sowie der in das Transplantat eintretenden V. saphena *(oben)* und A. dorsalis pedis *(unten)* angehoben ist

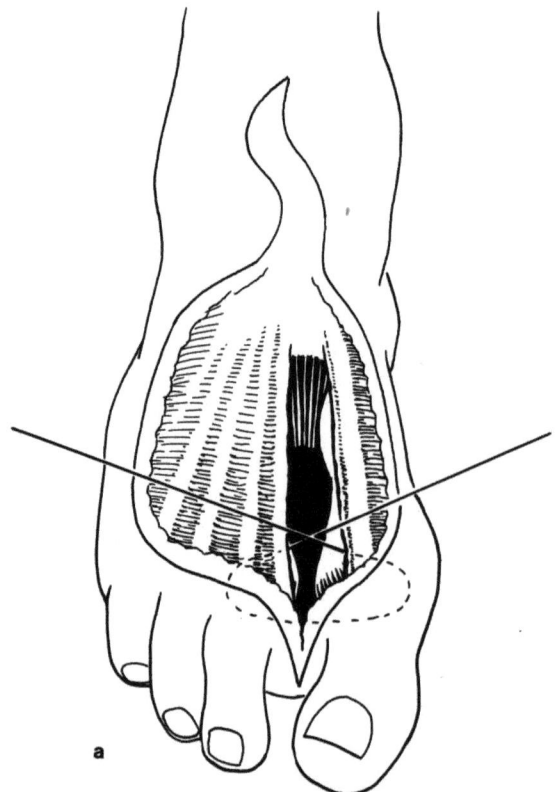 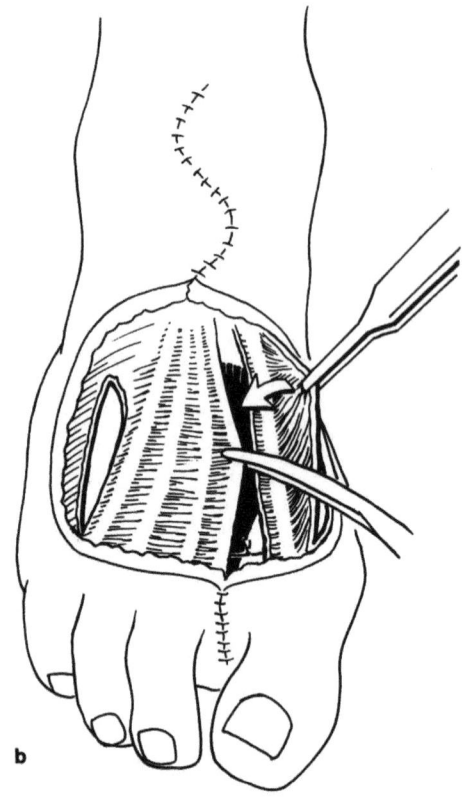

Abb. 11.6. a Annäherung des ersten und dritten Os metatarsale. Eine kräftige, unterhalb der Köpfchen um die Metatarsalknochen geschlagene Naht schließt den Defekt teilweise. b Um ein Hauttransplantatlager zu bilden, werden die zweiten bis fünften Extensorsehnen nach medial verlagert, und die Faszie medial der Sehne des M. extensor hallucis longus wird nach lateral umgeschlagen und mit der zweiten Extensorsehne vernäht. Die über die Sehne des M. extensor hallucis longus geklappte Faszienschicht liefert eine gute Oberfläche als Hauttransplantatlager

Verschluß der Spenderregion

1. Entfernung der zweiten Zehe, da sie nur noch ein lockeres Anhängsel ist und eine Annäherung zwischen den ersten und dritten Metatarsalknochen verhindert. Die Herauslösung der Zehenknochen aus dem Weichteilmantel liefert keine brauchbare Deckung für den Fußrücken.

2. Die Köpfchen der 1. und 3. Mittelfußknochen werden mit einer kräftigen Naht, die um beide Knochen unterhalb der Köpfchen herumgeschlungen wurde und unter den Extensorsehnen liegt, einander angenähert. Diese Naht dient dem Verschluß des distalen Bereichs des Fußdefekts und der Annäherung der 1. und 3. Zehe (Abb. 11.6).

3. Der proximale Abschnitt des Defekts wird mit den Extensorsehnen und ihrem Paratenon gedeckt. Inzision der Fußrückenfaszie lateral und parallel zu den Extensorsehnen der 5. Zehe. Unter Verwendung eines stumpfen Instruments werden die Extensorsehnen II–V von den darunterliegenden Strukturen abgelöst und in Form eines doppelt gestielten Lappens nach medial verlagert. Nun wird 1,5 cm medial und parallel zur Sehne des M. extensor hallucis longus erneut die Faszie inzidiert, die in das Peritenonium übergeht. Unterminierung dieser Faszie und der Sehne des M. extensor hallucis longus. Die Faszie wird gefaßt, über die Extensor-hallucis-longus-Sehne geschlagen und an die Sehne des M. extensor digitorum longus der zweiten Zehe genäht (Abb. 11.6b). Durch das Aneinanderlagern

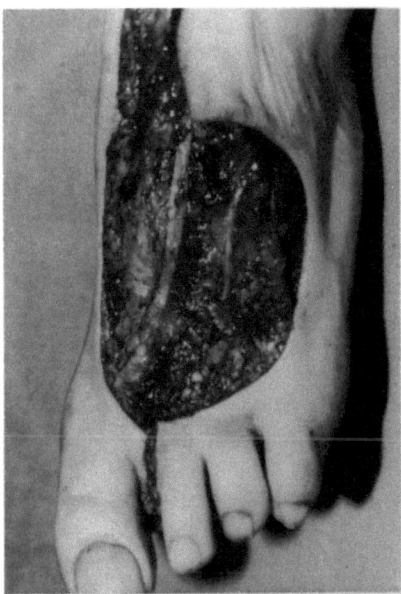

Abb. 11.7. Die Extensorsehnenlappen sind miteinander vereinigt und liefern ein gut vaskularisiertes Lager für das Hauttransplantat. Die zweite Zehe wurde entfernt

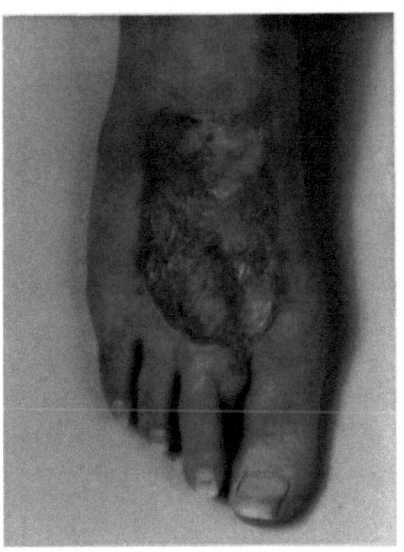

Abb. 11.8. Erscheinungsbild des Fußes 3 Monate nach Entnahme des Transplantats

dieser Sehnen und ihres Paratenons wird der Mittelfußdefekt mit einer vaskularisierten Gewebeschicht gedeckt, die ein Hauttransplantat anwachsen lassen wird. Dauerte die Blutleere nur kurze Zeit, und wurde das Peritenonium während der Präparation häufig angefeuchtet, dann kann es nicht austrocknen oder geschädigt sein, und bietet so ein vitales Bett für eine Hauttransplantation. Rekonstruktion des Retinaculum extensorum und Verschluß von eventuellen Einrissen im Paratenon über den Extensorsehnen (Abb. 11.7).

4. Nun wird ein Spalthauttransplantat mittlerer Dicke appliziert und mit einem ganz locker eingeknüpften Verband gedeckt.

Das Sprunggelenk, der Fuß und die Zehen werden geschient. Postoperative Bewegungen der Zehen sind nicht gestattet, da hierbei die Extensorsehnen unter dem Hauttransplantat bewegt werden, was zu einem schlechten Anwachsen des Transplantats führen kann.

5. Der Fuß wird hoch gelagert und dem Patienten für 10 Tage strenge Bettruhe verordnet. Kleine Areale des Hauttransplantats können verloren gehen, die dann sekundär heilen. Bei sorgfältigem Vorgehen kann jedoch ein 100%iges Anwachsen des Hauttransplantats erzielt werden (Abb. 11.8).

Literatur

1. Crock HV (1967) The blood supply of the lower limb bones in man. Livingstone, Edinburgh
2. Duncan MJ, Manktelow RT, Zuker RM, Rosen I (1985) Mandibular reconstruction in the radiated patient – The role of osteocutaneous free tissue transfer. Plast Reconstr Surg 76: 829
3. Macleod AM, O'Brien BMcC, Morrison WA (1979) Microvascular techniques in reconstruction following major resections for cancer of the head and neck. Aust&New Zealand J of Surg 49: 648
4. Macleod AM, Robinson DW (1982) Reconstruction of defects involving the mandible and floor of mouth by free osteocutaneous flaps derived from the foot. Br J Plast Surg 35: 239

Teil II.
Mikrovaskuläre Wiederherstellung

Rekonstruktive Eingriffe im Bereich von Kopf und Hals

Die rekonstruktive Mikrochirurgie hat für Probleme der Wiederherstellung im Bereich von Kopf und Hals einen großen Beitrag geleistet. Sie bedeutet in einigen Fällen, wie z. B. bei der Weichteildeckung im Gesicht oder in der intraoralen Region, eine weitere Alternative zu den bereits eingeführten Techniken mit gestielten Lappen. In anderen Situationen wieder stellt die Mikrochirurgie eine einzigartige Lösung dar bei Problemen, wie z. B. der Fazialisparese und größerer Unterkieferdefekte, bei denen es zuvor keine zufriedenstellenden Rekonstruktionsmöglichkeiten gab.

Die mikrochirurgische, freie Gewebeverlagerung hat viele Vorteile. Sie liefert ein gut vaskularisiertes Transplantat, das trotz Lokalisation in einem schlecht durchbluteten Transplantatbett – das zuvor evtl. bestrahlt wurde, infiziert war oder aus Narbengewebe besteht – einheilen kann. Es sind jetzt Rekonstruktionen in einer einzigen Sitzung bei Eingriffen möglich (z. B. Konturwiederherstellungen), die zuvor ein Vorgehen in 3 oder 4 Etappen erforderten; so z. B. wenn Gewebe vom Abdomen über das Handgelenk als Zwischenträger in das Gesicht eingesetzt wurde.

Die Gefäßversorgung am Hals und im Gesicht ist für mikrovaskuläre Anastomosen sehr zuverlässig. Die Aa. facialis und thyreoidea superior sowie die oberflächlichen und tiefen Venen neigen nicht zu Gefäßspasmen. Bei älteren Patienten kommt an diesen Gefäßen nur selten eine Arteriosklerose vor, und beim bestrahlten Patienten können die Gefäße immer noch für Mikroanastomosen verwendet werden. Verglichen mit gestielten Lappen, wie z. B. dem Pektoralislappen, der mit der Brustwand verbunden bleiben muß, ist der Operateur bei einem freien Lappen in Hinsicht auf die Positionierung des Transplantats flexibler.

Die meisten Transplantate, die im Gesicht verwendet werden, kommen aus Regionen, die entfernt von Kopf und Hals liegen. Sie können simultan mit dem Gesichtsdefekt präpariert werden, wodurch die Operationszeit verkürzt wird. Der einzige Nachteil bei einem mikrovaskulären Transfer ist die Zeit, die für die Mikroanastomosen erforderlich ist, und die Möglichkeit, daß eine Anastomose versagen kann, was zum vollständigen Verlust des Transplantats führt.

12 Deckungen im Bereich von Kopf und Hals

Gesichtsdeckung

Eines der ungelösten Probleme bei der Behandlung von Patienten, die einen größeren Hautverlust im Gesicht erlitten haben, ist ein Hautersatz, der eine gute Farbangleichung zur übrigen Gesichtshaut besitzt (Abb. 12.1). Gesichtshautdefekte werden am besten mit Hautlappen gedeckt, die aus der Region oberhalb der Klavikula entnommen wurden. Ist jedoch eine ausgedehnte Weichteildeckung notwendig, dann muß der Lappen unterhalb dieser Region entnommen werden, und damit ist eine weniger gute Farbangleichung zu erwarten. Die Entscheidung liegt zwischen gestielten Lappen - wie dem Deltopektoralis- und Akromiothorakallappen - und freien Lappen - wie dem Leisten-, Skapula-, Unterarm- oder Deltopektoralislappen.

Der freie Deltopektoralislappen, der von Harii vorgeschlagen wurde, kann die beste Farbangleichung von den zur Verfügung stehenden freien Lappen liefern. Dieses Transplantat wird von der kleinen 2. oder der 3. A. perforans aus der A. thoracica interna versorgt; der venöse Abfluß erfolgt über eine Begleitvene. Die schräg verlaufende Lappenachse zieht lateral vom Sternum durch den 2. oder 3. Interkostalraum in Richtung Schulter. Leider sind die Begleitvenen klein und reichen für die Lappendrainage nicht aus. Die Narbe der Spender-

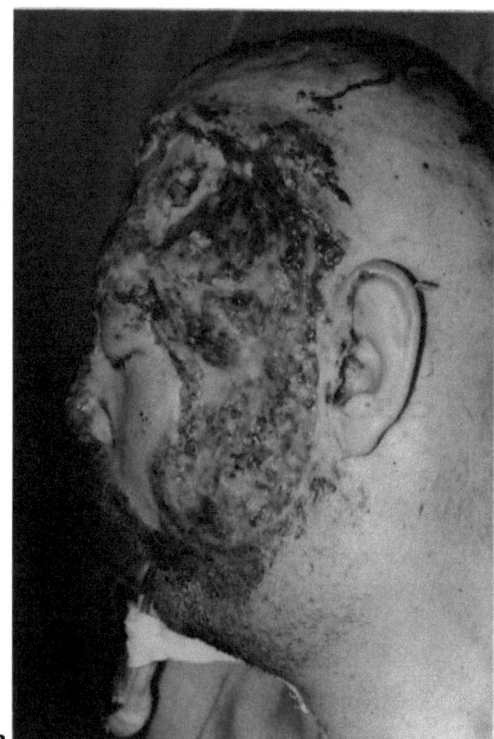 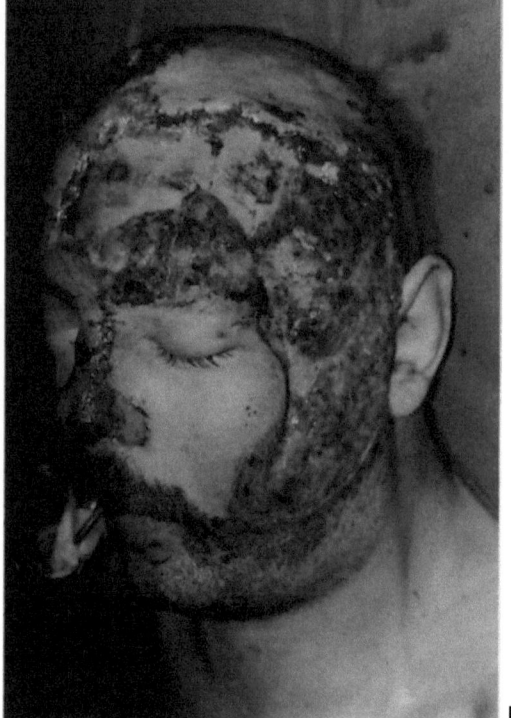

Abb. 12.1 a, b. Dieser Patient verlor bei einem Autounfall Haut und Subkutangewebe von ⅔ seiner Stirn, der linken Schläfe und der linken Wange. Das Os frontale und der Jochbeinkörper liegen frei

Gesichtsdeckung

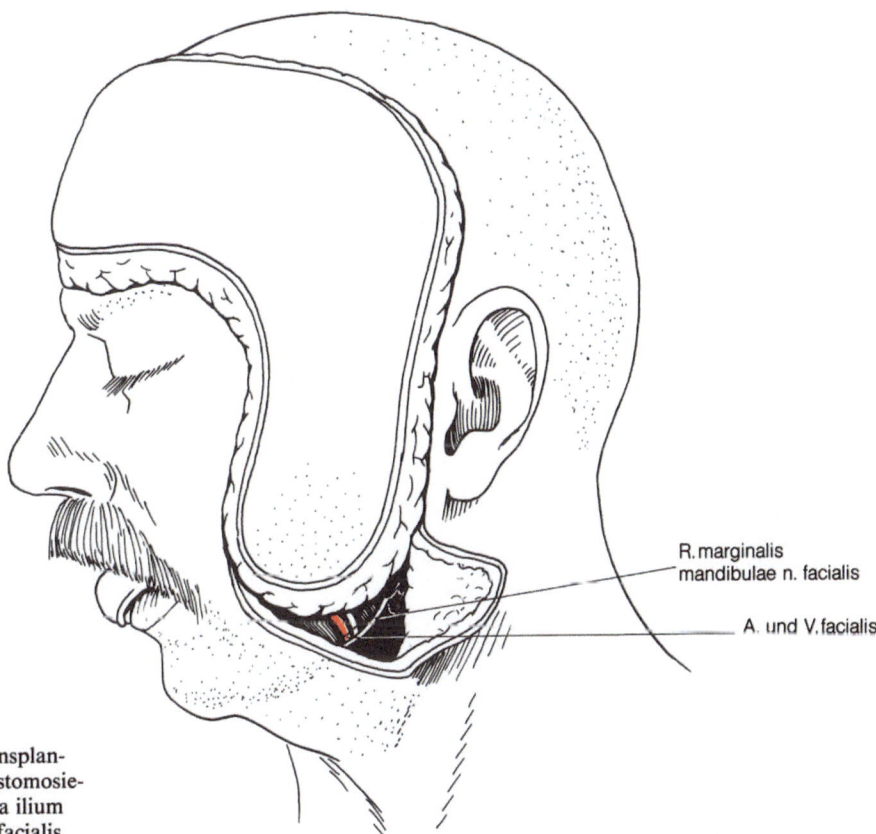

Abb. 12.2. In das Gesicht transplantierter Leistenlappen mit Anastomosierung der A. und V. circumflexa ilium superficialis an die A. und V. facialis

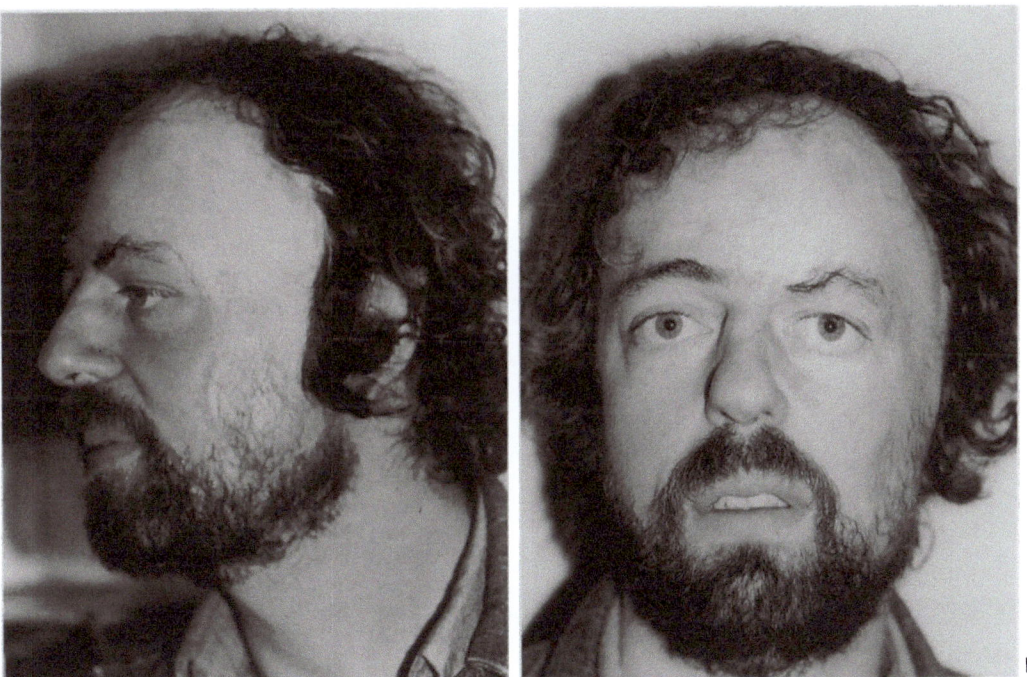

Abb. 12.3 a, b. Erscheinungsbild des Patienten nach Ausräumung des Wangensubkutanfetts, Rekonstruktion der Augenbraue mittels Haartransplantation und Rekonstruktion der Koteletten durch einen retroaurikulären Kopfhautlappen. Nach Sonnenbräunung des Lappens ist seine Farbe akzeptabel, er ist aber nicht so rosig wie die normale Wangenhaut

region bedeutet einen großen Nachteil bei diesem Transplantat. Für einen sehr großen Defekt wird der Leistenlappen eine verläßliche Deckung liefern (Abb. 12.2). Bei Patienten kaukasischer Abstammung ist jedoch die Farbangleichung nicht ideal; die Hautfarbe ist häufig weißlich und gelblich – dies ist ein wesentlicher Mangel des Transplantats. Die Transplantatfarbe verbessert sich jedoch gewöhnlich im Laufe der Zeit, da die Haut Sonne und Wind ausgesetzt ist (Abb. 12.3 a, b).

Deckung der behaarten Kopfhaut

Bei Defekten der behaarten Kopfhaut ist der angrenzende Skalp selbst die erste Wahl einer Lappendeckung. Durch Unterminierung, Inzision der Galea und Planung der Lappen in Hinsicht auf eine optimale Ausnutzung der vorhandenen Haut, kann eine Deckung beträchtlicher Defekte erzielt werden. Die Versorgung mit einem Kopfschwartenlappen nach Orticochea ermöglicht eine erstaunlich ausgedehnte Kopfhautdeckung. Steht Kopfhaut nicht zur Verfügung, und ist eine Lappendeckung erforderlich, dann sollte als erstes ein freier Lappen zur Deckung in Betracht gezogen werden, da es schwierig ist, distal gestielte Lappen auf den Kopf zu verpflanzen. Die zur Verfügung stehenden freien Lappen sind Haut-, Muskel- und Omentumlappen [2, 4]. Von den Hautlappen bietet der dünne Unterarmlappen die größte Deckung und ein ausgezeichnetes kosmetisches Rekonstruktionsergebnis. Die große Narbe an dem mit einem Hauttransplantat gedeckten Spenderarm ist jedoch ein hoher Preis, den der Patient für einen gut aussehenden Skalp zahlen muß. Das Omentum liefert einen großen, dünnen Lappen, der sich gut der konvexen Schädelform anpaßt und ein Hauttransplantat annimmt. Nachteilig ist, daß eine Laparotomie erforderlich ist. Durch Verwendung des M. latissimus dorsi und Deckung seiner Oberfläche mit einem Hauttransplantat kann ein erstaunlich großer, dünner Lappen erhalten werden (Abb. 12.4–12.6). Da der Defekt in der Spenderregion minimal und das Erscheinungsbild des rekonstruierten Skalps ausgezeichnet ist, ziehe ich diese Methode des freien Gewebetransfers für Skalprekonstruktionen vor (Abb. 12.7).

Literatur

1. Arnold PG, Rangerathnam CS (1982) Multiple flap scalp reconstruction: Orticochea revisited. Plast Reconstr Surg 69: 605
2. Gordon L, Buncke HJ, Alpert BS (1982) Free latissimus dorsi muscle flap with split thickness skin graft cover: a report of 16 cases. Plast Reconstr Surg 70: 173
3. Harii K, Ohmori K, Ohmori S (1974) Free delto pectoral skin flaps. Br J Plast Surg 27: 231
4. McLean DH, Buncke HJ Jr (1972) Autotransplant of omentum to a large scalp defect with microsurgical revascularization. Plast Reconstr Surg 49: 268
5. Orticochea M (1971) New 3-flap reconstructive technique. Br J Plast Surg 24: 184

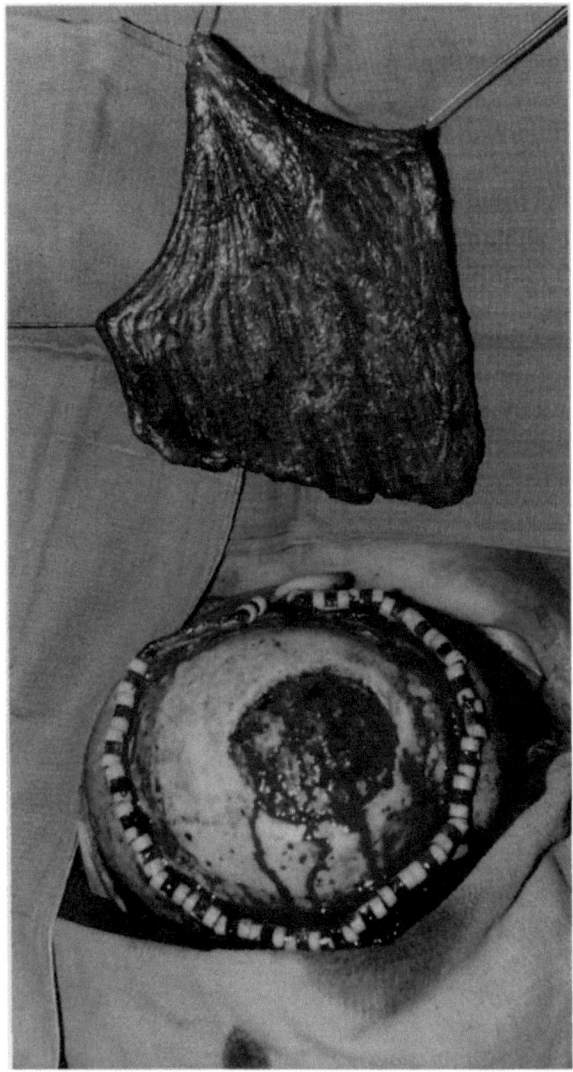

Abb. 12.4. Nach einem ekkrinen Adenokarzinomrezidiv der Kopfhaut wurde bei dieser Patientin eine 16 × 16 cm große Fläche aus der Kopfhaut und dem Periost reseziert. Im Zentralbereich wurde die Lamina externa der Kalotte entfernt. Zur Skalpdeckung wurde ein M. latissimus dorsi präpariert

Deckung der behaarten Kopfhaut

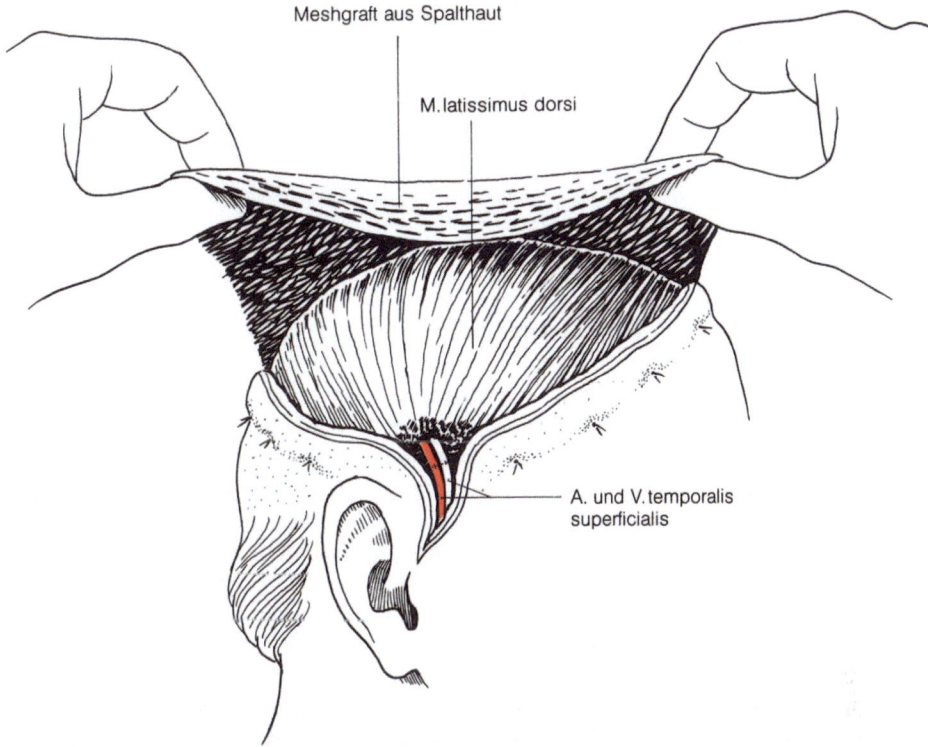

Abb. 12.5. Der M. latissimus dorsi wurde in den Kopfhautdefekt eingesetzt, wobei die A. thoracodorsalis und eine Begleitvene an die A. und V. temporalis angeschlossen wurden. Der Muskelrand wird unter den unterminierten Skalp verlagert, um eine Wundranddehiszenz zu verhindern. Der Muskel kann mit einem unbearbeiteten Spalthauttransplantat oder einem Meshgraft gedeckt werden

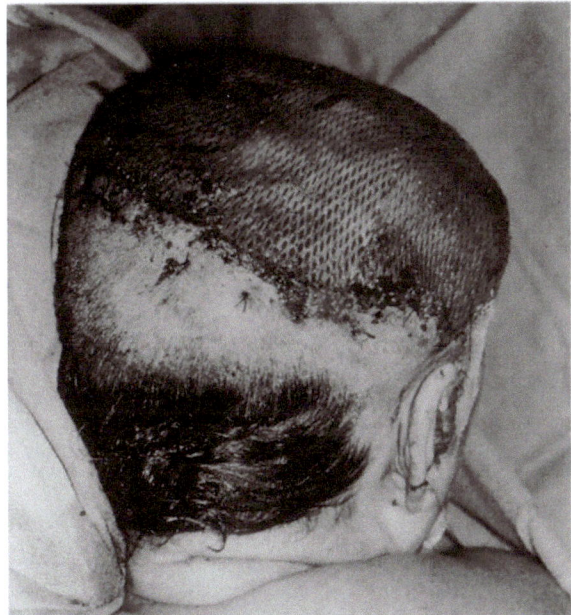

Abb. 12.6. Unmittelbar postoperatives Erscheinungsbild des Meshgrafts auf dem Latissimustransplantat

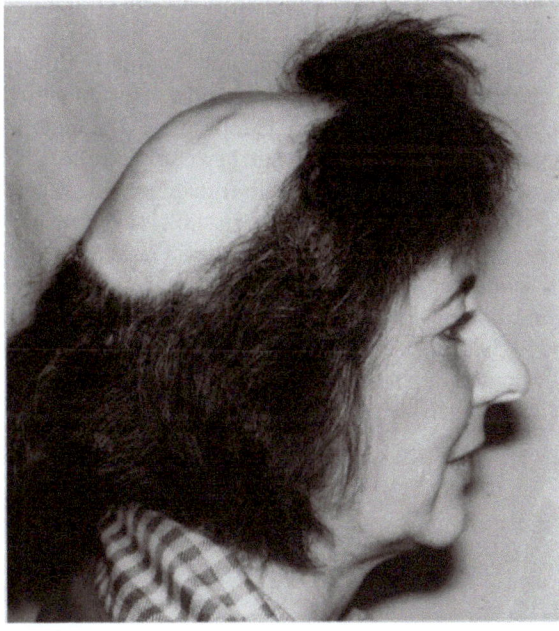

Abb. 12.7. Erscheinungsbild der Skalprekonstruktion 1 Jahr postoperativ. Das Transplantat ist jetzt etwa 0,5 cm dick und besitzt eine widerstandsfähige Oberfläche durch das Hauttransplantat, auf der ohne Schwierigkeiten eine Perücke getragen werden kann

13 Rekonstruktion von Gesichtskonturen

Die Wiederherstellung von Gesichtskonturen erfordert gewöhnlich eine Anlagerung von Weichteilgewebe und manchmal auch eine Knochenrekonstruktion (Abb. 13.1). Für Rekonstruktionen bei der Romberg-Krankheit, lateraler Gesichtsdysplasie und Lipodystrophie ist i. allg. nur die Anlagerung eines richtig plazierten Weichteilpolsters erforderlich. Die beste Technik, Weichteilgewebe zu ersetzen, besteht in einem versenkten freien Gewebetransfer. Entepithelisierte Hautlappen wurden seit vielen Jahren bei Konturrekonstruktionen benutzt [3]. Vor der Ära des freien Gewebetransfers waren das mühsame Schwenken des Lappens oder die Methode der Lappenverlagerung über einen Handgelenkzwischenträger von großem Nachteil, wenn es galt, den Lappen ins Gesicht zu verlagern. Mit Hilfe mikrovaskulärer Anastomosetechniken wird in einer Sitzung der freie Lappen in das Gesicht verlagert. Ein zweiter Eingriff ist für die endgültige Formgebung notwendig.

Für Konturrekonstruktionen werden unterschiedliche Gewebearten verwendet, einschließlich Omentum, Muskeln und Hautlappen. Der entepithelisierte Leistenlappen hat gewisse Vorteile, aufgrund derer ich ihn anderen Transplantaten gegenüber vorziehe. Dieser Lappen läßt sich entsprechend der Form und Größe des Gesichtsdefekts zuschneiden, und das Vorliegen von Dermis erlaubt eine sichere Fixierung jeder Lappenausstülpung in jede Nische der Gewebetasche im Gesicht. Das Endergebnis ist eine Rekonstruktion mit weicher, glatter Oberfläche, die nicht absinkt und dem Patienten eine annähernd normale Gewebebeschaffenheit und Kontur des Gesichts gibt. Der Defekt in der Spenderregion des Leistenlappens ist minimal. Muskelgewebe und Omentum lassen sich nicht so leicht formen, um sie in die Gesichtstasche einzupassen. Eine unberechenbare Atrophie und die Notwendigkeit einer Laparotomie sind weitere Nachteile von Muskel- bzw. Omentumtransplantaten. Dagegen besitzen sowohl Muskel- als auch Omentumtransplantate große, zuverlässige Stiele, die sich leichter präparieren und anastomosieren lassen als der Stiel des Leistenlappens.

Wird ein versenkter Leistenlappen benutzt, dann wird medial eine ellipsenförmige Hautinsel am Lappen belassen. Dieses Hautareal stellt ein „Fenster" dar, mit dessen Hilfe sich die postoperative Blutversorgung des Transplantats beobachten läßt; auch wird so ein Verschluß der Wangenhaut unter zu großer Spannung verhindert. In einer zweiten Operation 2-4 Monate nach dem Transfer, werden der elliptische Hautlappen sowie überschüssiges submandibuläres Fettgewebe exzidiert. Bei der Romberg-Krankheit sollte möglichst der Krankheitsprozeß zum Stillstand gekommen sein, bevor der rekonstruktive Eingriff durchgeführt wird. Gewöhnlich ist das ausgehende 2. oder frühe 3. Lebensjahrzehnt der geeignete Zeitpunkt hierfür. Diese Operationsmethode wurde auch bei Kindern mit einer Lipodystrophie des Gesichts angewandt, in der Erwartung, daß der Lappen im normalen Wachstumsprozeß des Kindes weiter wächst.

Rekonstruktion von Gesichtskonturen

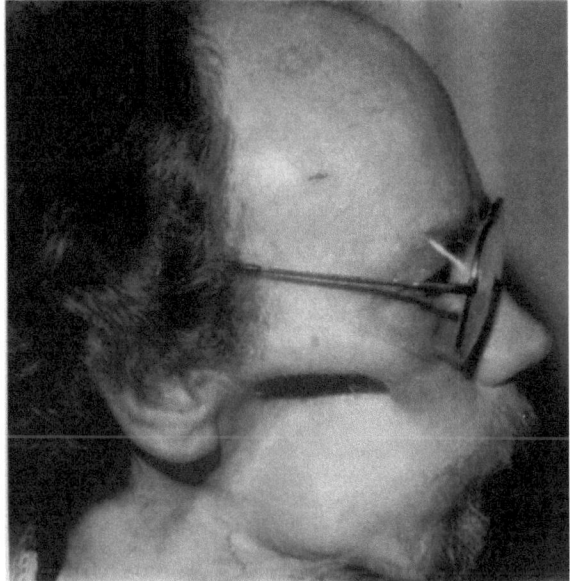
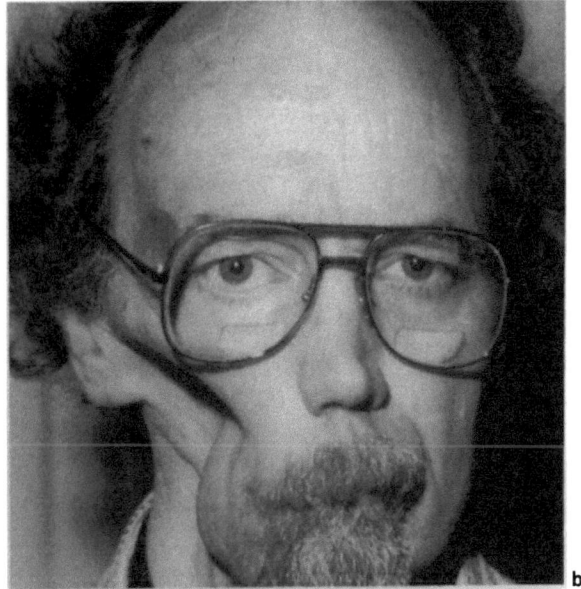
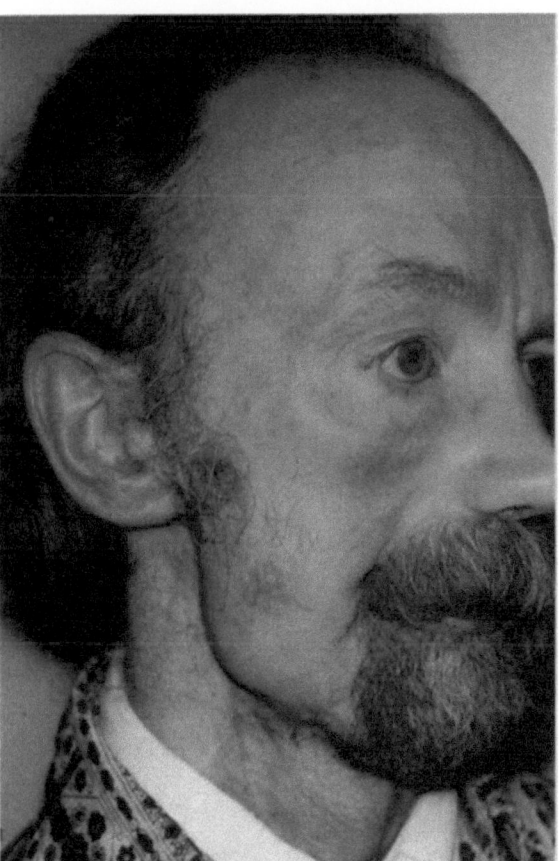

Abb. 13.1. a, b Bei einem 58jährigen Mann wurde die Exstirpation eines intraoralen Karzinoms mit partieller Oberkiefer- und Unterkieferresektion sowie eine Bestrahlungstherapie durchgeführt. Ein ausgedehnter Weichteil- und Knochendefekt blieb auf der betroffenen Gesichtsseite zurück. **c** Postoperatives Erscheinungsbild nach Rekonstruktion mittels eines versenkten Skapulalappens

Rekonstruktionstechnik von Gesichtsweichteilkonturen

Der Leistenlappen wird entsprechend der Form der Gesichtsdeformität im Spendergebiet ausgeschnitten. Dieses erfordert eine genaue Beurteilung der Ausdehnung der Mißbildung - sowohl flächenmäßig als auch in die Tiefe. Das Gesicht wird von kranial und kaudal betrachtet, um die Vertiefungen bestimmen zu können; die gewünschte Dicke der Unterfütterung wird in jeder Gesichtsregion auf der Haut vermerkt (Abb. 13.2a). Dann wird eine Schablone vom Gesichtsdefekt angefertigt und diese in die Leiste verlagert (Abb. 13.2b). Die Lage der A. facialis und die submandibuläre Inzision werden markiert.

Heben des Leistenlappens

1. Die Achse des Leistenlappens wird in beiden Inguinalregionen des Patienten markiert. Nun wird die vom Gesichtsdefekt angefertigte Schablone über die Leistenlappenachse auf der Seite des Patienten gelegt, die die geeignetere zu sein scheint. Medial wird eine Hautellipse eingezeichnet, die in der submandibulären Inzision liegen soll. Der Lappenstiel sollte unter dieser Hautellipse so verlaufen, daß er in einer Stellung zu liegen kommt, die einen Anschluß an die A. facialis ermöglicht.

2. Bevor man den Lappen hebt, wird die Epidermis und der obere Teil der Dermis in dem Gebiet, das versenkt werden soll, mit einem Skalpell entfernt; die mediale Hautellipse bleibt dabei unberührt.

3. Heben des Lappens, wie in Kap. 2 beschrieben. Bei Hebung von lateral nach medial wird der Lappen aus der auf der Schablone angegebenen Tiefe entwickelt. Wird der mediale Anteil des Lappens gehoben, dann muß er in seiner gesamten Dicke entnommen werden, um den Stiel mit einzuschließen (Abb. 13.3a, b). Dieses überschüssige Fettgewebe kann in der zweiten Operation abgetragen werden.

Präparation des Gesichts

1. Das gewünschte zu unterfütternde Gebiet wird im Gesicht aufgezeichnet und an mehreren Stellen die erwünschte Höhe der Unterfütterung angegeben. Die submandibuläre Inzision wird wenigstens 1-2 cm unterhalb des Unterkieferkörpers markiert und der Verlauf der A. facialis eingezeichnet. Ist nur eine Unterfütterung der Wange erforderlich, dann wird die präaurikuläre Inzision bevorzugt. Gewöhnlich müssen jedoch das Augenunterlid sowie Gebiete um den Mund herum und am Kinn unterfüttert werden. Es ist sehr schwierig, diese Regionen präzise zu unterfüttern, und sie liegen von einer präaurikulären Inzision zu weit entfernt, um adäquat dargestellt werden zu können (Abb. 13.2a).

2. Hautinzision durch das Platysma. Der R. marginalis mandibulae des N. facialis ist zu beachten und zu erhalten.

3. Die A. und V. facialis werden für die Anastomosen identifiziert und präpariert.

4. Dissektion unmittelbar oberhalb der Faszie des M. masseter. Zu beachten sind die größeren Äste des N. facialis, die am medialen Rand der Parotis austreten; sie bleiben unterhalb der Dissektionsebene. Durch stumpfe Präparation mit der Schere und unter Benutzung langer, dünner, rechtwinklig gebogener Wundspreizer und einer Stirnlampe wird eine Gewebetasche gebildet, die 1 cm über die gewünschte zu unterfütternde Region hinaus reicht. Die bukkalen Äste des N. facialis, die in der Nähe des Mundwinkels aus der Tiefe her weiter oberflächlich verlaufen, sind zu beachten und zu erhalten. Während der gesamten Präparation ist eine sorgfältige Blutstillung notwendig.

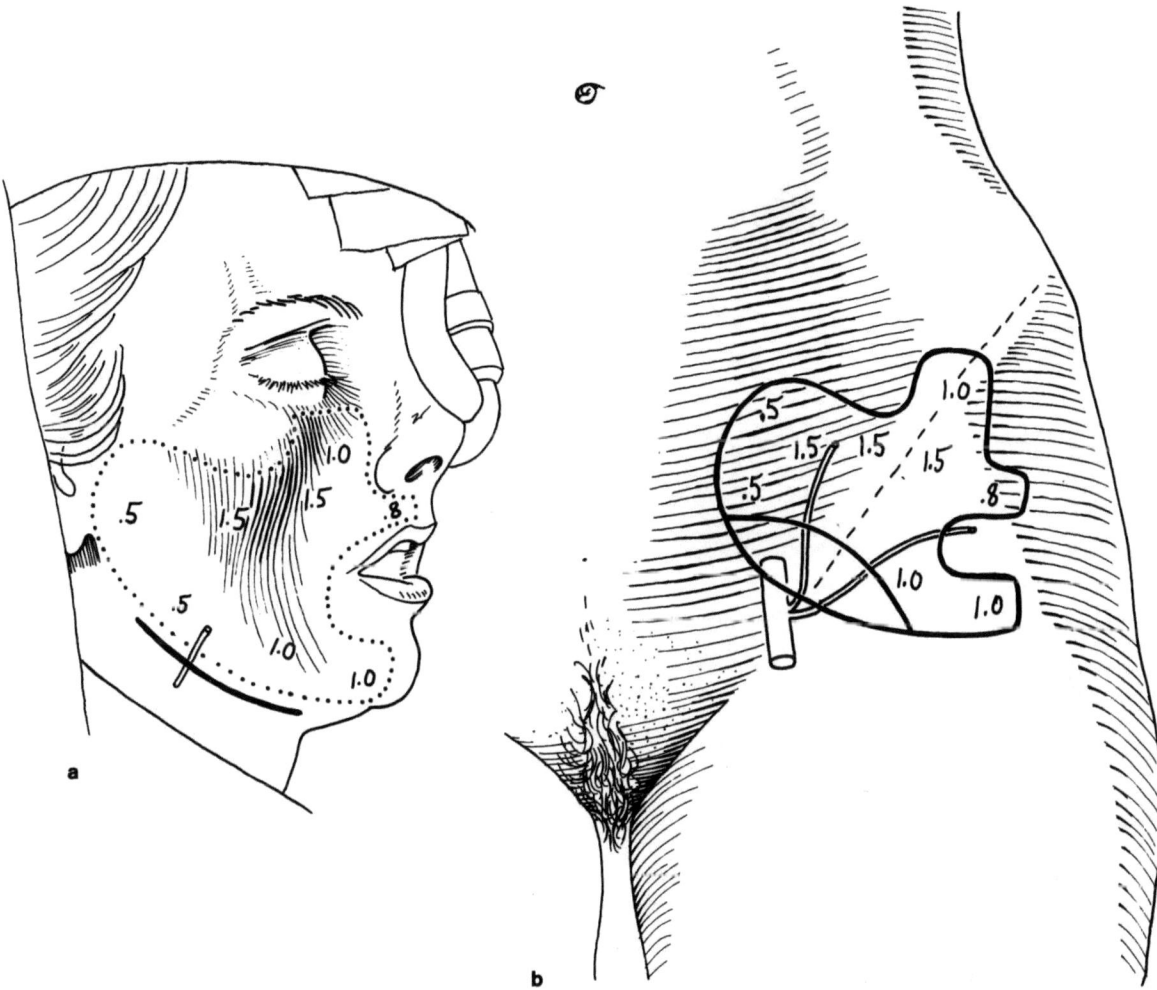

Abb. 13.2. a Bei dieser Patientin mit Romberg-Krankheit lag eine ausgeprägte Atrophie des Subkutangewebes in der rechten Gesichtsseite einschließlich der Lippen, des Kinns, der Wange und des Unterlids vor. Das Gebiet, das einer Unterfütterung bedarf, ist mit einer *gepunkteten Linie* umrissen. Die geschätzte Höhe, um die jedes Areal angehoben werden muß, ist in Zentimetern im Gesicht angegeben. Die submandibuläre Inzision erfolgt wenigstens 1 cm unterhalb des Unterkieferrands. Es wird eine Schablone von diesen Gesichtsmarkierungen angefertigt und in die Leiste verlagert. **b** Die vom Gesicht angefertigte Schablone ist in die linke Leiste verlagert und um die Leistenlappenachse (- - -) zentriert. Als Stiel wird entweder die ACIP oder die AES benutzt, abhängig davon, welches Gefäß größer ist. Im mediokaudalen Bereich des Transplantats ist eine Hautellipse eingezeichnet, die in die submandibuläre Inzision eingefügt werden soll

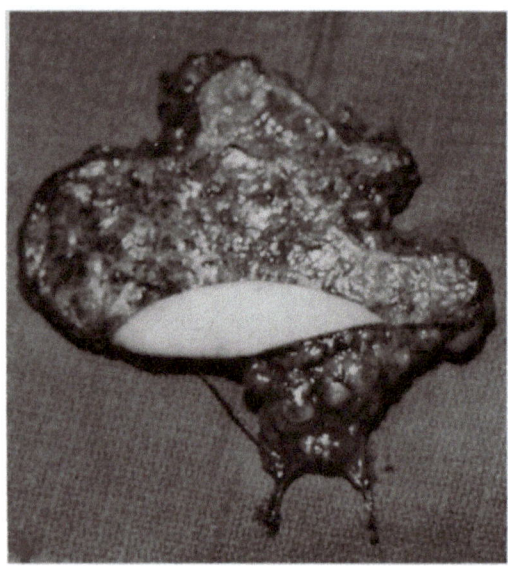 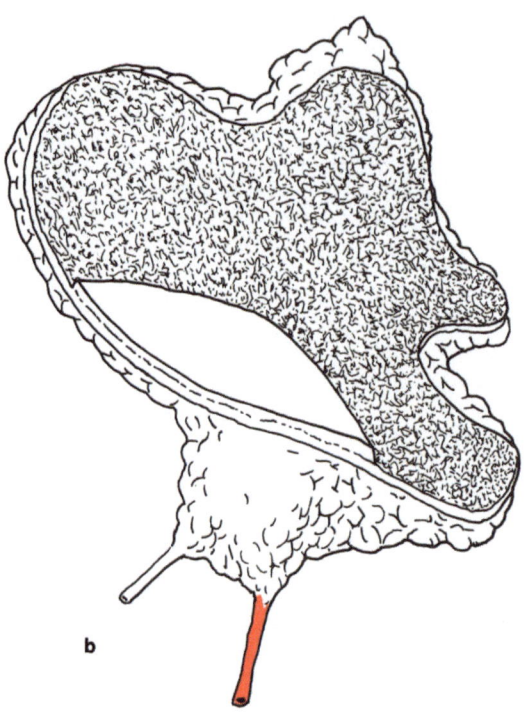

Abb. 13.3a, b. Leistenlappen, auf die Form der Schablone zugeschnitten und zur Transplantation vorbereitet. Die elliptische Hautinsel ist *unten* zu sehen, vom Rest der Haut ist das Epithel entfernt

Transfer des Leistenlappens

1. Das Transplantat wird auf den Gesichtsdefekt des Patienten gelegt und Größe und Dicke beurteilt. Falls notwendig, wird der Lappen weiter ausgedünnt, ausgenommen im Bereich des Stiels.

2. Nach Abschluß dieser Maßnahme wird das Transplantat mit langen Haltefäden in die Gesichtstasche eingepaßt. Dazu werden jetzt die Haltefäden mit einer langen, geraden Nadel eingeführt und von innen 1-2 cm außerhalb der Taschengrenzen durch die Haut nach außen geführt. Das Transplantat wird für eine Probeeinpassung in die Tasche gezogen. Während das Transplantat in der Tasche liegt, wird das Erscheinungsbild der Rekonstruktion in jedem Gesichtsabschnitt beurteilt. Das Transplantat wird entfernt und, falls erforderlich, weiter beschnitten.

Die Region in und unterhalb des Augenunterlids ist am schwierigsten adäquat zu unterfüttern. Durch die Schwerkraft kommt es an dieser Stelle postoperativ zu einem gewissen Absinken des Gewebes. Deshalb sollte die Gewebetasche großzügig angelegt, das Weichteilgewebe dicker als nötig eingebracht und die Haltefäden auf beiden Seiten des Auges oberhalb des Kanthus plaziert werden (Abb. 13.4a).

3. Das Transplantat wird aus der Tasche entfernt, wobei die Haltefäden nicht mitentfernt werden und mit der Subkutis nach oben auf den Hals des Patienten gelegt. Diese Lage gewährleistet eine ausgezeichnete Freilegung für die Anastomosen, die gewöhnlich End-zu-End zwischen der Arterie und Vene des freien Leistenlappens und der A. und V. facialis angelegt werden, und die i. allg. in der Größe vorzüglich zusammenpassen.

4. Nach Fertigstellung der Anastomosen wird die Lappendurchblutung beobachtet und die endgültige Blutstillung an den Lappenrändern durchgeführt. Der Lappen wird vorsichtig wie eine Buchseite in die Tasche eingeführt, und die Lappenränder werden fest an ihren Platz gezogen, indem die Haltefäden über Gazebäuschen auf der Haut verknüpft werden (Abb. 13.4a-c). Der untere Teil des Lappens wird nun angehoben und die Lage der Gefäße kontrolliert. Wurden sie zum Zeitpunkt der Anastomosen zu lang gelassen, dann können sie abknicken. An diese Komplikation sollte vor der Anastomosierung gedacht werden.

5. Es werden nun Drains eingelegt, die von den Lappengefäßen entfernt liegen; die Hautinsel wird in der submandibulären Inzision eingenäht.

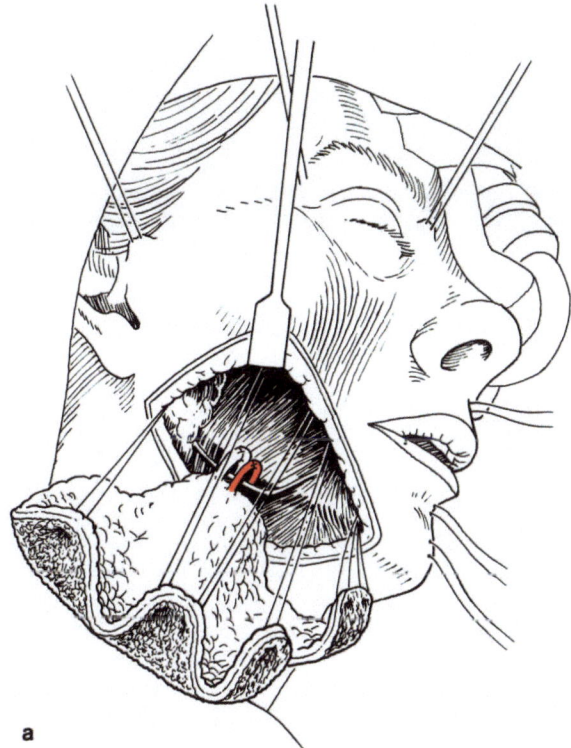

Abb. 13.4a, b. Nach Fertigstellung der Mikroanastomosen wird das Transplantat, das während dieses Operationsschritts auf dem Hals des Patienten lag, umgedreht und in die Gewebetasche des Gesichts eingeführt. Es wird mit langen Stütznähten fixiert, die vor den Anastomosierungen eingebracht wurden und ausreichend weit außerhalb der Grenzen der Gewebetasche liegen. **c** Die Stützfäden werden jeweils über Verbandsbäusche verknüpft, und die Hautellipse wird in die submandibuläre Inzision eingefügt

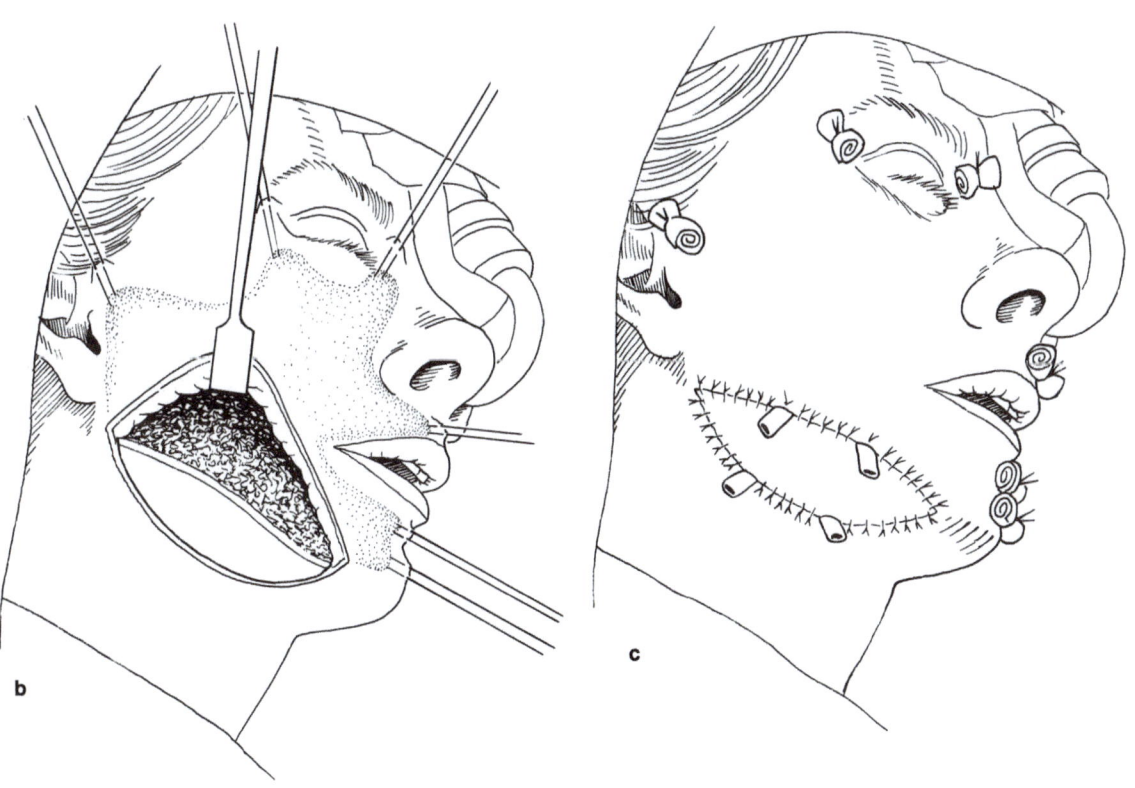

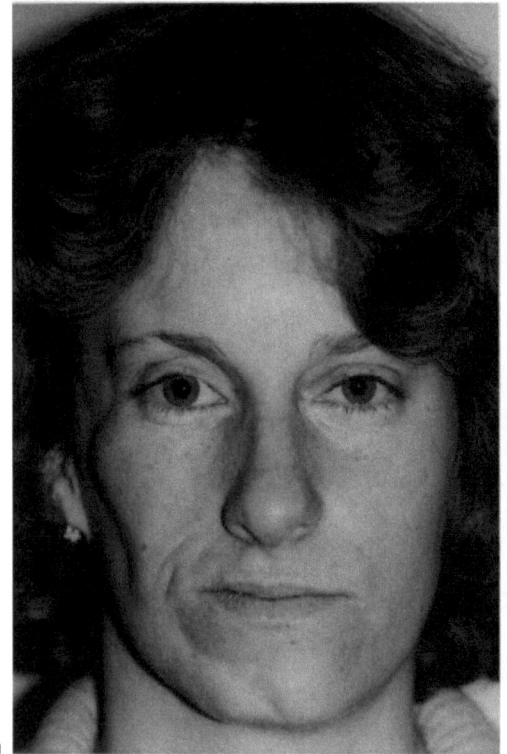 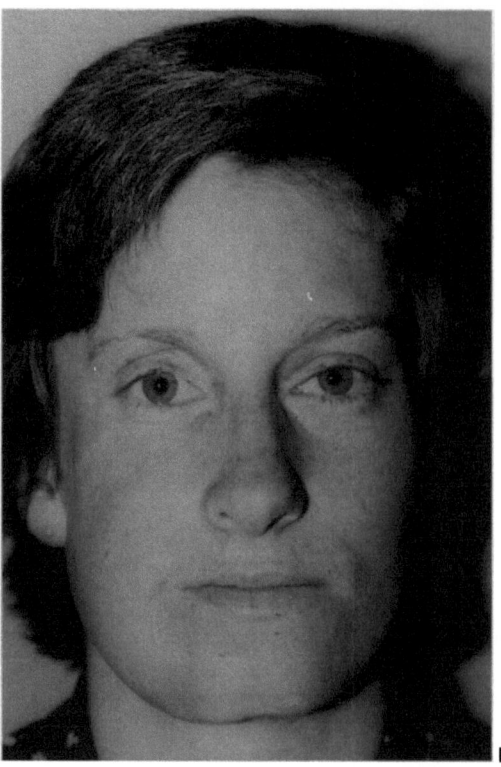

Abb. 13.5. a Eine 26jährige Frau mit stationärer Romberg-Krankheit; es besteht eine ausgeprägte Weichteilathrophie im Bereich der Schläfe, der Wange, des Unterlids, der Lippen und des Kinns. **b** Postoperatives Erscheinungsbild nach Rekonstruktion mittels eines versenkten Leistenlappentransplantats und Entfernung der Hautellipse sowie subkutanen Fettgewebes in einer zweiten Sitzung

Literatur

1. Harashima T, Nakajima T, Yoshimura Y (1977) A free groin flap reconstruction in progressive facial hemiatrophy. Br J Plast Surg 30: 14
2. Jurkiewicz MJ (1980) Discussion restoration of facial contour using free vascularized omental transfer. Plast Reconstr Surg 66: 568
3. Newmann CG (1952) The use of large buried pedicled flaps of dermis and fat. Clinical and pathological evaluation in the treatment of progressive facial hemiatrophy. Plast Reconstr Surg 11: 315
4. Tweed AEJ, Manktelow RT, Zuker RM (1984) Facial contour reconstruction with free flaps. Ann Plast Surg 12: 313
5. Upton J, Milliken JB, Hicks, PD et al. (1980) Restoration of facial contour using free vascularized omentum. Plast Reconstr Surg 66: 560
6. Vasconez LO, Mathes SJ, Alpert BS et al. (1981) The contouring of soft tissue defects in the face: a comparative retrospective study utilizing dermis grafts and muscle as pedicled or free flaps. Plast Surg Forum 4: 220

14 Intraorale Rekonstruktion

Die Rekonstruktion der intraoralen Schleimhaut ist i. allg. nach einer Tumorresektion notwendig. Bei größeren Defekten hat man die Wahl zwischen einem gestielten Lappen, wie z. B. dem Pektoralis-, Latissimus-, Trapezius- oder Deltopektoralislappen, und einem freien Gewebetransfer. Nach einer lateralen Unterkieferresektion liefert ein gestielter myokutaner Lappen häufig ein gutes Rekonstruktionsergebnis, wobei die Muskelmasse die Gesichtsseite im Gebiet des Unterkiefers auffüllt. Wurde jedoch kein Teil des Unterkiefers reseziert, dann ist der Muskelwulst dieser Lappen häufig zu ausgeprägt; in diesem Fall ist eine freie Gewebeverlagerung vorzuziehen. In der Tumorchirurgie des Kopfes und Halses arbeitet man gerne mit 2 Operationsteams. Ein Team exstirpiert den Tumor, und das andere führt den Gewebetransfer durch. Auf diese Weise kann das Mikrochirurgenteam das Transplantat vorbereiten, während die Exstirpation durchgeführt wird; man kann dann nach Entfernung des Tumors sofort mit der Rekonstruktion beginnen. Bei dieser simultanen Teamarbeit schätzt der den Tumor exstirpierende Chirurg die Maximalgröße des zu entfernenden Karzinomgewebes ab, damit das Rekonstruktionsteam den für einen Maximaldefekt ausreichend großen Lappen heben kann. Ein ausgedehnter Tumor kann die Exzision multipler Strukturen, einschließlich der äußeren Gesichtshaut, der bukkalen Mukosa, des Ober- und Unterkiefers, des Mundhöhlendachs und des Mundbodens, sowie von Zunge und Gaumen erfordern. Der exstirpierende Operateur kann so viel Gewebe, wie es für eine befriedigende kurative Tumoroperation notwendig ist, entfernen, ohne sich Sorgen über die Probleme beim Verschluß und bei der Rekonstruktion des Defekts machen zu müssen.

Wahl des geeigneten freien Gewebetransfers

Als Transplantate zum Ersatz für intraorale Schleimhaut sind kutane Lappen aus der Leiste, vom Unterarm oder vom Fußrücken und ein eröffnetes Jejunumsegment geeignet (Abb. 14.1).
Der Leistenlappen ist häufig wulstig, hat einen kurzen Stiel und wird i. allg. nicht in diesem Bereich angewandt. Der Fußrückenlappen liefert ein dünnes, geschmeidiges Hautstück, das sich der Mundhöhle gut anpassen läßt. Ein Nachteil dieses Lappens ist, daß der Patient für 10 Tage lang Bettruhe einhalten muß, damit das Hauttransplantat auf dem Fußrücken anwächst. Der Unterarm kann ein größeres Hautareal liefern als der Fußrücken. Der Hautlappen ist besonders dünn, wenn er aus dem distalen Unterarm gewonnen wird, und er besitzt entsprechend mehr Subkutanfett, wenn man ihn proximal entnimmt. Er hat einen langen, verläßlichen Stiel, der Anschlußgefäße am Hals erreicht. Das kosmetische Ergebnis in der Spenderregion ist jedoch besonders für Frauen unbefriedigend. Ist der radiovolare Unterarm besonders stark behaart, dann kann der Lappen auch mit Versorgung über die A. ulnaris gebildet werden; hier ist die Hautregion weniger behaart.

Das Jejunum hat einen verläßlichen Stiel, ist gut vaskularisiert und liefert ein ungewöhnlich geschmeidiges Gewebestück, das sich gut den unregelmäßig geformten Defekten anpaßt, die häufig durch intraorale Tumorresektionen entstehen. Das Jejunum sondert Schleim ab, was bei Patienten mit Mundtrockenheit infolge vorausgegangener Bestrahlung nützlich sein kann; häufig bleiben Jejunalfalten erhalten.

Technik der intraoralen Schleimhautdeckung mit einem freien Gewebetransfer

Vorbereitung der Mundhöhle

Die am häufigsten benutzten Arterien sind die Aa. facialis, thyreoidea superior und carotis externa. Außer nach einer radikalen Neck dissection mit Entfernung der V. jugularis interna stehen i. allg. viele Venen zur Verfügung, einschließlich der Vv. facialis, thyreoidea superior und jugularis interna. Wurde die V. jugularis interna entfernt, dann wird eine ventrale Jugularvene oder eine Vene auf der anderen Halsseite freigelegt. Die ausgewählten Empfängergefäße werden unter optischer Vergrößerung beurteilt, um sicher zu sein, daß sie unbeschädigt sind. Die Arterie muß kräftig spritzen, wenn sie für einen mikrovaskulären Anschluß geeignet sein soll.

Freier Gewebetransfer in die Mundhöhle

1. Nach Entnahme des Gewebetransplantats (Unterarmhaut s. Kap. 4, Fußrückenhaut s. Kap. 3 oder Jejunum s. Kap. 15) wird dieses locker an seinem Bestimmungsort fixiert. Wenn der Lappen vor Anlegen der Anastomosen richtig eingepaßt wird, kann man sicher sein, daß der Stiel weder zu stramm noch zu locker liegen wird (Abb. 14.2). Werden Gefäße im Gesicht benutzt, wie z. B. die A. und V. facialis, dann wird bei Bewegungen des Kopfes kein Zug auf den Stiel ausgeübt. Wird jedoch der Stiel für die Anastomose aus der Mundhöhle an eine Halsvene geführt, dann kann postoperativ durch eine Rotationsbewegung des Halses ein Zug auf den Stiel ausgeübt werden, wenn dieser zu kurz ist. Diese Möglichkeit wird beurteilt, indem der Kopf von einer Seite zur anderen gedreht und dabei der Stiel beobachtet wird.

2. Der beste Verlauf für den Stiel wird gewählt. Es gibt 2 Routen, den Stiel an Halsgefäße, wie z. B. die A. und V. thyreoidea superior, heranzuführen: lateral vom Unterkiefer oder durch den Mundboden hindurch medial vom Unterkiefer. Der letzte Verlauf ist direkter. Das postoperative Zungenödem kann jedoch eine Kompression des Stiels gegen den unnachgiebigen Unterkiefer bewirken und zu einer venösen Stauung führen. Wird der Stiel an der Außenseite des Unterkiefers herumgeführt, dann gibt es diese Komplikation nicht.

3. Die Anastomosierungen werden in der üblichen Weise, i. allg. End-zu-End, durchgeführt.

4. Nach erfolgreicher Beendigung der Anastomosen wird das Transplantat beobachtet; man muß sicher sein, daß das gesamte Transplantat gut durchblutet wird. Alle Gewebeareale, die nicht gut perfundiert werden, sollten vor Einfügen in die Mundhöhle entfernt werden.

5. Nun beginne man, das Tranplantat an den dorsalen und medialen Defektgrenzen einzunähen. Die endgültige Beschneidung des Transplantats erfolgt beim Einsetzen. Die Wangenlefzen werden in ihre ursprüngliche Lage zurückgebracht, während die lateralen und anterioren Transplantatabschnitte eingenäht werden (Abb. 14.3). Eine zweischichtige Naht schützt verläßlicher vor einer Wundranddehiszenz. Das Gebiet, in dem es am ehesten zu einer Dehiszenz kommt, ist die Nahtlinie über dem Unterkiefer.

6. Verschluß der Wundlefzen am Hals; es werden Saugdrainagen eingelegt, wobei sorgfältig sicher gestellt sein muß, daß sie nicht über den Stiel gleiten und diesen abklemmen können. Wurde eine Tracheotomie durchgeführt, dann werden die Flügel der Trachealkanüle am Hals angenäht. Um den Hals herumgeschlungene Haltebänder können nämlich zu einem venösen Verschluß führen. Das Kopfende des Bettes wird hochgestellt, um das postoperative Ödem so gering wie möglich zu halten.

Technik der intraoralen Schleimhautdeckung mit einem freien Gewebetransfer

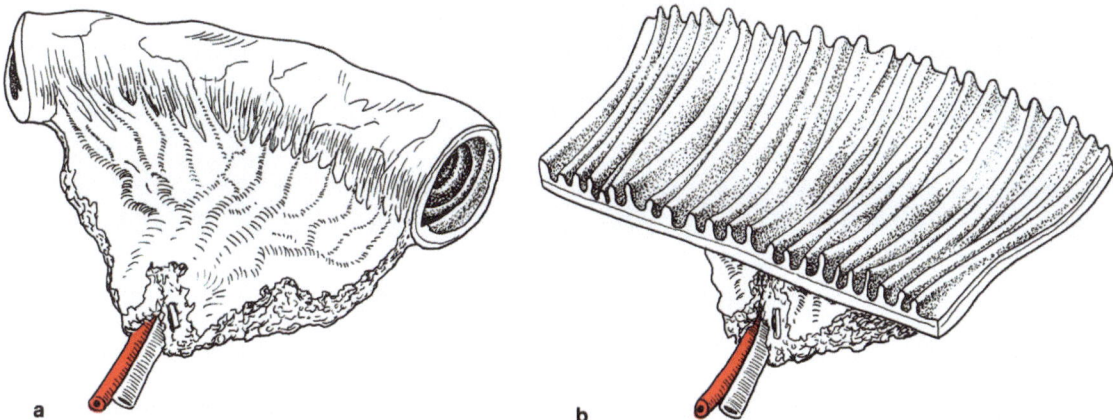

Abb. 14.1 a, b. Das Jejunum liefert nach Eröffnung im antimesenterialen Wandbereich einen großen Abschnitt geschmeidigen, gut durchbluteten Gewebes, das zur Auskleidung der Mundhöhle geeignet ist

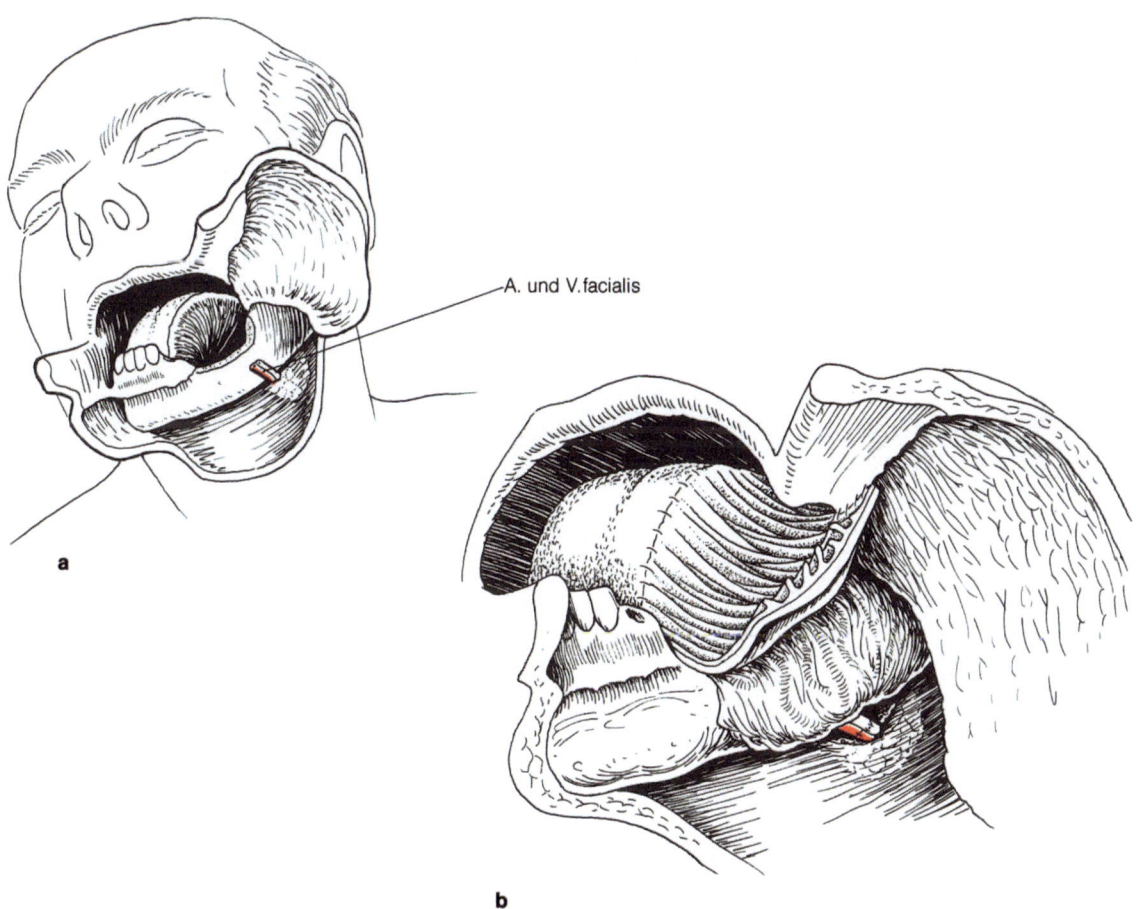

Abb. 14.2. a Der Patient hat einen Tumor im Bereich des linken Alveolarfortsatzes, der eine Unterkieferteilresektion sowie die Resektion des linken Mundbodens, des Zungenrands und der linken bukkalen Mukosa erforderlich machte. Die A. und V. facialis werden als Anschlußgefäße benutzt. b Das eröffnete Jejunum wurde in den Mundboden eingesetzt und mit der Zunge und der Wangenmukosa vernäht. Die Anastomosen zwischen den mesenterialen und fazialen Gefäßen sind unter dem Fettgewebe des Mesenteriums zu sehen

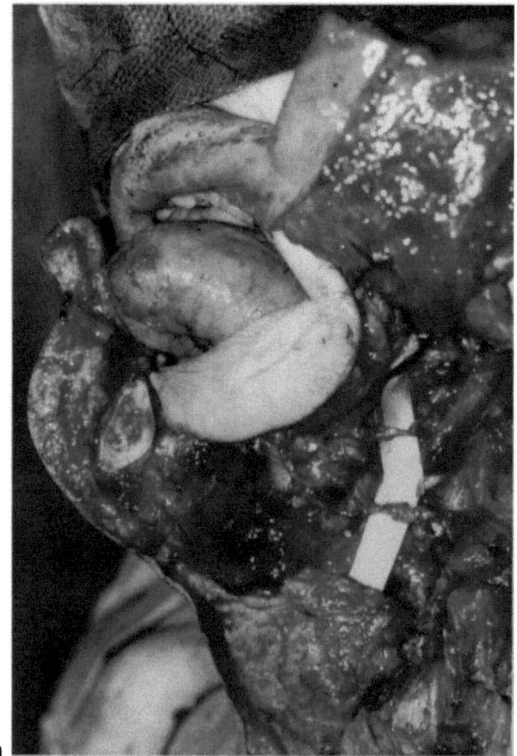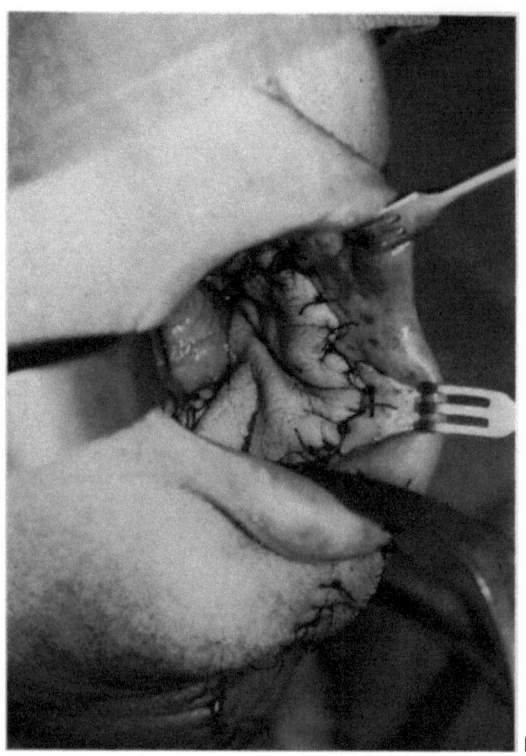

Abb. 14.3. a Ein Patient unmittelbar nach einer Tumorresektion aus dem Bereich des linken Mundbodens und des linken Unterkiefers. Es wurde eine Weichteilrekonstruktion durchgeführt, bei der ein Fußrückenhauttransplantat, das hier bereits eingesetzt ist, zur Auskleidung des Mundbodens und der bukkalen Wange verwendet wurde. Es sind die Anastomosen zwischen der A. dorsalis pedis und der A. facialis sowie der V. saphena und der V. facialis zu sehen. **b** Unmittelbar postoperatives Erscheinungsbild des Fußrückentransplantats nach Abschluß der Einpassung in den Mundboden und in die Wangenweichteile und Verschluß der durchtrennten Lippe

15 Ösophagusrekonstruktion

Zur Rekonstruktion des Hypopharynx und Ösophagus lassen sich Abschnitte des Gastrointestinaltrakts als mikrovaskuläre Transplantate benutzen, wie z.B. Kolon, Jejunum und Abschnitte des Magens. Zur Lösung der meisten Rekonstruktionsprobleme bietet das Jejunum das am besten geeignete Gewebe. Seine Gefäßversorgung ist zuverlässig, und es kann mit einer minimalen Morbidität entfernt werden. Es liefert ein röhrenförmiges Transplantat, das für eine Ösophagusrekonstruktion die richtige Größe besitzt (Abb. 15.1).

Ein Intestinaltransfer mittels Revaskularisierung wurde von Seidenberg 1959 beschrieben, lange vor der Entwicklung anderer freier Gewebetransfers [10]. Obwohl das Operationsverfahren auch von anderen angewandt wurde, verbreitete sich die Technik des freien Intestinaltransfers nicht weiter, bis mikrovaskuläre Operationstechniken zur Verfügung standen, die die Zuverlässigkeit der Operation garantierten [1-9].

Anatomie des Jejunums

Bei der Wahl eines passenden Stücks des Jejunums für die Transplantation ist es wesentlich, seine Form und Gefäßversorgung zu berücksichtigen. Wegen der vielen Krümmungen des Jejunums ist es schwierig, einen geraden Darmabschnitt von länger als 12-15 cm zu erhalten, ohne dieses an beiden Enden von seinem Mesenterium abzulösen. Eine gute Methode, die Krümmung des ausgewählten Jejunumsegments zu begradigen, besteht darin, parallel zum Darm multiple Inzisionen durch das Peritoneum des Mesenteriums zu legen. Wird ein längerer Darmabschnitt benötigt, dann können 2 Gefäßstiele notwendig werden.

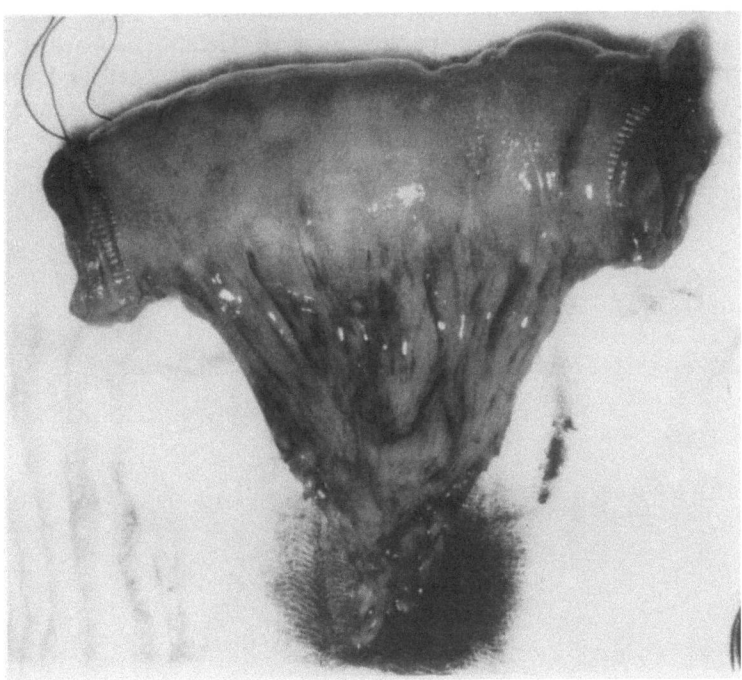

Abb. 15.1. Ein 12 cm langes Jejunumstück, zur Transplantation vorbereitet - der ideale Ersatz für einen Abschnitt des Gastrointestinaltrakts

Die das Jejunum versorgenden Gefäße sind Äste aus der A. mesenterica superior. Diese Äste kommunizieren distal miteinander und bilden Gefäßarkaden. Jede Arkade gibt Seitenäste ab, die wiederum miteinander kommunizieren und eine noch weiter peripher gelegene Gruppe von Gefäßarkaden bilden. Dieses System aus Arkaden und multiplen Gefäßästen endet mit vielen parallel verlaufenden Gefäßen, die rechtwinklig in den Darm eintreten (Abb. 15.2). Ein Muster der Gefäßverästelung, das für den Transfer an einem einzelnen Gefäßstiel am besten geeignet ist, wird gewöhnlich im proximalen Jejunum gefunden. In dieser Region gibt es viele Arteriengruppen, die im Mesenterium über eine Entfernung von 3-5 cm rechtwinklig zum Jejunum verlaufen und aus einer gemeinsamen Arkade entspringen. Eine einzelne Arterie, die diese Gefäßarkade versorgt, ist leicht zu finden. Dieses Gefäß wird dann als Stiel benutzt. Das Venensystem verläuft genau parallel zum arteriellen System.

Technik der Ösophagusrekonstruktion mit dem Jejunum

1. Es wird eine Laparotomie durchgeführt und der Dünndarm dargestellt.

2. Ist das Gefäßmuster teilweise durch Mesenterialfett verdeckt, dann muß das Jejunum eventriert und mit einer OP-Lampe durchleuchtet werden (Abb. 15.3 u. 15.4). Auf diese Weise kann man sicher gehen, daß das zu anastomosierende Gefäß den gesamten zu verlagernden Jejunumabschnitt versorgt.

3. Nun wird ein gerades Jejunumstück mit einem geeigneten Gefäßmuster ausgewählt. Ein keilförmiger Sektor wird aus dem Mesenterium skelettiert, der das gewünschte Gefäßnetz enthält, wobei sich der Stiel an der Spitze befindet. Auf beiden Seiten des gewählten Segments wird jetzt das Jejunum mit gummiarmierten Klemmen abgeklemmt und der Darm durchtrennt.

4. Das Jejunumsegment, das nur noch an seinem Gefäßstiel hängt, bleibt im Abdomen, um die Perfusion zu beobachten. Anastomosierung der Dünndarmenden mit einer zweireihigen Naht; der Mesenterialschlitz wird vernäht, um eine Herniation von Darm zu verhindern. Nach Beurteilung der Perfusion des Jejunumsegments wird der Stiel durchtrennt.

Verlagerung des Jejunums in den pharyngealen Ösophagus

Das Empfängergebiet wird zur gleichen Zeit wie das Jejunum präpariert. Zur Rekonstruktion des zervikalen Ösophagus liegen die A. und V. thyreoidea superior für Anastomosierungen an idealer Stelle. Andere Gefäße, die verwendet werden können, sind die Aa. und Vv. facialis, lingualis und thyreoidea inferior. Erstreckt sich die Rekonstruktion bis in den Thorax, dann ist ein kaudales Gefäß, wie z. B. die A. thoracica interna, brauchbar. Der Perfusionsdruck in der Empfängerarterie wird geprüft, indem man die Kraft des austretenden Blutstrahls beobachtet. Trotz atherosklerotischer Veränderungen und vorausgegangener Bestrahlung sind Halsgefäße für Mikroanastomosen ziemlich verläßlich.

Technik der Ösophagusrekonstruktion mit dem Jejunum

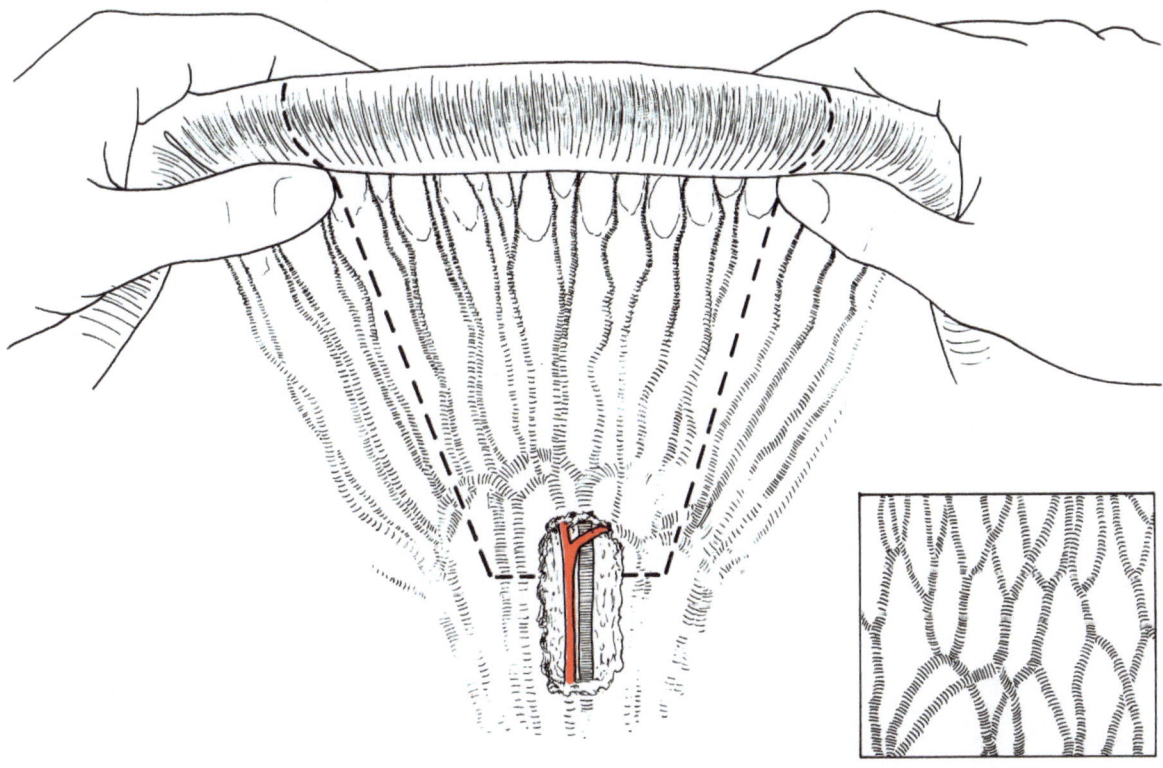

Ungeeignetes Gefäßmuster des Jejunums weiter distal

Abb. 15.2. Wenn das unversehrte proximale Jejunum aus der Bauchhöhle herausgehoben wird, kann man das Gefäßmuster erkennen. Resektionsgrenzen (-----). Das *rechts im Kasten* gezeigte Gefäßmuster stellt den weniger geeigneten Gefäßverlauf im Mesenterium des distalen Jejunums dar

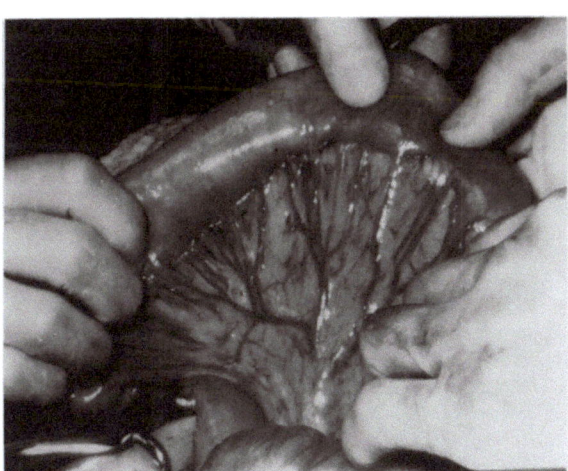

Abb. 15.3. Das unversehrte Jejunum wird auf ein geeignetes Segment zur Transplantation hin untersucht

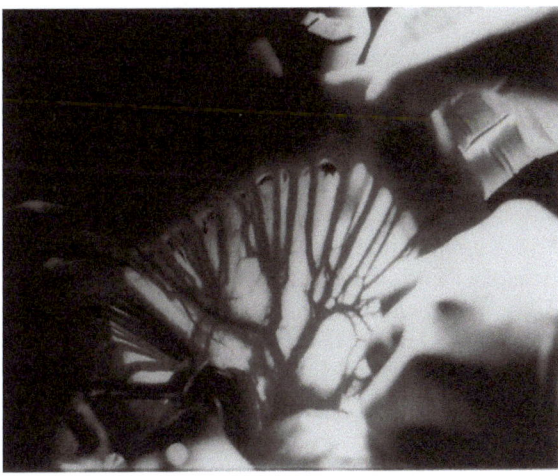

Abb. 15.4. Eine Durchleuchtung des Mesenteriums hilft, das Gefäßmuster darzustellen

1. Das Jejunumtransplantat wird mit einigen Nähten in seiner richtigen Position fixiert und die arteriellen und venösen Anastomosen durchgeführt. Es ist nicht erforderlich, das Transplantat zu kühlen, da es die kurze Ischämieperiode während der Anlage der Mikroanastomosen toleriert.

2. Einreihige Anastomosierung der oberen und unteren Enden des Darms mit dem restlichen Ösophagus mit Einzelnähten. Das Segment muß isoperistaltisch eingesetzt werden (Abb. 15.5 a, b).

3. Vor Verschluß der Haut werden Saugdrainagen eingelegt, die aber den Anastomosen nicht anliegen dürfen.

Postoperative Versorgung

Postoperativ wird in den ersten paar Tagen eine beträchtliche Schleimmenge vom Transplantat abgesondert. Wenn das Ödem zurückgegangen ist und der Patient Flüssigkeiten gut trinken kann, wird allmählich auf vollständige Flüssigkost und schließlich auf Normalkost übergegangen. Es kann jedoch für einige Zeit ein beträchtliches Ödem vorliegen, das das Schlucken fester Nahrung verhindert. Komplikationen durch Spätstrikturen wurden beim Jejuminterponat nicht beobachtet.

Es ist wichtig, das Jejunum nach dem Transfer zu überwachen. Eine Anastomosenthrombose und ein nicht erkanntes Jejunumgangrän führen zu einer gefährlichen Infektion der Halsweichteile. Im Thoraxbereich kann ein gangränöses Jejunum zu einer lebensbedrohlichen Mediastinitis führen. Deshalb muß es eine Möglichkeit zur Kontrolle des Transplantats geben. Liegt das Interponat ausreichend hoch im Pharynx, dann kann die Mukosa des Jejunums direkt durch die Mundhöhle beobachtet werden. Ansonsten kann es mit einer flexiblen Glasfiberoptik betrachtet werden, die 1- oder 2mal pro Tag durch die Mundhöhle eingeführt wird, um so das Transplantat zu untersuchen. Eine zweimalige Kontrolle pro Tag reicht nicht aus, um eine vaskuläre Komplikation rechtzeitig zu erkennen und zu beheben, und damit das Transplantat zu retten. Diese Beobachtung verhindert jedoch, daß ein nekrotisches Darmstück mit den Folgen der späteren Wunddehiszenz und Infektion im Hals zurückgelassen wird.

Eine weitere Kontrollmethode besteht darin, die Serosafläche direkt zu beobachten. Hester plant die Inzision am Hals so, daß sie über dem Jejunum liegt. Er läßt ein paar Nähte an den Hautwundrändern am Hals aus und deckt das Jejunum mit einer dünnen, durchsichtigen Silastikfolie ab, um das Austrocknen zu verhindern [3]. Diese Technik gestattet eine wiederholte direkte Beobachtung der Serosafarbe des Jejunums über ein paar Tage, bevor das Silastik entfernt wird. Besteht eine inadäquate Transplantatdeckung, dann legt er ein Spalthautmeshgraft direkt auf das Jejunum, was eine direkte Beobachtung durch das Meshgraft ermöglicht. Man kann auch einen kleinen Stiel aus Jejunummukosa bilden, der an einem Transplantatende befestigt ist und durch die Wunde nach außen geführt wird, wo er beobachtet werden kann. Einige Tage nach dem Transfer, wenn eine Beobachtung nicht länger erforderlich ist, wird die Basis des Stiels ligiert und die Wunde verschlossen.

Literatur

1. Flynn MB, Acland RD (1979) Free intestinal autografts for reconstruction following pharyngo-laryngo esophagectomy. Surg Gyn Ostet 149: 858
2. Germain M, Gremilet C, Patricio J (1979) Replacement of the esophagus by a jejunal loop revascularized by vascular microanastomoses. Intl J Microsurg 1: 60
3. Hester TR, McConnel FMS, Nahai F, Jurkiewicz MJ, Brown RG (1980) Reconstruction of cervical esophagus, hypopharynx and oral cavity using free jejunal transfer. Am J Surg 140: 487
4. Hiebert CA, Cummings GO (1961) Successful replacement of cervical esophagus by transplantation and revascularization of a free graft of gastric antrum. Ann Surg 51: 103
5. Jurkiewicz MJ (1965) Vascularized intestinal graft for reconstruction of the cervical esophagus and pharynx. Plast Reconstr Surg 36: 509
6. Nakayama K, Tamai T, Yamamoto K et al. (1962) A simple new apparatus for small vessel anastomoses. Surgery 52: 918
7. Peters CR, McKee DM, Barry BE (1971) Pharyngoesophageal reconstruction with revascularized jejunal transplants. Ann Surg 121: 675
8. Roberts RE, Douglas FM (1961) Replacement of the cervical esophagus and hypopharynx by a revascularized free jejunal autograft. N Engl J Med 264: 343
9. Robinson DW, MacLeod A (1982) Microvascular free jejunum transfer. Br J Plast Surg 35: 258
10. Seidenberg B, Rosemak S, Hurwitt ES (1959) Immediate reconstruction of the cervical esophagus by a revascularized isolated jejunal segment. Ann Surg 149: 162

Technik der Ösophagusrekonstruktion mit dem Jejunum

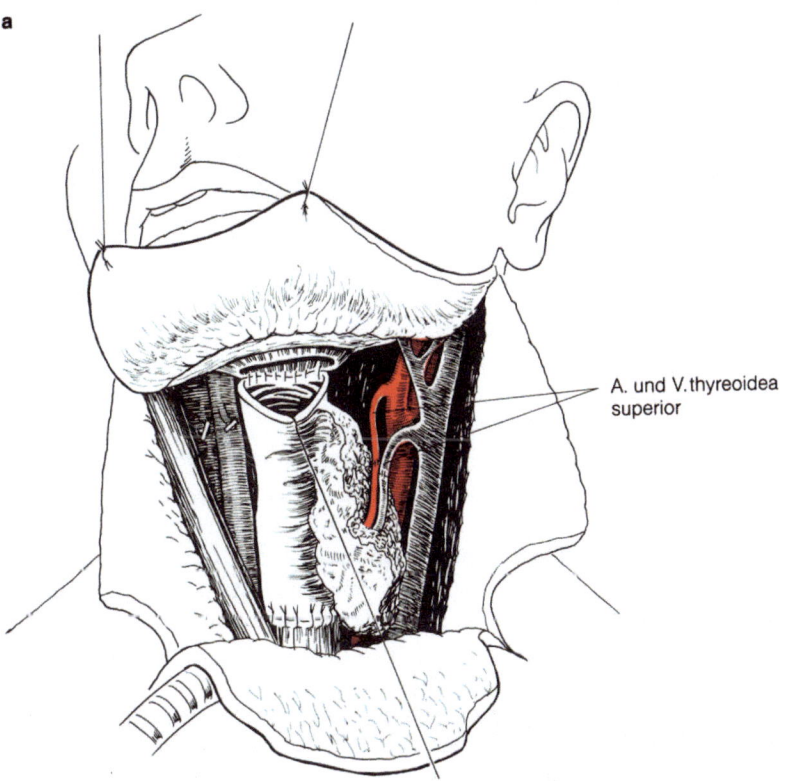

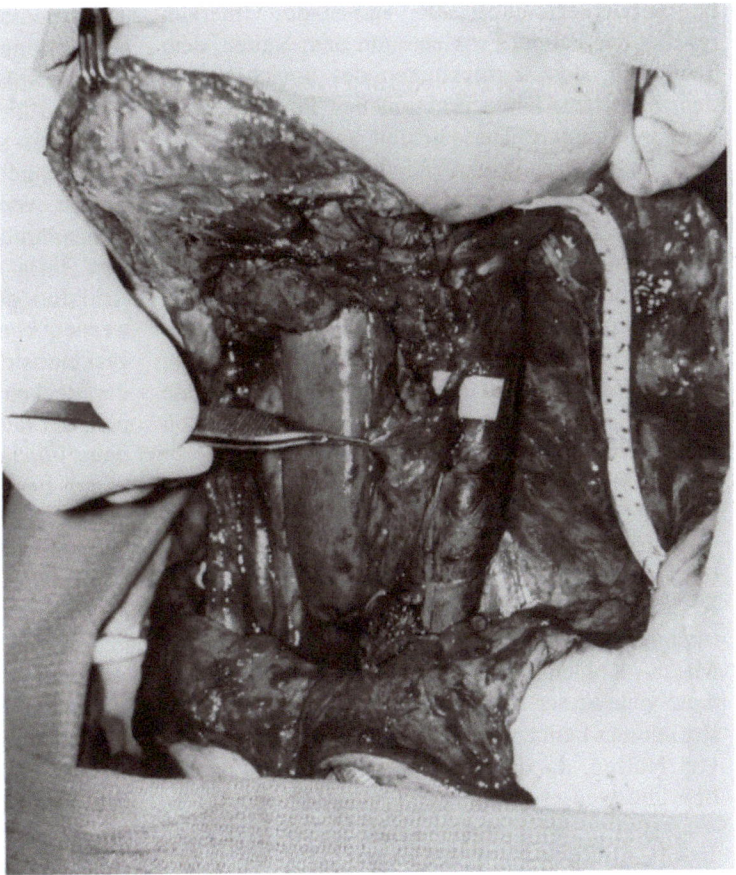

Abb. 15.5 a, b. Anterolaterale Ansicht des Halses von links nach Resektion des Larynx, Pharynx und des zervikalen Ösophagus. Zur Rekonstruktion des Ösophagus wurde ein 12 cm langer Jejunumabschnitt verwendet. Die Saugdrainage ist sorgfältig so plaziert, daß sie den Anastomosen nicht anliegen kann

A. und V. thyreoidea superior

16 Unterkieferrekonstruktion

Die genaue Rekonstruktion ausgedehnter Unterkieferdefekte ist wegen der komplexen Form des Unterkieferknochens und der üblichen Kombination mit intra- und extraoralen Weichteildefekten schwierig. Der Ersatz der Weichteilverluste ist bei vielen Unterkieferrekonstruktionen eines der größten Probleme. Eine Rekonstruktion wird i. allg. nach schwerem Trauma und Tumorexstirpation erforderlich. In diesen Fällen ist die Durchblutung des Gewebebetts, in das der Knochen eingebracht werden soll, möglicherweise durch eine vorausgegangene Bestrahlung, Infektion und Narbengewebe gestört.

Das Ziel der Unterkieferrekonstruktion sollte darin bestehen, die Gesichtskontur sowie die Funktion wiederherzustellen. Bei Verlust des Unterkiefers hat der Patient Probleme mit dem Kauen, dem Schlucken, dem Zurückhalten des Speichels und dem Sprechen. Diese funktionellen Probleme sind kombiniert mit Begleitdefekten an Gaumen, Pharynx und Zunge. Viele Patienten, bei denen eine Unterkieferrekonstruktion durchgeführt worden ist, möchten Zahnprothesen tragen können. Dies bedeutet eine besonders große Anforderung an den Wiederherstellungschirurgen und den Zahnprothetiker. Bevor eine Operation durchgeführt wird, sollte der Chirurg zusammen mit dem Patienten die durch die Rekonstruktion erreichbaren Ergebnisse und die angemessenen funktionellen Aussichten realistisch betrachten und beurteilen.

Die Rekonstruktion eines Unterkieferdefekts kann mit körperfremdem Werkstoff oder einem autologen Material erzielt werden. Zu den Fremdmaterialien gehören der einfache, aber nützliche Kirschner-Draht, verschiedene Acryl- und Silastikimplantate, sowie komplizierte vorgefertigte Metall-, Kohlenstoff- und Kunststoffprothesen. Obwohl viele dieser Materialien für Unterkieferrekonstruktionen benutzt werden, sind sie nur kurzfristig von Nutzen, da sie eine hohe Abstoßungsrate haben und weil es häufig zur Freilegung und Infektion der Prothese kommt. Ist eine knöcherne Rekonstruktion möglich, dann wird sie auf lange Sicht hin die befriedigendste Lösung bieten (Abb. 16.5). Knochenrekonstruktionsmethoden verwenden entweder nichtvaskularisierte oder vaskularisierte Knochentransplantate. Der Beckenkamm und die Rippen werden i. allg. als nichtvaskularisierte Transplantate benutzt. Ist das Gewebebett, in das das Transplantat eingesetzt wird, gesund, und ist der Defekt klein, dann bringt ein nichtvaskularisierter Knochen gute Ergebnisse [2, 3]. War das Transplantatbett zuvor infiziert oder bestrahlt worden, handelt es sich um einen besonders großen Defekt oder ist eine Weichteilrekonstruktion erforderlich, dann sollten die Vorteile eines vaskularisierten Transplantats in Betracht gezogen werden. Zu diesen Vorteilen gehört die Fähigkeit des vaskularisierten Transplantats, ungeachtet der Durchblutung des Betts zu überleben, eine Kontamination zu tolerieren, ohne selbst infiziert zu werden und mit den übriggebliebenen Unterkieferabschnitten zuverlässig zu verheilen. Außerdem können alle diese Transplantate Hautlappen tragen, die entweder für eine intra- oder eine extraorale Weichteilrekonstruktion oder auch für beide gleichzeitig benutzt werden können. Zu den zur Verfügung stehenden vaskularisierten Knochentransplantaten gehören der Beckenkamm, das Os metatarsale II, die Rippen, der laterale Skapularand und ein Teil vom Radius. Für lange Knochendefekte wird der Beckenkamm bevorzugt [5, 6, 7]. Aus diesem läßt sich ein massives Knochenstück entnehmen, das sich annähernd in die Gestalt des Unterkiefers formen läßt, ohne daß seine Durchblutung beeinträchtigt wird. Das Transplantat kann eine große Hautinsel tragen, mit der sich ausgedehnte Weichteildefekte rekonstruieren lassen. Es ist sowohl für laterale als auch zentrale Unterkieferdefekte verwendbar. Es ist in der Tat möglich, praktisch den gesamten Unterkiefer mit einem einzigen vaskularisierten Beckenkammtransplantat zu rekonstruieren. Für kleinere

Defekte von 7 cm Länge oder weniger ist das Metatarsale besonders gut geeignet [1, 4]. Seine hauptsächliche Anwendung findet es bei anterioren Unterkieferdefekten. Der Hautlappen, der zusammen mit dem Metatarsalknochen verlagert wird, liefert eine ausgezeichnete intraorale Weichteildeckung. Für kleine bis mittelgroße Defekte stehen der Skapularand und der Radius zur Verfügung. Beide besitzen verläßliche Hautlappen.

Unterkieferrekonstruktion mit dem Beckenkamm

Der Beckenkamm wird verwendet, wenn ein großes vaskularisiertes Knochentransplantat benötigt wird. Er ist besonders nützlich, wenn gleichzeitig ein ausgedehnter Defekt von intra- und extraoralen Weichteilgeweben vorliegt (Abb. 16.6).

Unterkieferdefekte, die eine Rekonstruktion mittels Beckenkamm erfordern, können in zentrale und laterale Unterkieferdefekte eingeteilt werden.

Als osteokutanes Transplantat kann die Haut zur Rekonstruktion der äußeren Wange, des Kinns und des äußeren Mundbodens sowie der intraoralen Weichteile benutzt werden (Abb. 16.9-16.11). Der Hautlappen ist jedoch häufig wulstig und bleicher als die Gesichtshaut. Fettleibigkeit ist wegen der dicken subkutanen Fettschicht des Hautlappens eine relative Kontraindikation für die Anwendung dieses Transplantats. Wir haben diesen Knochen 26mal für Unterkieferrekonstruktionen benutzt, wobei 25mal der Knochen vital blieb. Bei diesen Eingriffen wurden 21 osteokutane Transplantate benutzt, wobei in 16 Fällen der Hautlappen vollständig überlebte; bei 4 Lappen traten Spitzennekrosen auf, und ein Hautlappen ging vollständig verloren, wobei der Knochen überlebte. Bei den überlebenden Knochentransplantaten kam es in allen Fällen zu einer knöchernen Vereinigung an den Osteosyntheseflächen.

Operationsplanung

Bei Tumorresektionen kann die maximale Größe des Unterkieferabschnitts, der entfernt werden muß, durch die klinischen und röntgenologischen Untersuchungsergebnisse des Krankheitsprozesses abgeschätzt werden. Der die Rekonstruktion durchführende Chirurg kann dann das Beckenkammtransplantat präparieren, während der Tumor exstirpiert wird.

Für die meisten Rekonstruktionen liegt das Knochensegment aus dem Os ilium über Kopf, so daß der kraniale Rand des Beckenkamms den Unterrand des Unterkiefers bildet. Bei einer lateralen Mandibularekonstruktion entspricht die natürliche horizontale Krümmung des Beckenkamms annähernd der Krümmung des Unterkieferkörpers. Ist eine zentrale Rekonstruktion erforderlich, dann wird eine Osteotomie notwendig, um eine ausreichend starke Krümmung des Transplantats zu erreichen. Da die A. circumflexa ilium profunda auf dem M. iliacus verläuft, wird das Gefäß auf der medialen Fläche des Unterkiefertransplantats liegen. Die Arterie muß in eine solche Lage gebracht werden, daß sie nicht zwischen dem Transplantat und der Zunge komprimiert wird. Eine solche Kompression wurde in der Praxis beim Beckenkamm nicht zum Problem, im Gegensatz zum Metatarsaltransplantat; dies geschah möglicherweise aufgrund der Polsterung der Gefäße durch die Iliakusmuskulatur. Die bevorzugte Spenderseite für den Beckenkamm hängt von der Gestaltung der Rekonstruktion und der Lokalisation der Empfängergefäße ab.

Wird die Rekonstruktion zur gleichen Zeit wie die Tumorexzision durchgeführt, dann kann die exakte Größe und Form des geplanten Unterkiefers durch Ausmessen des entfernten Unterkieferabschnitts bestimmt werden. Durch Herstellung einer sterilen Skizze oder Schablone in Originalgröße wird ein Modell für die Rekonstruktion geschaffen.

Soll ein bereits bestehender Unterkieferdefekt versorgt werden, dann ist es schwieriger, die korrekte Größe und Form des Knochentransplantats zu bestimmen, da diese nur abgeschätzt werden können. Es ist schwierig, Größe und Form eines fehlenden Knochens exakt zu bestimmen, wenn die Positionen der übriggebliebenen Unterkieferfragmente und Weichteile verschoben sind. In diesem Fall wird ein Modell aus Silastik vom fehlenden Unterkieferabschnitt angefertigt, wozu ein 1 cm dicker Silastikblock benutzt und temporär in den Defekt eingepaßt wird. Die Hautlefzen werden locker über dem Implantat verschlossen, dann wird das Erscheinungsbild des rekonstruierten Kiefers beurteilt. Größe und Form des Silastikunterkiefersegments werden nach Erfordernis so lange korrigiert, bis das Rekonstruktionsergebnis korrekt aussieht.

Operationstechnik

Präparation des Gesichts

1. Mukosa und Periost werden von den Unterkieferenden abgehoben, damit eine interossäre Drahtfixierung durchgeführt werden kann. Untersuchung der Knochenschnittflächen, ob sie gesund sind und ob eine gute medulläre Blutung vorliegt. Falls notwendig, werden sie so weit gekürzt, bis eine erfolgreiche Osteosynthese durchgeführt werden kann. Die Empfängergefäße werden identifiziert und für die Mikroanastomosen präpariert. Die bevorzugten Empfängergefäße sind wegen ihrer Lokalisation und Größe die A. und V. thyreoidea superior. Die A. facialis läßt sich auch verwenden. Gewöhnlich liegt diese Arterie für eine bequeme Darstellung für die Mikroanastomosen jedoch zu weit unter der Mandibula, es sei denn, man mobilisiert das Gefäß über eine lange Strecke.

Gefäßanschlüsse mit Verwendung bestrahlter Gefäße haben am Kopf und Hals eine hohe Erfolgsrate. Nach unseren Erfahrungen mit mehr als 50 Fällen von freien Gewebeverlagerungen an Kopf und Hals haben wir bei Verwendung von zuvor mit einer therapeutischen Tumordosis bestrahlten Gefäßen keine arterielle oder venöse Thrombose als Folge der vorausgegangenen Bestrahlung beobachtet.

Rekonstruktion des zentralen Unterkieferabschnitts

Eine Rekonstruktion des zentralen Unterkieferabschnitts umfaßt die ventralen Abschnitte beider Unterkieferkörper. Der Beckenkamm wird von derselben Körperseite entnommen, auf der die Empfängergefäße liegen (Abb. 16.1).

Zu den speziellen Problemen bei der Wiederherstellung des zentralen Unterkieferabschnitts gehört, daß das rekonstruierte Unterkiefersegment so eingepaßt wird, daß weder eine offene noch eine geschlossene Fehlbißstellung resultiert; weiterhin muß erreicht werden, daß der Unterkiefer in ausreichendem Maße nach ventral vorspringt und daß der Winkel an der Kinnspitze so rekonstruiert wird, daß die Breite des wiederhergestellten Unterkiefers normal ist.

Die Technik der Beckenkammentnahme wird in Kap. 10 beschrieben. Für die Rekonstruktion von einem Unterkieferwinkel zum anderen wird gewöhnlich ein Beckenkammabschnitt von 12–15 cm Länge benötigt. Eine 2,5 cm hohe Crista iliaca ist für den Unterkieferkörper mechanisch stabil und kosmetisch gefällig.

Operationstechnik

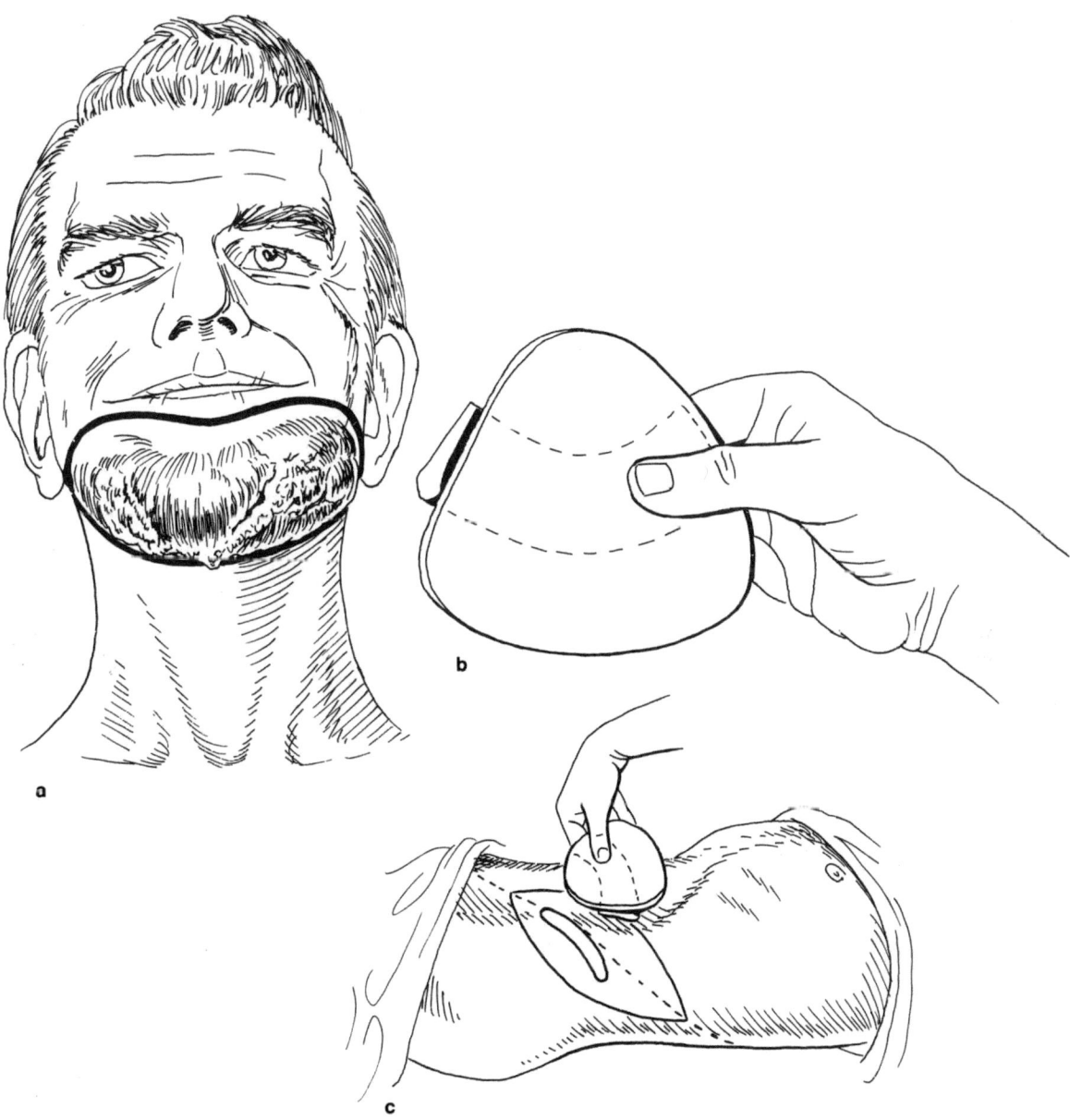

Abb. 16.1 a–c. Es wird eine Schablone von der (**a**) zu erwartenden Knochen- und Weichteilexzision angefertigt. Die Schablone (**b**) wird auf den Kopf gedreht und auf den linken Beckenkamm gelegt (**c**). Der Oberrand der Crista iliaca wird den Unterrand des Unterkiefers bilden. Um den Wundverschluß zu erleichtern und um eine Hautreserve zur Verfügung zu haben, wird die Haut in Form einer Ellipse entnommen

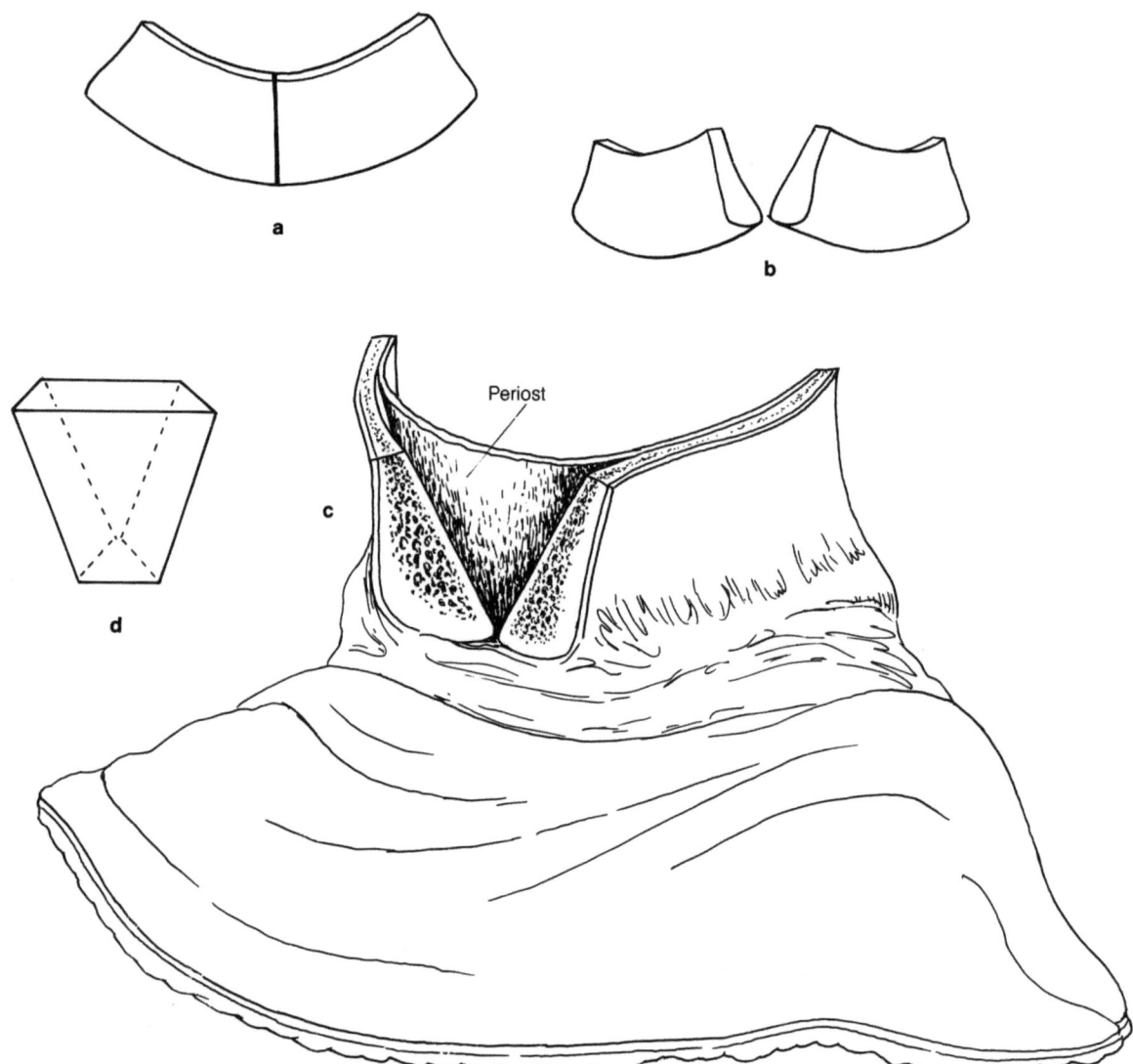

Abb. 16.2. a In Höhe der geplanten Protuberantia mentalis wird die Osteotomie des umgedrehten Beckenkammabschnitts durchgeführt. **b** Nach Osteotomie werden die beiden Knochenfragmente nach medial und kaudal gekippt, um damit die Lage der Unterkieferkörper anzuzeigen. **c** Das Periost und die Iliakusmuskulatur auf der medialen Fläche enthalten die Gefäße, die jedes Fragment versorgen. **d** Die durch die Osteotomie gebildete Lücke wird mit einem dem Defekt entsprechend geformten Knochenblock ausgefüllt, der mit Drähten fixiert wird

1. Der entnommene Beckenkammabschnitt wird umgedreht, so daß die Crista den Unterrand der Mandibula bildet. Das Transplantat wird in die gewünschte Form und Größe geschnitten, wobei die intraoperativ angefertigte Skizze oder das Silastikimplantat benutzt werden. Der Kinnwinkel wird gebildet, indem im Bereich der beabsichtigten Kinnspitze eine Osteotomie am Knochen durchgeführt wird. In Höhe der Osteotomie wird das Periost und die Iliakusmuskulatur von der Innenfläche abgelöst, damit diese Strukturen bei der Durchtrennung des Knochens nicht durchschnitten werden. Nun werden die 2 Knochenfragmente zusammengebogen, wobei sich die Osteotomie an der ventralen und kranialen Fläche des Transplantats öffnet. Die natürliche Krümmung des Beckenkamms in der Sagittalebene wird eine Okklusionsfehlstellung im Sinne eines offenen Bisses hervorrufen, sofern die Osteotomie kranial nicht aufgebogen wurde (Abb. 16.2 a–c). Der Winkel zwischen den Fragmen-

Operationstechnik

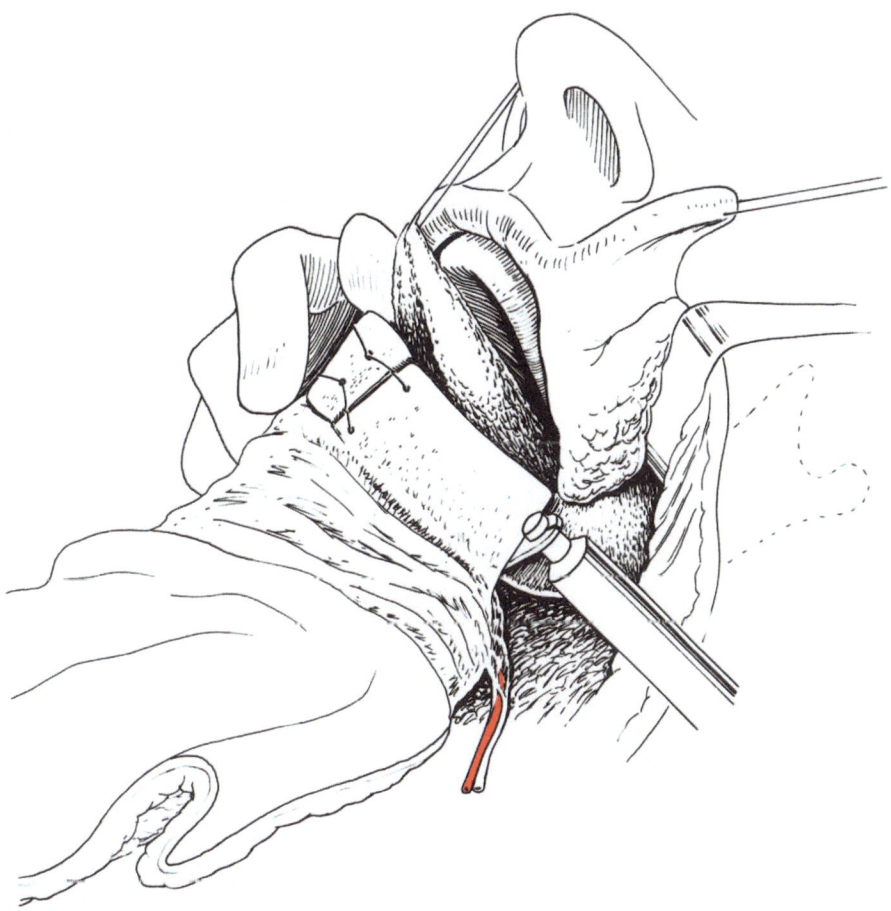

Abb. 16.3. Die Unterkieferrekonstruktion wird an gewünschter Stelle im Gesicht angehalten, so daß die korrekte Sägeebene für das Transplantat dargestellt ist. Diese Schnittfläche wird der des Unterkiefers entsprechen

ten bestimmt die Weite des Unterkiefers. Aus dem restlichen Beckenkamm wird ein Block spongiösen Knochens ausgeschnitten, der exakt in die Öffnung der Osteotomie paßt, dort wird er fest mit interossären Drähten verankert (Abb. 16.2 d). Nun wird der Oberrand des Transplantats so beschnitten, daß eine glatte, abgerundete Nachahmung der Alveolarleiste entsteht.

2. Die einander gegenüberliegenden Flächen des Transplantats und des Unterkiefers werden auf Stoß miteinander verbunden und mit einer doppelten Drahtligatur fixiert. An den Übergängen der Osteotomie müssen die Oberflächen bündig abschließen. Ist das nicht der Fall, dann wird das Transplantat nach interossärer Kompression durch die Verdrahtung nicht korrekt im Gesicht passen.

Um sich von der korrekten Sägeschnittebene ein Bild zu machen, wird das Unterkiefertransplantat in der gewünschten Stellung im Gesicht eingesetzt; während der Verlauf der Unterkieferschnittfläche genau beachtet wird, wird das Transplantat gesägt (Abb. 16.3). Das Transplantat kann mit einem Topfhenkel verglichen werden, der sich an seinen dorsalen Befestigungen auf- und abbewegen läßt. Erfolgt die Fixierung nicht korrekt, dann entstehen entweder eine offene oder geschlossene Fehlbißstellung oder eine asymmetrische Rekonstruktion. Wenn die Unterkieferrekonstruktion beendet und Haut und intraorale Gewebe verschlossen sind, sollte sich der Unterkiefer in seiner normalen entspannten Stellung befinden, in welcher ventral ein 2–3 cm großer Spalt zwischen dem Oberkieferalveolarfortsatz und dem rekonstruierten Unterkiefer besteht.

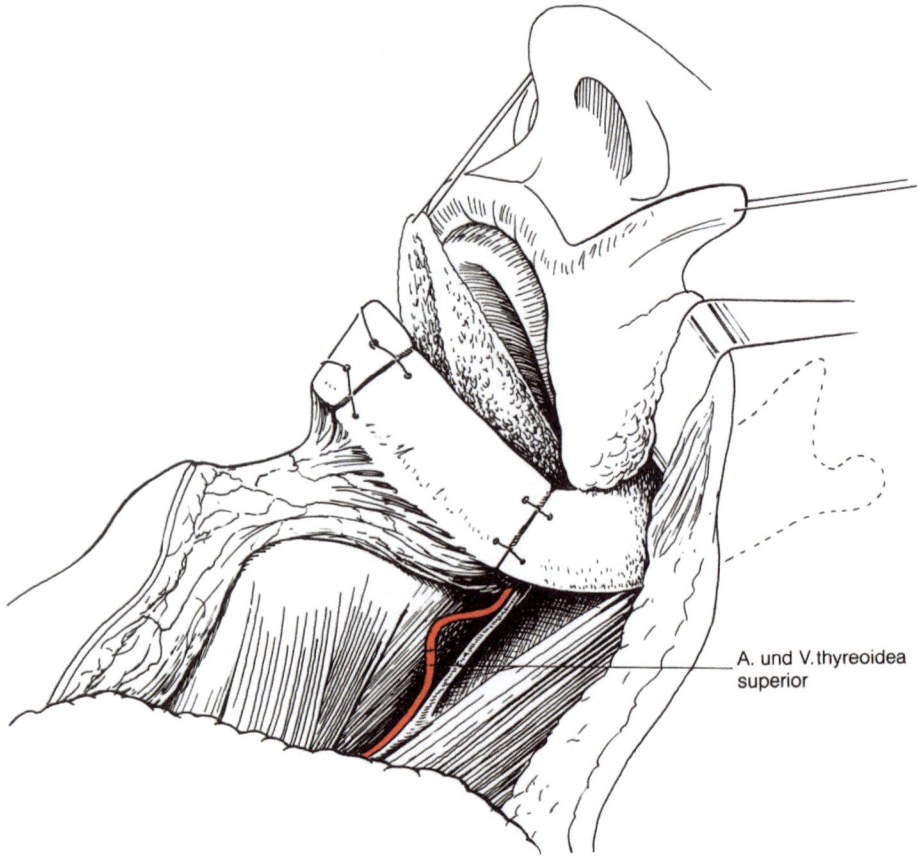

Abb. 16.4. Rekonstruierter Unterkiefer, mit Drähten fixiert, und der auf der vorderen Halsseite liegende anhängende Hautlappen

3. Es werden jetzt End-zu-End-Mikroanastomosen zwischen der ACIP und ihrer Begleitvene und den Empfängergefäßen am Hals durchgeführt. Der Kopf ist vor den Gefäßanastomosierungen von einer Seite zur anderen zu drehen und die Auswirkung dieser Bewegung auf den Verlauf des Stiels zu beurteilen. Postoperativ sollte kein Zug auf die Anastomosen ausgeübt werden, wenn der Patient den Kopf bewegt (Abb. 16.4).

Operationstechnik

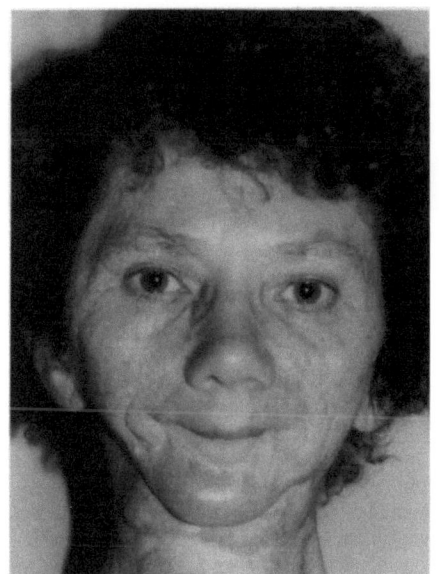
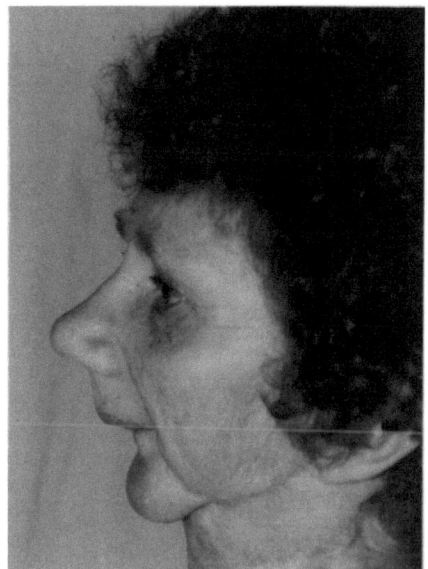
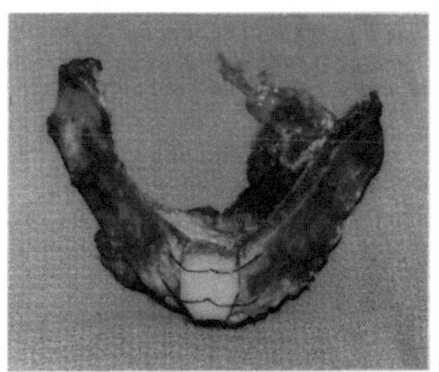
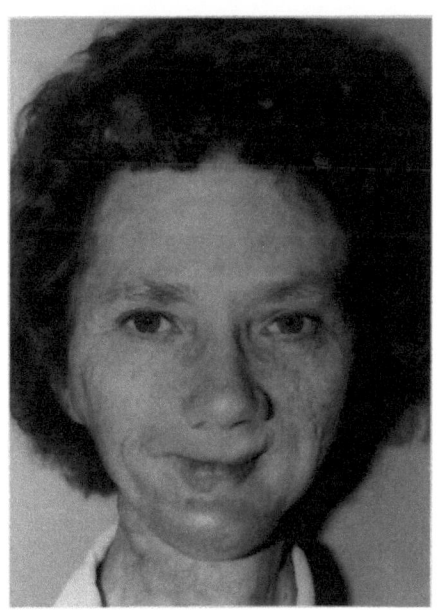
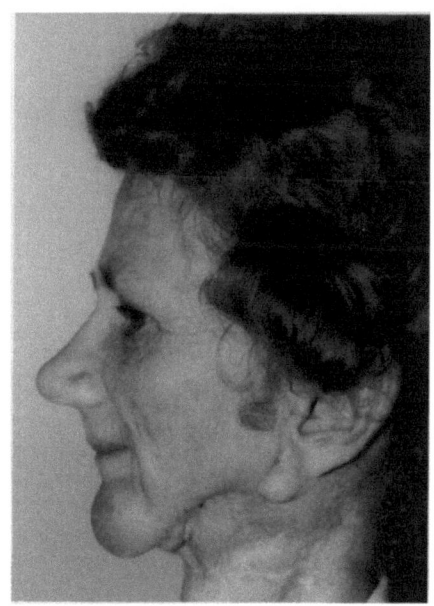

Abb. 16.5. a Diese Patientin hat fast ihren gesamten Unterkiefer infolge einer Karzinomexstirpation verloren. Es ist nur jeweils die obere Hälfte des R. mandibulae auf jeder Seite vorhanden. **b** Der verbleibende Kinnvorsprung wird durch eine aus Silastik angefertigte frei bewegliche Kinnplastik gebildet. **c** Rekonstruktion aus dem Beckenkamm mit einem durch Drähte fixierten zentralen Knochenkeil. An der Innenseite des linken Unterkieferkörpers ist der aus der Iliakusmuskulatur ziehende Stiel zu sehen. **d, e** Postoperatives Erscheinungsbild nach Einsetzen der Unterkieferrekonstruktion

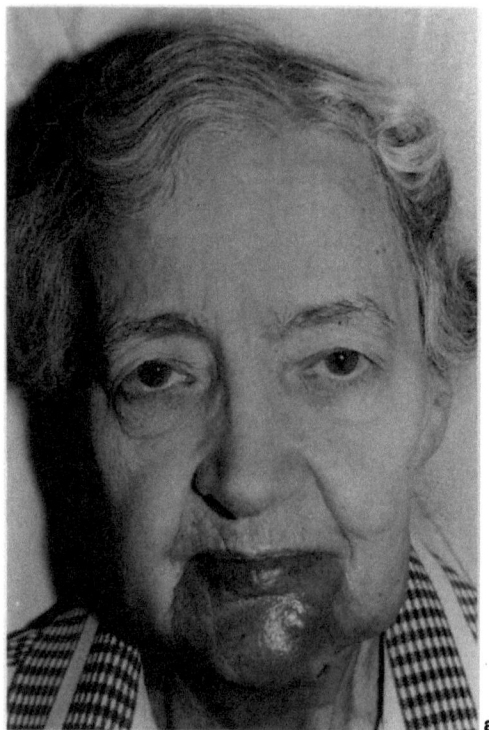
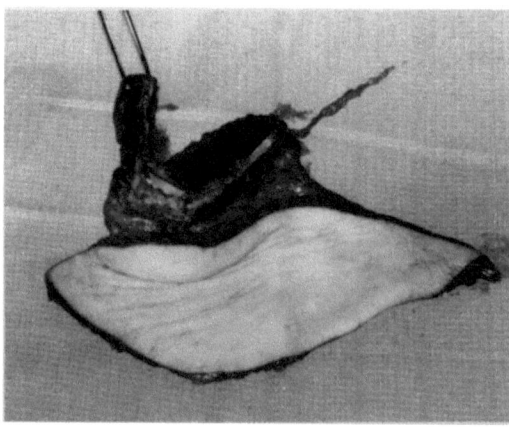
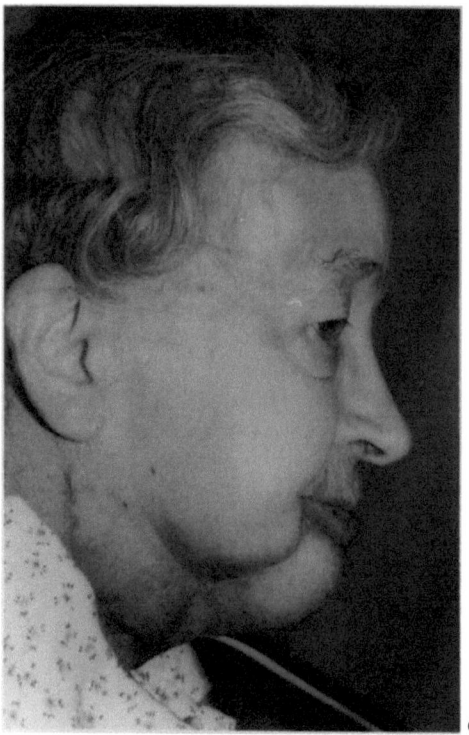
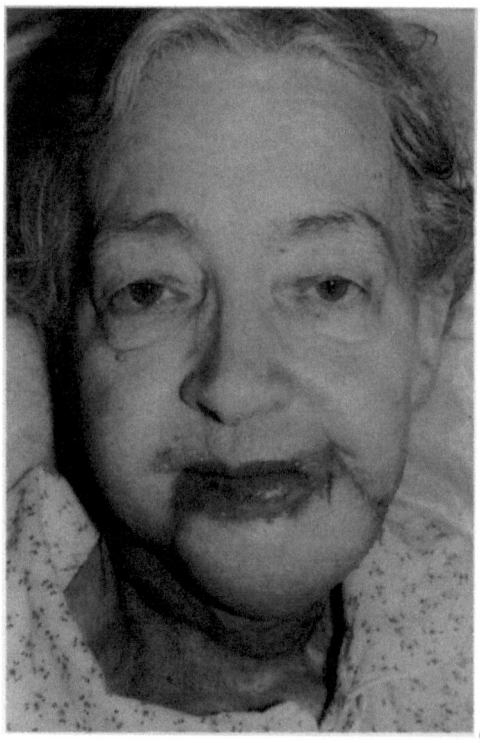

Abb. 16.6. **a** Die Patientin litt an einem ausgedehnten Mundbodenkarzinom mit Einbruch in beide Unterkieferkörper und die äußere Wangenhaut. **b** Osteokutanes Beckenkammtransplantat. In die zentrale Osteotomielücke wurde ein Knochenblock eingefügt, um die Form des Unterkieferbogens zur Rekonstruktion der Mandibula zu bilden. Die Rekonstruktion wird sich vom einen zum anderen Kieferwinkel erstrecken. Der Hautlappen wird um 90° im entgegengesetzten Uhrzeigersinn gedreht und zur intra- und extraoralen Weichteildeckung verwendet werden. **c, d** Nach Rekonstruktion mit einem osteokutanen Beckenkammtransplantat ist der den anterioren und inferioren Kinnbereich deckende Hautlappen zu erkennen

Operationstechnik

Rekonstruktion des lateralen Unterkiefers

Für die Rekonstruktion des lateralen Unterkiefers gibt es 2 Möglichkeiten, das Unterkiefermodell zu plazieren. Bei beiden wird der kraniale Rand des Beckenkamms als Unterrand des Transplantats benutzt.

- Die Abb. 16.7 a zeigt, wie der R. mandibulae in den ventralen Abschnitt des Iliums zu plazieren ist, wie es von Taylor beschrieben wird. Die Spina iliaca anterior superior (SIAS) bildet den Angulus mandibulae, und die Spina iliaca anterior inferior (SIAI) das Kieferköpfchen. Der dorsale Teil des Beckenkamms bildet die Protuberantia mentalis. Diese Konstruktion erfordert, daß das Transplantat in die gleiche Gesichtsseite eingesetzt wird, auf der sich die Spenderregion befindet, damit die natürliche Krümmung des Beckenkamms den richtigen Verlauf für die Rekonstruktion hat. Der Gefäßstiel wird am Unterkieferwinkel zu liegen kommen, was eine besonders gute Position für den Anschluß an die Aa. facialis oder thyreoidea superior ist.

- Die Abb. 16.7 b zeigt die Plazierung des R. mandibulae in den dorsalen Abschnitt des Beckenkamms und der SIAS in die Nähe der Protuberantia mentalis. Das Transplantat wird von der dem Unterkieferdefekt gegenüberliegenden Körperseite entnommen, und der Stiel wird in der Nähe der Protuberantia mentalis liegen.

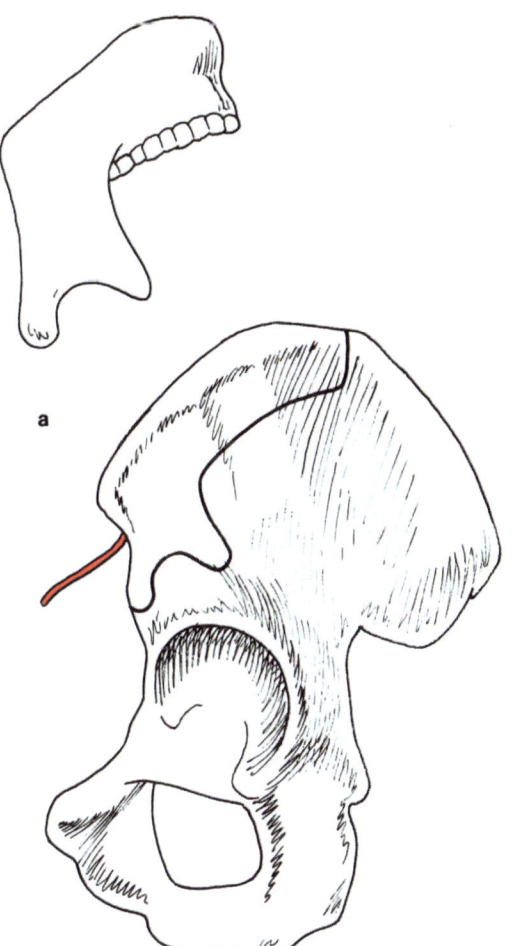
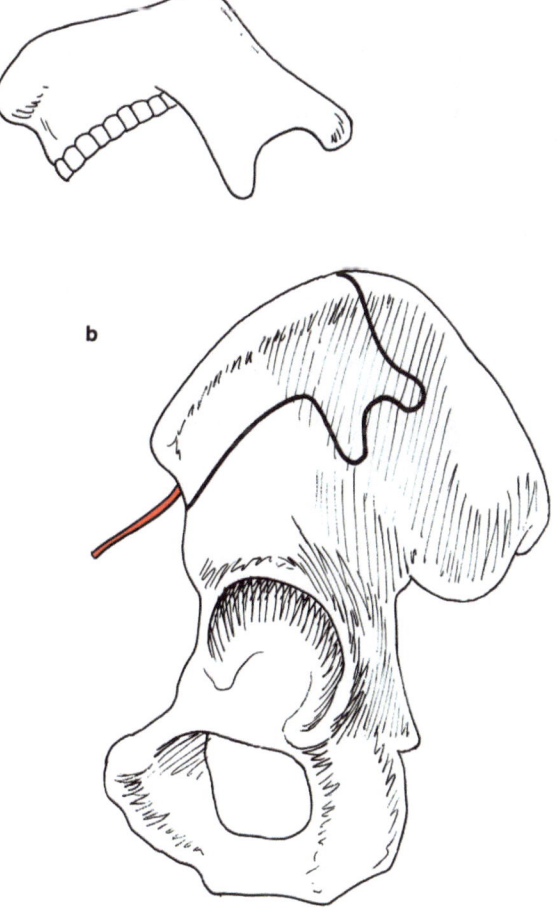

Abb. 16.7 a, b. Zwei mögliche Positionen, aus denen Knochen für die Rekonstruktion einer Unterkieferhälfte aus dem Os ilium entnommen werden kann. Da der Stiel in (**a**) am Unterkieferwinkel oder in (**b**) im Bereich der Protuberantia mentalis liegen wird, kann die Lokalisation der Anschlußgefäße am Hals bestimmen, welche von beiden Lagen für den Unterkiefer besser ist

1. Vor Entnahme des Knochens wird der Umriß der gewünschten Unterkieferform auf die laterale Iliumfläche aufgezeichnet. Hierzu verwendet man als Vorlage die vom resezierten Unterkieferabschnitt angefertigte Skizze oder das Silastikimplantat. Der Knochen wird mit einer oszillierenden Säge oder mit einer Bohrmaschine und seitlich schneidenden Bohrern ausgeschnitten.

2. Man hält nun das entfernte Beckenkammstück neben die Skizze oder das Silastikimplantat und beurteilt die Form der Krümmung. Reicht die Krümmung des intakten Beckenkammstücks nicht aus, dann wird eine senkrechte Osteotomie an der Stelle des Knochens ausgeführt, wo eine zusätzliche Krümmung erforderlich ist. An der beabsichtigten Osteotomiestelle muß das Periost von der inneren Kortikalis abgelöst werden, damit es nicht zufällig durchtrennt wird. Durch die Osteotomie ist es möglich, den am Periost wie an einem Scharnier hängenden Knochen zu schwenken, um die angemessene Unterkieferkrümmung zu erreichen. Die dreieckförmige Osteotomieöffnung wird mit einem Keil aus spongiösen Knochen aufgefüllt, so wie es bei der Rekonstruktion des zentralen Unterkieferabschnitts beschrieben wurde, und dieser fest in dieser Position verdrahtet. Solange das Periost und die Iliakusmuskulatur die Osteotomiestelle überbrücken, werden beide Knochensegmente mit Blut versorgt.

3. Präparation der Kaumuskeln für die Insertion an das Knochentransplantat. Die Mm. temporalis, pterygoideus und masseter werden an den entsprechenden Stellen am rekonstruierten Unterkiefer verankert, wobei kräftiges Nahtmaterial verwendet wird. Vor Einsetzen des Unterkiefertransplantats sollten die Fixierungsnähte in diese Muskeln eingebracht werden.

4. Das Transplantat muß vor Durchführung der Gefäßanschlüsse fixiert werden. Die Verbindung zwischen Knochentransplantat und Unterkiefer erfolgt auf Stoß. Am einfachsten lassen sich die Knochen in der richtigen Position durchsägen, wenn das Unterkiefertransplantat in die gewünschte Lage im Gesicht gebracht wird. Liegt das Knochenende des Transplantats neben der Schnittfläche des Unterkiefers, dann kann das Transplantatende in exakt derselben Ebene wie die Unterkieferschnittfläche durchgesägt werden. Für die Beurteilung, wo der rekonstruierte Unterkiefer liegen sollte, damit postoperativ keine Deformität resultiert, muß man sich sehr viel Zeit lassen. Wenn die Ebene der Schnittflächen nicht genau paßt, dann kann der Unterkiefer beim Verdrahten zur einen oder anderen Seite ausweichen.

Die Anwendung stumpf gestoßener Verbindungen ist die einfachste „Zimmermannstechnik", und ist deshalb den Versuchen, Treppenschnitte oder Schlitz und Zapfen zu bilden, vorzuziehen. Die Fixierung wird mit interossären Drahtschlingen zwischen Unterkiefer und Transplantat erreicht. Gewöhnlich ist durch 2 schräg zueinander verlaufende Drähte eine sichere Stabilität zu erzielen. Gelegentlich wird ein axial verlaufender Kirschner-Draht zusätzlich eingebracht. Findet sich an beiden Stoßflächen vitaler Knochen und ist die Fixierung fest, dann kann sogar in einer stark bestrahlten Region eine knöcherne Vereinigung erwartet werden. Eine intermaxillare Fixierung ist nicht erstrebenswert. Gestattet man dem Unterkiefer, sich frei zu bewegen, dann treten nur minimale Belastungen an den Osteotomiestellen auf.

Wird eine vollständige laterale Unterkieferhälfte rekonstruiert, dann wird das neue Kieferköpfchen in eine Mulde im Bereich der Fossa mandibularis plaziert. Dazu wird ein Loch in das „Collum mandibulae" des rekonstruierten Unterkiefers gebohrt und unter Verwendung einer Knochennahle eine Naht um den Arcus zygomaticus geschlungen, die den Unterkiefer in der Fossa verankert.

Rekonstruktion der Weichteile

Da der Beckenkamm über Kopf verlagert wird, wobei die Crista iliaca den Unterrand der Mandibula bildet, hängt der Hautlappen unter der Crista. Diese Lage ist zur Deckung des Kinns, der Wange und des Mundbodenbereichs ideal. Leider neigt das Transplantat bei der Verwendung zur Deckung im Kinn- und Mundbodenbereich dazu, aufgrund seiner Dicke als Klumpen unter der Mandibula zu hängen, wodurch es zu einer schlechten Konturierung des Mundbodens kommt. Diese Situation kann durch eine sekundäre Ausräumung des Subkutanfetts verbessert werden. Es ist möglich, für eine intraorale Rekonstruktion einen Gewebelappen um den Unterkiefer herum in die Mundhöhle zu verlagern; dies gilt besonders für einen Lappen, der nach kaudal über den Beckenkamm hinaus erweitert wurde. Mit dieser Technik kann ein ausgedehnter Lappen für die kombinierte Deckung der Mundhöhle und der äußeren Haut verwendet werden. Der Lappen muß in dem Bereich, wo er unter das Wangen- und Kinngewebe reicht, nicht abge-

Operationstechnik

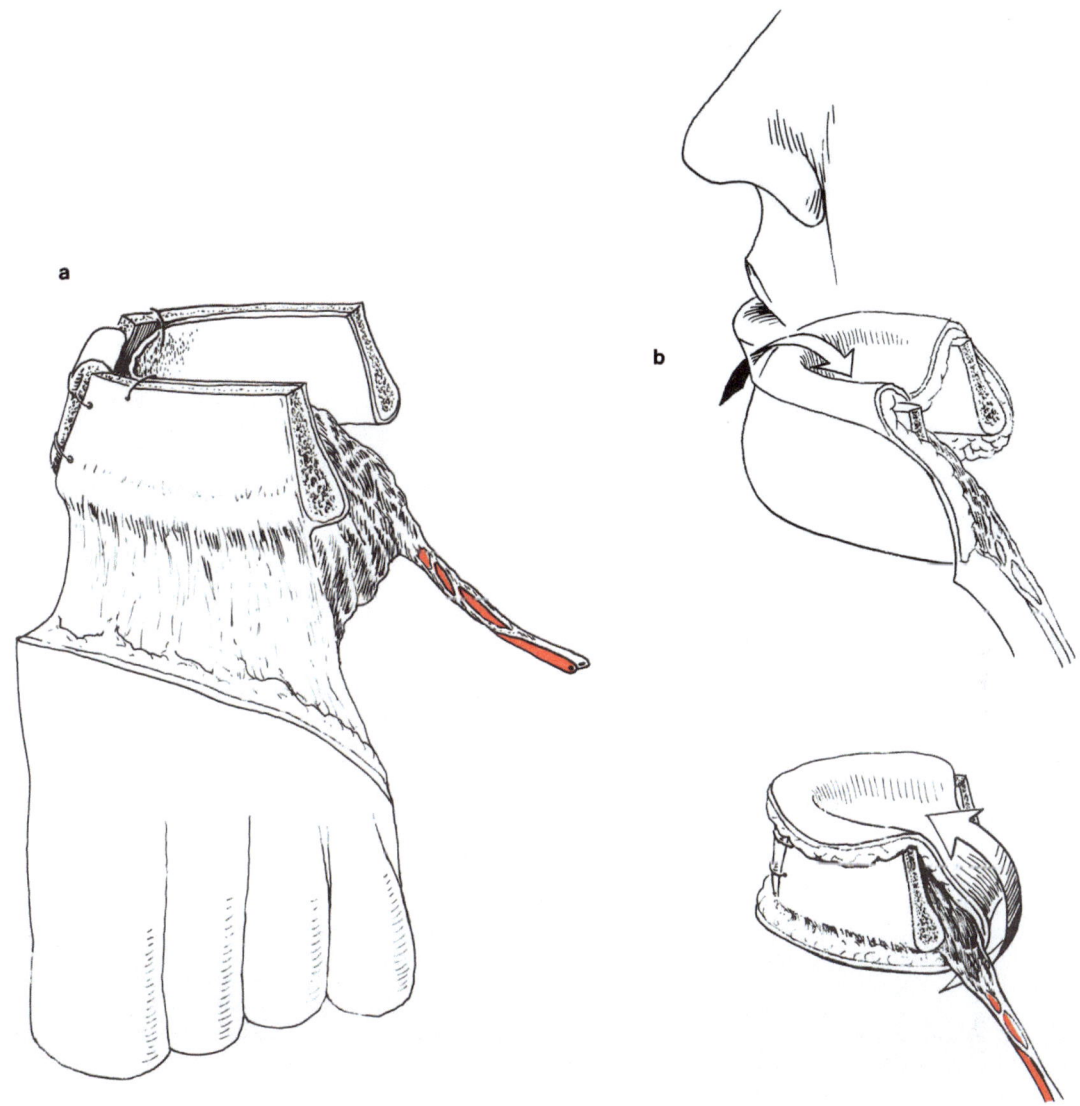

Abb. 16.8 a–c. Für eine intraorale Deckung kann der Hautlappen über (**b**) oder unter (**c**) der Knochenrekonstruktion (**a**) herumgeschlagen werden. Der unter dem Kinn oder der Lippe versenkte Lappenabschnitt wird entepithelisiert

trennt, sondern kann einfach entepithelisiert werden.

Für eine alleinige intraorale Weichteildeckung kann der Lappen um die Oberkante des Knochentransplantats oder unter ihm herum in die Mundhöhle verlagert werden (Abb. 16.8). Es kann schwierig sein, den Lappen um den Unterrand herum und medial des Knochens in den Mund zu verlagern, da er sehr wulstig ist; diese Schwierigkeit wird verringert, wenn zumindest eine partielle Zungenresektion im Rahmen der Tumorexzision durchgeführt wurde. In diesem Fall dient das Gewebepolster des Lappens als Ersatz für den entfernten Zungenabschnitt. Gelegentlich ist das Einnähen des intraoralen Lappens nach Fixierung des Knochens besonders schwierig. Läßt sich diese Schwierigkeit voraussehen, dann sollten die Drähte für die Knochenfixierung eingelegt, aber noch locker gelassen werden; der Hautlappen wird dann vor Festziehen der Drähte im Mund eingenäht.

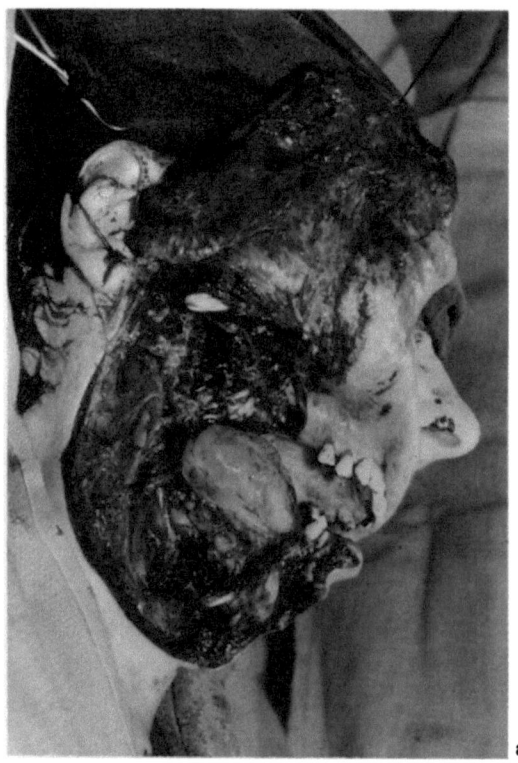
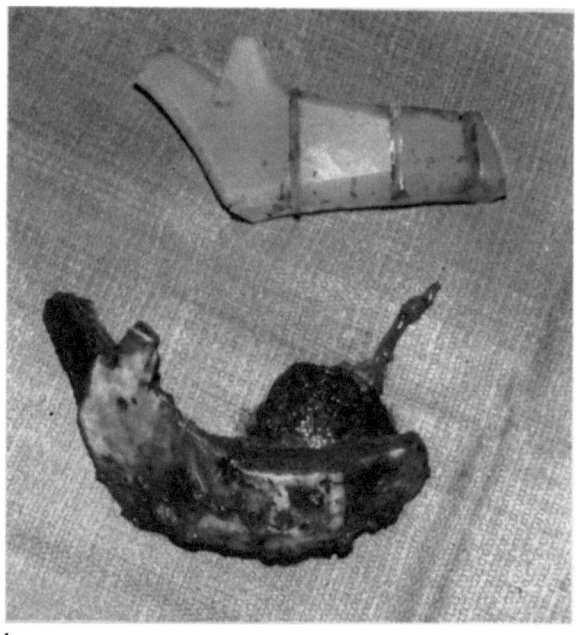

Abb. 16.9. a Defekt nach Resektion der linken Unterkieferhälfte wegen eines odontogenen Sarkoms. Die Weichteilexzision ist minimal. **b** Mit Hilfe eines Silastikmodells von der gewünschten Unterkieferhälfte wurde eine Kopie aus dem Beckenkamm entnommen. **c, d** Ein Jahr nach Rekonstruktion mittels Beckenkamm

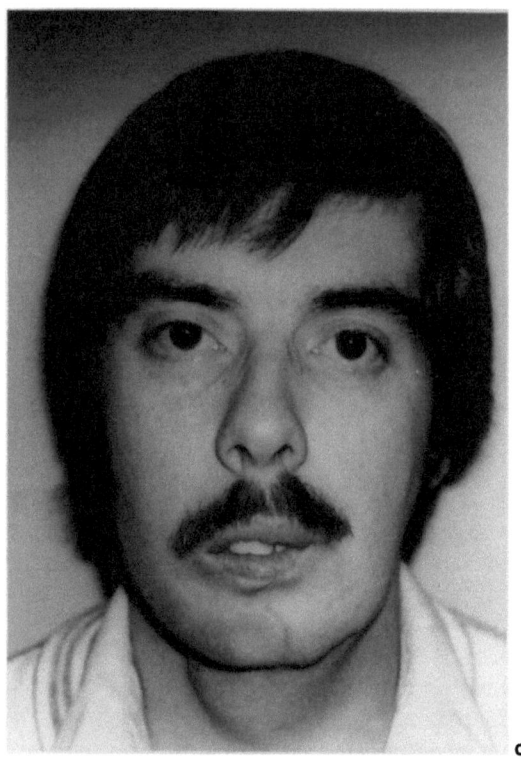
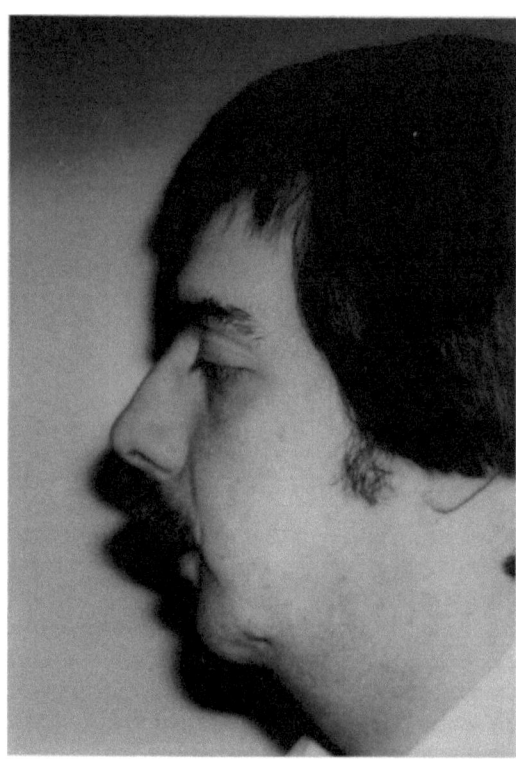

Operationstechnik

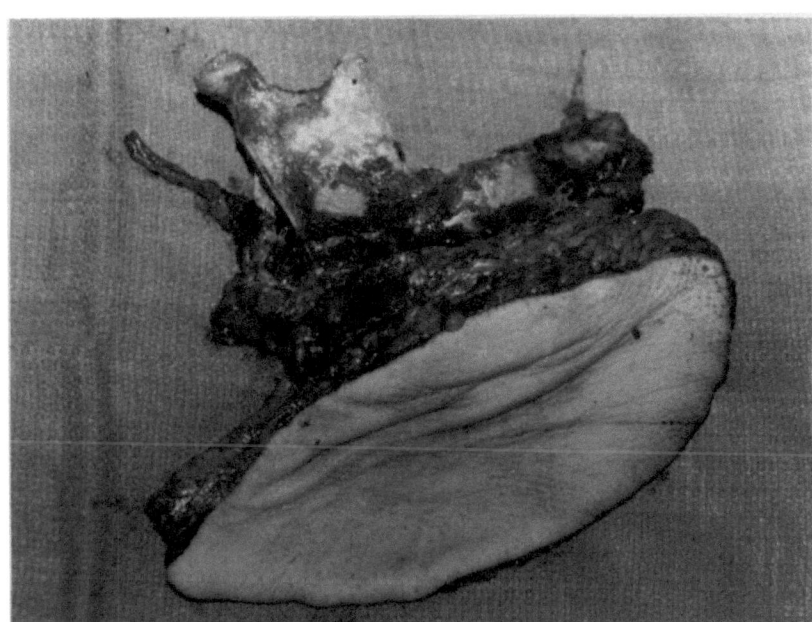

Abb. 16.10. Rekonstruktion der linken Unterkieferhälfte mit anhaftendem kutanem Transplantat

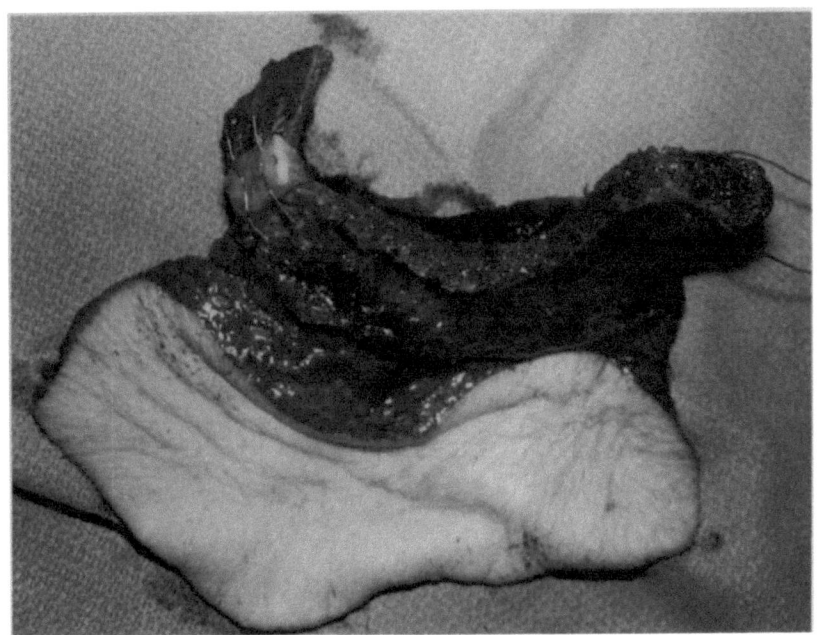

Abb. 16.11. Rekonstruktion der Protuberantia mentalis der linken Unterkieferhälfte mittels Knochenblock und Teil des rechten Unterkieferkörpers mit anhaftenden Hautlappen

Unterkieferrekonstruktion mit dem Os metatarsale (Abb. 16.6)

Das vaskularisierte Metatarsaltransplantat liefert eine ausgezeichnete Knochenrekonstruktion des Unterkiefers. Wird Fußrückenhaut mit in das Transplantat aufgenommen, dann erhält man einen dünnen, flexiblen Lappen, der sich gut für eine intraorale Auskleidung eignet. Die großen, gut durchbluteten spongiösen Knochenflächen an Köpfchen und Basis des Metatarsalknochens führen zu einer schnellen und zuverlässigen knöchernen Vereinigung mit dem Unterkiefer. Durch Entfernung eines Knochenkeils aus dem mittleren Schaftbereich kann der Operateur das Os metatarsale zu einem „V" umbilden, das der Form des ventralen Unterkieferbogens ähnelt (Abb. 16.12). Wir haben diesen Transfer 27mal als osteokutanes Transplantat mit vollständigem Überleben von 25 Transplantaten durchgeführt. Bei den überlebenden Transplantaten kam es, bis auf einen Fall, zu einer festen Knochenvereinigung an beiden Transplantatenden. Bei dem Versager, einer Osteoradionekrose des Unterkiefers, wurde wegen inadäquater Unterkieferresektion an einem Ende keine knöcherne Vereinigung erzielt.

Operationsplanung

Die Rekonstruktion wird so geplant, daß bei eingepaßtem Os metatarsale der Gefäßstiel und dessen Hautäste auf die labiale Seite des Metatarsaltransplantats zu liegen kommen. Liegt der Stiel auf der lingualen Seite, wobei der Stiel und die Gefäßäste zum Hautlappen hin zwischen Zunge und Schaft des Os metatarsale liegen, kann eine postoperative Schwellung der Zunge den Stiel und seine Seitenäste gegen den starren Metatarsalschaft drücken, was evtl. zum Verlust des Transplantats führt. Um den labialen Verlauf des Gefäßstiels zum zweiten Os metatarsale zu erhalten, sollte sich der Spenderfuß auf der den Empfängergefäßen am Hals entgegengesetzten Körperseite befinden.

Operative Technik

Präparation des Gesichts

Die Präparation ist dieselbe wie beim Beckenkammtransplantat (S. 116).

Rekonstruktion des zentralen Unterkiefers

Die Entnahmetechnik für das Os metatarsale wurde in Kap. 11 beschrieben.

1. Man schätzt den Defekt ab und bestimmt die optimale Größe und Form des Os metatarsale. Wird die Rekonstruktion unmittelbar nach einer Tumorresektion durchgeführt, dann wird der resezierte Unterkieferabschnitt untersucht und vermessen. Für eine anteriore Rekonstruktion müssen der Mentalwinkel und die Längen der Knochen auf beiden Seiten abgemessen werden. Die Größe des Knochenkeils wird berechnet, der aus dem Metatarsale entfernt werden muß, um den entsprechenden Mentalwinkel herzustellen. Die Winkelgröße des entfernten Knochenkeils bestimmt das im Me-

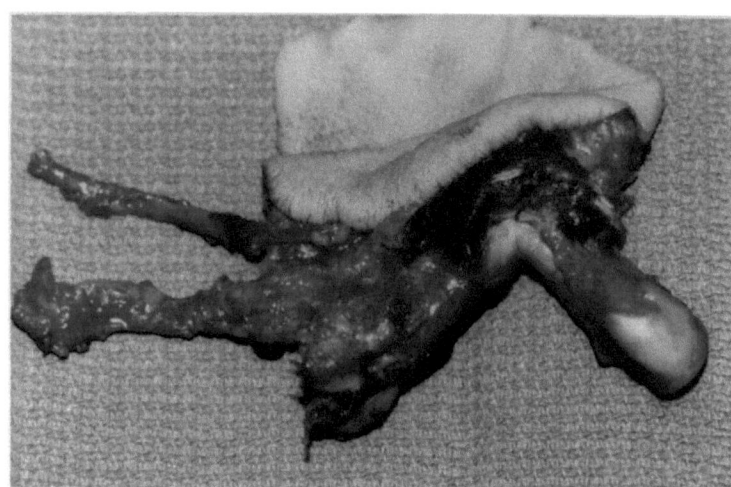

Abb. 16.12. Osteokutanes Metatarsaltransplantat mit 75°-Keilosteotomie. *Links* sind die V.-saphena- und A.-dorsalis-pedis-Stiele zu sehen

Operative Technik

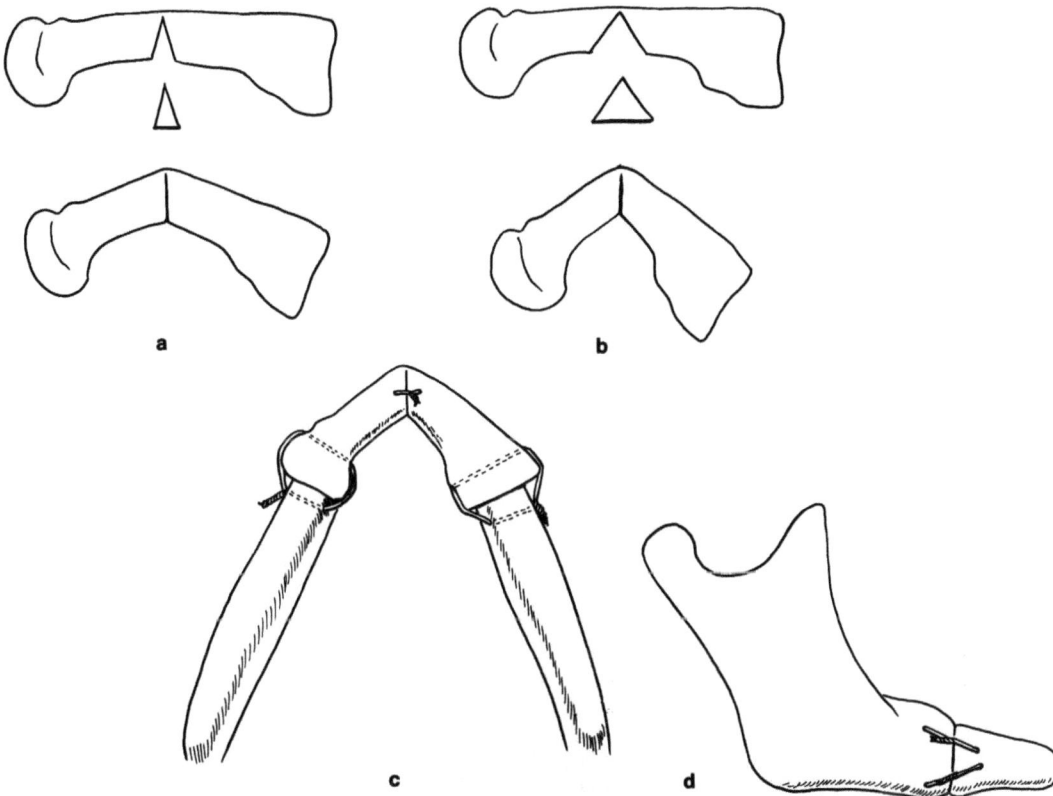

Abb. 16.13. **a, b** Zur Rekonstruktion des vorderen Unterkieferbogens durch ein Os metatarsale wird ein Knochenkeil aus der Schaftmitte entfernt, um den Mentalwinkel zu bilden. Der Winkel des Keils bestimmt das Ausmaß der Abknickung des Metatarsalknochens. **c, d** Die Fixierung der Keilosteotomie erfolgt durch eine einzige interossäre Drahtschlinge; die Fixierung zwischen dem Os metatarsale und dem Unterkiefer wird mit 2 asymmetrisch angelegten interossären Drahtschlingen durchgeführt

tatarsalschaft hervorgerufene Ausmaß der Abknickung. Der Grad der Abknickung bestimmt den Kinnvorsprung und die Breite der knöchernen Rekonstruktion (Abb. 16.13 a, b).

2. Zur präzisen Keilresektion wird ein anderer Tisch als der OP-Tisch verwendet. Der Knochenkeil kann entweder aus der plantaren oder lateralen Metatarsalfläche entnommen werden. Die entsprechende Fläche des Metatarsalschafts wird freigelegt, das Periost abgehoben und die Interosseusmuskulatur geschützt. Mit einer oszillierenden Säge und einem feinen Sägeblatt läßt sich eine präzise Osteotomie durchführen. Eine Grünholzfraktur wird nicht eintreten, da der Knochen spröde ist. Um eine stabile Fixierung zu erhalten, wird eine einzelne interossäre Drahtnaht durch die Osteotomie gelegt.

3. Der abgewinkelte Mittelfußknochen wird nun in den Unterkieferdefekt eingepaßt, und die Enden mit dem Unterrand der Mandibula in eine Linie gebracht. Bestimmung der optimalen Position der Kinnspitze, die wie ein Topfhenkel nach kaudal oder kranial geschwenkt werden kann.

4. Zwischen dem Metatarsale und dem restlichen Unterkiefer wird eine stumpf gestoßene Verbindung verwendet. Es ist ein unnötiges Erschwernis, wenn man versucht, stufenförmige Verbindungen zwischen Unterkiefer und Transplantat herzustellen. Das Unterkiefertransplantat wird in der gewünschten exakten Stellung im Gesicht gehalten, und mit einer Säge werden beide Metatarsalenden abgetragen, um parallele Schnittflächen zu den Resektionsflächen des Unterkiefers, an dem das Transplantat befestigt werden soll, zu erhalten. Die

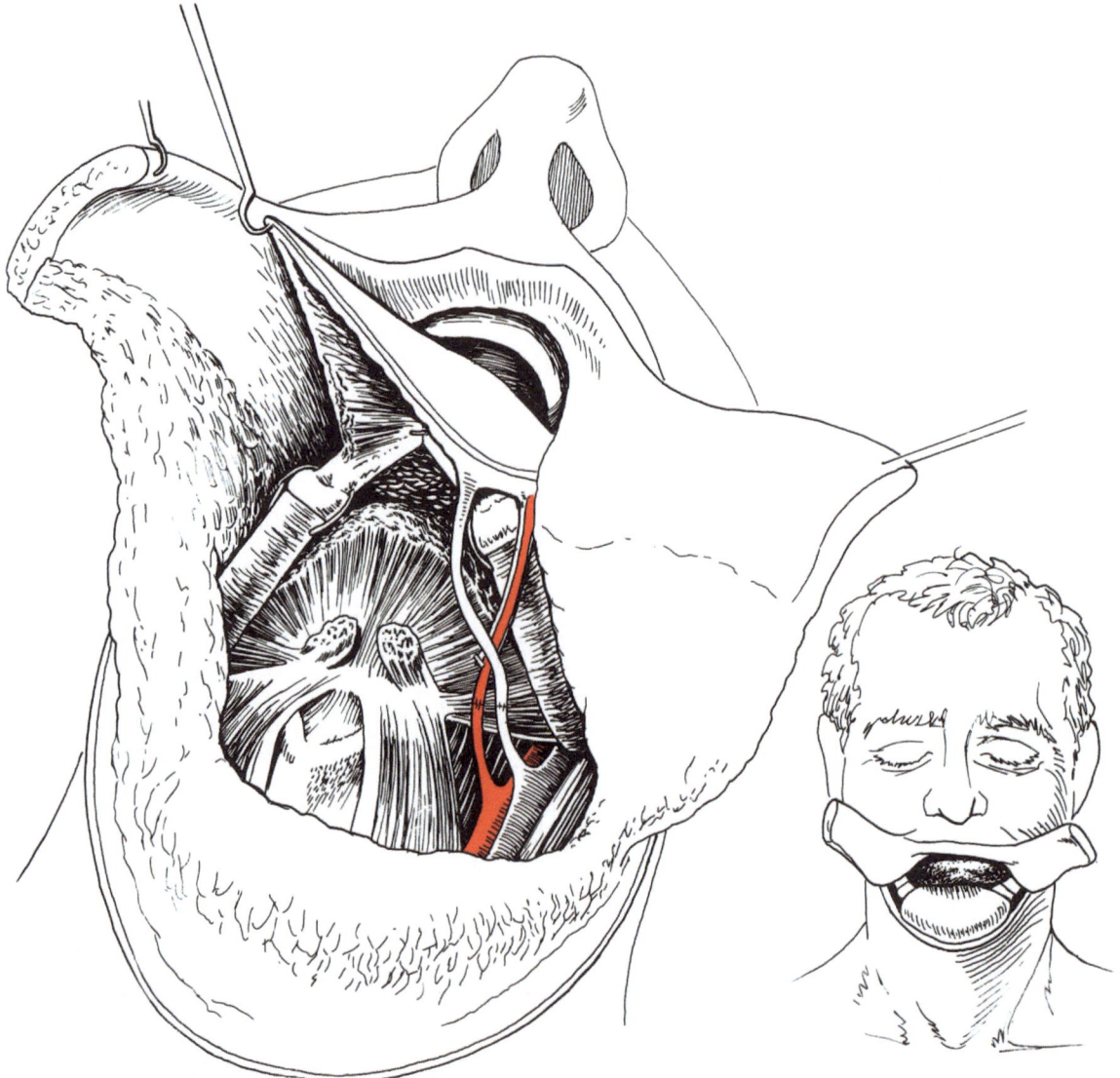

Abb. 16.14. Blick von kaudal auf die Rekonstruktion; der Hautlappen ist mit einem Häkchen angehoben, um das osteotomierte Os metatarsale darzustellen. Die Anastomosen der A. dorsalis pedis und der V. saphena erfolgten an die A. und V. thyreoidea superior

einander anliegenden Flächen der Stoßverbindung müssen parallel sein, damit das Transplantat nach der interossären Drahtfixierung korrekt sitzt (Abb. 16.13 c). Zwei nicht parallel zueinander verlaufende interossäre Drahtschlingen an beiden Stoßverbindungen gewährleisten eine stabile Fixierung (Abb. 16.13 d). Eine intermaxillare Fixierung ist nicht erwünscht.

5. Die üblichen Gefäßanastomosen erfolgen End-zu-End mit den Aa. und Vv. facialis oder thyreoidea superior (Abb. 16.14). Man muß sichergehen, daß der Stiel ausreichend locker liegt, um postoperativ Kopfbewegungen zuzulassen. Nach den Gefäßanastomosen werden Blutungen aus den Osteosynthesebohrlöchern zu beobachten sein, und der Hautlappen wird allmählich rosig werden.

Operative Technik

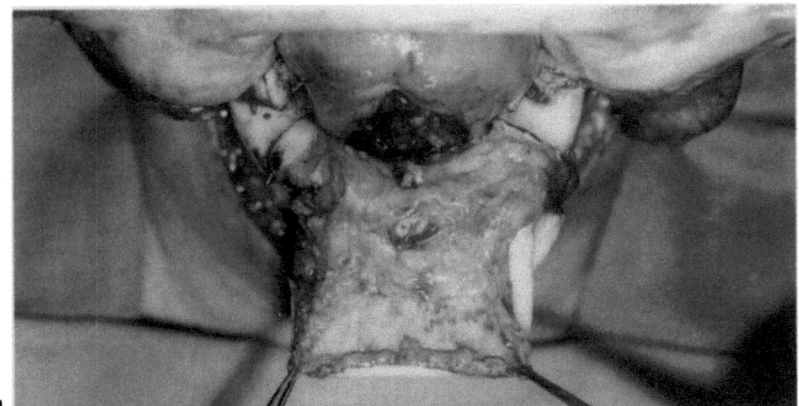

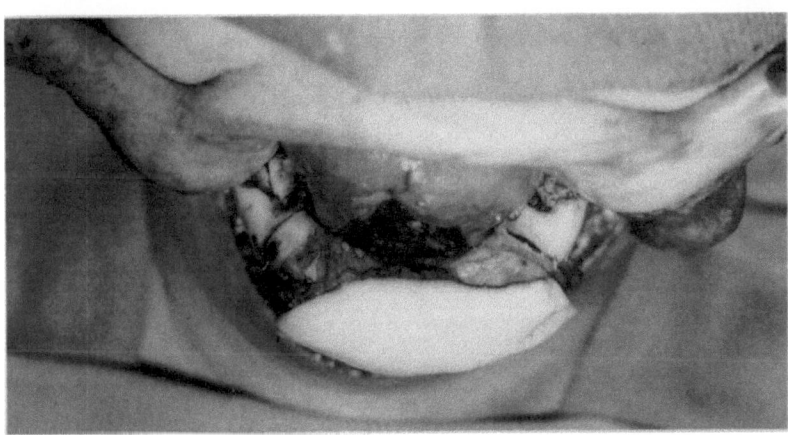

Abb. 16.15. a Blick von kranial auf das osteotomierte und mit dem Unterkiefer verdrahtete Os metatarsale; der Hautlappen ist beiseite gehalten. **b** Der Hautlappen liegt jetzt auf der kranialen Fläche der Unterkieferrekonstruktion, um eine Weichteildeckung des Mundbodens zu ermöglichen

6. Die Wangenlefzen werden nun wieder zurückgeklappt, die Position der Kinnrekonstruktion beurteilt, der intraorale Lappen zurechtgeschnitten und mit dem Mundboden sowie der bukkalen und labialen Mukosa vernäht (Abb. 16.15). Eine zweireihige Naht über dem Unterkiefer liefert einen sicheren Verschluß.

7. Verschluß der Hautlefzen am Hals über Saugdrainagen, die so gesichert werden, daß sie nicht auf dem Stiel liegen, sich über ihn schieben und abklemmen können.

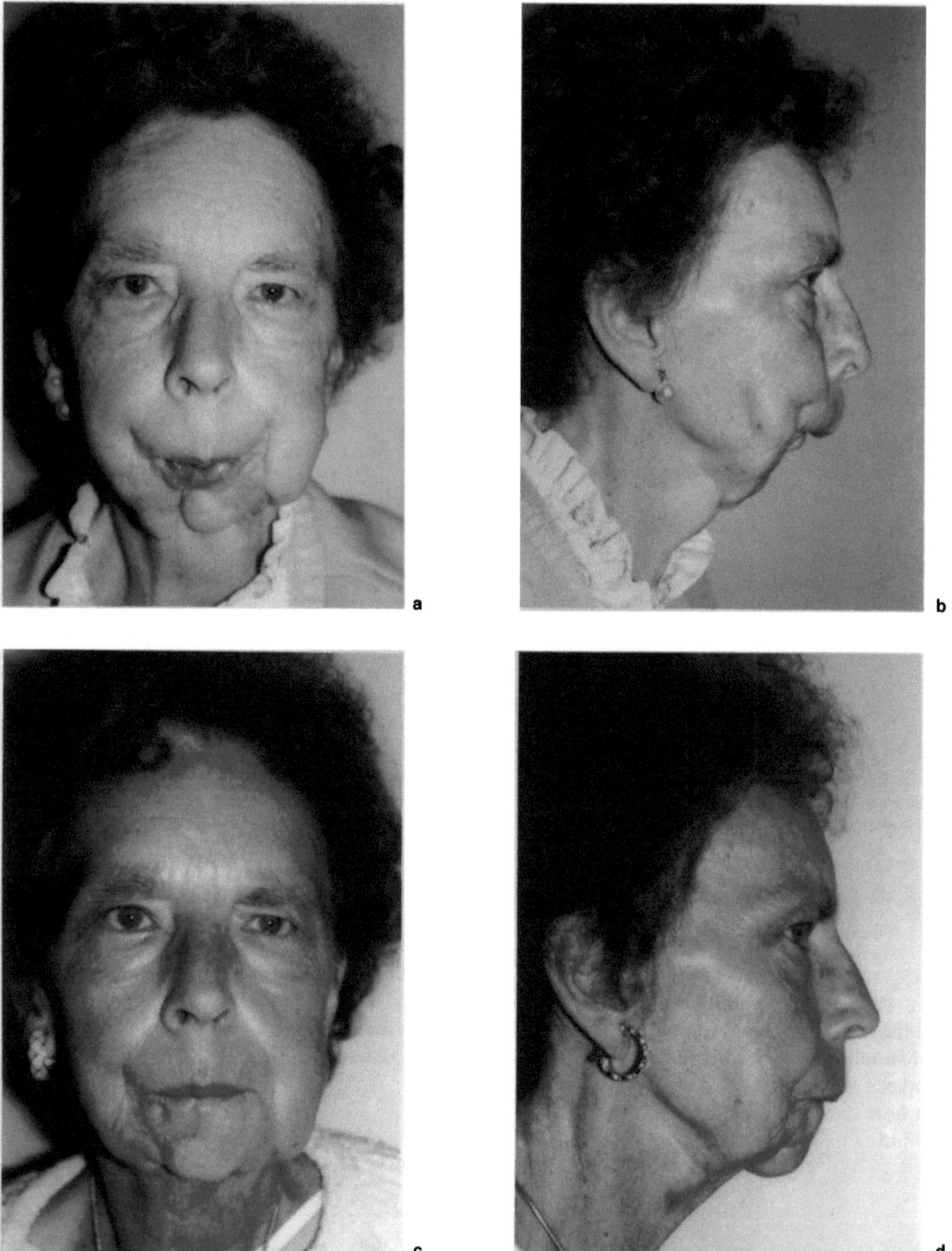

Abb. 16.16. a, b Erscheinungsbild einer Patientin, bei der eine Unterkieferresektion jeweils in Mitte der Kieferkörper unter Mitnahme des Mundbodens erfolgte. **c, d** Erscheinungsbild nach Rekonstruktion mittels eines osteokutanen Metatarsaltransplantats. **e** Erscheinungsbild nach zusätzlicher Knochenanlagerungstransplantation an den anterioren Unterkieferabschnitt

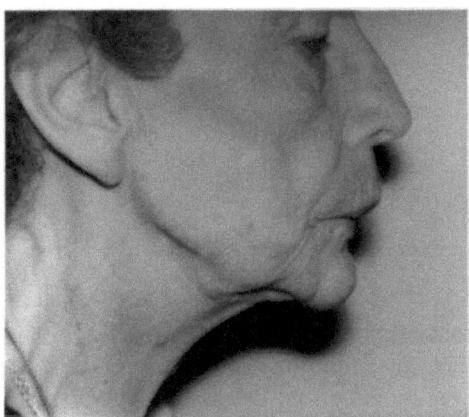

Abb. 16.16. e

Literatur

1. MacLeod AM, Robinson DW (1982) Reconstruction of defects involving the mandible and floor of the mouth by free osteocutaneous flaps derived from the foot. Br J Plast Surg 35: 239
2. Manchester WM (1965) Immediate reconstruction of the mandible and temporal mandibular joint. Br J Plast Surg 18: 291
3. Manchester WM (1972) Some technical improvements in the reconstruction of the mandible and temporomandibular joint. Plast Reconstr Surg 50: 249
4. Rosen IB, Bell MSG, Barren PT, Zuker RM, Manktelow RT (1979) Use of microvascular flaps, including free osteocutaneous flaps in reconstruction after composite resection for radiation recurrent oral cancer. Am J Surg 138: 544
5. Taylor GI, Townsend P, Corlett R (1979) Superiority of the deep circumflex iliac vessels as the supply for free groin flaps: experimental work. Plast Reconstr Surg 64: 595
6. Taylor GI, Townsend P, Corlett R (1979) Superiority of the deep circumflex iliac vessels as the supply for free groin flaps: clinical work. Plast Reconstr Surg 64: 745
7. Taylor GI (1982) Reconstruction of the mandible with free composite iliac bone grafts. Ann Plast Surg 9: 361

17 Rekonstruktion bei Fazialisparese

Für jeden Patienten mit einer Fazialisparese wird ein Behandlungsplan benötigt, der auf die speziellen Fehlstellungen und deren entsprechende Bedeutungen für den Einzelnen zugeschnitten ist. Zahllose Operationsverfahren wurden schon für Gesichtsrekonstruktionen benutzt. Für die Wiederherstellung im Bereich des Mundes gehören dazu statische und dynamische Muskelschlingen, Muskelverlagerungen und -transplantationen, Nervennähte, -transplantate und -verlagerungen, Neurektomien und Muskelresektionen sowie verschiedene Weichteileingriffe. Die meisten dieser Operationen finden eine nützliche Anwendung bei der Korrektur von Fehlstellungen durch Fazialisparese. Um jedoch ein Lächeln zu ermöglichen, wird allmählich die Transplantation eines vaskularisierten Muskels zum bevorzugten Verfahren (Abb. 17.11 und 17.12).

Thompson transplantierte die Mm. extensor digitorum brevis und palmaris longus ins Gesicht. Ihr Überleben war von der Gefäßeinsprossung aus den umgebenden Geweben abhängig. Die Neurotisation des transplantierten Muskels erfolgte durch direkten Kontakt des Transplantats mit innervierter Gesichtsmuskulatur auf der gesunden Seite oder durch Naht des mittransplantierten motorischen Muskelnervs an einen Ast des gesunden N. facialis. Das Konzept war genial. Nur wenigen Chirurgen gelang es jedoch, wegen einer inadäquaten Muskelvitalität und/oder einer insuffizienten Reinnervation, ein nützliches Bewegungsausmaß bei den mit dieser Technik transplantierten Muskeln zu erzielen. Mit Einführung der mikrovaskulären Chirurgie wurde es möglich, einen Muskel vollständig oder nur teilweise bei sicherer Überlebenschance ins Gesicht zu transplantieren. Seit der Beschreibung dieses Verfahrens von Harii wurde es von vielen Operateuren angewandt [4, 5, 6, 10]. Diese operative Methode ist durch ihre physiologische Grundlage sehr vielversprechend für die Rekonstruktion einer Fazialisparese.

Es gibt 18 einzelne mimische Muskeln, die in Kombination miteinander als ein fein abgestimmtes System arbeiten, das nicht nur den Gesichtstonus und willkürliche Muskelbewegungen ermöglicht, sondern auch für den unwillkürlichen Gesichtsausdruck sorgt. Die Möglichkeit des Operateurs,

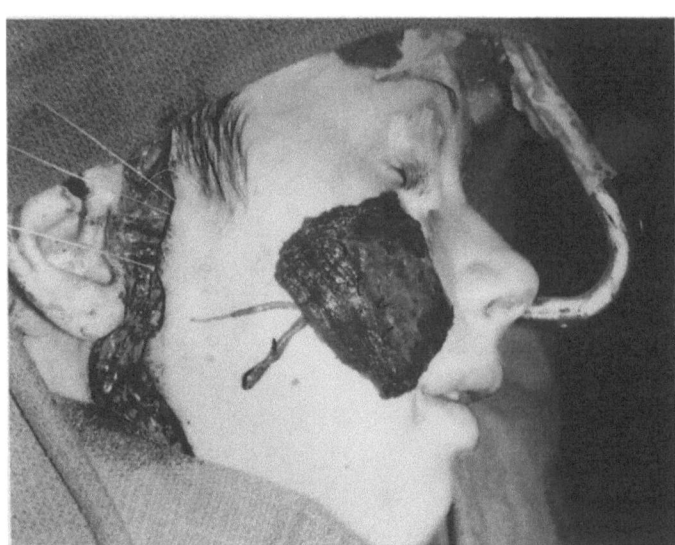

Abb. 17.1. Segment aus dem M. gracilis, das zur Transplantation präpariert wurde, um die Fähigkeit zum Lächeln zu rekonstruieren

Präoperative Planung

1 oder 2 kontrahierende Muskeleinheiten zu verlagern, erlaubt keine allzu großen Feinheiten bei der Simulation koordinierter Kontraktionen der multiplen mimischen Muskeln. Die Mundbewegung jedoch, die viele Patienten am meisten vermissen, ist das Heben des Mundwinkels zu einem Lächeln. Eine Muskeltransplantation kann diese aktive Bewegung und ebenso ein ausgeglichenes symmetrisches Erscheinungsbild des Mundes in Ruhe bieten. Nach meinen Erfahrungen stellt diese Technik das Lächeln besser wieder her als irgendein anderes Verfahren.

Wird der N. facialis für die Reinnervation des transplantierten Muskels verwendet, dann kann das Anheben des Mundwinkels spontan erfolgen, unabhängig von bewußten, vom Patienten ausgelösten Bewegungen, wie z. B. dem Zusammenbeißen der Zähne oder der Bewegung der Zunge, wie es bei Verlagerungen von Nerven des M. masseter und N. hypoglossus notwendig ist. Bei vaskularisierten Muskeltransplantationen kann der Operateur aufgrund der Flexibilität des Eingriffs die Form des rekonstruierten Lächelns genauer dem Lächeln auf der gesunden Gesichtsseite anpassen.

Präoperative Planung

Eine mikrovaskuläre Transplantation mit Überleben des Muskels ist kein schwieriger Eingriff. Die Verwendung dieser Operation zur Herstellung eines adäquaten Lächelns ist jedoch eine herausfordernde Aufgabe. Die Lösung des Problems liegt in der Wahl der richtigen Muskelmenge sowie in der Auswahl eines optimalen Ansatzes, Ursprungs und einer korrekten Muskelspannung; außerdem muß für eine adäquate Reinnervation gesorgt werden.

Auswahl des Muskels

Da zu den erfolgreichsten Anwendungen einer Muskeltransplantation die Wiederherstellung des Lächelns gehört, wird hier nur dieses Verfahren beschrieben. Chirurgen haben dazu die gesamten oder Teile der Mm. gracilis, latissimus dorsi, serratus anterior pectoralis minor und extensor digitorum brevis benutzt. Die Verwendung eines bestimmten Muskels mag jedoch nicht so wichtig sein wie die benutzte Muskelmenge und ihre Plazierung. Der ausgewählte Muskel sollte nach seiner Entfernung kein funktionelles Defizit hinterlassen, und er sollte sich in einer Körperregion befinden, die vom Gesicht entfernt ist, damit die Präparation von Gesicht und Muskel simultan erfolgen kann. Will der Operateur eine zusätzliche Funktion erreichen, wie z. B. den Ersatz des M. orbicularis oculi, dann ist es wünschenswert, einen Muskel zu haben, der sich in 2 getrennt voneinander funktionierende neurovaskuläre Einheiten aufspalten läßt, eine für den Mund und die andere für das Auge. Die anatomische Voraussetzung dafür haben die Mm. pectoralis minor, serratus anterior und gracilis. Die Wiederherstellung der Funktion des M. orbicularis oculi mit Hilfe einer vaskularisierten Muskeltransplantation war bis zum jetzigen Zeitpunkt jedoch nicht sehr befriedigend.

Meist ist das Ziel einer mikrovaskulären Muskeltransplantation, daß der Mundwinkel zu einem Lächeln gehoben werden kann. Dazu wird ein kurzer Muskel mit einer funktionellen Länge von 4-7 cm, einer Kontraktionsfähigkeit von 1-1,5 cm und einer ausreichenden Stärke benötigt, um die Schwerkraft und den Gewebewiderstand zu überwinden. Der entsprechende Muskel muß eine konstante Gefäß- und Nervenanatomie besitzen, die einen zuverlässigen mikrovaskulären Transfer gestattet. Die beste Methode, ein Stück Muskel von ausreichender Größe und funktioneller Kapazität zu erhalten, ist es, wenn man das Stück aus einem größeren Muskel, wie den Mm. gracilis, latissimus dorsi oder serratus anterior, entnimmt (Abb. 17.1). Die zu verlagernde Menge an funktionierender Muskulatur ändert sich mit den individuellen Anforderungen an jede Rekonstruktion. Ein Patient mit einem stark ausgeprägten Lächeln auf der gesunden Seite und schweren Gesichtsweichteilen wird ein größeres Muskelstück benötigen als ein Patient, der nur schwach lächelt. Wird ein transfaziales Nerventransplantat verwendet, dann sollte ein größeres Muskelstück verlagert werden, da das Transplantat nicht dieselbe Fähigkeit zur Innervierung hat wie eine direkte Nervennaht.

Muskelinnervation

Eine Muskelneurotisation kann durch Verwendung des N. facialis der paralytischen oder der gesunden Seite, oder durch andere motorische Nerven in der Nähe, wie dem N. hypoglossus oder motorischen Ästen des N. trigeminus, erreicht werden. Diese 3 Möglichkeiten sind mit einigem Erfolg benutzt worden. Die Neurotisation durch den N. facialis ist die bevorzugte Methode, da dieser Nerv die einzige Impulsquelle ist, die normalerweise für mimische Bewegungen Impulse produziert. Die einzige Methode, ein unwillkürliches Mienenspiel und einen spontanen Gesichtsausdruck zu ermöglichen, ist vermutlich die Verwendung des N. facialis.

Bei Patienten mit einer lange bestehenden Gesichtslähmung infolge einer peripheren Verletzung des N. facialis scheinen zunächst die Stümpfe des Fazialis die bevorzugte Innervationsquelle zu sein. Diese einleuchtende Lösung ist jedoch nicht so gut, wie es den Anschein hat. Je weiter distal im Gesicht diese Stümpfe liegen, um so sicherer kann der Chirurg sein, daß es sich bei diesem Ast zwar um einen bukkalen Nervenast handelt. Dennoch kann ein bukkaler Ast aber Axone für viele verschiedene Muskeln enthalten, einschließlich den Mm. orbicularis oris und zygomaticus major, die unterschiedliche und entgegengesetzte Wirkungen haben. Enthält der Nervenast andererseits hauptsächlich Fasern für die Funktion des M. orbicularis oris, dann wird das Muskeltransplantat nur Nervenimpulse erhalten, wenn der Patient versucht, seine Lippen zu spitzen. Weiterhin besteht bei Verwendung eines proximalen Nervenstumpfes die Chance von 2:3, daß er primär Funktionen der Mm. orbicularis oris oder orbicularis oculi auslöst [3]. Es liegt auf der Hand, daß eine geeignete selektive Neurotisation schwierig sein kann, wenn Stümpfe des N. facialis benutzt werden.

Stehen auf der paralytischen Seite keine geeigneten Nervenstümpfe zur Verfügung, dann ist die bevorzugte Neurotisationsquelle der N. facialis der anderen Gesichtsseite. Diese Situation wird bei den Patienten gegeben sein, die eine intrakranielle Nervenläsion infolge Traumas erlitten haben, bei denen die Resektion eines Akustikusneurinoms durchgeführt wurde, die unter einer idiopathischen Fazialisparese leiden oder bei denen die Nervenstümpfe auf der paralytischen Seite proximal liegen. Die Weiterleitung von Nervenimpulsen erfolgt über ein langes Nerventransplantat, das quer durch das Gesicht von der gesunden zur paralytischen Gesichtshälfte verlegt wurde. Diese transfaziale Nerventransplantation wird 9–12 Monate vor der Muskeltransplantation durchgeführt.

Das transfaziale Nerventransplantat wurde ursprünglich von Anderl und Smith als eine Methode beschrieben, um Nervenimpulse von der gesunden zur gelähmten Gesichtsseite zu übertragen [1, 2]. Zu diesem Verfahren gehört die Durchtrennung einiger Äste des N. facialis auf der gesunden Seite und der Anschluß der proximalen Enden an ein Nerventransplantat. Das Transplantat wird in einem subkutanen Tunnel quer durch das Gesicht auf die paralysierte Seite verlegt. Auf der erkrankten Seite werden die entsprechenden Äste des N. facialis durchtrennt und ihre distalen Enden mit dem Nerventransplantat verbunden.

Der Grundgedanke des transfazialen Nerventransplantats ist reizvoll. Es ist ganz logisch, den gesunden Nerven anzuzapfen, um geeignete Nervenimpulse für die paralytische Seite zu gewinnen. Obwohl auch andere Nerven zur Wiederbelebung der Mimik verwendet worden sind, ist der VII. Hirnnerv der einzige, der neurale Impulse für eine spontane Belebung der Gesichtsmuskulatur übertragen kann. Für viele Operateure waren die Ergebnisse dieses Eingriffs jedoch enttäuschend. Obwohl sich bei einigen Patienten eine Muskelkontraktion auf der gelähmten Seite entwickelte, blieb das Bewegungsausmaß häufig zu mangelhaft, um Patient und Operateur zufriedenzustellen. Zu dem schlechten Ergebnis kann es u. a. durch folgende Faktoren kommen: lang anhaltende Denervierungsatrophie der Gesichtsmuskulatur, die Unzulänglichkeit des langen Transplantats, eine kräftige Reinnervation zu bewirken, und die Vermischung von Impulsen, die durch ein Nerventransplantat aufgenommen werden, das mit vielen Ästen des N. facialis verbunden ist.

Möglicherweise ist das Problem der Denervierungsatrophie von Gesichtsmuskeln dadurch zu lösen, daß die Transplantation eines vaskularisierten Muskels erst dann durchgeführt wird, nachdem das transfaziale Nerventransplantat reinnerviert ist [6]. Wartet man bis zur Muskeltransplantation 6–12 Monate, dann haben die regenerierten Nervenaxone das distale Ende des Transplantats erreicht und stehen zur sofortigen Reinnervation des transplantierten Muskels zur Verfügung. In Erwartung einer gewissen Atrophie des transplantierten Muskels kann der Operateur einen großen Muskelabschnitt verlagern.

Das Verfahren der transfazialen Nerventransplantation ist ohne Schädigung der normalen Funktion des N. facialis möglich, da ein überreiches Angebot von peripheren Fazialisästen mit einander überlappenden Funktionen vorliegt. Es können fast 50% der Nervenäste in Höhe des medialen Parotisrandes durchtrennt und für die Innervation von Nerventransplantaten verwendet werden, ohne daß irgendein sichtbarer Funktionsverlust auf der gesunden Seite zu beobachten ist.

Nach Reinnervation des Nerventransplantats verspürt der Patient i. allg. ein „Summen", wenn das distale Ende des Transplantats beklopft wird. Es ist interessant, daß dieses dem Tinel-Zeichen ähnliche Symptom die Muskulatur lokalisiert, die von den zuvor durchtrennten N.-facialis-Ästen versorgt wur-

Präoperative Planung

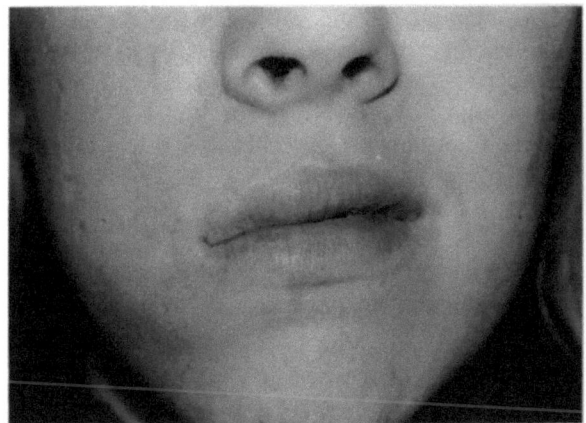
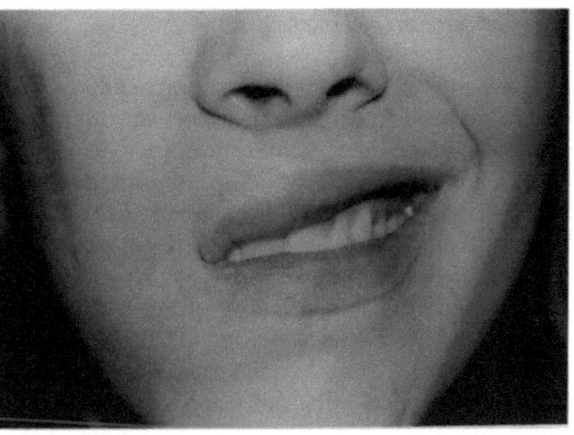

Abb. 17.2. a 21jährige Frau mit unilateraler Gesichtslähmung infolge einer idiopathischen Fazialisparese. Auf der rechten Seite ist es zu einer geringgradigen Restitution des Muskeltonus gekommen; die Patientin war aber nicht in der Lage, zu lächeln. **b** Auf der linken Seite hat sie ein ausgeprägtes Lächeln. Bei maximalem Lächeln bildet sich ein spitzer Mundwinkel, der um 18 mm und in einem Winkel von 50° aus der Horizontalen nach kranial-lateral wandert. Es besteht eine gut abgegrenzte Nasolabialfalte, die um den Mundwinkel herumzieht

de. Wenn ein Beklopfen des distalen Nerventransplantatendes ein Kribbeln hervorruft, dann ist die Nervenregeneration ausreichend weit fortgeschritten, um eine Muskeltransplantation durchzuführen.

Bei Patienten mit bilateraler Fazialisparese fällt der VII. Hirnnerv als Quelle für die Neurotisation von Muskeln aus. Wir haben bei diesen Patienten sowohl den N. hypoglossus als auch die motorischen Äste des N. trigeminus verwendet. Wird der N. hypoglossus benutzt, dann wird er in der Tiefe des Halses freigelegt und längs gespalten. Dieser Nerv besteht gewöhnlich aus einem Faszikel, und die Spaltung dieses einzelnen Faszikels läßt sich nicht über eine allzu lange Strecke durchführen. Bei 2 Patienten jedoch, an denen dieser Eingriff bilateral durchgeführt wurde, kam es zu keinem sichtbaren Zungenfunktionsverlust; bei beiden entwickelten sich wirksame Muskelkontraktionen in jeder Gesichtshälfte. Um die technisch schwierige Präparation und Spaltung des N. hypoglossus zu vermeiden, haben wir den motorischen Ast des M. masseter benutzt. Dieser Nerv ist leicht auf der Unterfläche des Masseter aufzufinden, wo er unter dem Arcus zygomaticus hervorkommt und in die Unterfläche des Muskels eintritt. Die Verwendung eines dieser Nerven hat den Nachteil, daß ihre Impulse für mimische Ausdrucksbewegungen ungeeignet sind. Durch Umtrainierung entwickeln diese Patienten jedoch die Fähigkeit, bewußt ein Lächeln hervorzurufen. Nach unseren Erfahrungen liefern diese mikrovaskulären Muskeltransplantationen ein kräftigeres und natürlicheres Lächeln als die Verlagerungen der Mm. temporalis und masseter.

Muskelplazierung

Die korrekte Lage des transplantierten Muskels wird durch die Untersuchung des Lächelns auf der gesunden Gesichtsseite ermittelt (Abb. 17.2 a, b). Zur Analyse des Lächelns gehören die Feststellung der Mundform, die Lokalisierung von Hautfalten und die Ausmessung von Richtung und Ausmaß der Mundwinkelverschiebung.

Falten und Einziehungen

Ein Lächeln ruft Falten und Einziehungen um den Mundwinkel herum und in der nasolabialen Region hervor. Vorhandensein, Lokalisation und Ausprägung dieser Falten variieren von Patient zu Patient.

Form

Die Form des Mundwinkels kann spitz, rund oder eckig sein; sie ist zu einem gewissen Grad abhängig von der Stärke des Lächelns. Die Rekonstruktion einer spitzen Mundwinkelform ist relativ einfach, während die einer eckigen Form schwierig ist; diese erfordert es nämlich, daß gleichzeitig nach kaudal und nach kranial gerichtete Kräfte auf den Mundwinkel einwirken.

Bewegungsrichtung

Die Richtung der Mundwinkelverschiebung, die in einem Winkel zwischen 30 und 80° zur Horizontalen variiert, kann mit einem Winkelmesser am Patienten und auf den projizierten Photos bestimmt werden. Bei einem maximal ausgeprägten Lächeln liegt die Mundwinkelverschiebung zwischen 1 und 2 cm.

Nach Abschätzung dieser Komponenten des Lächelns kann sich der Operateur besser vorstellen, was er durch die Muskeltransplantation bewirken will. Durch die Rekonstruktion auf der paralytischen Seite sollte versucht werden, ein Lächeln hervorzurufen, das dem der gesunden Seite entspricht. Es muß jedoch daran erinnert werden, daß die nichtparalysierte Gesichtshälfte bei einem Patienten mit unilateraler Fazialislähmung nicht immer normal ist. Häufig findet sich ein verstärkter Tonus des M. depressor anguli oris, was bei einem breiten Lächeln oder Lachen zur Freilegung des unteren Eckzahns führt. Das Bewegungsausmaß des nichtbetroffenen Mundwinkels ist gewöhnlich größer als normal, da beim Lächeln der gesamte Mund aus der paralysierten Gesichtshälfte verlagert wird.

Die Befestigung des Muskels am Mund ist ein entscheidender Schritt des Verfahrens. Die spezifischen Insertionspunkte werden intraoperativ durch Zug an der Kommissur und den Lippen sowie durch Beobachtung der Form des Mundwinkels und der Falten um ihn herum ausgewählt. Das Muskeltransplantat wird gewöhnlich an den Fasern des M. orbicularis oris ober- und unterhalb der Kommissur inseriert. Die Genauigkeit, mit der diese Nähte gelegt werden, bestimmt die Form des Lächelns. Die Bewegungsrichtung der Kommissur wird durch den Winkel des Muskelzugs bestimmt, der vom Ursprung des Muskels abhängig ist. Dieser Winkel, der durch die Analyse des Lächelns bestimmt wurde, führt i. allg. dazu, daß der Muskelursprung auf dem Jochbeinkörper und -bogen zu liegen kommt. Das Bewegungsausmaß der Kommissur wird durch die Querschnittsfläche und die Länge des verlagerten Muskels sowie den Grad der Reinnervation bestimmt. Da die Lokalisation des Muskelursprungs die funktionelle Länge des Muskels bestimmt, hat sie auch einen Einfluß auf das Ausmaß der Mundwinkelverschiebung.

Empfängergefäße

Die A. und V. facialis sind die bevorzugten Empfängergefäße. Die A. facialis hat i. allg. einen Durchmesser von 1 mm oder mehr. Sie kann durch Palpation an der Stelle gefunden werden, an welcher sie über den Unterkieferkörper zieht; von dort kann sie weiter zum Mundwinkel hin verfolgt werden. Die V. facialis findet sich gewöhnlich dorsal der Arterie und hat einen etwas größeren Durchmesser als die Arterie.

Die A. und V. temporalis superficialis sind als Empfängergefäße die zweite Wahl. Sie liegen etwas weiter vom Gefäßstiel des Muskels entfernt. Wir haben jedoch einige Fälle beobachtet, bei denen die V. temporalis superficialis entweder fehlte oder für einen mikrovaskulären Anschluß zu klein war.

Technik der transfazialen Nerventransplantation vor der Muskeltransplantation

Präparation des N. facialis

1. Es wird so abgedeckt, daß das Gesicht bis hinter beide Ohren sowie von der Stirn bis zum Hals freibleibt. Die Anästhesie sollte ohne Muskelrelaxation durchgeführt werden.

2. Eine präaurikuläre Hautinzision wird gesetzt wie zu einem Face lifting. Eine übersichtliche Darstellung für die mikroneurovaskulären Anschlüsse erfordert die Verlängerung der präaurikulären Inzision um etwa ¼ ihrer Länge bis unter den Unterkieferkörper (Abb. 17.3a).

3. Nun wird der Hautlappen aus einer oberhalb der Parotisfaszie gelegenen Ebene gehoben. Der Assistent spannt die Wangenhaut nach medial hin an, während der Lappen gehoben wird; dies ermöglicht eine gute Darstellung am tiefsten Punkt der Präparation. Der Assistent sollte während der Präparation Mund und Auge auf eine Reizung des N. facialis hin beobachten.

4. Am medialen Parotisrand wird etwas tiefer präpariert und alle zum Mund und zum Auge hinziehenden Äste des N. facialis identifiziert. Diese Äste haben einen Durchmesser von 0,3–1,0 mm; zur Bestätigung wird ein Nervenstimulator benötigt (Abb. 17.3b).

5. Vom Operationsfeld wird eine sterile Skizze angefertigt, auf der jeder durchtrennte Fazialisast aufgezeichnet wird. Dabei wird ein Nervenstimulator benutzt, bei dem sich sowohl die Frequenz als auch die Spannung regulieren läßt, und eine kleine gebogene Elektrode, mit der sich jeder Ast des N. facialis anheben und isoliert stimulieren läßt. Es muß das genaue faziale Bewegungsmuster, das durch Stimulation jedes einzelnen Astes hervorgerufen wird, analysiert werden. Diese Identifikation sollte detailliert erfolgen und alle Bewegungen, wie z. B. Lippenspitzen, Anheben der Oberlippe, Anheben des

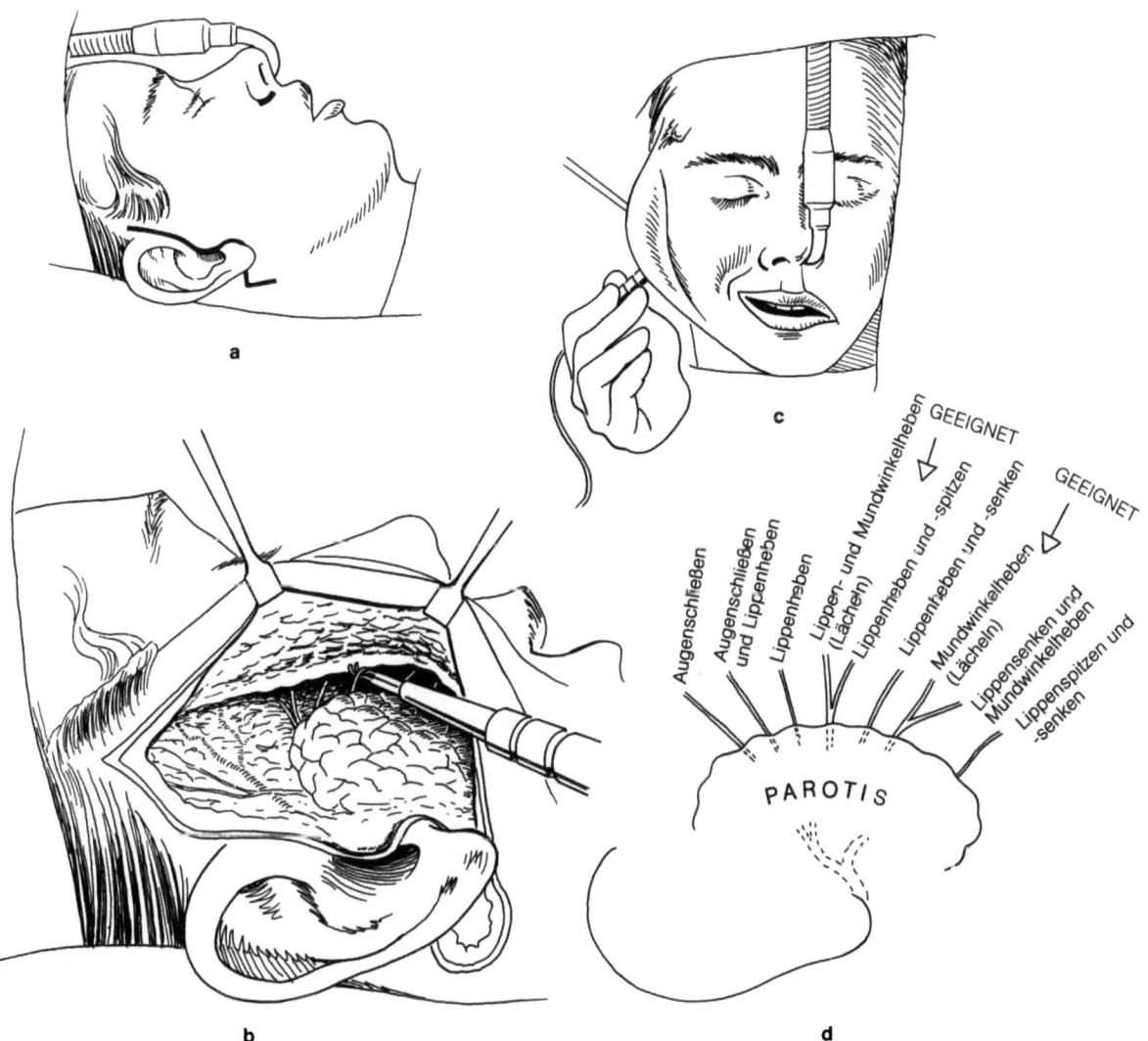

Abb. 17.3. a Inzision zur Freilegung des N. facialis. b, c Es wird ein Neurostimulator benutzt, um die Funktion jedes Fazialisastes zu identifizieren. d Intraoperative Aufzeichnung der Funktionen der einzelnen Fazialisäste. Zur Reinnervation des Nerventransplantats werden Fazialisäste ausgewählt, die bei Stimulation ein Lächeln hervorrufen. Nervenäste, die eine Anhebung der Lippe sowie ein Zusammenziehen der Lippen (ein Mundspitzen) hervorrufen, sollten nicht verwendet werden

Mundwinkels, Senken der Unterlippe usw. umfassen (Abb. 17.3 c, d).

6. Präaurikuläre Inzision auf der gegenüberliegenden gelähmten Seite und Plazierung weiterer Inzisionen am Unterrand jedes Nasenflügels. Nun wird ein subkutaner Tunnel quer durch das Gesicht von den aufgegliederten Nervenästen bis zur gegenüberliegenden präaurikulären Region präpariert. Der Tunnel sollte in der Wange der gelähmten Seite flach verlaufen, damit der Nerv der späteren Muskeltransplantation nicht im Wege liegt.

Präparation des N. suralis-Transplantats

Das Nerventransplantat kann gleichzeitig mit der Präparation des Gesichts gehoben werden. Wenn der Patient auf dem Rücken liegt und zur gelähmten Gesichtsseite hin gekippt wird, sind beide Operationsgebiete gut zugänglich.

1. Das Bein wird nicht abgedeckt; am Oberschenkel wird eine Blutleeremanschette angelegt.

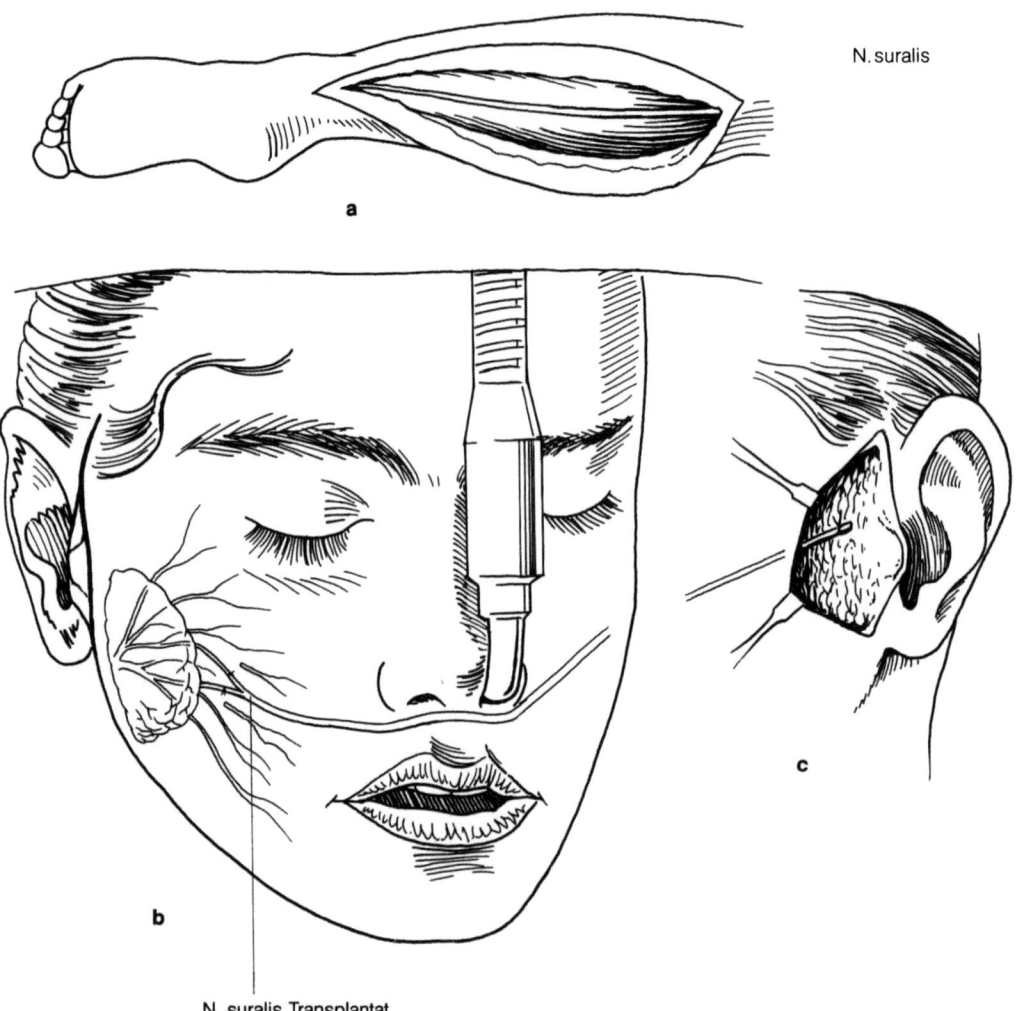

Abb. 17.4. a Direkte Freilegung des N. suralis in der Wade. **b** Das fertiggestellte transfaziale Nerventransplantat ist an die proximalen Enden der Fazialisäste angeschlossen. **c** Das freie Ende des N. suralis ist zur leichten Identifikation zum Zeitpunkt der Muskeltransplantation vor dem Tragus eingepflanzt

2. Inzision am Sprunggelenk direkt über dem Nerv. Der Nerv liegt 2–4 cm ventral der Achillessehne auf der lateralen Sprunggelenkseite.

3. Der Nerv wird aufgesucht und nach proximal verfolgt. Durch multiple kleine Querinzisionen oder über eine Längsinzision direkt über dem Nerv wird er entfernt (Abb. 17.4 a).

Eine Längsinzision mit direkter Darstellung des Nervs scheint weniger traumatisierend zu sein als die Ausziehmethode; sie verschafft zudem eine Übersicht über die Nervenäste. Diese Technik hinterläßt jedoch eine lange, sichtbare Narbe im dorsalen Unterschenkelbereich.

Wird der Nerv durch multiple Querinzisionen entnommen, dann muß er distal durchtrennt und nach proximal entfernt werden, damit man nicht zu viele Seitenäste aus dem Nerv abreißt.

Einsetzen des transfazialen N. suralis-Transplantats

1. Um das Nerventransplantat durch den subkutanen Tunnel zu ziehen, wird eine Sehnenfaßzange oder ein anderes geeignetes Instrument benutzt. Das proximale Nervenende befindet sich dabei auf der gelähmten Seite. Dies stellt sicher, daß nur wenige Faszikel als Folge eines Abrisses der Seitenäste des N. suralis ungenutzt bleiben.

Technik der transfazialen Nerventransplantation vor der Muskeltransplantation

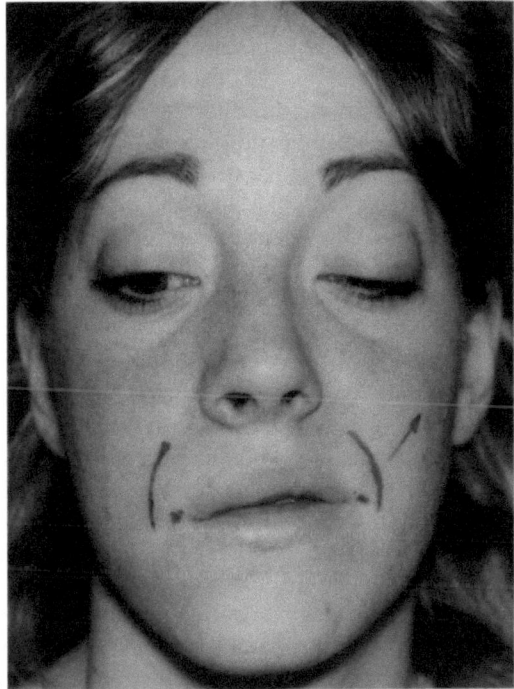

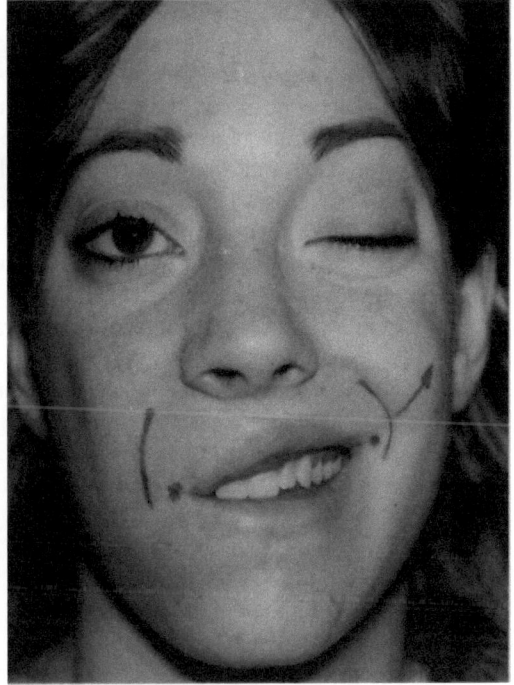

Abb. 17.5 a, b. Präoperative Markierungen (gleiche Patientin wie in Abb. 17.2). **a** Die Nasolabialfalte wurde auf der gesunden linken Seite der Patientin, der erwünschte Faltenverlauf auf der gelähmten rechten Seite markiert. Ein Grübchen unmittelbar lateral der Kommissur ist mit einem *Punkt* markiert.

b Die gewünschte Richtung der Mundwinkelbewegung ist durch einen *Pfeil* angegeben.

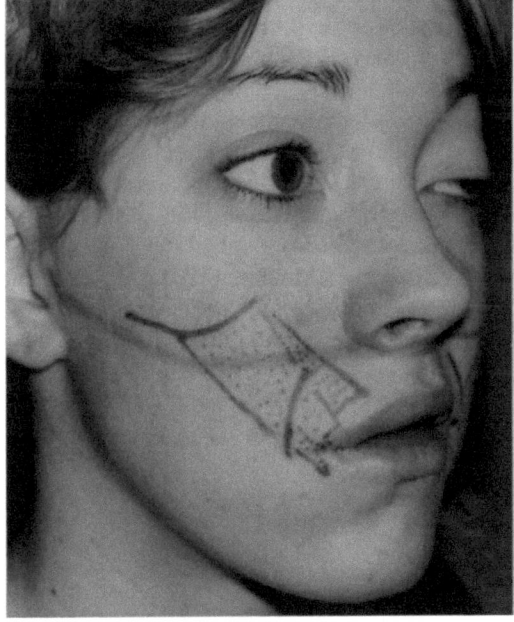

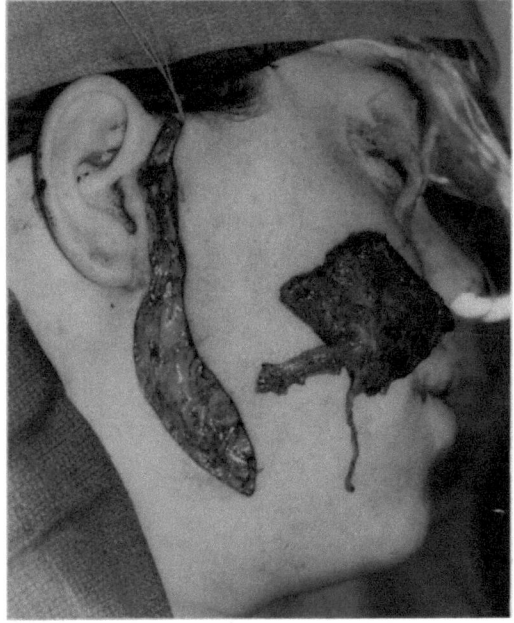

Abb. 17.5. c Anhand der Markierungen sind die erwünschte Lage und vermutliche Insertion des Muskels im Gesicht eingezeichnet. Die Lokalisation des zuvor eingebrachten transfazialen Nerventransplantats ist durch eine *Linie* markiert, die vom Nasenansatz über die Wange zum Ohr verläuft.

d Ein Stück aus dem M. gracilis, auf die gewünschte Größe zurechtgeschnitten, ist in das durch die Zeichnung umrissene Gebiet im Gesicht gelegt worden. Der Gefäßstiel zieht in Richtung des Unterkieferwinkels, der motorische Nerv verläuft nach kaudal

2. Nun werden alle aufgegliederten Nervenäste, die ein normales Lächeln und keine anderen Bewegungen hervorrufen, ausgewählt. Die Hälfte dieser Äste wird durchtrennt und ihre proximalen Enden an das Nerventransplantat angeschlossen, wobei peinlich genaue Faszikelnähte mit 11-0 Nylon durchgeführt werden (Abb. 17.4 b). Es ist schwierig, genügend Faszikel zur Deckung der gesamten Querschnittsfläche des N. suralis zu gewinnen. Ein kleines Nerventransplantat kann besser sein als ein großes, da ein größerer Anteil seiner Axone voraussichtlich reinnerviert wird.

Das andere Ende des Transplantats wird mit einer kräftigen Seidennaht in der Präaurikularregion fixiert, so daß es zum Zeitpunkt der Muskeltransplantation leicht aufgefunden werden kann (Abb. 17.4 c).

3. Nun werden Drains eingelegt, die Inzisionen verschlossen und ein lockerer Druckverband über Gesicht und Wangen angelegt.

Die postoperative Versorgung ist relativ einfach; der Patient kann entlassen werden, sobald das Bein beim Laufen keine Beschwerden mehr verursacht. Parästhesien im Fuß können für etwa 1 Monat störend sein und verschwinden dann ganz.

Rekonstruktionstechnik bei Fazialisparese durch Muskeltransplantation

Präparation des Gesichts

1. Vor Einleitung der Narkose ist das Lächeln des Patienten zu beobachten und auf der gesunden Gesichtsseite die Hautfalten zu markieren, die dabei um den Mundwinkel herum, in der Nasolabialfalte und in Richtung der Mundwinkelverschiebung auftreten (Abb. 17.5 a-d). Die selben Markierungen werden auf der gelähmten Seite eingezeichnet (Abb. 17.5 a, b). Dann wird im Gesicht die gewünschte Lokalisation des Muskeltransplantats markiert (Abb. 17.5 c). Identifizierung der Lage des Nervenendes, das für die Muskelinnervation verwendet werden soll. Durch Beklopfen der Nervenenden läßt sich sowohl bei dem transfazialen Nerventransplantat als auch den Stümpfen des N. facialis ein Tinel-Zeichen auslösen. Das Nervenende, die A. facialis und die präaurikuläre Inzision werden markiert (Abb. 17.6 a).

2. Über die präaurikuläre Inzision wird der Gesichtslappen oberhalb der Parotisfaszie gehoben, wobei das transfaziale Nerventransplantat oder die N.-facialis-Stümpfe dargestellt und geschont werden. Präparation weiter nach medial, bis die gewünschte Region des Muskelursprungs und -ansatzes freigelegt ist. Die A. und V. facialis werden dargestellt und für die Anastomosen präpariert. Kontrolle des Nervs unter optischer Vergrößerung. Ein kleines Präparat hiervon kann für eine Schnellschnittuntersuchung an den Neuropathologen geschickt werden. Diese Untersuchung gestattet eine Identifikation der Faszikel, die die höchste Konzentration an regenerierten Axonen enthalten.

3. Identifikation des Hauptansatzpunkts der Mm. zygomaticus major und minor. Ihre Muskelfasern vermischen sich mit denen des M. orbicularis oris und strahlen direkt in die Haut und Lippenmukosa ein. Mit einer Pinzette wird an verschiedenen Punkten des M. orbicularis oris gezogen und der Effekt im Gesicht beobachtet (Abb. 17.6 b, c). Nun wird der Punkt bzw. die Punkte ausgesucht, an denen sich durch Zug das am natürlichsten aussehende Lächeln hervorrufen läßt, das dem auf der gesunden Gesichtsseite entspricht. Dies prüft man an verschiedenen Stellen, bis die optimale Lokalisation gefunden ist. Meist liegt der entscheidende Ansatzpunkt an oder unmittelbar unter der Kommissur.

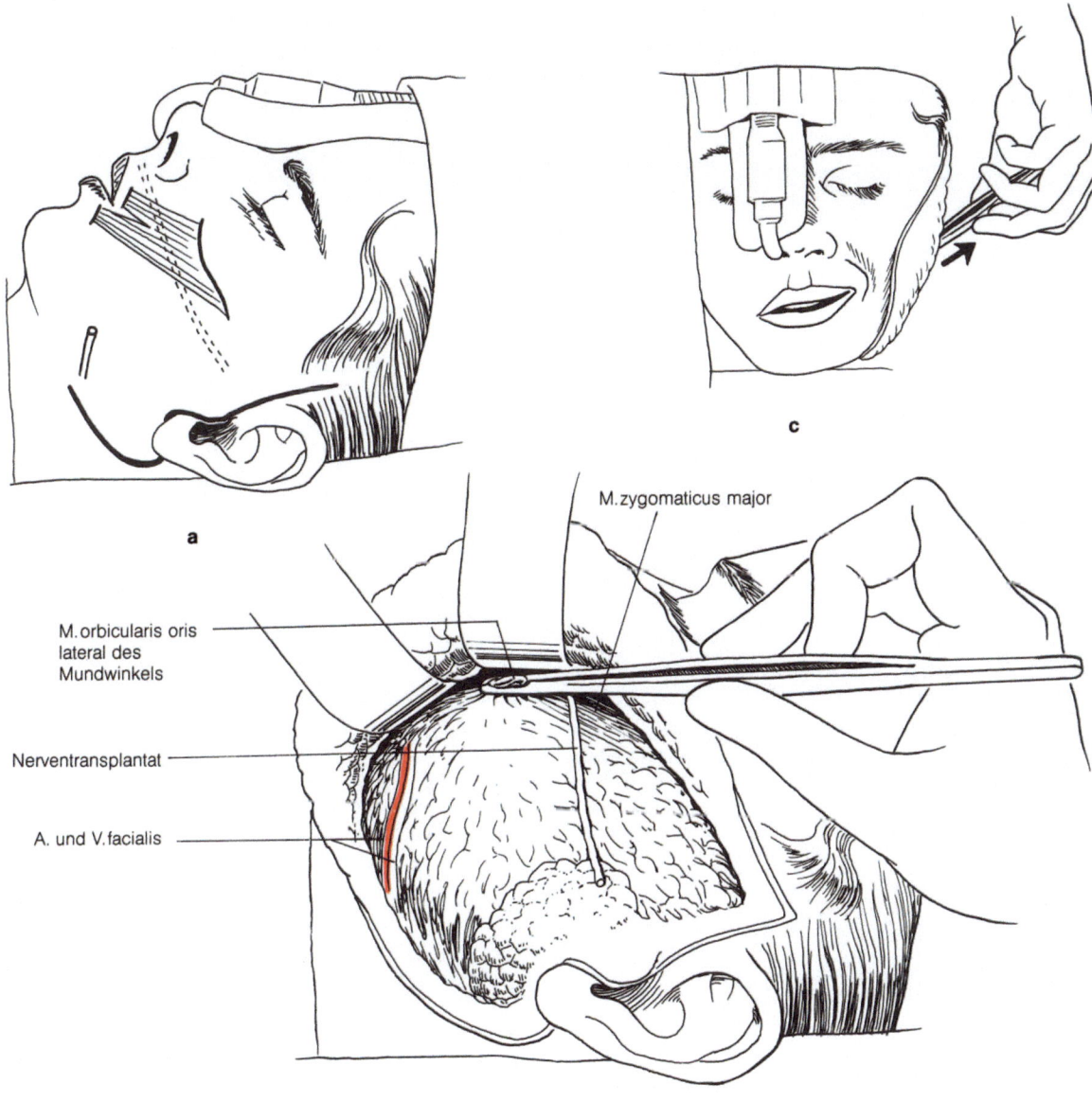

Abb. 17.6. a Die gewünschte Lage des transplantierten Muskels wird im Gesicht des Patienten aufgezeichnet. Das transfaziale Nerventransplantat zieht durch dieses Gebiet. Die A. facialis sowie die präaurikuläre Inzision sind markiert. **b, c** Es wird an verschiedenen Stellen an den tiefgelegenen Gewebestrukturen im Bereich des Mundwinkels gezogen, bis Zugpunkte gefunden sind, die die Form eines Lächelns des Mundes hervorrufen

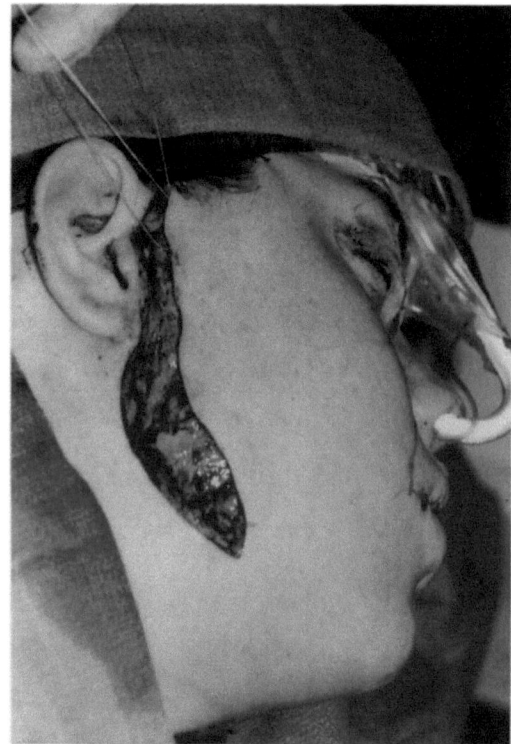 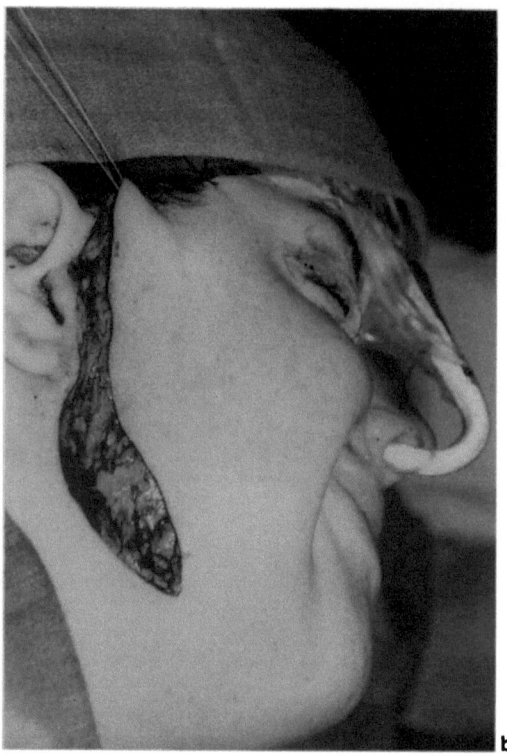

Abb. 17.7. a Eine letzte Beurteilung der angemessenen Positionierung der ausgewählten Muskelinsertionspunkte erfolgt durch Einbringen der Nähte, die den Muskel in den gewünschten Insertionspunkten im Bereich des Mundwinkels und der Lippen fixieren werden. Die Fadenenden werden lang gelassen. **b** Es wird Zug auf die Nähte in Richtung der erwünschten Mundwinkelverschiebung ausgeübt und dabei die Form des Lächelns beobachtet. Wird die gewünschte Form nicht erzielt, dann werden die Nähte so lange verlagert, bis sich ein adäquates Lächeln hervorrufen läßt, das dem der anderen Gesichtsseite des Patienten ähnelt

Zusätzlich muß die laterale Hälfte der Oberlippe angehoben werden. Zum Vergleich sollten Photos des Patienten, auf denen er zu lächeln versucht, im Operationssaal vorhanden sein. Zwei oder drei langgelassene Nähte werden in die entsprechenden Zugpunkte eingelegt und die Form des Lächelns beobachtet, die durch Zug an den Fäden hervorgerufen wird (Abb. 17.7 a, b).

Präparation des Muskels

Dazu wird der M. gracilis verwendet. Die Anatomie dieses Muskels ist für die Rekonstruktion einer Fazialisparese geeignet. Er besitzt einen zuverlässigen neurovaskulären Stiel, läßt sich in einen Abschnitt von beliebiger Größe schneiden und kann aus dem Bein entfernt werden, ohne einen Funktionsverlust oder eine auffallende Narbe zu hinterlassen. Der Oberschenkel befindet sich weit genug entfernt vom Gesicht, so daß eine gleichzeitige Präparation des Muskels und des Gesichts durchführbar ist. Es kann das eine oder das andere Bein benutzt werden, da sich der Muskel beliebig herum einsetzen läßt, ohne daß seine Funktion beeinflußt wird.

In Kap. 6 findet sich die Beschreibung der gängigen Präparation des M. gracilis.

Die Menge der entnommenen Grazilismuskulatur hängt von den funktionellen Anforderungen und dem Reinnervationspotential innerhalb des Gesichts ab. Meist wird ein kurzes Stück aus den ventralen 25–50% der Grazilismuskulatur benutzt (Abb. 17.1 a und 17.8 a).

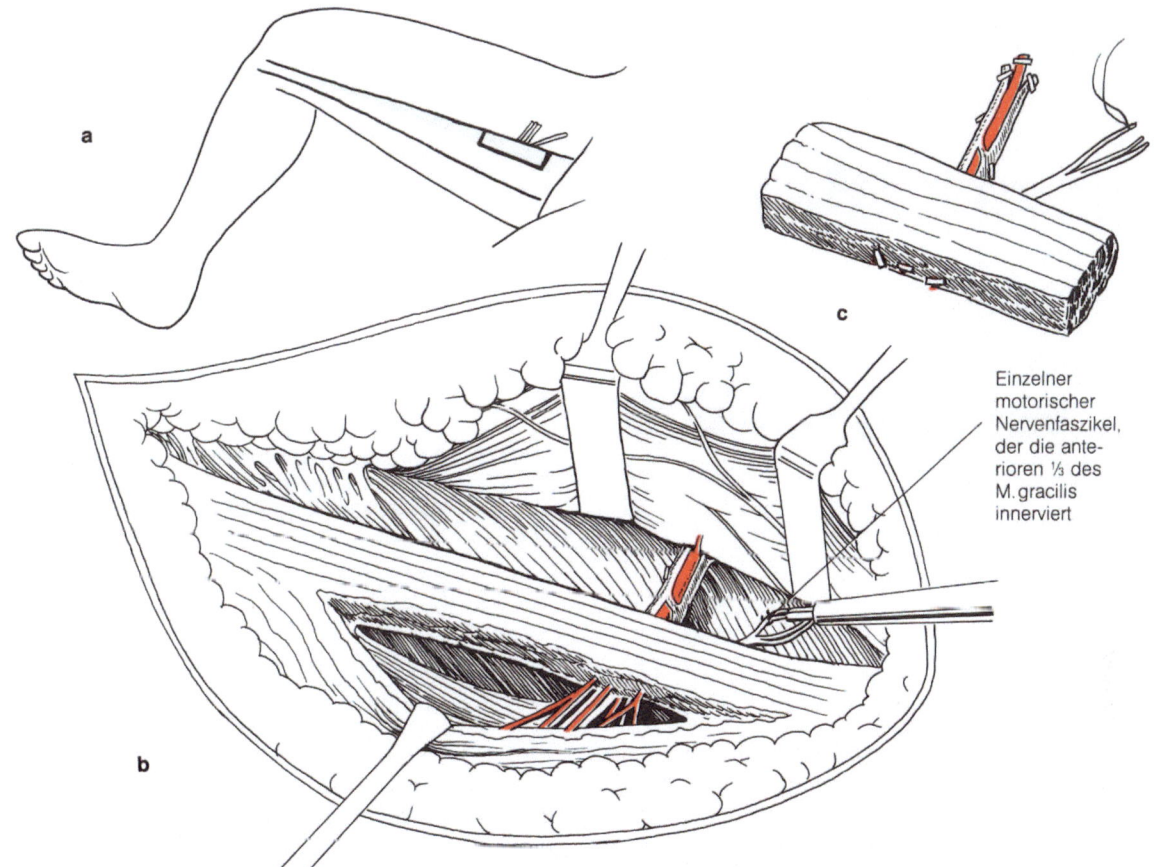

Abb. 17.8. a Abschnitt aus dem M. gracilis, der verlagert wird. **b** Steht nur ein begrenzter Anteil vom N. facialis zur Reinnervation des Transplantats zur Verfügung, dann wird der motorische Nerv des Grazilis längs gespalten; die Faszikel, die den zu transplantierenden Muskelabschnitt innervieren, werden mit dem Neurostimulator identifiziert. Die zur Transplantation benötigte Muskelmenge wird durch Längsspaltung des Muskels und Querdurchtrennung isoliert. **c** Das herausgelöste Muskelsegment

1. Sind im Gesicht nur 1 oder 2 geeignete Nervenfaszikel für die Muskelinnervation vorhanden, dann kann es nützlich sein, einen Muskel mit ebenfalls nur 1 oder 2 Faszikeln zu verwenden. Der motorische Muskelnerv wird etwa an der Stelle, an der die Nervennaht durchgeführt werden soll, längs in einzelne Faszikel aufgespalten. Jeder einzelne Faszikel wird stimuliert und der Muskelabschnitt identifiziert, der von dem betreffenden Faszikel innerviert wird (Abb. 17.7 b). Gewöhnlich innerviert ein Faszikel den ventralen Muskelrand, der 25-50% der Muskelbreite darstellt. Dies ist der Muskelabschnitt, der i. allg. für die Transplantation verwendet wird. Der Rest des Nervs innerviert meist den dorsalen Muskelanteil.

2. Zu beachten ist der Ansatzpunkt des neurovaskulären Stiels am Muskel. Man muß sich sicher sein, daß er in den Muskelabschnitt eintritt, der transplantiert werden soll. Gewöhnlich tritt der Stiel unten am ventralen Muskelrand ein, gelegentlich aber auch an der Unterfläche im mittleren Teil des Muskels. Länge und Breite des zu transplantierenden Muskelstücks werden bestimmt, dann wird dies auf

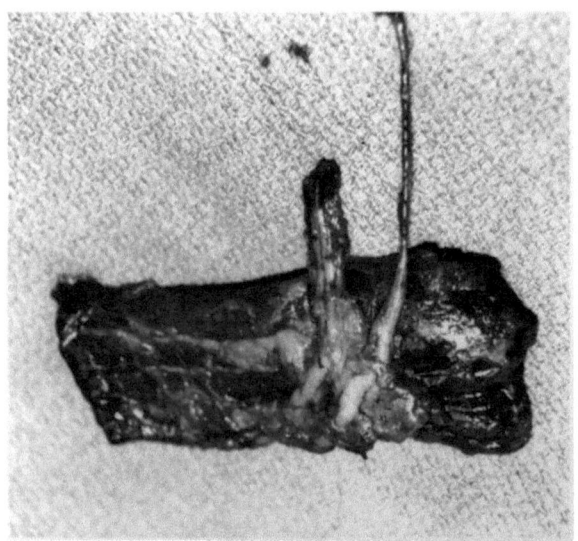

Abb. 17.9. 9 cm langes Segment aus dem ventralen Drittel des M. gracilis; der motorische Nerv befindet sich *rechts oben*. Der Muskel erscheint infolge Kontraktion kürzer als 9 cm

dem Muskel markiert, wobei der neurovaskuläre Stiel zentral zu den Markierungen liegen soll. Bis jetzt gibt es keine Richtlinien außer die Erfahrungen, die angeben, wie groß die geeignete Querschnittfläche des zu transplantierenden Muskels ist. Ein 9 cm langer Muskelstreifen aus dem ventralen Drittel des Grazilis ist jedoch die durchschnittliche Größe, die entfernt wird, und nach Zurechtschneiden und Einnähen der Enden wird letztlich ein 6 cm langer funktioneller Muskel transplantiert.

3. Der Muskelabschnitt wird längs und quer herausgetrennt und die Gefäße koaguliert, die die Schnittflächen kreuzen. Dieses Muskelstück wird so lange an seinem Stiel belassen, bis die Präparation im Gesicht vollendet ist; außerdem ist die Farbe des Muskelgewebes zu beobachten, damit man die Perfusion abschätzen kann (Abb. 17.8 b, c, und 17.9).

Muskeltransplantation

1. Der Muskel wird in das Gesicht plaziert, wobei er auf seine endgültige Länge gedehnt wird; die Lage der Gefäße und des Nervs muß geprüft werden, bevor sie angeschlossen werden. Der Muskelansatz wird am Mundwinkel fixiert. Ist der Muskel am Ansatz zu dick, dann kann er verjüngt werden, indem Muskelfasern aus dem Zentrum des zu inserierenden Muskelendes entfernt werden, so daß es an der Kommissur zu keiner Beule kommt. Mit jeder Matratzennaht werden reichlich viele Muskelfasern gefaßt und der Ansatz sicher am Mundwinkel fixiert. Das andere Muskelende wird am Jochbein angeheftet, bevor die Gefäßnähte durchgeführt werden.

2. Nun werden die mikrovaskulären Anschlüsse zwischen den Muskel- und Empfängergefäßen als End-zu-End-Anastomosen angelegt. Die Anastomosen müssen technisch perfekt durchgeführt werden, da sich der Muskel nicht auf eine Anastomosenthrombose hin überwachen läßt.

3. Zwischen dem transfazialen Nerventransplantat und dem motorischen Muskelnerv wird eine faszikuläre Nervennaht mit 11-0 Nylonnähten durchgeführt; die Naht sollte so dicht wie möglich am Muskel liegen. Im Schnellschnitt wird sich herausstellen, ob einige Faszikel des Transplantats eine höhere Konzentration an regenerierten Axonen be-

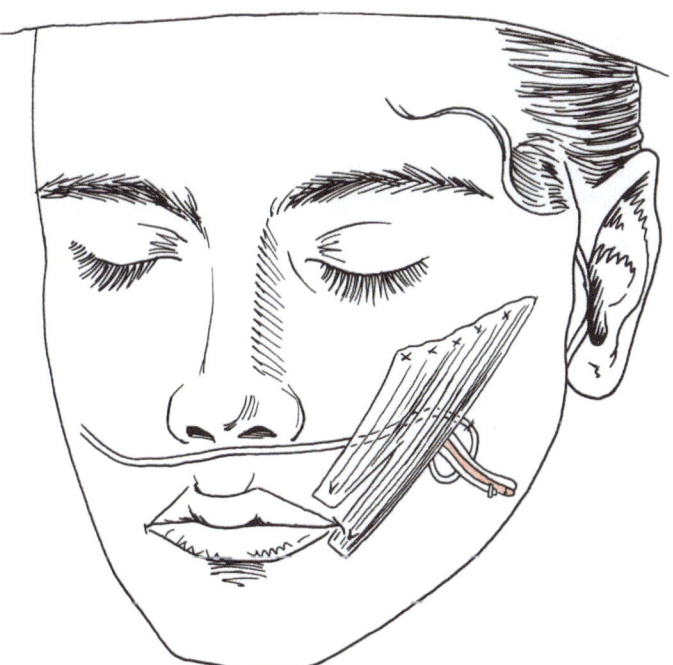

Abb. 17.10. Fertiggestellte Muskeltransplantation

sitzen als andere. Anschluß dieser Faszikel an diejenigen des motorischen Grazilisnervs, die den zu transplantierenden Muskelabschnitt versorgen.

4. Fixierung des Muskelursprungs an den Punkten des Jochbeinbogens und -körpers, die den gewünschten Zugwinkel bewirken. Der Muskel sollte auf die geeignete Länge zurechtgeschnitten und mit mehreren Matratzennähten am Periost fest angeheftet werden (Abb. 17.10). Die korrekte Vorspannung läßt sich schwer durch irgendwelche objektive Mittel festlegen. Wir geben so viel Spannung auf den Muskel, daß der Mundwinkel beim wachen Patienten in der normalen Ruhestellung gehalten wird. Das kann etwas mehr Spannung erfordern, als in Narkose auf der gesunden Seite vorzuliegen scheint. Die Einstellung der Vorspannung ist immerhin ein sehr ungenauer Teil der Operation und erfordert weitere Untersuchungen. Nun werden Drains eingelegt und nichtkomprimierende Verbände appliziert.

5. In der postoperativen Phase sind Mundbewegungen untersagt. Ein maßgefertigter Mundwinkelretraktor, der mit einer kräftigen Naht an der behaarten Kopfhaut befestigt ist, wird postoperativ 10 Tage lang getragen, um zu verhindern, daß der transplantierte Muskel durch Bewegungen der gesunden Gesichtsseite beim Lächeln und Lachen aus seinem Ansatz gerissen wird.

Literatur

1. Anderl H (1973) Reconstruction of face through crossface nerve transplantation in facial paralysis. Chir Plast 2: 17
2. Harii K, Ohmori K, Tori S (1976) Free gracilis muscle transplantation with microneurovascular anastomoses for the treatment of facial paralysis. Plast Reconstr Surg 57: 133
3. Kempe LG (1980) Topical organization of the distal portion of the facial nerve. J Neurosurg 52: 671
4. Manktelow RT, Zuker RM (1984) Muscle transplantation by fascicular territory. Plast Reconstr Surg 73: 751
5. Mayou BJ, Watson JS, Harrison DH (1981) Free microvascular and microneural transfer of the extensor digitorum brevis muscle for the treatment of unilateral facial paralysis. Br J Plast Surg 34: 362
6. O'Brien BM, Franklin JD, Morrison WA (1980) Cross-facial nerve grafts and microneurovascular free transfer for long established facial palsy. Br J Plast Surg 33: 202
7. Smith JW (1971) A new technique of facial animation. Transactions of the Fifth International Congress of Plastic and Reconstructive Surgery. Butterworths 83
8. Thompson N (1971) Autogenous free grafts and skeletal muscle. A preliminary experimental and clinical study. Plast Reconstr Surg 48: 11
9. Thompson N, Wynn Parry CB (1981) In: Freilinger G, Hole J, Carlsen M (eds) Muscle transplantation. Springer, New York
10. Tolhurst DE, Bos KE (1982) Free vascularized muscle grafts in facial paralysis. Plast Reconstr Surg 69: 760

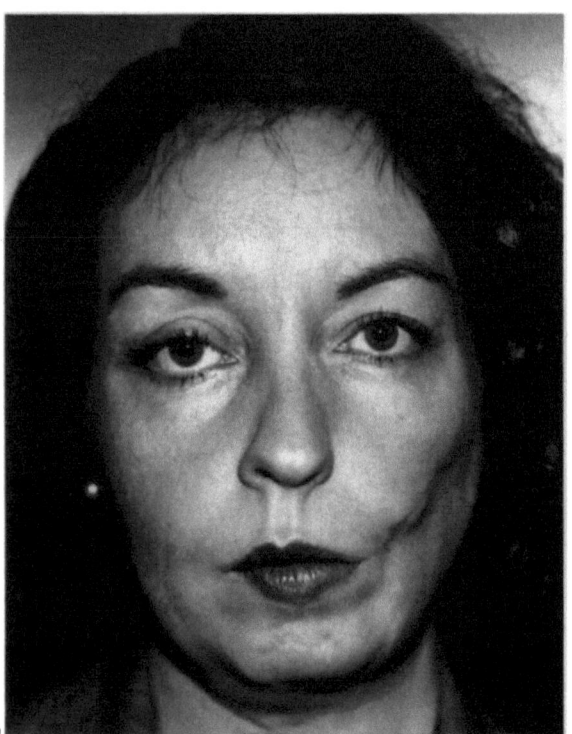
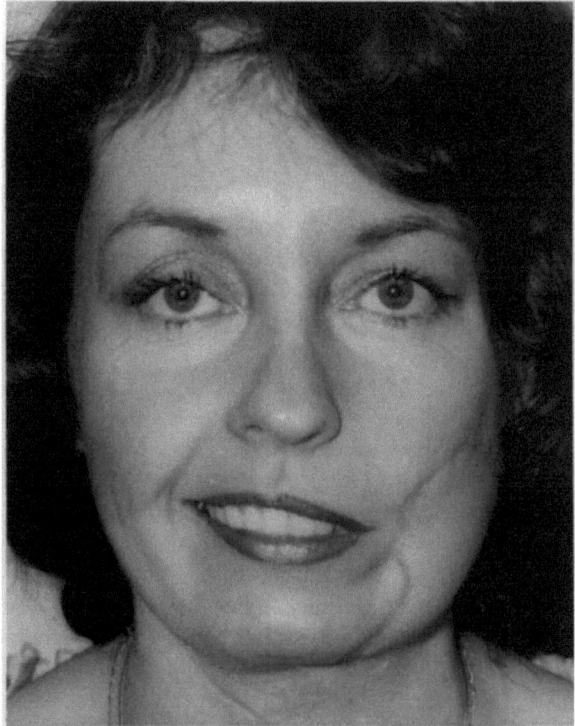

Abb. 17.11. a 33jährige Frau mit partieller Fazialisparalyse nach Exzision eines Fibrosarkoms aus der linken Wange vor 9 Jahren. In Ruhe ist die Oberlippe in Richtung zur gesunden Seite verschoben, und es besteht ein Weichteildefekt der linken Wange.

b 3 Monate nach einer Grazilismuskeltransplantation in Kombination mit einer Verlagerung vaskularisierten Subkutanfetts. Die Reinnervation erfolgte über einen Nervenstumpf des N. facialis aus der linken Wange. Die Patientin wird hier vor Eintritt der Reinnervation gezeigt.

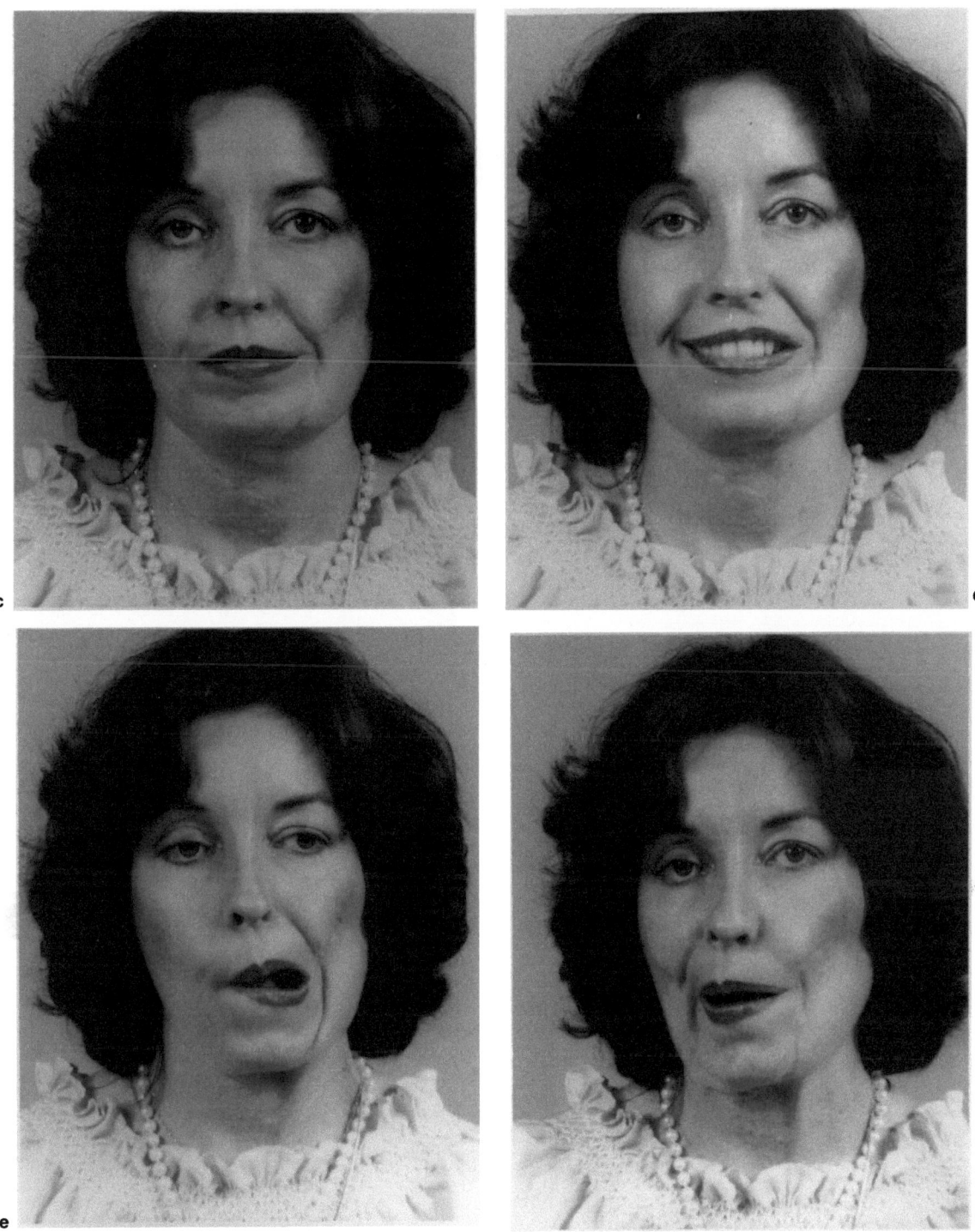

c 1 Jahr postoperativ hat die Patientin in Ruhe symmetrische Gesichtszüge. d Die Patientin zeigt ein spontanes und symmetrisches Lächeln. e Willkürliche Bewegung des Mundwinkels in Richtung zur vorher gelähmten Seite durch Anspannung des transplantierten Muskels. f Die willkürliche Bewegung des Mundwinkels in Richtung zur gesunden Seite zeigt, daß sich der transplantierte Muskel strecken läßt

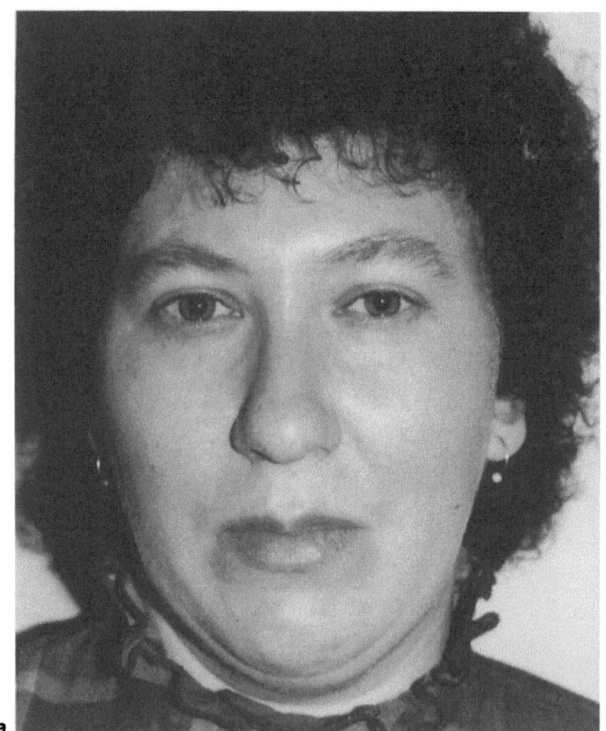
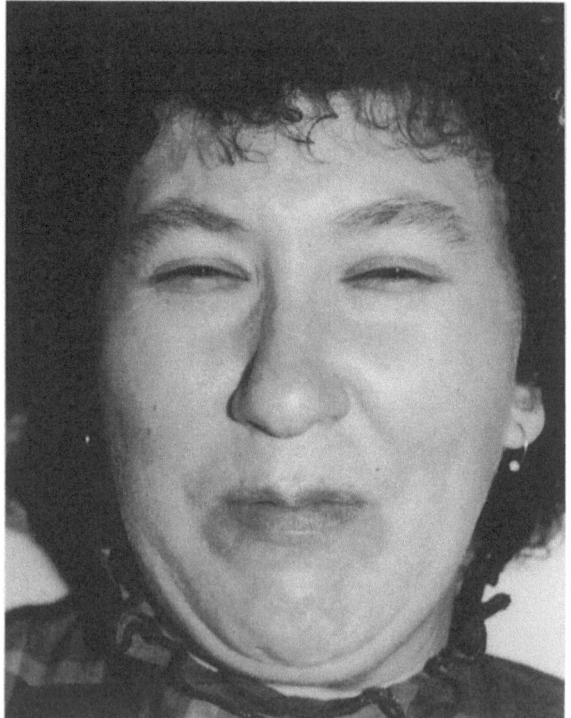
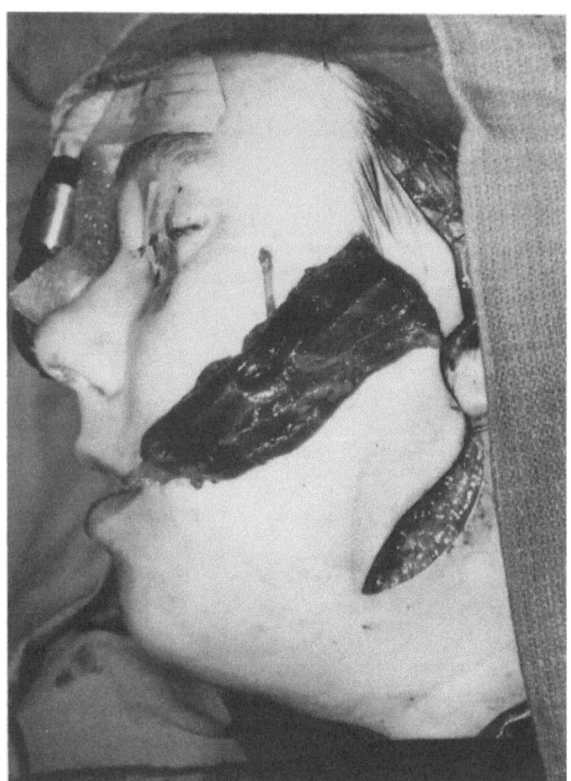

Abb. 17.12. a Nach spontaner Rückbildung eines ausgeprägten Guillain-Barré-Syndroms entwickelte diese 31jährige Frau eine ausgeprägte Synkinesie. **b** Beim Versuch zu lächeln kontrahieren sich alle mimischen Muskeln zugleich und rufen dadurch eine Grimasse hervor. **c** Es ist ein Segment aus dem M. gracilis zu sehen, das vor Transplantation auf der linken Wange liegt. Zur Muskelinnervation wurde der motorische Nervenast des M. masseter benutzt.

Rekonstruktionstechnik bei Fazialisparese durch Muskeltransplantation

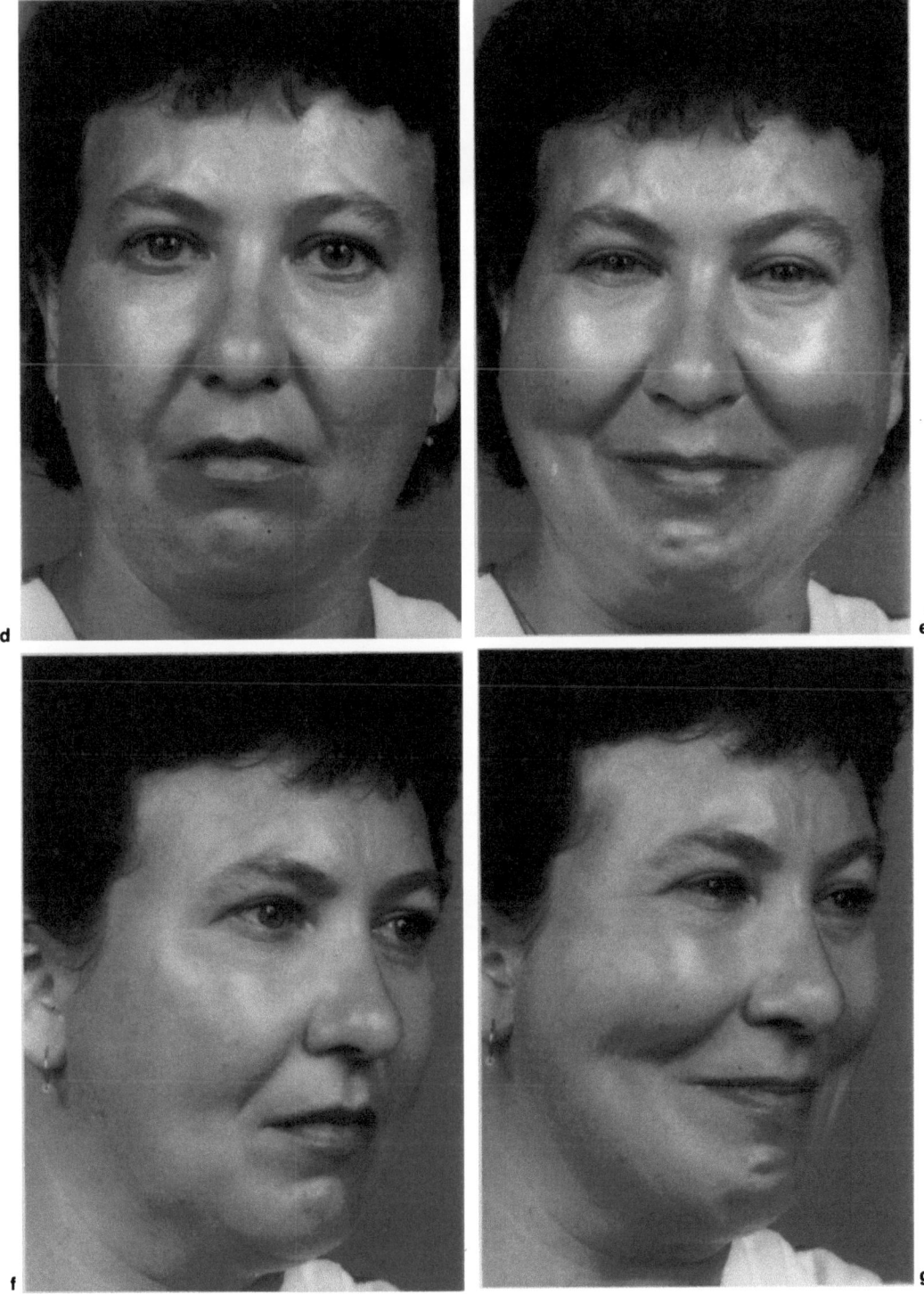

Abb. 17.12. d, e, f, g 1 Jahr nach bilateraler Muskeltransplantation. Die Patientin ist in der Lage, kräftig zu lächeln

Rekonstruktive Eingriffe im Bereich der oberen Extremität

Die freie Gewebetransplantation ist mit großer Begeisterung von den Chirurgen angenommen worden, die sich mit Rekonstruktionen an der oberen Extremität befassen. Sie ist nicht nur zur Lösung von Weichteildeckungsproblemen und für Knochenrekonstruktionen nützlich, sondern sie ermöglicht zusätzlich einzigartige Wiederherstellungsmöglichkeiten für Fälle, bei denen funktionell wichtige Muskulatur verlorengegangen und Finger amputiert worden sind. Die vollständige und partielle Zehenverlagerung ist zur Hauptstütze bei der Daumenrekonstruktion geworden. Bei Patienten, die ihre Beugemuskulatur verloren haben, bietet eine funktionelle Muskeltransplantation einen ausgezeichneten Ersatz für die fehlende Muskulatur. Ein wesentlicher Vorteil eines freien Gewebetransfers zur Deckung ist, daß er eine frühzeitige Mobilisierung und Hochlagerung der Hand gestattet.

Gefäßanastomosen an der oberen Extremität

Gefäßanastomosen an der oberen Extremität sind zuverlässiger als an der unteren. Trotzdem muß der Operateur sehr sorgfältig alle Faktoren, die die periphere Durchblutung beeinflussen, beachten. Zu diesen gehört, daß Blutvolumen und Blutdruck sowie die periphere als auch die Körperkerntemperatur im Normbereich gehalten werden. Die Kontrolle dieser Faktoren, die Verhinderung von Spasmen und die Bedeutung der Erkenntnisse über Veränderungen im Bereich der Verletzungszone werden detailliert in der Einführung zum Kap. 21 S. 197 beschrieben.

Arterielle Gefäßnähte können entweder End-zu-End oder End-zu-Seit durchgeführt werden. Im Bereich des proximalen Unterarms stehen kleine Gefäße, wie z. B. die Aa. recurrens ulnaris oder interossea anterior, zur Verfügung, die sich beide ausgezeichnet für eine End-zu-End-Anastomose eignen. Sowohl die A. radialis als auch die A. ulnaris sind im Unterarm verfügbar und besonders gut für End-zu-Seit-Gefäßanschlüsse geeignet. In der Hohlhand kann die A. ulnaris benutzt werden, und am Handrücken liegt im ersten Fingerzwischenraum die A. radialis an sehr gut zugänglicher Stelle.

Am Unterarm stehen oberflächliche und tiefe Venen für die Anastomosen zur Verfügung. Die oberflächlichen Venen hier haben nicht die gleiche Tendenz wie am Bein, Spasmen zu entwickeln. Sie sind leicht zugänglich, und wenn sie nicht durch vorherige intravenöse Injektionen geschädigt worden sind, stellen sie die Venen der Wahl dar. Sind keine oberflächlichen Venen verfügbar, dann können im proximalen Unterarm die venae comitantes benutzt werden; in dieser Region ist ihre Größe für Lappentransplantate geeignet. Obwohl die venae comitantes am Handgelenk und an der Hand häufig zu klein für sichere Mikroanastomosen sind, ist dieses Gebiet gut mit großen dorsalen Venen versorgt.

18 Die Haut-Weichteil-Rekonstruktion an der oberen Extremität

Die Notwendigkeit, eine freie Gewebetransplantation zur Deckung eines Gewebedefekts durchzuführen, besteht an der oberen Extremität nicht so häufig wie an der unteren. Hier stehen viele andere Möglichkeiten zur Verfügung, einschließlich Nahlappen und gestielte Fernlappen vom Thorax, Abdomen und aus der Leiste. Trotzdem erfordern viele komplizierte Verletzungen und Rekonstruktionen an der oberen Extremität eine postoperative Handhochlagerung und eine frühzeitige Fingermobilisation; damit sind sie für Lappenverpflanzungen in 2 Phasen bei herabhängender Hand nicht geeignet. Da freie Gewebetransfers in einer Sitzung durchgeführt werden, sind sie wegen der Vorteile der Hochlagerung und schnellen Heilung besonders gut geeignet für viele komplizierte Handverletzungen und Rekonstruktionen, die eine Lappendeckung erfordern. Es stehen viele freie Gewebetransplantationen zur Verfügung, einschließlich der alleinigen Haut- oder Muskeltransfers, sowie der kombinierten Haut- und Muskelverlagerungen (myokutane) und der freien Fasziengewebetransfers.

Ein Hauttransfer allein liefert einen Lappen mit ausgezeichnetem Aussehen, Festigkeit und einer möglichen Sensibilität. Die am häufigsten verwendeten Lappen sind der Fußrücken-, Unterarm- und laterale Oberarmlappen. Die Nachteile der Fußrücken- und Unterarmlappen sind ein ungünstiges kosmetisches Ergebnis und gelegentliche funktionelle Komplikationen am Fuß. Der laterale Oberarmhautlappen ist ein ausgezeichneter, ziemlich dünner Lappen, der aber auf eine Breite von etwa 6 cm beschränkt ist, sofern ein direkter Verschluß erzielt werden soll.

Muskellappen alleine passen sich gut komplizierten Formen und Vertiefungen an. Sie lassen Hauttransplantate gut anwachsen und liefern gewöhnlich annehmbare kosmetische Erscheinungsbilder (Abb. 18.2). Zusätzlich führen sie dem Defekt eine reichhaltige Blutversorgung zu, die häufig notwendig ist, um eine Gewebeeinheilung in einem kontaminierten Transplantatlager zu erzielen.

Der myokutane Lappen besitzt die biologischen und ästhetischen Vorteile sowohl der Haut- als auch der Muskellappen; häufig hat jedoch dieser Lappen den Nachteil, daß er zu dick ist.

Faszienlappen scheinen besonders für kleine Gewebedefekte geeignet, wenn nur eine minimale Gewebedicke erforderlich ist. Der Fascia-temporalis-Lappen, der mit einem dünnen Spalthauttransplantat gedeckt wird, kann eine zuverlässige und dünne Deckung für Defekte am Handrücken liefern.

Alle bisher beschriebenen Muskeln sind für Deckungen am Unterarm geeignet. Die erforderliche Größe und Form des Muskels sowie die Größe und Länge des Stiels bestimmen den am besten geeigneten Muskel für die Transplantation. Der M. gracilis ist hierfür besonders günstig, da er gleichzeitig mit dem Unterarm präpariert werden kann, wodurch die Gesamtoperationszeit verkürzt wird. Wird jedoch ein myokutaner Lappen erforderlich, dann werden der M. latissimus dorsi oder der M. rectus abdominis vorgezogen, da bei diesen der Hautlappen dünner und zuverlässiger ist als beim M. gracilis.

Technik der Unterarmdeckung mit einem myokutanen Latissimustransplantat

Präparation des Unterarms

1. Die Defekträder werden so weit exzidiert, bis nur noch ungeschädigtes, gesundes Gewebe übrigbleibt (Abb. 18.1 a).

2. Die Empfängergefäße werden freigelegt und eine geeignete Vene und Arterie ausgesucht. Bei dieser Defektlokalisation sind die proximale A. radialis und eine oberflächliche Vene eine gute Wahl. Soll eine arterielle End-zu-End-Anastomose durchgeführt werden, dann sollte die Arterie nach Durchtrennung kräftig spritzen. Ist ein arterieller End-zu-

Technik der Unterarmdeckung mit einem myokutanen Latissimustransplantat

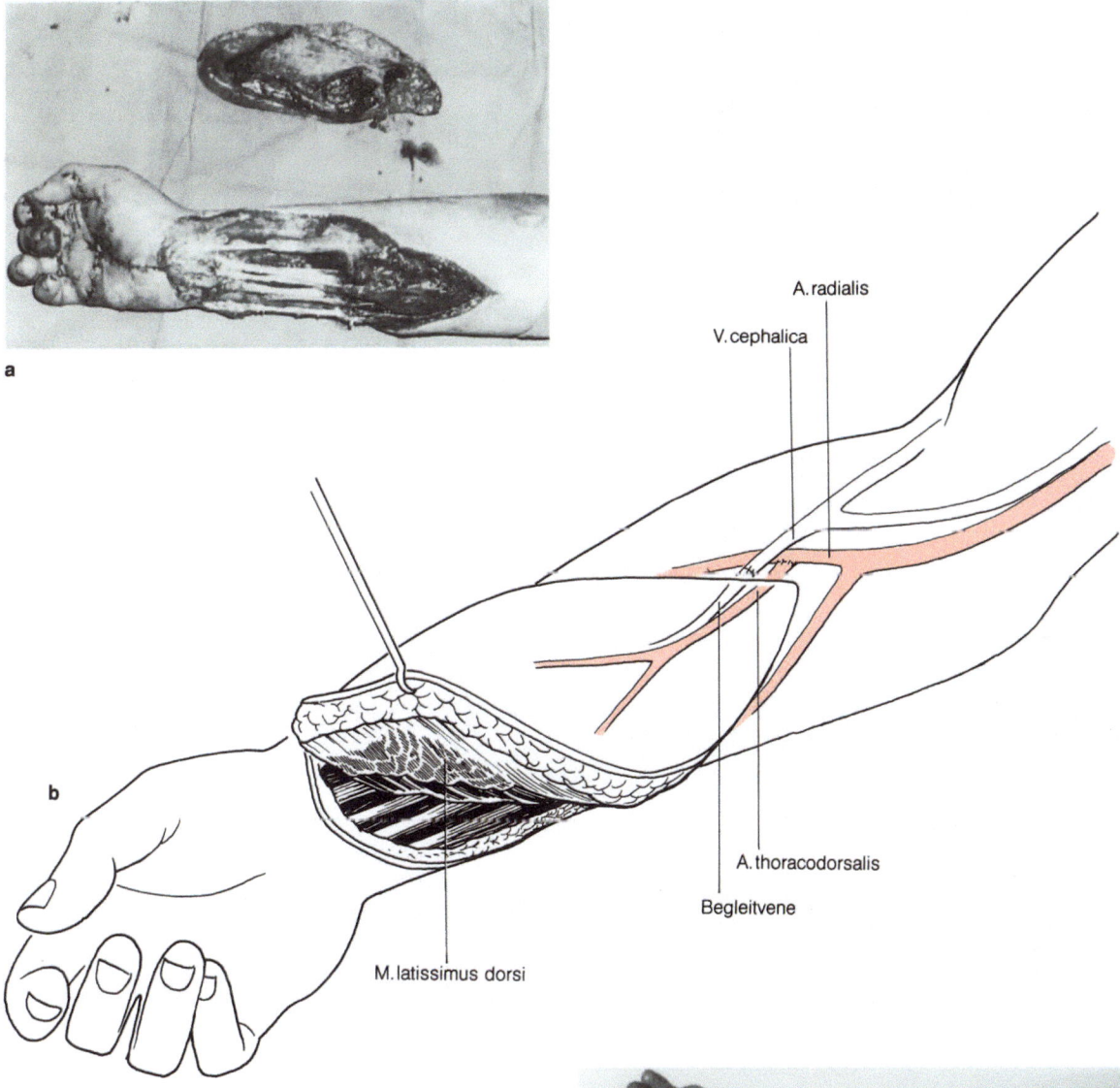

Abb. 18.1 a. Ein Trauma des rechten Unterarms bei einem 21jährigen Mann führte zum Verlust der gesamten Weichteile im Bereich des distalen volaren Unterarms mit Freilegung und Verletzung der Beugesehnen sowie des N. medianus. Zur Deckung ist ein myokutanes Latissimustransplantat präpariert. **b** Eingepaßtes myokutanes Transplantat mit arteriellen End-zu-Seit- und venösen End-zu-End-Mikroanastomosen **c** Das Transplantat liefert eine gut vaskularisierte Gewebedeckung für die devaskularisierten Sehnen und verhindert damit eine Sehnenruptur. Ein Nerventransplantat des N. medianus wurde durch die Latissimusmuskulatur hindurchgeführt und führte zu einer nützlichen Sensibilität der Hand. Da das Subkutanfett über dem M. latissimus dorsi dicker ist als das normale Fettpolster des Unterarms, sind diese Transplantate gewöhnlich wulstig

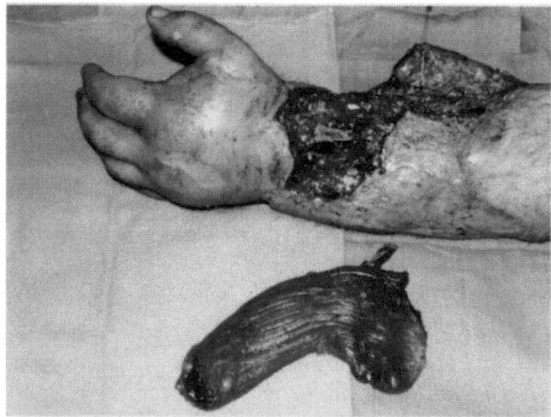
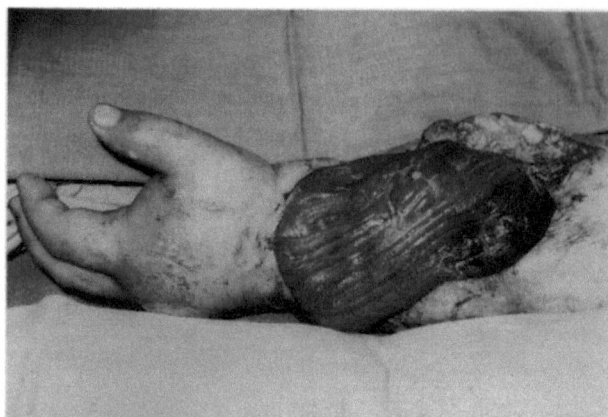
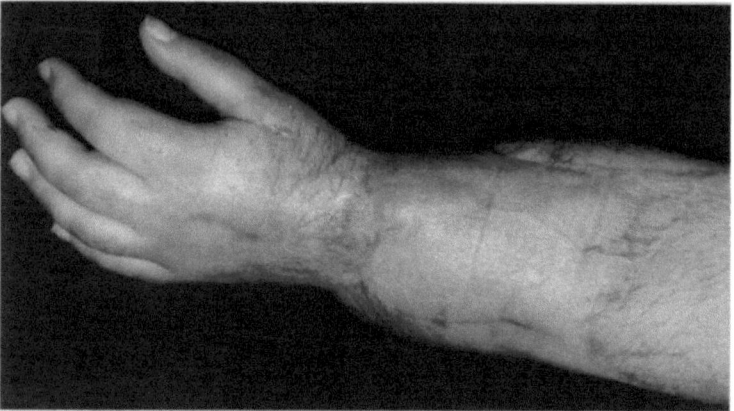

Abb. 18.2 a Nach Replantation der Hand bei diesem Mann kam es zu einem Gewebeverlust über dem dorsoradialen Handgelenkabschnitt mit Freilegung der Osteosyntheseplatte und des Knochens. **b** Zur Deckung wurde ein Grazilistransplantat benutzt, das mit einem Meshgraft aus Spalthaut gedeckt wurde. Der geschmeidige, gut vaskularisierte Muskel füllt die unregelmäßigen Vertiefungen des Defekts aus, ohne Hohlräume zu hinterlassen. **c** 1 Jahr später besteht infolge der Muskelatrophie eine ästhetisch zufriedenstellende Kontur und Oberflächenbeschaffenheit sowie eine widerstandsfähige Hautoberfläche

Seit-Anschluß geplant, dann sollte die Arterienwand normal aussehen und eine gute Pulsation aufweisen.

3. Nun wird eine Schablone vom Defekt angefertigt, auf der die Lokalisation der Empfängergefäße eingezeichnet ist, und auf das ausgesuchte Spendergebiet gelegt.

Transplantation des Lappens auf den Unterarm

Die Technik der Muskelhebung wird in Kap. 7 beschrieben.

1. Der Muskel ist in den Defekt einzupassen und an seinen Rändern in der angenähert endgültigen Lage locker zu fixieren.

2. Man muß darauf achten, daß der Stiel ohne Abknickung oder Einengung vom Muskel zu den Empfängergefäßen verläuft. Nun wird die Stelle auf dem Stiel ausgewählt, an der die Naht erfolgen soll. Venöse End-zu-End-Anastomose und arterielle End-zu-End- oder End-zu-Seit-Anastomose (Abb. 18.1b). Sowohl Haut als auch Muskulatur müssen beobachtet werden, um sicher zu gehen, daß das gesamte Transplantat gut durchblutet wird.

3. An der Lappenbasis wird eine Saugdrainage und an der Lappenperipherie werden mehrere kleine Penrose-Drains eingelegt, wobei der Lokalisation des Stiels besondere Beachtung geschenkt wird, damit er nicht durch die Drains eingeengt wird.

4. Nach Einnähen der Hautlappenränder werden Farbe, Kapillarfüllung, Temperatur und Turgor des Transplantats erneut beurteilt, um sicher zu sein, daß der Stiel normal funktioniert.

5. Nun legt man eine dorsale Gipsschiene an, damit das Handgelenk stabilisiert und der Arm während der postoperativen Hochlagerung besser gestützt wird. Ein Teil des Hautlappens bleibt für die postoperative Beurteilung frei.

Innervierte Hautdeckung

Ist die eine Lappendeckung erfordernde Oberfläche eine taktil wichtige Fläche der Hand, dann sollte sie mit einem innervierten Transplantat gedeckt werden. Dadurch wird die Nützlichkeit dieser Fläche beträchtlich gesteigert und eine Ulkusbildung durch übermäßige Belastung oder Fehlbenutzung verhindert. Die physikalischen Anforderungen an ein Transplantat als taktile Oberfläche sind ziemlich hoch. Die Haut des Transplantats sollte haltbar sein, wenigstens eine Schutzsensibilität besitzen und gut mit den darunterliegenden Knochenstrukturen verbunden sein. Liegt auch nur eine dünne Fettschicht zwischen diesen Strukturen und der Haut, dann kommt es beim Zugreifen und Kneifen dort, wo das Transplantat miteinbezogen ist, zu minimalen Scherbewegungen. Transplantate, die durch Naht eines kutanen Nervs innerviert werden können, sind der Zehenpulpalappen, der erste Interdigitalfaltenlappen und der Fußrückenlappen. An der oberen Extremität stehen der mediale und laterale Oberarmlappen, der Unterarmlappen und Fingerpulpalappen zur Verfügung. Nur die Pulpalappen besitzen alle physikalischen Voraussetzungen für ein taktiles Transplantat; leider sind sie aber ziemlich klein. Wir bevorzugen für einen größeren innervierten Lappen den freien Fußrückenlappen.

Technik der Handdeckung mit einem innervierten freien Fußrückenlappen

Präparation der Hand

1. Markierung der instabilen Hautregion, die eine Deckung mit einem innervierten Lappen erfordert (Abb. 18.3a). Markierung der zu erwartenden Lage der Empfängergefäße; in diesem Fall sind es die A. radialis und die V. cephalica auf der Dorsalseite des ersten Interdigitalraums. Identifizierung der digitalen Neurome und Fingernerven in der Hohlhand, die sich durch ein Tinel-Zeichen bemerkbar machen.

2. Von dem erwarteten Defekt wird eine Schablone angefertigt, dann werden die Lokalisationen der Empfängergefäße und -nerven markiert und die Schablone auf die Fußrückenhaut plaziert.

3. Exzision der instabilen Haut über den Amputationsstümpfen.

4. Über eine palmare Inzision werden die Fingernervenstümpfe zum Mittel- und Zeigefinger dargestellt. Unter optischer Vergrößerung sucht man die Stelle auf, von der an diese Nerven unverletzt und für eine Nervennaht geeignet sind.

5. Dorsale Inzision der Zwischenfingerfalte zwischen Daumen und Zeigefinger, um die A. radialis und einen Ast der V. cephalica freizulegen. Die A. radialis wird vorzugsweise distal der Sehne des M. extensor pollicis longus für eine End-zu-End-Anastomose identifiziert und präpariert; Präparation der Vene.

18 Die Haut-Weichteil-Rekonstruktion an der oberen Extremität

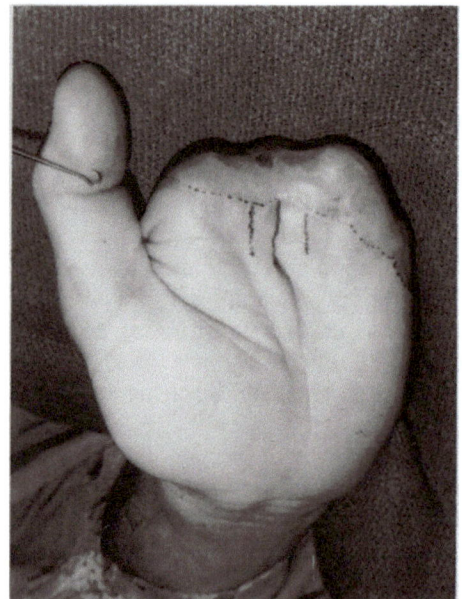

Abb. 18.3. a Ein Farmer erlitt eine Vierfingeramputation in einem Mähdrescher zusammen mit einer Ablederung der distalen Handfläche. Hauttransplantate über den Metakarpalköpfchen waren nicht stabil, und es entwickelten sich rezidivierende Ulzerationen. Die Region des instabilen Hauttransplantats befindet sich distal der gepunkteten Linie und wird exzidiert. **b** Der Fußrückenlappen ist mit Hilfe einer von der Hand angefertigten Schablone eingezeichnet. Für die Reinnervation des Lappens werden Äste des N. peronaeus superficialis benutzt. **c** Das verlagerte Transplantat wird reinnerviert, indem die Digitalnervenäste der Hohlhand mit den Ästen des N. peronaeus superficialis des Transplantats verbunden werden. **d** Die Revaskularisierung des Transplantats erfolgt durch arterielle End-zu-Seit- und venöse End-zu-End-Anastomosen. **e** Das Transplantat lieferte eine stabile innervierte Deckung des Mittelhandstumpfes. Die geringe Dicke des Transplantats gestattete es, daß es sich dem Stumpfende gut anpaßte. Infolge des wenig ausgebildeten Subkutanfetts trat nur eine minimale Verschieblichkeit bei Gebrauch auf. Der Farmer hat seine Hand 8 Jahre lang für schwere physische Arbeit benutzt, ohne daß es zu irgendeiner Hautläsion gekommen ist. Die Zweipunktediskriminierung beträgt über dem zweiten Metakarpalköpfchen 10 mm; diese Fläche wird am häufigsten bei Feingriffunktionen benutzt. Eine leichte Berührungs- und Schutzsensibilität sind im Bereich des restlichen Transplantats vorhanden

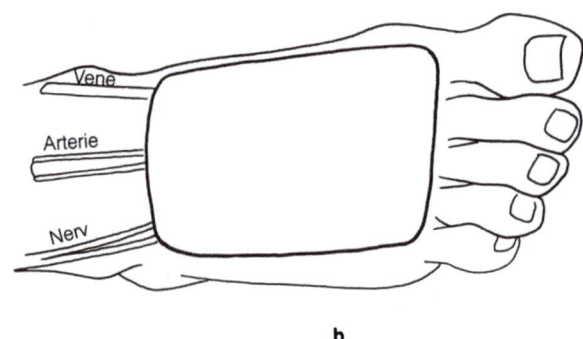

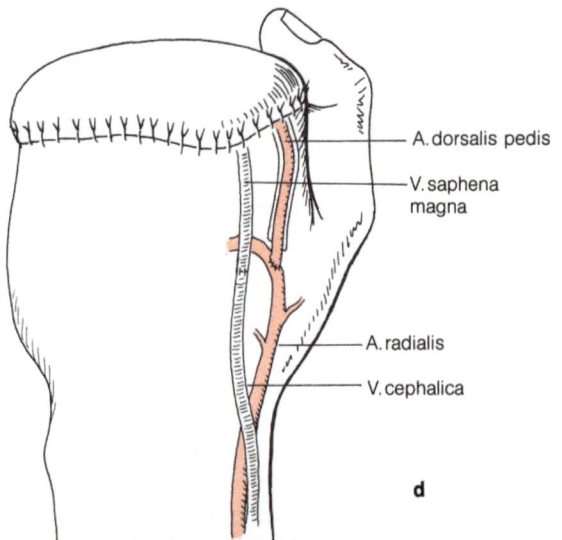

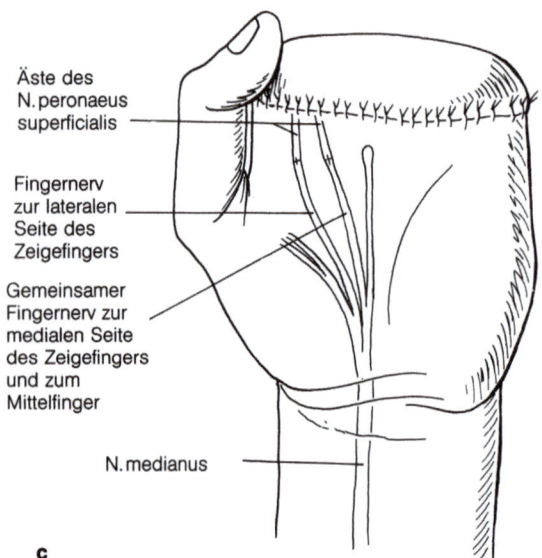

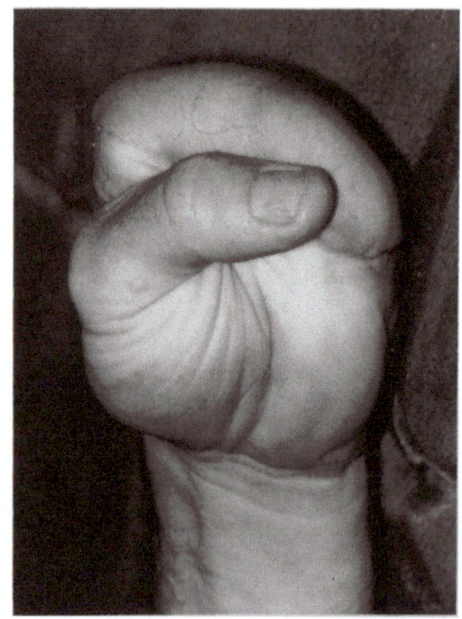

Präparation des Fußrückenhautlappens

Unter Verwendung der vom Defekt angefertigten Schablone wird der Fuß ausgesucht, der für den Transfer am geeignetsten erscheint (Abb. 18.3 b). Präparation des Lappens.

Transplantation des Hautlappens auf die Hand

1. Lockere Fixierung des Hautlappens in der geplanten Lage.

2. Nun wird eine venöse End-zu-End- und eine arterielle End-zu-Seit-Anastomose durchgeführt. Kontrolle der Nähte, Farbe, Kapillardurchblutung, Wärme und Schwellung des Lappens. Die Ränder des Hautlappens sollten bluten, wenn man sie vorsichtig mit Mull abreibt (Abb. 18.3 d).

3. Die Äste des N. peronaeus superficialis werden an die Nn. digitales palmares communes des N. medianus genäht, die in der Hohlhand identifiziert worden sind (Abb. 18.3 c).

4. Vor der endgültigen Einnähung des Transplantats werden kleine Penrose-Drains unter den Hautlappenrändern eingelegt.

5. Hand und Unterarm sollten durch eine ulnare Gipsschiene unterstützt werden, die das Handgelenk stabilisiert und Druck auf den Lappen oder die Anastomosen verhindert.

19 Transplantation von funktionierender Muskulatur

Mikroneurovaskuläre Techniken ermöglichen die Transplantation eines Muskels von einem Ort an den anderen unter Beibehaltung seiner Kontraktionsfähigkeit. Die Reinnervation erfolgt durch Naht eines nichtgeschädigten motorischen Nervs der Empfängerregion an den motorischen Nerv des transplantierten Muskels. Diese Technik gestattet

Indikationen

Eine Transplantation funktionierender Muskulatur ist bei den Patienten indiziert, die einen größeren Verlust an funktioneller Muskulatur erlitten haben, für die es keine alternativen und einfacheren Rekonstruktionstechniken gibt.

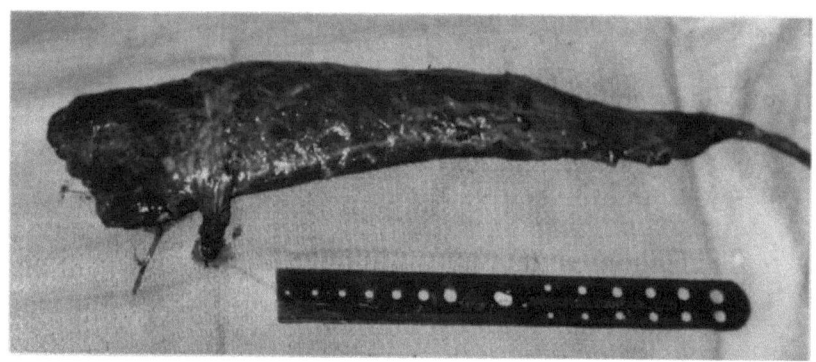

Abb. 19.1. Der M. gracilis, für eine mikrovaskuläre Transplantation präpariert, daneben zum Vergleich ein 15 cm langes Lineal

es, ein größeres Muskeldefizit durch Verwendung eines funktionierenden Muskeltransplantats zu rekonstruieren. Dieses Verfahren wurde erstmalig von Tamai 1970 angegeben, nachdem er unter Anwendung mikroneurovaskulärer Techniken erfolgreich den M. rectus femoris beim Hund verlagert hatte. 1973 transplantierten Operateure am Sixth Peoples Hospital in Shanghai bei einem Patienten mit Volkmann-Kontraktur einen Teil des M. pectoralis major als Ersatz für die Unterarmbeugemuskulatur. Der Patient entwickelte eine gute Beugefähigkeit der Finger und eine gute Greifkraft. Andere Autoren haben über die Anwendung noch weiterer Muskeln als Ersatz für Skelettmuskulatur berichtet [8]. Mit zunehmender Erfahrung haben wir allmählich die Operationstechnik und die Indikationen für den Eingriff verfeinert [3-7].

Bei den meisten Muskelverlusten bringen Sehnenverlagerungen, Tenodesen oder Arthrodesen funktionell brauchbare Rekonstruktionsergebnisse. Aufgrund der Verletzungsart oder -ausdehnung stehen bei einigen Patienten keine Muskeln oder Sehnen für eine Verlagerung zur Verfügung. Bei anderen bietet die vorhandene Muskulatur nicht die adäquaten funktionellen Bewegungsausmaße und die Kraft, die der Patient benötigt; in dem Fall ist eine Muskeltransplantation indiziert.

Eine Muskeltransplantation wird meistens beim Ersatz der Unterarmbeugemuskulatur angewendet (Abb. 19.2). Das Verfahren wird auch benutzt, um Unterarmstreckmuskulatur (Abb. 19.13), Ellenbogenbeuger (Abb. 19.14), Muskeln zur Anteflexion des Schultergelenks und die Muskulatur des ventralen Unterschenkelkompartiments zu ersetzen.

Auswahl der Patienten

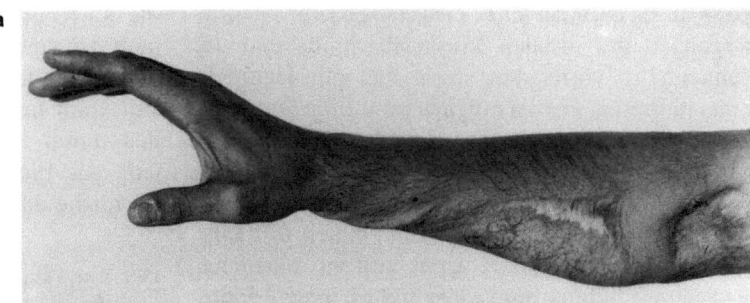

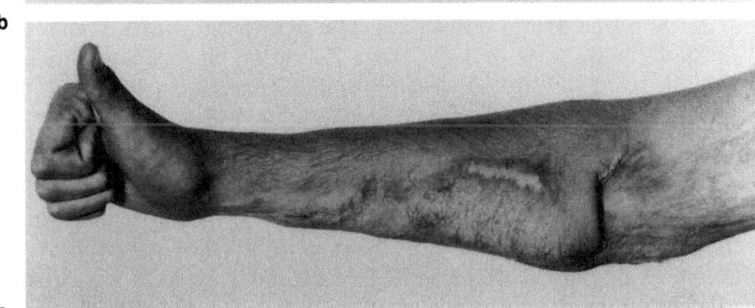

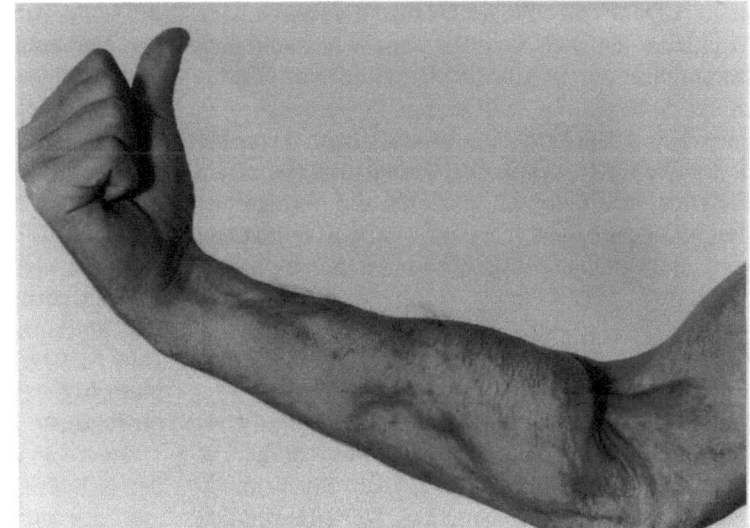

Abb. 19.2. a, b Bei dem Patienten kam es bis auf den M. flexor pollicis longus zum Verlust aller Unterarmbeugemuskeln. Die Transplantation eines M. gracilis führte zu einer vollen Beugefähigkeit und gestattete die vollständige Extension. c Im Bereich des proximalen Unterarms ist die Vorwölbung durch den sich kontrahierenden Muskel zu sehen. Die Greifkraft betrug 187 N

Die häufigsten Ursachen eines Muskelverlusts an der oberen Extremität sind direkte Traumen der Muskelkompartimente, i. allg. infolge von Industrieunfällen, sowie die Volkmann-Kontraktur und größere elektrische Verbrennungen. Schwere proximale Nervenschädigungen, wie z. B. Verletzungen des Plexus brachialis, sind für die Rekonstruktion problematisch, da ein motorischer Nerv für die Reinnervation des Muskeltransplantats meistens nicht zur Verfügung steht.

Auswahl der Patienten

Der für einen Transplantatersatz der Unterarmbeugemuskulatur in Frage kommende Patient kann nach Verlust der oberflächlichen und tiefen Flexoren die Finger nicht beugen. Die Hand muß bewegliche Gelenke, eine gute Sensibilität und eine gewisse Intrinsicfunktion besitzen, oder diese Funktion muß zumindest wiedererlangt werden können. Es muß weiterhin ein Streckmechanismus für die Finger und das Handgelenk vorhanden sein, oder aber eine adäquate Rekonstruktion durchgeführt werden können. Es muß ein gutes Gewebelager für Gleitbewegungen des distalen Muskelabschnitts und der Sehnennähte vorhanden, sowie eine gute Hautdeckung in diesem Gebiet möglich sein. Eine vorausgehende Hautlappenplastik oder der Transfer des Muskels in Form eines myokutanen Transplantats kann notwendig sein.

Nach der Muskeltransplantation dauert es 1 Jahr, bis sich eine brauchbare Kraft und ein nützlicher Bewegungsumfang entwickelt haben, und 2 Jahre, bis das Kraftmaximum erreicht ist. Die Schwierigkeit dieses Verfahrens und der lange Zeitraum, bis ein optimales Ergebnis erzielt wird, schließen seine Anwendung aus, wenn adäquate alternative Eingriffe, wie z. B. Sehnentranspositionen möglich sind. Der M. extensor carpi radialis longus läßt sich gut zur Wiederherstellung der Fingerbeugefähigkeit verlagern und stellt bei diesem Problem gewöhnlich die erste Wahl dar. Nach meiner Erfahrung bietet er jedoch nicht das Bewegungsausmaß oder die Muskelstärke für die Fingerflexion, die durch den M. gracilis möglich ist. Bei einem erwachsenen Mann kann der M. gracilis eine Greifkraft von bis zu 178 N sowie eine vollständige Fingerbeugung in jeder Handgelenksstellung ermöglichen. Wenn die besonderen Tätigkeiten des Patienten eine bessere Funktion erfordern als sie durch die Verlagerung des M. extensor carpi radialis longus ermöglicht wird, dann ist eine Muskeltransplantation indiziert.

Präoperative Planung

Wenn der Patient die erwähnten Bedingungen erfüllt, dann besteht der nächste Schritt darin, die technische Durchführbarkeit einer Muskeltransplantation zu untersuchen. Die Durchführbarkeit wird durch die grobe und die mikroneurovaskuläre Anatomie des Unterarms bestimmt. Es müssen eine adäquate Empfängerarterie und -vene, ein gesunder, ungeschädigter motorischer Nerv, ein geeigneter Muskelursprung und -ansatz sowie eine adäquate Muskeldeckung vorhanden sein. Die Lokalisation der Gefäßstiele an den meisten Muskeln wird zur Verlegung der Anastomosen in das proximale Unterarmdrittel führen. Die am häufigsten benutzten Arterien für End-zu-End-Anastomosen auf der Unterarmbeugeseite sind in dieser Region die Aa. interossea anterior und recurrens ulnaris. End-zu-Seit-Anastomosen können an den Aa. ulnaris, radialis oder brachialis durchgeführt werden. Bei einer Muskeltransplantation auf die Streckerseite des Unterarms sind die häufigsten Empfängergefäße die Aa. recurrens radialis oder brachialis. Das Ausmaß der vorausgehenden Verletzung wird gewöhnlich die am besten geeignete Arterie bestimmen. Lokalisation und Zustand der Unterarmarterien werden durch ein präoperatives Arteriogramm beurteilt. Als Empfängervenen werden entweder oberflächliche oder tiefe Venen benutzt.

Der Empfängernerv

Das Vorhandensein eines verfügbaren ungeschädigten motorischen Nervs im Unterarm ist eine entscheidende Voraussetzung für eine Muskeltransplantation. Es müssen alle motorischen Äste des transplantierten Muskels an geeignete Nerven des Unterarms angeschlossen werden, da sonst die Möglichkeit besteht, daß Teile des Muskels nicht reinnerviert werden. Besteht irgendein Zweifel, ob ein motorischer Nerv zur Verfügung steht, dann sollte als vorausgehender Eingriff eine Exploration des Unterarms mit Identifikation des Nervs und einer Nervenbiopsie aus der beabsichtigten Nahtregion erfolgen. Soll der Nerv für die Reinnervation eines Muskels geeignet sein, dann muß er dicht mit myelinisierten Axonen ausgefüllt sein und, wenn überhaupt, nur eine minimale Fibrose zeigen. Ein motorischer Nerv oder dessen Seitenast, der normalerweise die Muskulatur der langen Fingerbeuger versorgt, wird die besten neuralen Impulse liefern. Zu den geeigneten Nerven gehören der N. interosseus anterior, motorische Äste des N. medianus, die zum M. flexor digitorum superficialis ziehen, und motorische Ulnarisäste zum M. flexor digitorum profundus.

Auch bei einem schweren Unterarmtrauma ist der N. interosseus anterior häufig wegen seiner tiefen Lage auf der Membrana interossea intakt; er ist leicht von den anderen Ästen des N. medianus zu unterscheiden. Im Gegensatz dazu können die motorischen Äste der Nn. medianus und ulnaris zu den Fingerbeugern leicht mit Ästen zu den Handgelenkbeugern verwechselt werden. Um den N. interosseus anterior aufzufinden, wird der N. medianus proximal dargestellt und zwischen den beiden Köpfen des M. pronator und unter dem M. flexor digitorum superficialis hindurch verfolgt. In diesem Verlauf zweigen sich die motorischen Äste zum M. pronator teres (1–4), der motorische Ast zum M. flexor carpi radialis (1), die Äste zu dem M. flexor digitorum superficialis (2–7) und der Ast zum M. palmaris longus ab. Diese Seitenäste können aus gemeinsamen Nervenstämmen oder als separate Äste entspringen, und gewöhnlich zweigen sie sich in der

Präoperative Planung

angegebenen Reihenfolge nach Abgang des N. interosseus anterior ab [2, 11]. Der N. interosseus anterior, ein Nerv von beträchtlicher Größe, entspringt aus der Unterfläche des N. medianus in einer Höhe von 2-8 cm distal des Epicondylus medialis. Dieser Nerv zieht im Unterarm nach distal, anfangs auf dem M. flexor digitorum profundus und dann zwischen diesem und dem M. flexor pollicis longus auf der Membrana interossea. Häufig bleiben trotz eines schweren Traumas kleine Überreste von beiden Muskeln erhalten. Eine Stimulation des Nervs wird zu einer Muskelkontraktion führen und dadurch eine positive Identifikation des Nervs erlauben.

Soll der motorische Nervenast des M. flexor digitorum profundus aus dem N. ulnaris benutzt werden, dann wird der N. ulnaris zwischen den beiden Köpfen des M. flexor carpi ulnaris hindurch in den Unterarm verfolgt. Der erste Seitenast aus dem N. ulnaris zieht als artikulärer Ast zum Ellenbogengelenk, während die nachfolgenden Äste alle motorisch sind. Die ersten motorischen Äste ziehen zum M. flexor carpi ulnaris (1-4). Der letzte Ast verläuft i. allg. als einzelner Nerv zum M. flexor digitorum profundus an dessen ulnare Seite. Gelegentlich versorgt jedoch ein Ast beide Muskeln. Dieser letzte Seitenast zweigt sich typischerweise 3 cm distal des medialen Epikondylus ab [10].

Bei einer Transplantation zum Ersatz der Fingerstreckmuskulatur werden die geeigneten Äste des N. interosseus posterior (tiefer Ast aus dem N. radialis) benutzt. Nachdem dieser Nerv am Unterrand des M. supinator hervortritt, verläuft er auf dem M. abductor pollicis longus und unter der oberflächlichen Gruppe der Streckmuskeln. Die erste Gruppe von Seitenästen zieht zu den Mm. extensor digitorum communis, extensor digiti minimi und extensor carpi ulnaris. Diese Äste können aus einem gemeinsamen Stamm oder nacheinander aus dem Hauptnerv entspringen. Sie sind die geeignetsten Äste für die Reinnervation eines zur Fingerextension verwendeten Muskels. Der Nerv verläuft dann auf der äußeren Oberfläche des M. abductor pollicis longus nach distal und gibt dabei Äste an die tiefen Strecker ab.

Ansatz und Ursprung des Muskeltransplantates

Der Unfallhergang wird i. allg. auf die wahrscheinliche Lokalisation der Beugesehnen hinweisen. Durch die Lage der Sehnen wird die erforderliche Muskellänge bestimmt. Bei manchen Patienten können keine Beugesehnen im Unterarm vorhanden sein. Dies erfordert den Transfer eines Muskels mit einer besonders langen Sehne, die bis in die Hohlhand reicht, wie z. B. den M. gracilis. Die üblichen Sehnenansatzstellen für Flexor- bzw. Extensormuskeltransplantationen werden die Faszie über dem medialen oder lateralen Epikondylus sein.

Die distale Hälfte des Muskel-Sehnentransplantats muß eine gute Hautdeckung erhalten. Hierzu kann nichtgeschädigte Unterarmhaut oder ein Hautlappen verwendet werden, auf keinen Fall aber ein Spalthauttransplantat. Eine gute Hautdeckung gestattet Gleitbewegungen von Muskel und Sehne, sowie zu einem späteren Zeitpunkt, falls erforderlich, eine Tendolyse.

Muskelauswahl

Die Faktoren, die die Eignung eines spezifischen Muskels für eine Transplantation bestimmen, sind sein anatomischer Bau, seine neurovaskuläre Anatomie und seine funktionellen Fähigkeiten. Größe und Form des Muskels müssen in das Empfängergebiet passen und einen geeigneten Ursprung und Ansatz bieten.

Nach der Transplantation muß die Lage der neurovaskulären Strukturen des Muskels zur Lokalisation der Anschlußstrukturen im Empfängergebiet passen. Ein zuverlässiger mikrovaskulärer Transfer erfordert einen einzelnen dominierenden, den Muskel versorgenden Gefäßstiel. Damit ein verläßlicher Anschluß möglich ist, sollten sowohl die Arterie als auch die Vene eine adäquate Länge und Dicke besitzen. Obwohl es möglich und manchmal wünschenswert ist, einen Muskel mit mehreren motorischen Nerven zu verwenden, vereinfacht ein einzelner Nerv doch die Operation. Der ausgewählte Muskel muß eine adäquate Kontraktionskraft und einen angemessenen Bewegungsumfang bieten, um die verlorengegangene Muskulatur zu ersetzen. Die Kraft des Muskels ändert sich direkt mit der Summe der Muskelfaserquerschnittflächen. Ein parallelfasriger Muskel mit langen Fasern ist nicht so kräftig wie ein gefiederter Muskel von gleichem Gewicht, der kurze Muskelfasern mit einer großen Gesamtquerschnittfläche besitzt. Das Ausmaß, um das sich ein Muskel verkürzen kann, hängt von der Länge der einzelnen Muskelfasern ab. Muskelfasern können sich um mindestens 50% ihrer gedehnten Faserlänge kontrahieren. Muskeln mit kurzen Fasern, wie die gefiederten Muskeln, besitzen einen kurzen Kontraktionsweg. Im M. rectus femoris sind diese Fasern etwa 6 cm lang. Bei Kontraktion verkürzt sich der gesamte Muskel nur um etwa 3 cm.

Bei einem fusiformen Muskel, in dem sich die Muskelfasern über die gesamte Länge erstrecken, beträgt die Muskelverkürzung wenigstens 50% der Muskelgesamtlänge. Der M. gracilis, dessen durchschnittliche Muskelfaserlänge mindestens 25 cm beträgt, kann sich im ganzen um 10–15 cm verkürzen (Abb. 19.3a, b). Es ist von Vorteil, einen Muskel zu transplantieren, der sich weiter kontrahieren kann, als es am Arm erforderlich ist, damit man bei der Einstellung der Muskelspannung nach der Transplantation etwas Spielraum hat.

Die Funktion, die für die meisten Rekonstruktionen erfoderlich ist, wird am besten von einem reichlich dicken fusiformen Muskel erfüllt. Parallelfasrige Muskeln, die in Betracht kommen, sind die Mm. gracilis, latissimus dorsi, Teile des M. pectoralis major, ein Kopf des M. gastrocnemius und der M. tensor fasciae latae. Der Grazilis hat lange Muskelfasern, eine beträchtliche Querschnittfläche, eine gute mikroneurovaskuläre Anatomie, eine kurze Ursprungssehne und eine lange Sehne für den Ansatz. Seine funktionelle Fähigkeit ist für die Verwendung als Unterarmbeugemuskulatur adäquat. Als myokutanes Transplantat ist der dicke Hautlappen über dem distalen Muskelabschnitt, dem Gebiet, das eine gute Hautdeckung für Sehnennähte erfordert, nicht geeignet.

Der M. latissimus dorsi ist ein fusiformer Muskel mit einem verläßlichen neurovaskulären Stiel. Er trägt einen gelegentlich dicken, aber zuverlässigen Hautlappen über dem größten Teil des Muskels. Nachteile dieses Muskels sind die Kürze der Ansatzsehne, die Breite des aponeurotischen Ursprungs und die große Länge des Muskelbauchs.

Der mediale oder laterale Muskelbauch des M. gastrocnemius besitzt eine geeignete Sehne und gute anatomische, funktionelle und mikrovaskuläre Eigenschaften. Er kann zudem einen verläßlichen Hautlappen tragen. Die Entfernung dieses Muskels als myokutaner Lappen bedeutet jedoch einen deformierenden Eingriff an der Wade.

Der M. tensor fasciae latae ist mit seinem langen Faszienansatz für Sehneninsertionen sowie dem verläßlichen neurovaskulären Stiel ein geeigneter Muskel für Rekonstruktionen am Skelettsystem. Der M. pectoralis major ist ein großer, kräftiger Muskel mit einem zuverlässigen Gefäßstiel, aber einer komplizierten Innervation. Meist wird nur ein Teil der Pars sternocostalis des Muskels benutzt. Infolge der Tatsache, daß zwischen 4 und 7 Nerven zur Pars sternocostalis ziehen, kann eine Reinnervation schwierig sein [4]. Wie beim M. latissimus dorsi bietet sein Ursprung kein geeignetes Gewebe für eine Naht, und der fächerförmige Muskel besitzt im oberen Abschnitt kurze Muskelfasern. Die Faszie des M. rectus abdominis wird in Verbindung mit dem Ursprung des Pektoralis für die Insertion an die Beugesehnen benutzt.

Einige Muskeln, wie die Mm. gracilis, pectoralis major und latissimus dorsi, können der Länge nach in unabhängig voneinander funktionierende neurovaskuläre Einheiten aufgespalten werden [4, 7]. Die Ebene dieser Aufspaltung wird bestimmt, indem der motorische Nerv in einzelne Faszikel getrennt und diese jeweils separat stimuliert werden. Der Muskelabschnitt, der sich jeweils bei Stimulation der einzelnen Faszikel kontrahiert, wird identifiziert und bildet damit die anatomische Grundlage für

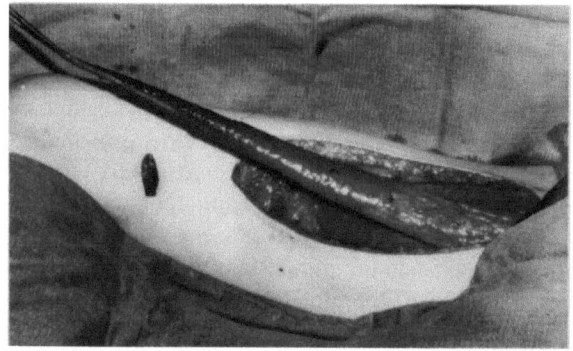
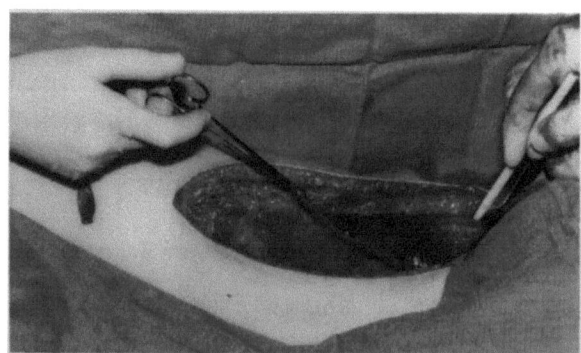

Abb. 19.3. a Der M. gracilis ist von seiner umgebenden Muskulatur freipräpariert, die Ansatzsehne ist durchtrennt und wird mit der Pinzette gehalten. **b** Durch Stimulation der intakten motorischen Nerven verkürzt sich der Muskel um 15 cm

Präoperative Planung

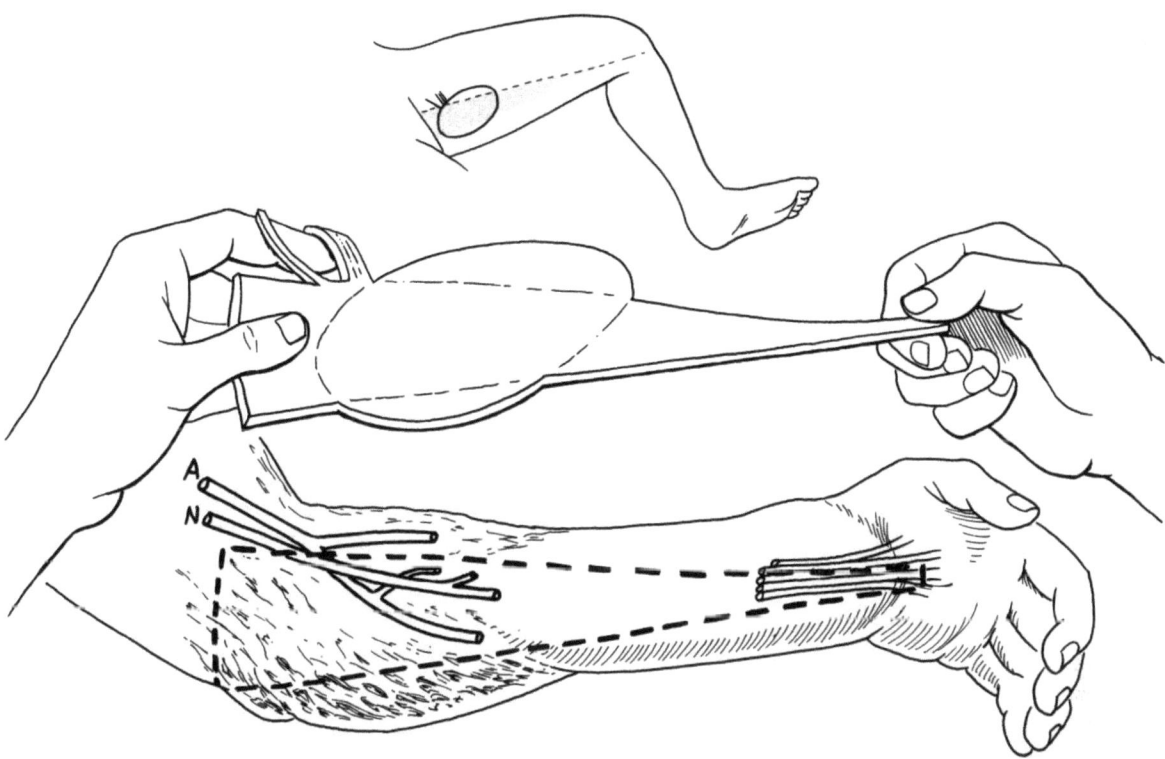

Abb. 19.4. Die Muskelauswahl hängt von den funktionellen und anatomischen Anforderungen in der Empfängerregion ab. Diese Wahl wird erleichtert, indem eine Schablone von Form und Größe des benötigten Muskels angefertigt wird. Die Festlegung der Lokalisation von Arterien, Nerven und Sehnen am Unterarm dieses Patienten hing vom Angiogramm und der Kenntnis der Ausdehnung seiner vorausgegangenen Verletzung ab. Der proximale Unterarm ist mit Hauttransplantaten versorgt und würde vorteilhafter durch einen Lappen gedeckt werden, der durch das Oval an der Schablone gekennzeichnet ist. Die Schablone wird dann in Regionen potentieller Muskeltransplantate aufgelegt, und es wird dasjenige Transplantat ausgewählt, das der Schablone am besten entspricht und eine adäquate Funktion liefert. Zu dieser Schablone paßt der M. gracilis ideal

die Aufspaltung des Muskels in 2 Komponenten (Abb. 19.7). Diese Spaltung gestattet es, den Muskel für 2 voneinander getrennte Funktionen zu benutzen, z. B. für die Flexion der Finger und des Daumens. Nur der distale Muskelabschnitt wird in 2 Teile getrennt. Es kann schwierig sein, innerhalb der Empfängerregion 2 Nerven zu finden, die getrennte funktionelle Identitäten für die Reinnervation der 2 einzelnen neuromuskulären Komponenten des transplantierten Muskels besitzen.

Da die Auswahl des Muskels von Zustand und Lage der Empfängerstrukturen im Unterarm abhängt, ist es nützlich, diese auf dem verletzten Unterarm zusammen mit der beabsichtigten Lokalisation des Muskeltransplantats und des Hautlappens einzuzeichnen (Abb. 19.4). Am Unterarm muß der Muskel lang genug sein, um vom medialen Kondylus bis zu den Beugesehnen zu reichen. Vom Muskel und von der Hautlappenform kann eine Schablone der gewünschten Lokalisation des neurovaskulären Stiels vom Unterarm angefertigt und benutzt werden, um den am besten geeigneten Muskel für die Transplantation auszusuchen und zu entwerfen (Abb. 19.5).

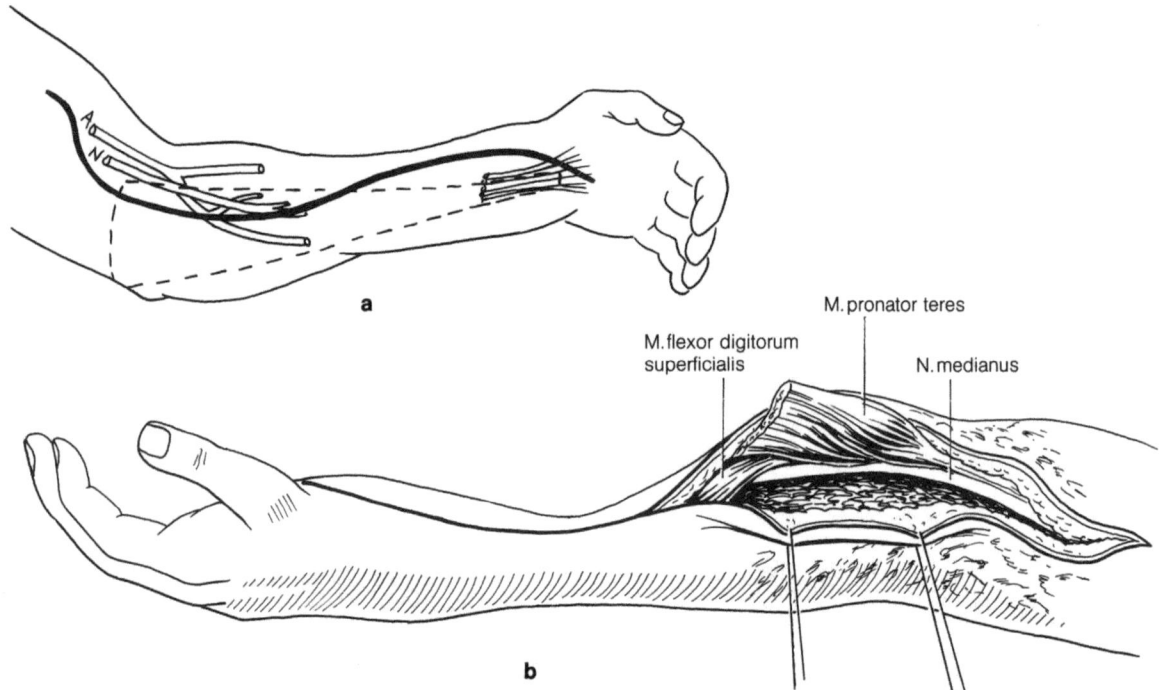

Abb. 19.5. a Nach Aufzeichnung der Lokalisation der Anschlußstrukturen und der vermuteten Lage des transplantierten Muskels wird eine geeignete Inzision entworfen. **b** Man identifiziert die neurovaskulären Strukturen, indem proximal im gesunden Gewebe mit der Präparation begonnen wird, und dann die Strukturen nach distal verfolgt werden

Muskeltransplantationstechniken für die Fingerflexion

Präparation des Unterarms

1. Der Arm wird desinfiziert und bis oberhalb des Ellenbogengelenks abgedeckt; dann wird eine Blutleeremanschette locker angelegt.

2. Auf der Haut werden alle Strukturen markiert, die für das Transplantat verwendet werden, wobei als Grundlage die präoperativ erhobenen klinischen und röntgenologischen Befunde dienen. Zu diesen gehören mögliche Empfängerarterien, Venen, der motorische Nerv, der Ansatz, der für die Befestigung des Muskels benutzt werden soll, und die erwartete Lage der Beugesehnen. Die Lokalisation dieser Strukturen kann häufig nur vermutet werden. Die gewünschte Lage des Muskels, die sich gewöhnlich vom Epicondylus medialis zum Handgelenk hinzieht, wird eingezeichnet. Anhand dieser Markierungen wird es klar, wo die Inzisionen zur Freilegung der Strukturen und für die Deckung des Muskels am besten erfolgen müssen (Abb.19.5a). Am proximalen Unterarm wird der Grazilismuskel i. allg. besser mit Spalthaut gedeckt als mit einem dicken Hautlappen. In der distalen Unterarmhälfte muß eine gute Hautdeckung möglich sein, um die Sehnennähte zu decken und Gleitbewegungen des distalen Muskels und der Sehne zuzulassen.

3. Die Hautlefzen werden gehoben und das Transplantatlager für die Aufnahme des Muskels präpariert. Jede für den Transfer erforderliche Struktur muß identifiziert und präpariert werden. Stehen oberflächliche Venen zur Verfügung, dann werden sie für Mikroanastomosen präpariert.

4. Proximal der Höhe der Verletzung wird eine Arterie aufgesucht. Meistens wird dies die A.brachialis sein. Diese wird nach distal bis zur gewünschten Anastomosenstelle verfolgt. Liegt die Arterie in einem Narbengewebegebiet, dann ist ein End-zu-Seit-Anschluß vorzuziehen, da hierbei ein Gefäßspasmus weniger wahrscheinlich ist.

5. Der N.medianus wird aufgesucht und nach distal verfolgt; Identifizierung der zur oberflächlichen Muskulatur ziehenden Äste sowie des N.interosseus anterior. Unter Anwendung optischer Vergrößerung muß man sich vergewissern, daß der N. interosseus anterior nicht geschädigt und damit für die Reinnervation des Muskels geeignet ist. Besteht irgendein Zweifel bezüglich der Qualität des Nervs, dann muß er an der Stelle der beabsichtigten Nervennaht im Schnellschnitt beurteilt werden.

6. Der gemeinsame Ursprung der Beugermuskeln wird identifiziert und über dem medialen Epikondylus frei präpariert. Für eine verläßliche Fixierung des Muskels ist eine kräftige Faszie notwendig.

7. Präparation der distalen Unterarmhautlefzen für die Aufnahme des Muskels und Darstellung der Beugesehnen. Nun werden die Sehnen von Narbengewebe abgetrennt, an ihnen gezogen und dabei der Bewegungsumfang der Finger beobachtet. Falls nur wenige Adhäsionen vorhanden sind, lohnt es sich, diese zu entfernen. Sind die Verwachsungen jedoch ausgedehnt, dann sollte eine Tendolyse so lange verschoben werden, bis die Muskelreinnervation eingetreten und der Muskel in der Lage ist, sich zu kontrahieren und durch die Gleitbewegungen der Sehne eine erneute Adhäsionsbildung zu verhindern.

Präparation des Muskels (Abb. 19.1)

Für die Präparation des M. gracilis s. Kap. 6. Nachdem der Muskel entnommen und in den Unterarm eingepaßt worden ist, ist es schwierig, diejenige Muskelspannung zu bestimmen, bei der Muskel am besten arbeiten wird. Einige Autoren haben darauf hingewiesen, daß der Muskel nicht zu stramm vorzuspannen ist, damit die Durchblutung nicht gestört wird. Das ist jedoch in der Praxis kein Problem. Der Muskel sollte so im Unterarm eingepaßt sein, daß sein Bewegungsumfang während Fingerbeugung und -streckung innerhalb des Bereichs der größten Kraft auf der Längen/Dehnungskurve der Muskelkontraktion liegt. Der Muskel wird innerhalb dieses Bereichs arbeiten, wenn die folgende Technik benutzt wird: Man nimmt vor und nach der Transplantation Messungen am Muskel vor, um so die korrekte Vorspannung besser einstellen zu können (Abb. 19.6a).

1. Nachdem der M. gracilis von den umgebenden Beinmuskeln freipräpariert worden ist und noch mit seinem Ursprung und Ansatz fixiert ist, wird er auf seine physiologische Maximallänge gedehnt, indem der Oberschenkel abduziert und das Kniegelenk gestreckt wird.

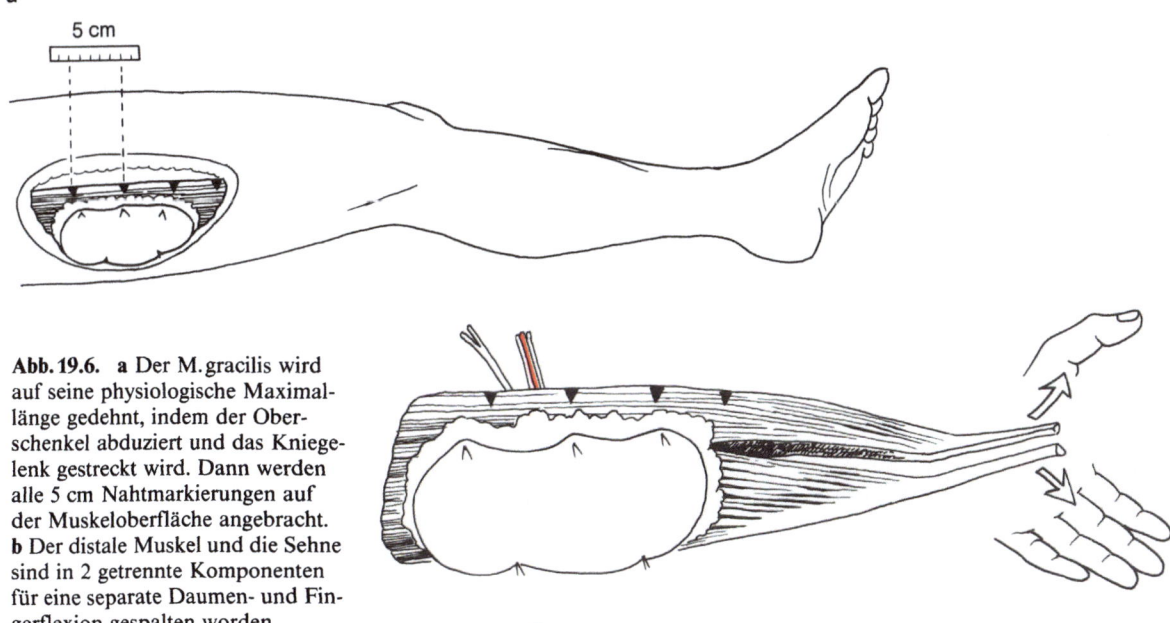

Abb. 19.6. a Der M. gracilis wird auf seine physiologische Maximallänge gedehnt, indem der Oberschenkel abduziert und das Kniegelenk gestreckt wird. Dann werden alle 5 cm Nahtmarkierungen auf der Muskeloberfläche angebracht. **b** Der distale Muskel und die Sehne sind in 2 getrennte Komponenten für eine separate Daumen- und Fingerflexion gespalten worden

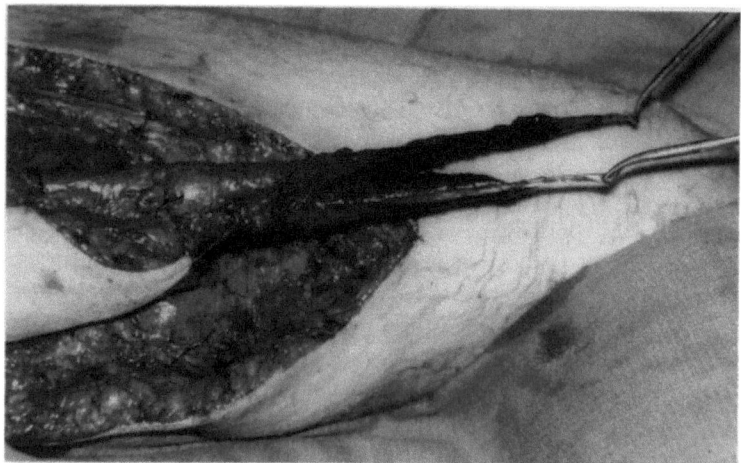

Abb. 19.7. Sehne und Muskulatur des M. gracilis sind in 2 separat funktionierende Einheiten zur isolierten Daumen- und Fingerflexion gespalten worden

2. In dieser gestreckten Muskelhaltung werden in 5-cm-Abständen Nähte auf die Muskeloberfläche als Markierungen gelegt. Diese Markierungen werden benutzt, nachdem der Muskel auf den Unterarm transplantiert worden ist.

Der motorische Nerv des M. gracilis wird präpariert. Werden für Finger- und Daumenfunktionen getrennt arbeitende neuromuskuläre Gruppen benötigt, dann wird folgende Technik angewandt:

1. Der motorische Nerv wird längs in seine einzelnen Faszikel aufgespalten.

2. Jeder Faszikel wird nun einzeln mit einem Nervenstimulator unter Benutzung einer Mikrosonde gereizt. Ein Faszikel innerviert gewöhnlich die ventralen 25–50% des Muskels, während die übrigen Faszikel den dorsalen Muskelabschnitt innervieren. Das Reizgerät sollte eine variable Frequenz- und Spannungseinstellung besitzen, die es gestattet, einen Impuls auszusenden, der zu einer kontrollierten Muskelkontraktion führt. Der Anteil vom Muskel wird durch Palpation während der faszikulären Neurostimulation identifiziert und markiert, der von jedem einzelnen Faszikel innerviert wird.

3. Der distale Muskelabschnitt wird in einen ventralen und einen dorsalen Teil entlang der Linie aufgespalten, die als Grenze der funktionellen Einheiten identifiziert worden ist; dann wird die Sehne ebenso gespalten. Der kleinere ventrale Teil wird zur Beugung des Daumens verwendet, der dorsale Abschnitt für die Fingerflexion. Da die ventralen Sehnenfasern in enger Verbindung mit den ventralen Muskelfasern stehen und die dorsalen Sehnenfasern mit den dorsalen Muskelfasern zusammenhängen, läßt sich diese Aufspaltung leicht durchführen (Abb. 19.6b und Abb. 19.7).

Transplantation des Muskels

1. Der Muskel wird an den Unterarm plaziert, sein Ursprung temporär fixiert und die relative Lage der neurovaskulären Stiele von Muskel und Arm zueinander beachtet, wenn der Muskel gedehnt bzw. entspannt ist (Abb. 19.8). Die korrekte Lage des Muskels in der Längsachse wird Muskelbewegungen gestatten, ohne daß Zug auf den Stiel ausgeübt wird. Die Naht des motorischen Nervs sollte so dicht wie möglich am Muskel durchgeführt werden – i. allg. 2–3 cm, um den Denervationszeitraum so kurz wie möglich zu halten. Der Muskel wird temporär mit Nähten an seinem Platz fixiert, um einen unbeabsichtigten Zug an den Gefäß- und Nervennähten zu verhindern.

2. Nun wird zuerst die venöse, dann die arterielle Anastomose durchgeführt. Die Nähte müssen technisch perfekt sein.

3. Der motorische Nerv des M. gracilis enthält zu einem beträchtlichen Teil fetthaltiges Bindegewebe. Dieses wird abgestreift, damit die Faszikel freigelegt werden. Zwischen den Ästen des N. interosseus anterior und dem motorischen Grazilisnerv wird eine faszikuläre Nervennaht mit 11-0 Nylon durchgeführt. Wird das distale Ende des M. gracilis in jeweils eine Komponente für den Daumen und für die Finger aufgespalten, dann sollte der entsprechende motorische Grazilisfaszikel, der die Dau-

Muskeltransplantationstechniken für die Fingerflexion

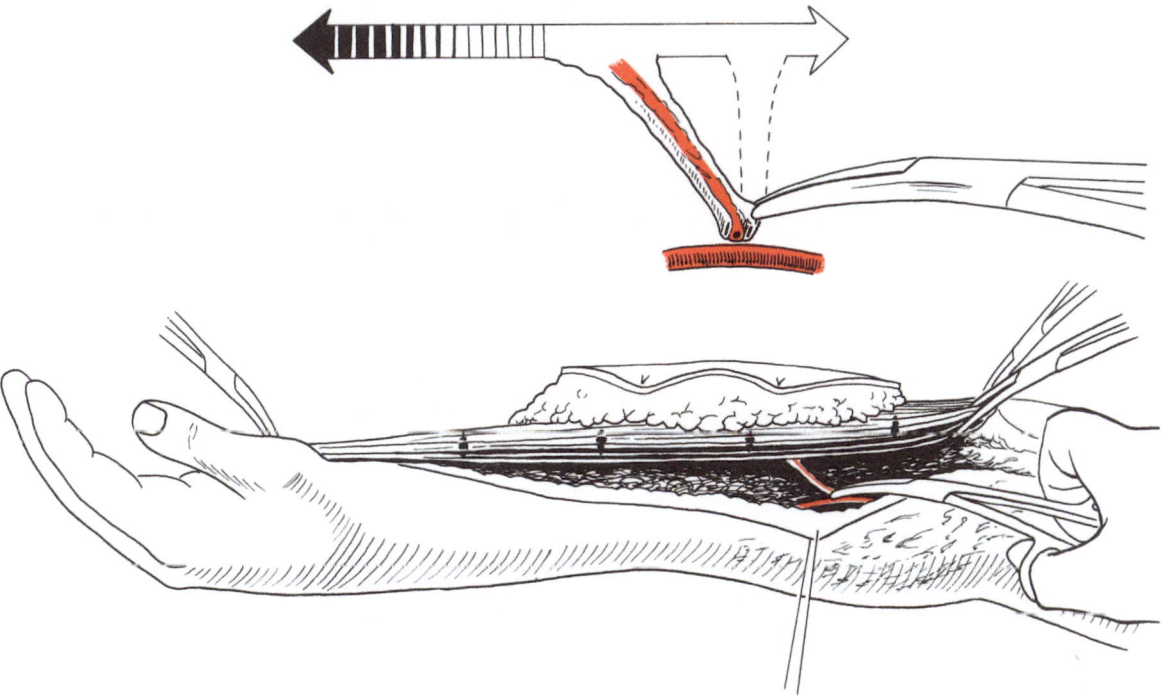

Abb. 19.8. Wahl der Lage der neurovaskulären Anschlüsse, so daß sie bei Kontraktion und Relaxation des Muskels nicht unter Spannung stehen

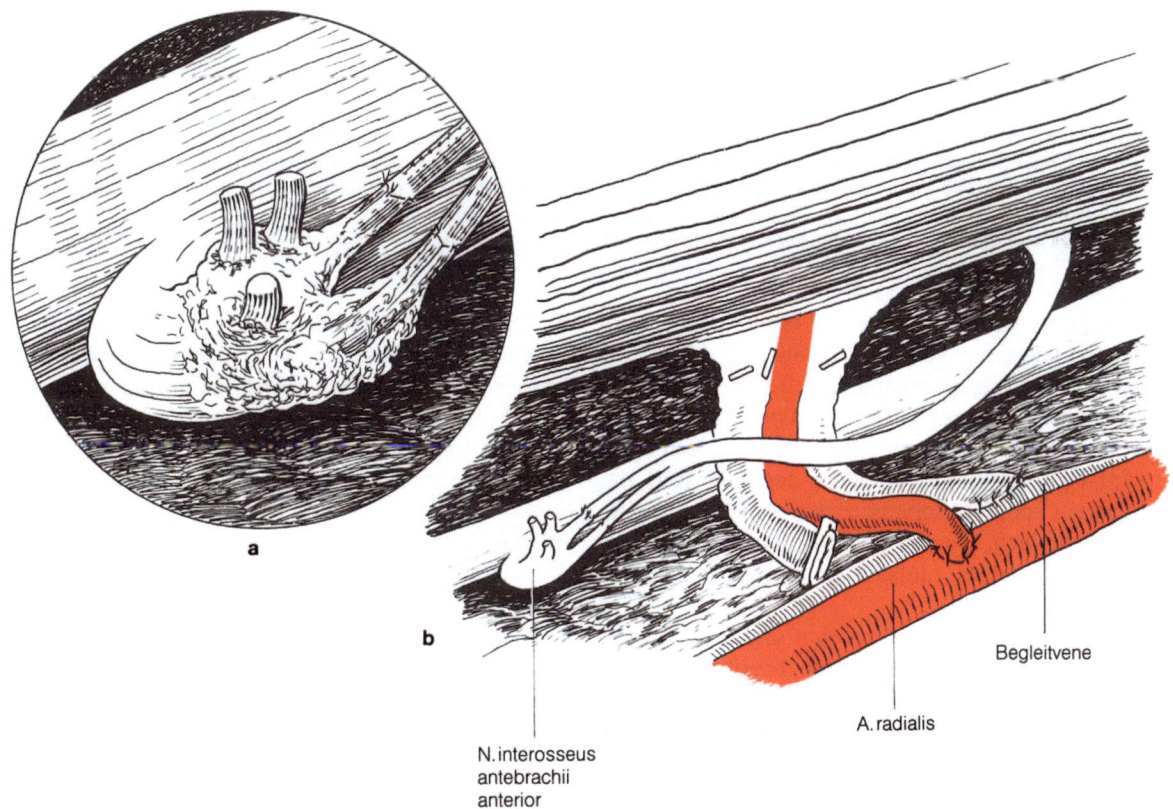

Abb. 19.9. a Faszikuläre Naht zwischen dem motorischen Nerv des M. gracilis und dem N. interosseus anterior. **b** End-zu-Seit-Anschlüsse an die A. radialis und ihre Begleitvene

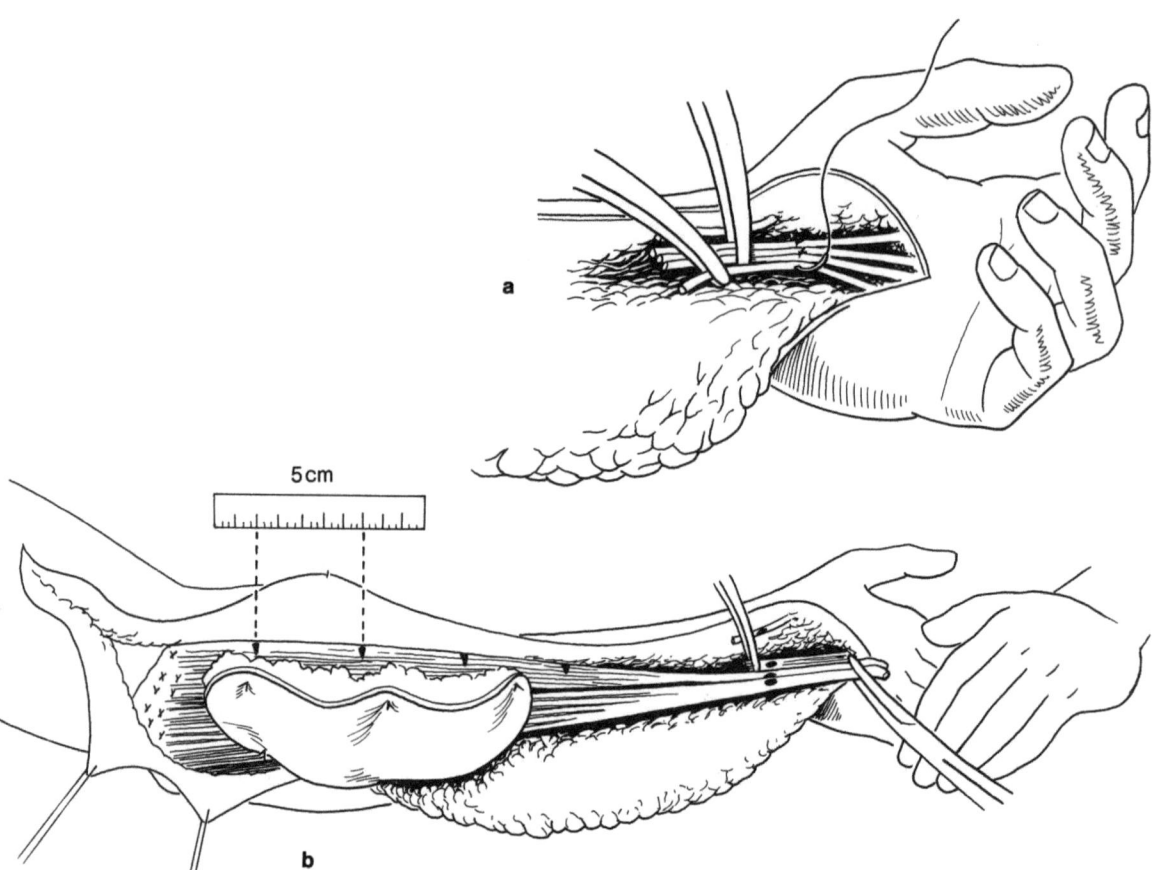

Abb. 19.10. a Bevor die Grazilissehne eingepflanzt wird, werden die Fingerbeugesehnen so miteinander vernäht, daß sich die Finger in einem ausgewogenen Verhältnis zueinander beugen lassen. **b** Die Finger und das Handgelenk werden passiv vollständig gestreckt, und der M. gracilis wird so weit nach distal gedehnt, bis die zuvor eingebrachten Nahtmarkierungen an der Oberfläche jeweils 5 cm auseinander liegen. Dann werden auf den tiefen Beugesehnen und der Grazilissehne einander gegenüberliegende Markierungen angebracht, um den Punkt zu markieren, an dem die Sehnen miteinander vernäht werden sollen

menkomponente innerviert, mit dem Ast des N. interosseus anterior vernäht werden, der den M. flexor pollicis longus versorgt hatte (Abb. 19.9). Es ist unmöglich, sich des korrekten Astes für die Daumenmuskelkomponente sicher zu sein, außer es wird ein Nervenast gefunden, der zum Rest des M. flexor pollicis longus zieht. Ansonsten wird, wenn möglich, ein Ast des N. interosseus anterior verwendet, der zur radialen Unterarmseite zieht.

4. Während der Muskel gedehnt und die Lage der mikrovaskulären Anastomosen beobachtet wird, muß man entscheiden, wohin der Ursprung des Muskels zu legen ist. Der aponeurotische Ursprung des M. gracilis wird mit kräftigen Matratzennähten an die passende Stelle der Faszie über der üblichen Ansatzregion der Beuger und dem medialen Epikondylus angenäht.

5. Die tiefen Beugesehnen werden Seit-zu-Seit so miteinander vernäht, daß bei Zug an der Sehnengruppe ein ausgeglichener Griff resultiert, wobei alle Finger gleichmäßig gebeugt werden (Abb. 19.10a). In Ruhe sollten die ulnaren Finger etwas mehr gebeugt sein als die radialen.

6. Die Grazilissehne wird mit den tiefen Fingerbeugesehnen vernäht. Wird der M. gracilis unter korrekter Vorspannung mit den tiefen Beugesehnen vernäht, dann wird bei maximaler Extension der Finger und des Handgelenks ein Abstand von 5 cm zwischen jeweils 2 Muskelmarkierungen bestehen. Diese Vorspannung bestimmt man, indem die Grazilissehne nach distal gezogen wird, bis die Distanz zwischen jedem Markierungspaar auf dem Muskel 5 cm beträgt. Während Finger und Handgelenk vollständig gestreckt sind, wird die Position der

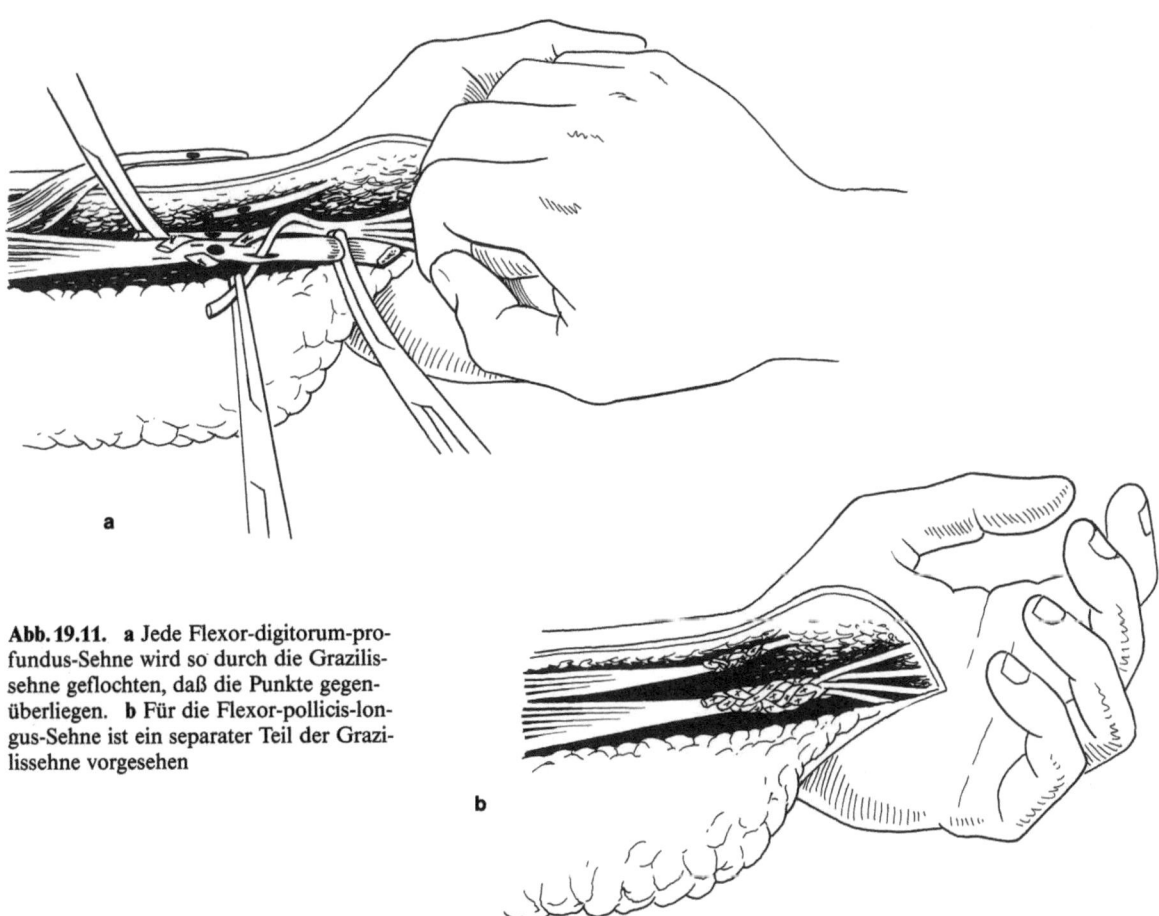

Abb. 19.11. a Jede Flexor-digitorum-profundus-Sehne wird so durch die Grazilissehne geflochten, daß die Punkte gegenüberliegen. **b** Für die Flexor-pollicis-longus-Sehne ist ein separater Teil der Grazilissehne vorgesehen

Beugesehnenstümpfe auf der Sehne des gedehnten Grazilis ermittelt und markiert. In dieser Stellung wird der Muskel auf die Maximallänge gedehnt sein, die für seine Funktion im Arm erforderlich ist; sie entspricht der gleichen Länge, die für die Funktion im Bein erforderlich war. Die Beugesehnenstümpfe sollten entsprechend den markierten Positionen mit der Grazilismuskelsehne vernäht werden (Abb. 19.10b). Bei Beugung des Handgelenks und der Finger ist die Spannung für eine Sehnennaht nicht übermäßig groß. Die Sehnen werden miteinander verbunden, indem jede der tiefen Beugesehnen durch die Grazilissehne, und die Grazilissehne durch jede tiefe Beugesehne geflochten werden; dadurch bildet sich ein glatter und fester „Sehnenknoten". Zur Fixierung werden mehrere Matratzennähte benutzt. Um eine ausbalancierte Fingerstellung zu garantieren, lassen sich zu diesem Zeitpunkt geringfügige Korrekturen der relativen Spannungen an den 4 tiefen Beugesehnen durchführen (Abb. 19.11a, b). Bei vollständiger passiver Streckung der Finger und des Handgelenks werden die Muskelmarkierungen jeweils 5 cm auseinander liegen. Da zu dieser Streckung ein erheblicher Kraftaufwand erforderlich ist, ist es möglich, daß man die Sehnennähte nicht bis zu diesem Punkt austesten möchte.

7. Die Flexor-pollicis-longus-Sehne kann zusammen mit den tiefen Beugesehnen inseriert oder an einem getrennten Muskelstreifen des M. gracilis fixiert werden. Wird die Sehne zusammen mit den tiefen Beugesehnen fixiert, dann sollte dies unter weniger Spannung erfolgen. Zug an der Grazilissehne sollte zuerst zur Beugung der Finger und danach zur Beugung des Daumens führen. Dabei sollte der Daumen die Mittelphalanx des Zeigefingers zur Erzielung des „Schlüsselgriffs" berühren. Ist die Flexor-pollicis-longus-Sehne zu stramm angespannt, dann wird der Daumen in die Hohlhand flektieren, bevor die Finger gebeugt sind.

8. Die Hautlappen werden sorgfältig über dem distalen Muskelabschnitt verschlossen. Ist es nicht möglich, den proximalen Muskel mit Haut vom Unterarm zu decken, dann muß ein Spalthauttrans-

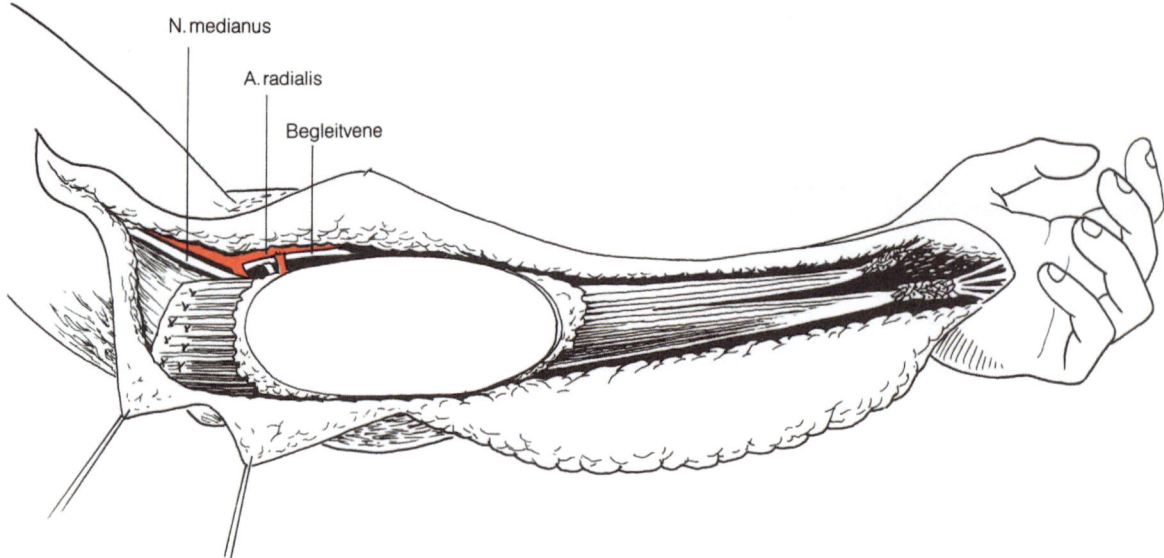

Abb. 19.12. Fertiggestellte Muskeltransplantation

plantat direkt auf den Muskelbauch appliziert werden. Der Muskel muß so im Unterarm eingesetzt sein, daß sich der neurovaskuläre Stiel auf der Muskelunterfläche befindet und gut geschützt ist (Abb. 19.12).

Postoperative Behandlung

Handgelenk und Finger werden in Beugung geschient. Nach 3 Wochen wird die Heilung der Sehnennähte so weit fortgeschritten sein, daß passive Streckübungen erlaubt werden können.

Innerhalb von wenigen Wochen – manchmal dauert es auch etwas länger – wird die vollständige passive Streckung im Handgelenk und in den Fingern erreicht. Dies führt zur Entwicklung von Gleitlagern im Bereich des Übergangs zwischen Muskel und Sehne und des distalen Muskelbauchs, die notwendig werden, wenn es zu aktiven Kontraktionen nach Reinnervation kommt.

Die ersten klinischen Zeichen einer Reinnervation treten 2–4 Monate postoperativ auf. Mit Weiterschreiten der Reinnervation entwickelt der Patient ein zunehmendes Maß an aktiven Muskelbewegungen. Wenn eine gute Beweglichkeit erreicht ist, erhält der Patient ein Trainingsprogramm, das aus Widerstandsübungen besteht. Diese Übungen scheinen die endgültige Muskelstärke zu verbessern. Die Greifkraft wird noch 2 Jahre lang nach der Operation weiter zunehmen.

Literatur

1. Ikuta Y, Kubo T, Tsuge K (1976) Free muscle transplantation by microsurgical technique to treat severe Volkmann's contracture. Plast Reconstr Surg 58: 407
2. Linnell EA (1921) The distribution of nerves in the upper limb with reference to variabilities and their clinical significance. J Anat 55: 79
3. Manktelow RT, McKee NH (1978) Free muscle transplantation to provide active finger flexion. J Hand Surg 3: 416
4. Manktelow RT, McKee NH, Vettese T (1980) An anatomical study of the pectoralis major muscle as related to functioning free muscle transplantation. Plast Reconstr Surg 65: 610
5. Manktelow RT, Zuker RM, McKee NH (1984) Functioning free muscle transplantation. J Hand Surg 9A: 32
6. Manktelow RT (1985) Functioning muscle transplantation to the arm. In: Terzis J (ed) New trends in peripheral nerve surgery. Saunders, Philadelphia
7. Manktelow RT, Zuker RM (1984) Muscle transplantation by fascicular territory. Plast Reconstr Surg 73: 751
8. O'Brian MBcC (1977) Microvascular and Reconstructive surgery. Churchill Livingstone, Edinburgh 290
9. Shanghai Sixth Peoples Hospital (1976) Free muscle transplantation by microsurgical neurovascular anastomoses. Chinese Med 2: 47
10. Sunderland S, Hughes SR (1946) Metrical and non metrical features of the muscular branches of the ulnar nerve. J Comp Neurol 85: 11
11. Sunderland S, Ray LJ (1946) Metrical and non metrical features of the muscular branches of the median nerve. J Comp Neurol 85: 191
12. Tamai S, Komatsu S, Sakamoto H et al. (1970) Free muscle transplants in dogs with microsurgical neurovascular anastomoses. Plast Reconstr Surg 46: 219

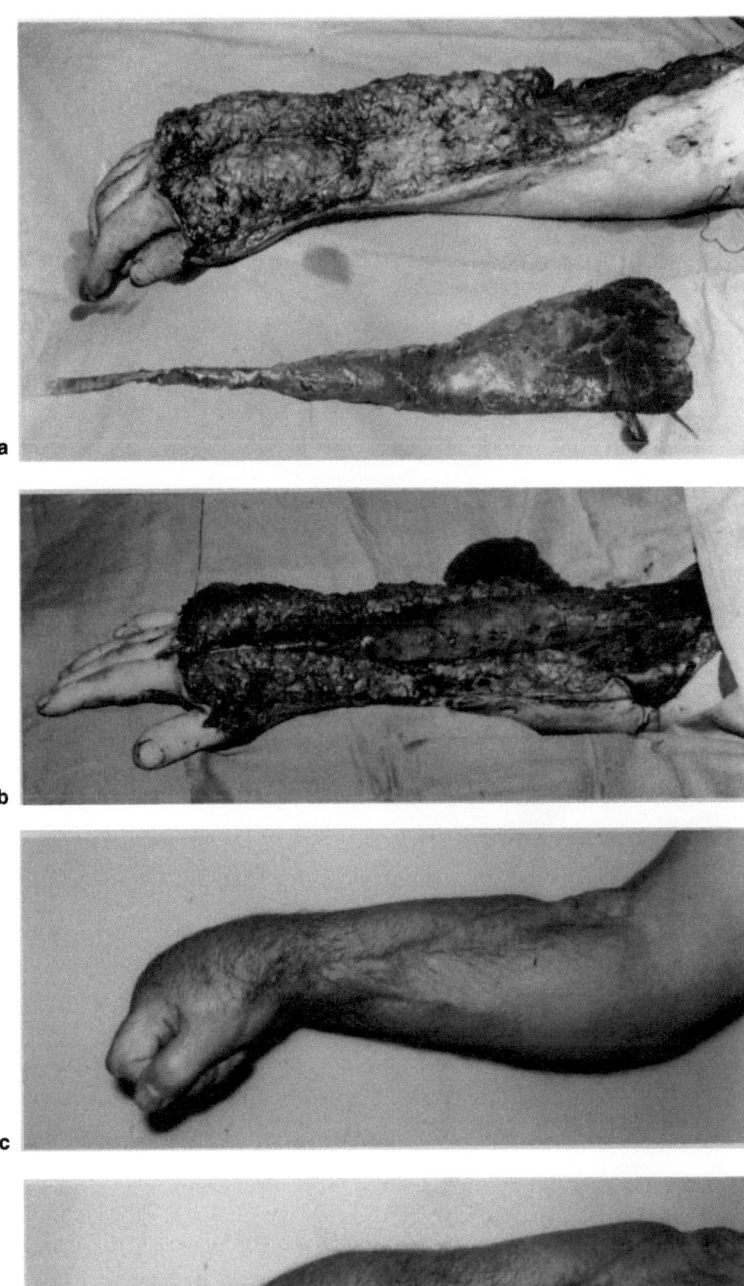

Abb. 19.13. a Dieser Patient erlitt eine schwere Verletzung des rechten dorsalen Unterarms mit Verlust aller Streckermuskeln und -sehnen. In einer vorausgegangenen Operation wurde ein abdominaler Lappen auf den Arm verlagert; der Lappen ist jetzt für die Transplantation des M. gracilis gehoben. **b** Eingesetzter M. gracilis nach Durchführung der neurovaskulären Anschlüsse. Die Sehne wurde in 5 Stränge aufgespalten, jeweils einen für jeden Finger und den Daumen, und in Höhe der MP-Gelenke inseriert. **c, d** Nach Reinnervation besteht eine gute Fingerstreckung, wobei der Muskel auch die vollständige Beugung der Finger zuläßt. Am Handgelenk ist eine Arthrodese durchgeführt worden

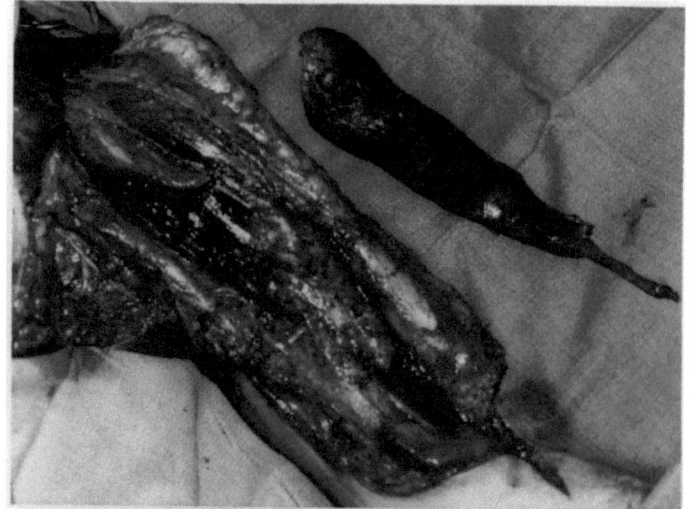

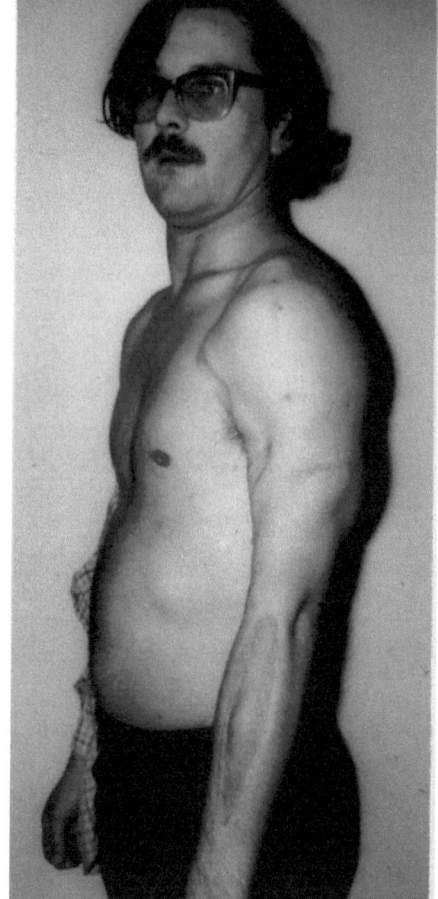

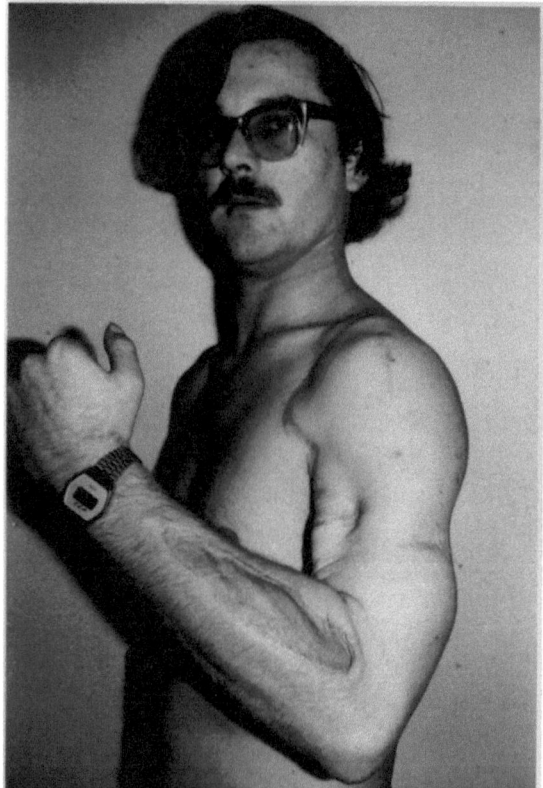

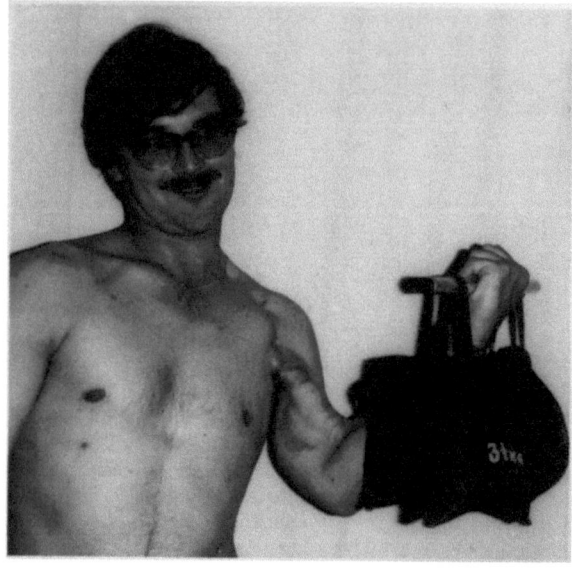

Abb. 19.14. a Der Patient erlitt eine schwere Quetschverletzung seines Oberarms mit Verlust des gesamten Bizeps und der Brachialismuskulatur. Das ventrale Kompartiment des Oberarms ist für die Transplantation präpariert. Der M. gracilis ist oberhalb des Arms vor dem Transfer zu sehen. b Für die Reinnervation wurde der motorische Anteil des N. musculocutaneus benutzt; der Muskel wurde am Korakoid und an der Bizepssehne fixiert. c Der Muskel ermöglicht die vollständige Flexion im Ellenbogengelenk. d Der Patient kann ein Gewicht von 7 kg aus gestreckter Haltung in die vollständige Beugehaltung anheben

20 Zehentransplantation zur Daumenrekonstruktion

Operative Möglichkeiten für die Daumenrekonstruktion

Es gibt viele Techniken der Daumenrekonstruktion. Zu diesen gehören:
1. Vertiefung der ersten Kommisur
2. Knochentransplantat und „Cocked-hat"-Lappen nach Gillies
3. Verlängerung des Os metacarpale durch Distraktion
4. Osteoplastische Rekonstruktion
5. Pollizisation eines Fingers oder Teil eines Fingers
6. Zehentransplantation (erste oder zweite Zehe)
7. Mikrovaskulärer Umhüllungslappen (wrap around-flap)

Durch Vertiefung des Zwischenfingerraums läßt sich zuverlässig eine bescheidene Zunahme an funktioneller Länge erzielen; dieser Eingriff ist besonders nützlich bei Amputationen, die durch das IP-Gelenk des Daumens oder den distalen Abschnitt der proximalen Phalanx verlaufen.

Der „Cocked-hat"-Lappen und das Knochentransplantat nach Gillies führen zu einer mäßigen Daumenverlängerung bei den Patienten, die Amputationsverletzungen in Höhe des MP-Gelenks erlitten haben und die keine normale Daumenlänge benötigen [6]. Der Nachteil besteht darin, daß sich maximal eine Verlängerung von nur 2 cm erzielen läßt und daß das Knochentransplantat zur Atrophie neigt. Eine Distraktionsverlängerung des Metakarpale, wie sie von Matev beschrieben wurde, ist eine zuverlässigere Methode, den Stumpf zu verlängern.

Die osteoplastische Rekonstruktion, die aus einem Rundstiellappen mit Knochentransplantat und Transfer eines neurovaskulären Insellappens besteht, hat bei vielen Patienten eine nützliche Daumenrekonstruktion ergeben [14]. Zu den Nachteilen dieses Verfahrens gehören die vielen erforderlichen Eingriffe, das Fehlen eines Gelenks, ein neurovaskulärer Insellappen, der auf dem unterliegenden Knochentransplantat hin- und hergleitet, und die Empfindung des Patienten, daß bei Berührung des Daumens eigentlich der Spenderfinger berührt wird. Das Fehlen eines Daumennagels und das röhrenförmige Erscheinungsbild des Lappens beeinträchtigen das kosmetische Ergebnis des rekonstruierten Daumens.

Die Pollizisation liefert eine gute Daumenrekonstruktion mit einer präzisen Sensibilität und einem ausreichenden Bewegungsumfang [2]. Der pollizisierte Finger kann jedoch dürr aussehen und sich als relativ schwach bei Kneiffunktionen herausstellen. Durch den Verlust eines Fingers kommt es zur Abnahme der Greif- und Torsionskraft. Erstaunlicherweise gibt es, obwohl dieses Verfahren schon lange Zeit angewendet wird, nur eine spärliche Dokumentation der funktionellen Ergebnisse in der medizinischen Literatur.

Bei den neuesten Daumenrekonstruktionen werden mikrovaskuläre Techniken angewandt. Die Transplantation einer Zehe an die Hand ist eine brauchbare Technik, einen fehlenden Daumen oder Finger zu ersetzen. Diese Technik liefert eine wesentliche funktionelle und kosmetische Verbesserung einer Hand, an der ein Daumen fehlt [3, 5, 7]. Obwohl das Verfahren erstmalig von Nicoladoni als ein in 2 Phasen durchgeführter gestielter Transfer beschrieben wurde, der mit der Fixierung der Hand am Fuß beginnt, werden bei dem heutigen Verfahren Techniken der mikrochirurgischen freien Gewebetransplantation angewandt.

Für die Wahl der Daumenrekonstruktionsart ist eine sorgfältige Patientenauswahl entscheidend. Nach einem traumatischen Daumen- oder Fingerverlust sollte der Patient versuchen, seine Arbeit erneut aufzunehmen, normale Handtätigkeiten wieder durchzuführen und, soweit möglich, Anpassungsmechanismen zu entwickeln. Operateur und Patient sollten dann gemeinsam das Ausmaß der funktionellen Behinderung in bezug auf die besondere Arbeit und den Lebensstil des Patienten abschätzen und das Verfahren auswählen, das für den Patienten am günstigsten ist. Es gibt keine Technik, die eine Lösung für alle Patienten bietet. Ein Mensch, der über einige Zeit ohne Daumen tätig war, wird besser in der Lage sein, ein nicht ganz normales Rekonstruktionsergebnis zu akzeptieren; er kann aber Schwierigkeiten haben, eine Rekonstruktion bei seinen funktionellen Aktivitäten zu benutzen, nachdem er erfolgreiche alternative Bewältigungsmechanismen erlernt hat.

Die jetzige Ära der mikrochirurgischen Zehentransplantation wurde von Buncke mit seiner Arbeit an Rhesusaffen, und von Cobbett, der 1969 eine mikrochirurgische Transplantation der ersten Zehe durchführte, eingeleitet. Im Westen wurde die Verlagerung der ersten Zehe schnell beliebt, während im Osten die Transplantation der zweiten Zehe mehr Anhänger fand. Die Operateure erkannten schnell, daß die Zehentransplantation eine nützliche Ergänzung der vorher verfügbaren Rekonstruktionsmöglichkeiten ist. Bei dieser Technik werden die Sehnen und Nerven der Zehe mit den entsprechenden Sehnen und Nerven, die zuvor den Daumen versorgt haben, verbunden. Das Gehirn erkennt das Transplantat in seiner neuen Lokalisation als Daumen an, und der Patient integriert es schnell in funktionellen Tätigkeiten. Von allen Techniken der Daumenrekonstruktion gibt es von Zehentransplantationen mehr gut dokumentierte Untersuchungen als von irgendeinem anderen Verfahren [4, 7, 13, 15].

Das „Wrap-around"-Verfahren von Morrison bedeutet eine nützliche Alternative zur Zehentransplantation. Es hat die Vorteile, daß ein Abschnitt der ersten Zehe erhalten bleibt und daß ein Rekonstruktionsergebnis geliefert wird, das die korrekte Daumengröße besitzt. Bei dieser Operation wird der über mikrovaskuläre Anastomosen versorgte Weichteilmantel einer Großzehe um ein Knochentransplantat aus dem Beckenkamm herumgelegt und auf den Daumenstumpf verpflanzt. Hauttransplantate und Lappen, die auf den Rest der Großzehe appliziert werden, gestatten zumindest die teilweise Erhaltung der ersten Zehe. Diese Technik ermöglicht es dem Chirurgen, den rekonstruierten Daumen genauso groß wie den Daumen der gesunden Hand zu machen. Die Nachteile dieses Verfahrens sind das Fehlen eines interphalangealen Gelenks und die leicht trommelschlegelförmige Verdickung des distalen Daumens. Eine Atrophie sowie Fraktur des Knochentransplantats können auftreten, wenn nicht ein Teil der distalen Zehenphalanx mittransplantiert wird. Wundheilungsstörungen am Fuß sind üblich.

Ein Kompromiß zwischen einer Zehentransplantation und der „Wrap-around"-Methode ist der von Fu Chan Wei aus Taipeh entworfene verjüngte Zehentransfer, der ein Gelenk enthält, aber eine Größenreduktion der ersten Zehe gestattet. Bei dieser Operation wird die erste Zehe verpflanzt, wobei der mediale Teil und die Spitze ausgedünnt werden. Dazu wird ein Gewebestück entfernt, das einen Streifen aus Nagelbett, Haut und Knochen enthält, genug, um das Format der Großzehe auf das des Daumens zu reduzieren.

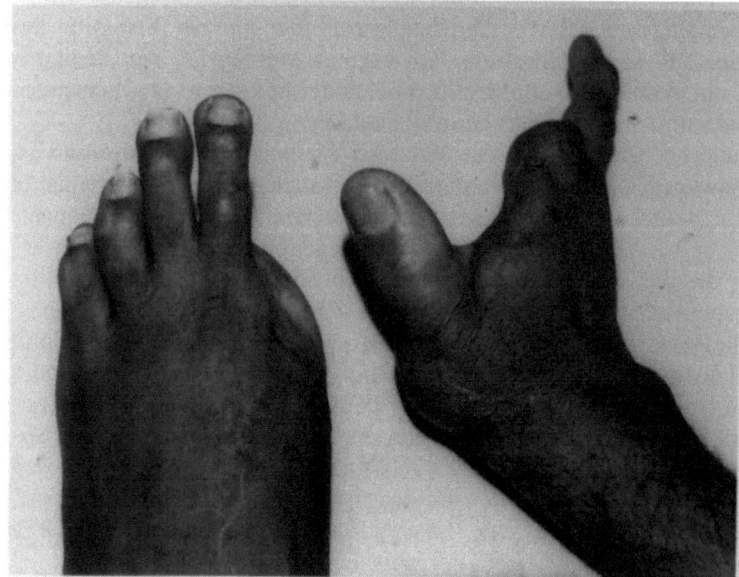

Abb. 20.1. Die Entfernung der ersten Zehe im MP-Gelenk ist ein verstümmelnder Eingriff. Bei diesem Patienten wurde eine Großzehentransplantation erforderlich, um eine breite Fläche an der Resthand zu erhalten, gegen die der Patient mit dem verbleibenden Kleinfinger Spitz- und Grobgriffe durchführen konnte

Vergleich zwischen erster und zweiter Zehe

Die Wahl der Zehentransplantation liegt zwischen der ersten und der zweiten Zehe. Bei jeder dieser Transplantationen gibt es kosmetische und funktionelle Vor- und Nachteile. Diese müssen dem Patienten erklärt werden, der erst dann eine sachkundige Auswahl treffen kann.

Kosmetische Überlegungen spielen für die Transplantation sowohl an der Hand als auch am Fuß eine wesentliche Rolle bei Auswahl der am besten geeigneten Zehe. Beide Zehen werden gewöhnlich in Höhe des MP-Gelenks entfernt, um wesentliche funktionelle Komplikationen am Fuß zu verhindern. Wenn die erste Zehe aus diesem Gelenk abgesetzt wird, dann führt dies zu einer erheblichen kosmetischen Entstellung. Wird jedoch die zweite Zehe entfernt und der Zehenzwischenraum durch Approximation der ersten und dritten Zehe fast verschlossen, dann wird der Fuß nur gering kosmetisch beeinträchtigt (Abb. 20.1 und 20.2).

Für die Entscheidung, welche Zehe den Daumen am besten ersetzen wird, ist die Größe der Zehe - sowohl im Durchmesser als auch in der Länge - im Verhältnis zum fehlenden Daumen und zu den übrigen Fingern ein wesentliches kosmetisches Kriterium (Abb. 20.12). Nach Bunckes Erfahrungen kommt es bei der Großzehe im Laufe der Zeit zu einer Größenabnahme [13]. Diese Größenabnahme wurde auch von Frickman berichtet, und zwar als Verminderung des Umfangs um 5%, als er die von der Gruppe in Melbourne durchgeführten Zehentransplantationen auswertete [4]. Bei großen ersten Zehen kann die „Wrap-araound"-Methode von Morrison indiziert sein.

Ein weiterer Faktor, der die Auswahl der Zehe beeinflußt, sind die funktionellen Anforderungen des Patienten. Von einer Großzehe kann man annehmen, daß sie eine breitere, stabilere Oberfläche zum Kneifen und Zugreifen liefert als die zweite Zehe, und damit kann sie für einige Formen manueller Tätigkeiten geeigneter sein (Abb. 20.17). Mit der zweiten Zehe kann jedoch ein präziserer Feingriff und eine größere Fingerfertigkeit erreicht werden. Unsere Erfahrungen bezüglich der Kneifkraft waren hinsichtlich der zweiten bzw. der ersten Zehe gleich gut, wobei die Kneifkraft 80% von der einer gesunden Hand betrug (Abb. 20.11). Die Kneifkraft hängt jedoch mehr von der Unversehrtheit der noch vorhandenen Thenarmuskulatur und des Metakarpalknochens ab als von der individuellen hinzukommenden Zehe. Das Zehentransplantat vergrößert lediglich die Länge, nicht aber die Kraft des Strahls. Die Auswahl wird weiterhin durch die Länge der erforderlichen Zehe beeinflußt. Die zweite Zehe wird gewöhnlich nicht mit dem MP-Gelenk verlagert, da es bei Transplantation eines Systems, das aus 3 Gelenken besteht und das keine separaten motorischen Ansätze an jedem Gelenk besitzt, leicht zur Instabilität kommt. Da jedoch die Groß-

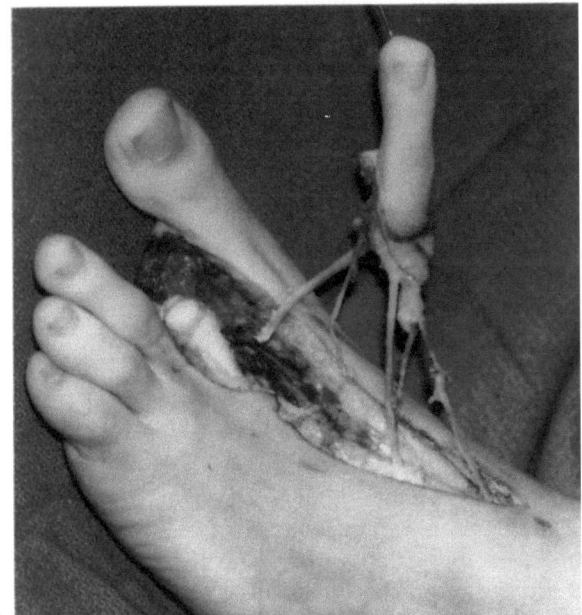

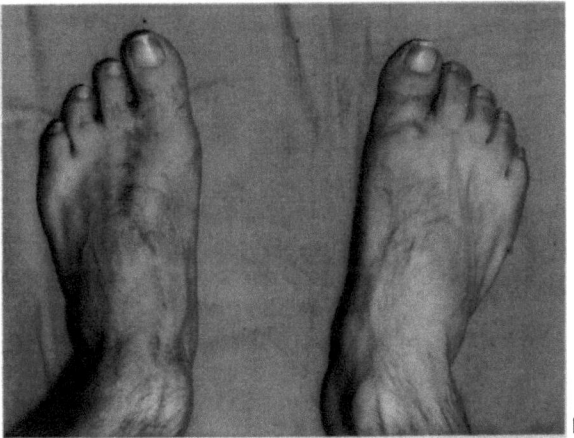

Abb. 20.2. a Die zweite Zehe wurde im MP-Gelenk exartikuliert. b Man muß die Zehen zählen, um zu erkennen, daß einer fehlt

zehe nur ein interphalangeales Gelenk hat, kann sie zusammen mit dem MP-Gelenk in Erwartung einer stabilen Bewegungs- und Kneiffähigkeit transplantiert werden. Wird aber das Köpfchen des ersten Os metatarsale entfernt, dann kann die Funktion des Fußes beeinträchtigt werden. Der Kompromiß hierfür besteht darin, daß man die distale dorsale Hälfte des Köpfchens wie von May angegeben, entfernt. Mit dieser Technik kann das Transplantat der Großzehe etwa 1–2 cm mehr an Länge bieten als das der zweiten Zehe.

Obwohl eine Ganganalyse Veränderungen nach Entfernung einer der beiden Zehen aus dem MP-Gelenk aufdeckt, scheint es zu keiner signifikanten Änderung der Geh- oder Lauffähigkeit zu kommen. Obwohl Beschwerden im Plantarbereich nach Transplantation bei beiden Zehen nicht ungewöhnlich sind, sind sie fast immer nur vorübergehend.

Gefäßanatomie des Zehentransplantats

(Für eine detaillierte Besprechung der Gefäßanatomie des Fußes Kap. 3, „Der Fußrückenlappen".)

Der arterielle Stiel für eine Zehentransplantation kann entweder aus den dorsalen oder plantaren Gefäßen gebildet werden. Der dorsale Stiel besteht aus der A. dorsalis pedis, der ersten dorsalen Metatarsalarterie und den dorsalen Digitalarterien. Der plantare Stiel wird von der plantaren Metatarsalarterie und den plantaren Digitalarterien gebildet. Da der dorsale Stiel gewöhnlich länger ist, leichter freizulegen, und zudem meist einen größeren Durchmesser hat, wird er bevorzugt. Auch wenn die erste dorsale Metatarsalarterie kleiner als die plantare Metatarsalarterie ist, wird die dorsale doch wegen der relativ einfachen Präparation und der zu erzielenden Stiellänge bevorzugt. Eine sehr kleine, fehlende oder atypisch verlaufende erste dorsale Metatarsalarterie wird jedoch die Verwendung des dorsalen Stiels verhindern. Gilbert fand bei anatomischen Präparationen bei 10% der Patienten eine inadäquate dorsale Metatarsalarterie. Wir fanden die Arterie in 20% unzulänglich, Lister in 30% der Zehentransplantation. In diesen Fällen wird die plantare Metatarsalarterie für den arteriellen Stiel verwendet.

Die Wahl des geeigneten Stiels kann durch eine präoperative Angiographie des Fußes erleichtert werden. Es sind sowohl seitliche als auch a.-p.-Aufnahmen erforderlich. Vor Kontrastmittelinjektion muß eine periphere Vasodilatation erreicht werden. Um eine Vasodilatation herbeizuführen, werden die Füße angewärmt, oder eine Leitungsanaesthesie am Unterschenkel gemacht, oder es wird ein Epiduralblock gesetzt. Obwohl das Angiogramm nützliche Informationen über Lokalisation und anatomischen Verlauf der Gefäße liefert, zeigt es nicht immer das Gefäßkaliber an, wenn nicht eine gute Vasodilatation vorliegt. Stellen sich nur kleine Gefäße im Angiogramm dar, dann kann es sich dabei um ihre maximale Größe handeln, die Gefäße können aber auch spastisch sein. Die endgültige Entscheidung in der Auswahl des Stiels fällt während der operativen Exploration.

Präoperative Planung

Sowohl für den Operateur als auch für den Patienten sind Modelle von der zu transplantierenden Zehe sehr hilfreich. Die Länge der erforderlichen Zehe und ihre optimale Stellung werden leichter ersichtlich, wenn eine Replik von der Zehe an die Hand gehalten wird. Wenn der Patient das Modell an der Hand sieht, dann hilft ihm das bei seiner Wahl, welche Zehe verwendet werden sollte, und seine Erwartungen an das kosmetische Ergebnis sind wahrscheinlich angemessener. Solche Modelle können einfach und schnell im Sprechzimmer angefertigt werden, wobei Plastilin-Knetmasse oder Gipsabdruckmodelle von den Zehen verwendet werden (Abb. 20.3). Gipsabdruckmodelle sind jedoch starr, und ihre Länge und Form lassen sich nicht so leicht verändern, während man sich mit dem Patienten beschäftigt.

Nach Auswahl der ersten oder zweiten Zehe müssen die technischen Schritte für den Eingriff geplant werden. Zu ihnen gehören der Anschluß jeder Struktur des Transplantats: der Knochen, Gelenke, Sehnen, Nerven, Gefäße und Haut.

Da die Lage von Empfängergefäßen unveränderlich ist, sollten sie zuerst identifiziert und dann der geeignete Fuß ausgewählt werden, so daß die arteriellen und venösen Stiele der Zehe direkt zu denen der Hand verlaufen. Die bevorzugte Stelle für den arteriellen Anschluß ist gewöhnlich die A. radialis unmittelbar distal der Sehne des M. extensor pollicis longus. Die Zehe wird so ausgewählt, daß sich der arterielle Stiel auf der ulnaren Daumenseite befindet und direkt zur A. radialis zieht, ohne daß er die Extensorsehnen über- oder unterkreuzen muß. Durch diesen Verlauf wird ein Gefäßverschluß infolge Kompression durch eine Sehne verhindert. Liegt der arterielle Stiel auf der radialen Daumenseite, dann wird die Arteriennaht radialseits der Ex-

Präoperative Planung

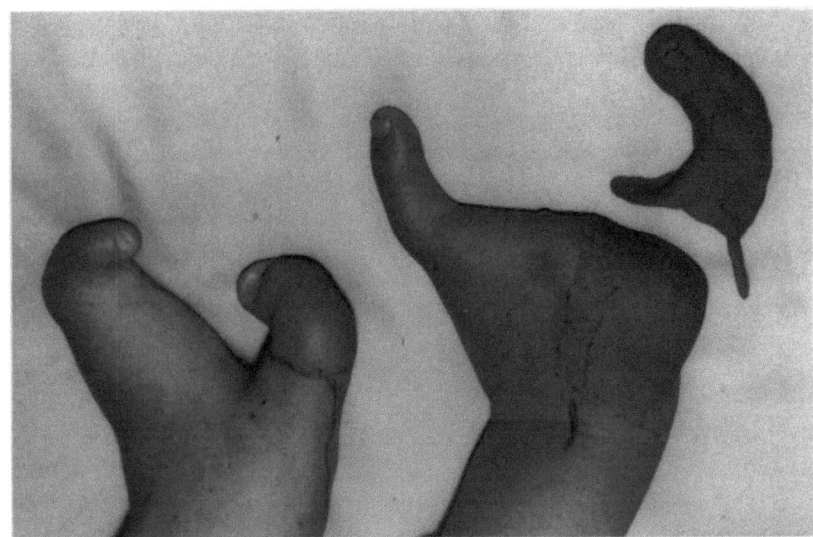

Abb. 20.3. Plastilinmodell von der Großzehe eines Kindes, das mit einer „Hummerscheren"-Fußmißbildung *(links)* geboren wurde. Beim Anhalten an die Hand *(rechts)* hilft das Modell, das kosmetische Erscheinungsbild zu verdeutlichen, dem Patienten realistische Erwartungen zu vermitteln und die Planung zu erleichtern. Die optimale Zehenlänge und -position sowie die Lage der Hautlappen werden dadurch sofort ersichtlich

tensor-pollicis-longus-Sehne in die Tabatière oder in den radialen Handgelenkbereich gelegt, um die Notwendigkeit, Sehnen zu kreuzen, aus dem Weg zu räumen. Bei vielen Füßen biegt sich die erste Zehe nach lateral. Da diese Abknickung an der Hand am günstigsten aussieht, wenn sie in Richtung der Finger erfolgt, ist die Großzehe von der gleichen Körperseite ästhetisch gefälliger.

Gewöhnlich sind Handrücken und Handgelenk reichhaltig mit Venen versorgt, es sei denn, es liegt eine ältere Verletzung in diesem Bereich vor; die Venen lassen sich durch eine venöse Stauung darstellen. Die arterielle Versorgung wird i. allg. durch Palpation und Doppler-Untersuchung offensichtlich. Die adäquate Versorgung der Hand über die A. ulnaris kann mit dem Allen-Test festgestellt werden. Der übliche arterielle Anschluß erfolgt jedoch End-zu-Seit, so daß die Blutversorgung der Hand nicht verändert wird. Scheint die arterielle Gefäßanatomie unzulänglich zu sein oder liegt die Arterie im Bereich einer frühen Verletzung, dann ist ein Arteriogramm von der Hand von Nutzen.

Die Fingernerven können durch das über dem Neurom ausgelöste Tinel-Zeichen lokalisiert werden. Ist dieses nicht auslösbar, dann wird die Verletzungsart meist auf die Lokalisation der Nervenenden hinweisen. Avulsionsverletzungen sind ein Problem, da die Nervenäste zum Daumen in Höhe des Karpaltunnels aus dem N. medianus ausgerissen sein können. Es kann notwendig werden, entweder dorsale Äste des N. radialis als Empfängernerven zu verwenden oder eine Digitalnerventransposition von einem der anderen Finger durchzuführen.

Die Sehne des M. extensor pollicis longus kann i. allg. durch Palpation identifiziert werden. Die Sehne des M. flexor pollicis longus ist möglicherweise nicht so leicht durch Palpation aufzufinden, und ihre Lage ist evtl. bis zur operativen Exploration unbekannt.

Die Standardhautlappen an Zehen sind distal gestielte Hautdreiecke aus dem Fußrücken und der Fußsohle. Gewöhnlich wird die Entfernung der Zehe so geplant, daß der Fuß direkt verschlossen werden kann. Gelegentlich wird ein größeres Hautstück zusammen mit der Zehe in Form eines anhängenden Fußrückenlappens entnommen, um die Deckung an der Hand zu erleichtern. In diesem Fall wird dann ein Spalthauttransplantat auf den Fußrücken appliziert. Die Transplantation der Großzehe muß so geplant werden, daß ein direkter Hautverschluß im plantaren und medialen Bereich des Fußes möglich ist. Die besten Inzisionen am Daumenstumpf sind bei distal gestielten plantaren und dorsalen Hautdreiecken der Zehe palmare und dorsale Längsinzisionen, die sich an der Stumpfspitze treffen. Die Lokalisation dieser Inzisionen hängt von der Stellung ab, in der die Zehe an die Hand angesetzt wird, und von der Hautdeckung, die am Daumenstumpf zur Verfügung steht. Durch Verwendung eines Plastilinzehenmodells kann man die beste Lokalisation für diese Inzisionen herausfinden.

Die Inzision an der Fußsohle sollte so kurz wie möglich sein, um das Narbengebiet auf ein Minimum zu reduzieren. Da sich die Sehne des M. flexor digitorum longus erst im mittleren Plantarbereich des Fußes in die einzelnen Sehnen zu den

Zehen aufspaltet, ist die Länge der Beugesehne, die mit der zweiten Zehe entnommen werden kann, begrenzt.

Die Venen können präoperativ ermittelt und aufgezeichnet werden, indem man den Fuß hängen läßt oder eine Staumanschette anlegt. Es sollten alle Venen markiert werden. Zum Zeitpunkt der operativen Präparation werden die zu verwendeten Venen dadurch bestimmt, daß man feststellt, welche von ihnen tatsächlich den dorsalen Hautlappen drainieren.

Technik der Transplantation der zweiten Zehe als Daumenersatz

Präparation der zweiten Zehe

Transplantate vom Fuß reagieren empfindlicher auf Auskühlung als irgendein anderes Gewebetransplantat. Wird die Körperkerntemperatur des Patienten nicht im Normalbereich gehalten, dann kühlt der Fuß aus und die Transplantatgefäße werden spastisch. Die Zehenhaut ist dann bleich, und die adäquate Durchblutung über den Gefäßstiel nach Präparation der Zehe kann nicht beurteilt werden.

Bei unseren ersten 25 Transplantationen von Zehen an die Hände kam es nur zu einem Transplantatverlust. Diese Zehe wurde nach Präparation niemals rosig, hatte 4 Tage lang nach der Transplantation eine grenzwertige Perfusion und starb dann ab. Vielleicht besaß der arterielle Stiel gerade eben inadäquate Gefäßverbindungen mit der Zehe und hätte zugunsten einer anderen Arterie nicht benutzt werden sollen; vielleicht hatten die Gefäße des Patienten aber auch eine ausgeprägte Tendenz, spastisch zu werden und zu bleiben. Sind Patient und Fuß nicht warm, kann die anatomische Zulänglichkeit des Gefäßstiels nicht beurteilt werden. Die Präparation der Zehe erfolgt zur gleichen Zeit wie die des Daumenstumpfes. Der am Daumen operierende Chirurg identifiziert und präpariert in dieser Reihenfolge: Venen, dorsale Nerven, Strecksehne, Empfängerarterie, Knochenstumpf, Beugesehne und volare Fingernerven. Es werden die Entfernungen vom Ort der Knochenfusion bis zu den Stellen, an welchen die einzelnen Strukturen angeschlossen werden sollen, bestimmt und dem an der Zehe arbeitenden Operateur angegeben. Dieser entnimmt jede einzelne Struktur in der gewünschten Länge mit einer geringen zusätzlichen Reserve.

Operative Technik
Die Zehe wird bei gefüllter Druckmanschette, jedoch ohne daß die Gliedmaße ausgewickelt wurde, präpariert.

1. Ein langer, dreieckiger Lappen mit der Basis an der Zehe wird sowohl auf dem Fußrücken als auch der Fußsohle aufgezeichnet. Jeder Lappen sollte so breit wie möglich sein, aber immer noch einen bequemen Verschluß zulassen. Auf beiden Seiten der Zehe bleibt jeweils Haut von der halben Breite des Zehenzwischenraums stehen, um einen Verschluß des Interdigitalraums zu ermöglichen (Abb. 20.4a).

2. Der Fußrücken wird wellenförmig inzidiert, die Schnittränder angehoben und die Venen identifiziert.

3. Nach Identifizierung der proximalen Fußrückenvenen werden diese nach distal bis in das dorsale Hautdreieck an der Zehe verfolgt. Alle dorsalen Venen werden erhalten, bis man entschieden hat, welche die Zehe am besten drainieren. Präparation der Äste der Nn. peronaeus superficialis und profundus bis in den Dorsalbereich der zweiten Zehe.

4. Das Entscheidende bei der Präparation der Zehe ist der arterielle Stiel.
a) Die A. dorsalis pedis und ihre Begleitvenen werden über dem mittleren Fußwurzelbereich aufgesucht, indem der M. extensor hallucis brevis nach lateral weggehalten wird. Identifizierung des kutanen Astes des N. peronaeus profundus, der lateral der Arterie liegt.

b) Der M. extensor hallucis brevis wird durchtrennt und die A. dorsalis pedis nach distal verfolgt. Identifizierung des Abgangs der ersten dorsalen Metatarsalarterie aus dem R. plantaris profundus.

c) Nun wird die erste dorsale Metatarsalarterie nach distal in den Zehenzwischenraum verfolgt. Die Zehen werden auseinandergespreizt und alle Digitalarterien identifiziert, die zur ersten und zweiten Zehe ziehen (Abb. 20.4b). Gewöhnlich sind die plantaren Digitalgefäße am größten, die dorsalen können jedoch entscheidend sein. Da die metatarsalen, kommunizierenden und digitalen Gefäße variable Verlaufsmuster aufweisen, ist es notwendig, das vollständige arterielle Muster im Zehenzwischenraum zu identifizieren, bevor irgendwelche Gefäße durchtrennt werden. Falls die erste dorsale Metatarsalarterie zur Großzehe hin abweicht, bevor

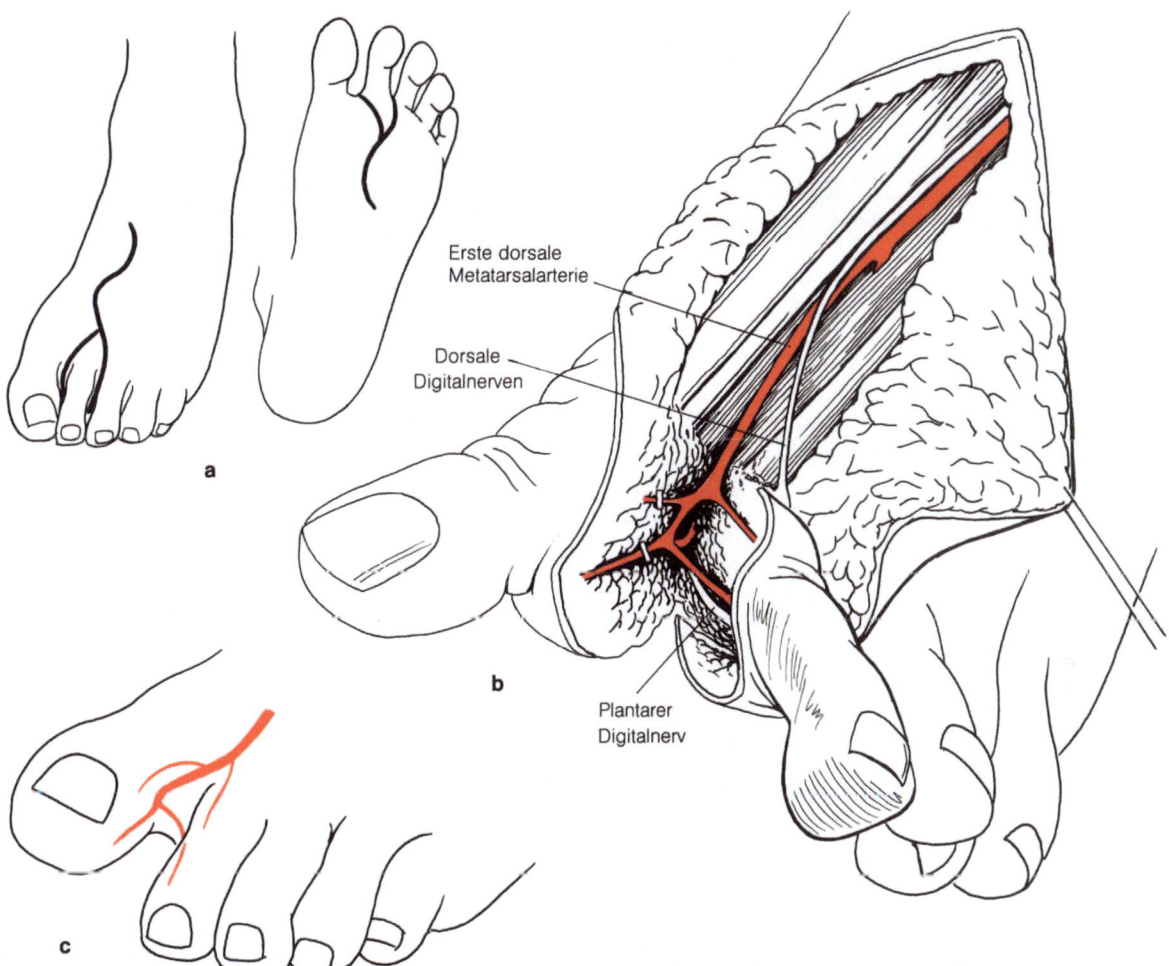

Abb. 20.4. a Distal gestielte Hautdreiecke sind dorsal und plantar an der Basis der zweiten Zehe eingezeichnet. **b** Präparation des arteriellen Stiels. Die dorsalen und plantaren Digitalarterien zu den beiden Zehen und der kommunizierende Ast mit der plantaren Metatarsalarterie sind eindeutig identifiziert, bevor die Arterien zur Großzehe durchtrennt werden. Die Metatarsalarterie verläuft häufig gekrümmt und kann zu der einen oder zur anderen Seite hin abweichen (**c**) und versehentlich durchtrennt werden, wenn nicht das gesamte Gefäßmuster identifiziert wird

sie die Digitalarterien abgibt, kann sie fälschlich für die erste dorsale Digitalarterie gehalten und irrtümlich durchtrennt werden (Abb. 20.4c).

5. Über den dorsalen Zugang werden die plantaren Digitalnerven dargestellt, die unmittelbar unter den Digitalarterien liegen.

6. Das plantare Hautdreieck wird inzidiert. Dieser Lappen wird gehoben, wobei der größte Teil des Fußsohlenfettgewebes am Fuß verbleibt. Werden die Digitalnerven zuerst identifiziert und weiter beobachtet, dann ist die Präparation von plantar her durch die dicke Fußsohlenfettschicht leicht durchzuführen. Wird das plantare Hautdreieck nicht ausgedünnt, dann befindet sich ein dickes Polster aus subkutanem Fettgewebe auf der palmaren Seite des rekonstruierten Daumens.

7. Die plantare Haut wird nach proximal inzidiert, um die Beugesehne und die Digitalnerven freizulegen. Diese Inzision ist zwischen die Metatarsalköpfchen zu plazieren, damit die Möglichkeit einer empfindlichen Narbe auf ein Minimum reduziert wird. Durchtrennung der Sehnen der Mm. flexor digitorum longus und brevis sowie der Digitalnerven. Da die Flexor-digitorum-brevis-Sehnen einen gemeinsamen Ursprung in Höhe der proximalen Me-

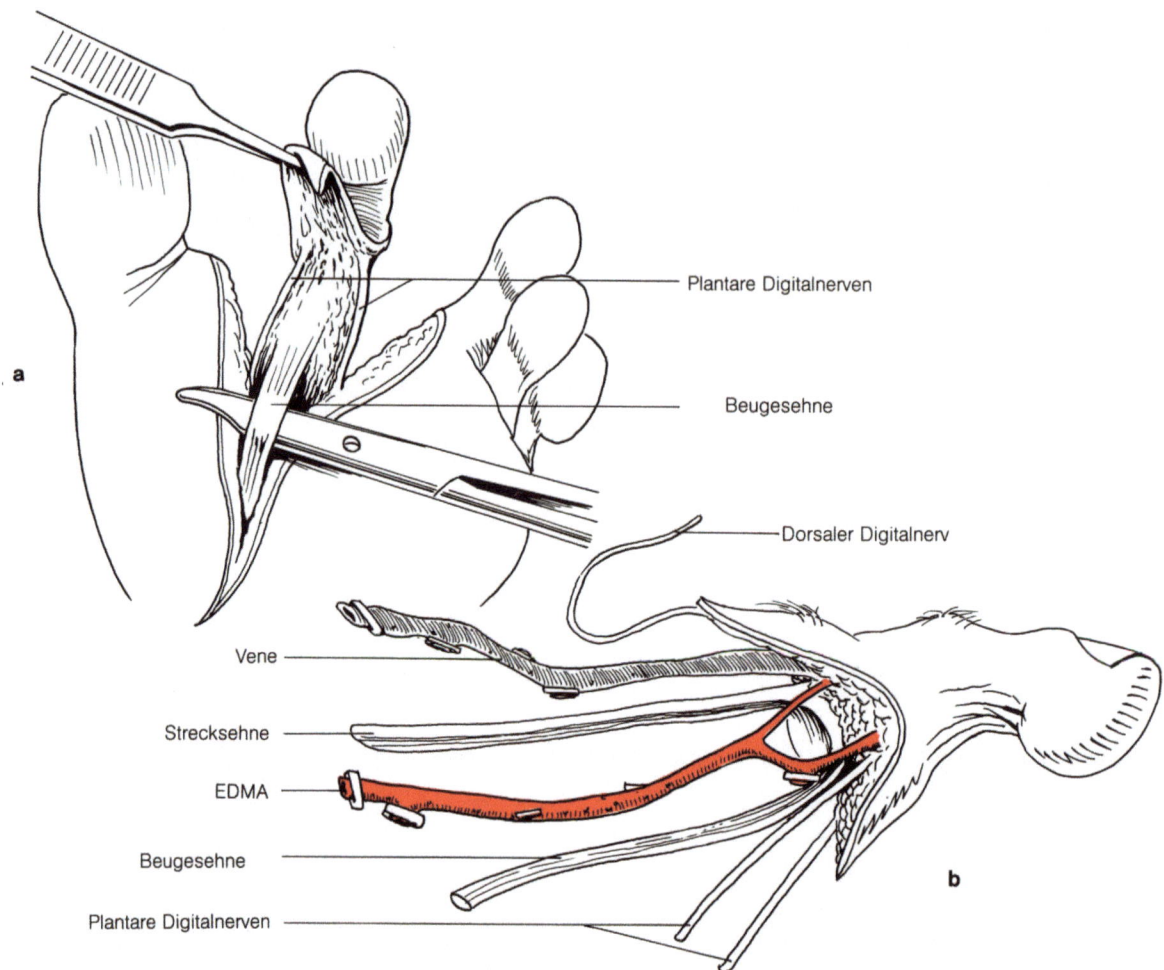

Abb. 20.5. a Präparation von plantar zur Freilegung der Beugesehne und Vervollständigung der Präparation der Digitalnerven. **b** Die zweite Zehe wurde im MP-Gelenk exartikuliert. Die EDMA versorgt sowohl die dorsale als auch die plantare Digitalarterie

tatarsalknochen haben, läßt sich von weiter proximal dieser Stelle keine verwendbare Sehne entnehmen. Der N. digitalis communis teilt sich in Digitalnerven auf, die zu den einander gegenüberliegenden Seiten benachbarter Zehen verlaufen. Der N. digitorum communis kann operativ bis in die Höhe des proximalen Os metatarsale gespalten werden, um damit die für die Hand erforderliche Länge zu erhalten. Unter optischer Vergrößerung wird der Nerv gespalten, damit benachbarte Zehe nicht denerviert wird. Die Nerven werden stets proximal der Metatarsalköpfchen durchtrennt, so daß eine Neurombildung voraussichtlich nicht zu Beschwerden führen kann.

8. Exartikulation der Zehe im Metatarsophalangealgelenk, indem der plantare Kapselbandapparat und die Kollateralbänder durchtrennt werden; dann Durchtrennung der Sehne des M. extensor digitorum longus (Abb. 20.5 b).

9. Die exartikulierte Zehe wird zurück an ihren ursprünglichen Platz gesetzt, der Fuß in Verbandgaze gewickelt und die Blutleeremanschette geöffnet. Es kann ein paar Minuten dauern, bis die Zehe rosig wird. Wenn der arterielle Einstrom nicht ausreicht, soll nicht transplantiert werden. Ein Gefäßspasmus sollte vor Transplantation gelöst sein, um sicher gehen zu können, daß die Gefäßverbindungen zur Zehe hinreichend sind. Wird die Zehe nicht rosig, dann muß der Stiel unter optischer Vergrößerung untersucht werden, um eine Einengung oder Verletzung feststellen zu können.

Technik der Transplantation der zweiten Zehe als Daumenersatz

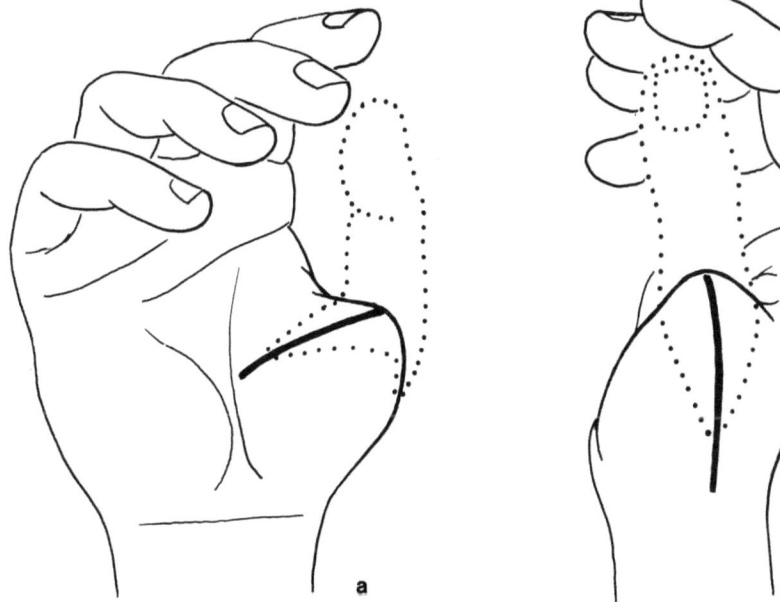

Abb. 20.6a, b. Die volare und dorsale Hautinzision verläuft gewöhnlich entlang einer geraden Linie, die in der Beuge- und Streckebene des Daumens liegt. Wenn die Zehe korrekt eingesetzt ist und die Inzisionen des Stumpfes gespreizt werden, dann entstehen volare und dorsale Hautdefekte, in die die volaren und dorsalen Hautdreiecke der Zehe hineinpassen. Diese Hautlappen gestatten einen lockeren Hautverschluß über den Stielen

10. Wird die plantare Metatarsalarterie benötigt, dann ist die Präparation proximal der Metatarsalköpfchen schwierig. Die plantare Metatarsalarterie wird am besten aufgefunden, wenn man die plantare Digitalarterie im Zehenzwischenraum identifiziert und in der Fußunterfläche weiter nach proximal verfolgt, während die Zehen gespreizt und die Fußweichteile zurückgehalten werden. Proximal zieht die plantare Metatarsalarterie an einer relativ unzugänglichen Stelle um den Hals des Os metatarsale herum. Bei der Präparation des proximalen Stiels ist es hilfreich, wenn das Gewebe mit Wundhaken auf beiden Seiten des Stiels gespreizt und eine Stirnlampe benutzt wird.

11. Nun wird für eine exakte Blutstillung gesorgt und der Fuß mit evertierenden Einzelkopfnähten der Haut verschlossen. Lassen sich die erste und dritte Zehe nur schwer einander nähern, dann sollten tiefe Nähte in das Subkutangewebe des Zehenzwischenraums gelegt werden.

Präparation der Hand

Der Daumenstumpf wird zur selben Zeit wie die Zehe präpariert, und die Identifizierung der einzelnen Strukturen erfolgt in der gleichen Reihenfolge wie an der Zehe: Venen, dorsale Nerven, Strecksehne, Arterie, Beugesehne und volare Nerven.

Operative Technik

1. Eine gerade Inzision wird von dorsal des Os metacarpale über die Stumpfspitze bis nach volar plaziert. Diese Inzision liegt in der gewünschten Flexions-Extensionsebene des Daumens (Abb. 20.6a, b). Die Haut wird zu beiden Seiten der Inzision interminiert, wodurch ein Defekt geschaffen wird, in den die dreieckigen volaren und dorsalen Zehenhautlappen passen. Gelegentlich kann die auf dem Daumenstumpf verbliebene Haut eine andere Inzision notwendig machen, was dann mit Hebung eines auf der einen oder anderen Stumpfseite gestielten Lappens verbunden ist.

2. Verlängerung der dorsalen Hautinzision nach proximal, um eine Freilegung für die Arterien-, Venen- und Sehnenanschlüsse zu erzielen.

3. Identifizierung und Präparation einer dorsalen Vene von geeigneter Größe. Für den Anschluß an die dorsalen Zehennerven werden nun distale Äste des N. radialis identifiziert und präpariert.

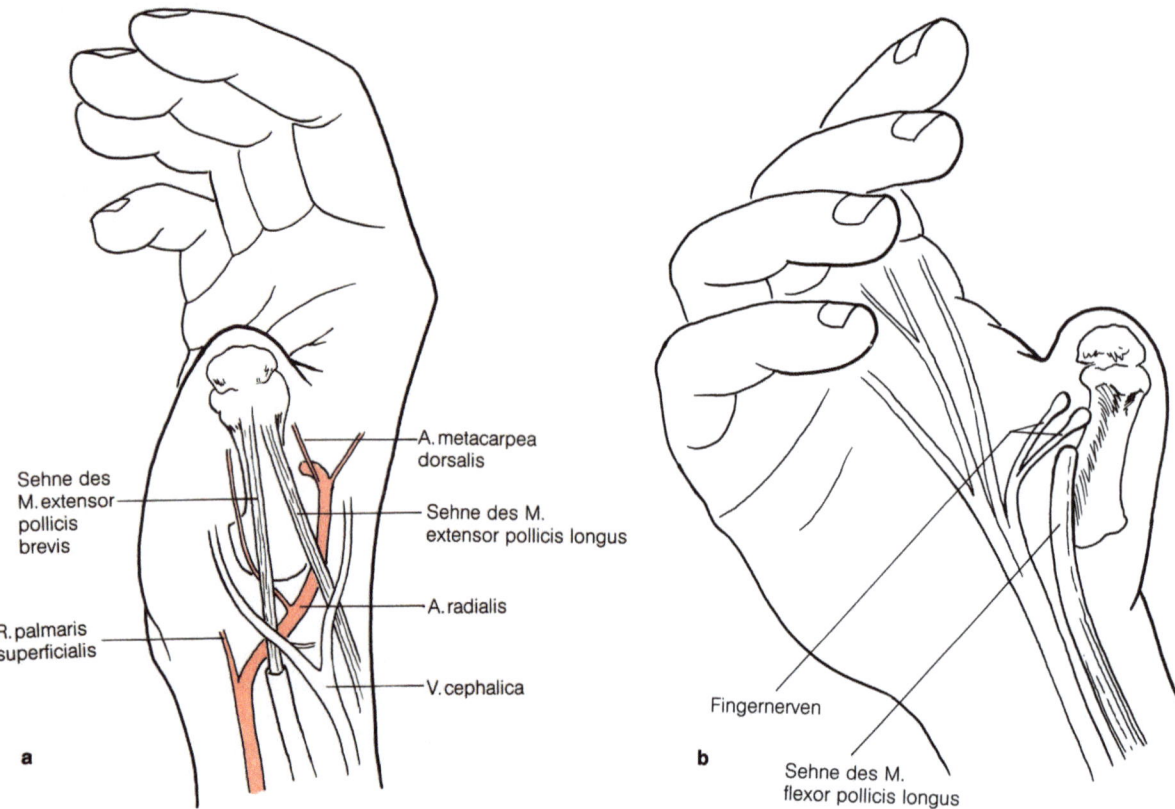

Abb. 20.7 a, b. Anschlußstrukturen an der Basis des amputierten Daumens

4. Der Knochenstumpf wird von Narbengewebe befreit und die Stelle der geplanten Osteosynthese festgelegt.

5. Die Sehne des M. extensor pollicis longus wird identifiziert und darauf geachtet, daß sie gut gleitet; ist dies nicht der Fall, dann muß weiter nach proximal präpariert werden. Es wird nur eine Extensorsehne genäht, da die Sehne des M. extensor digitorum brevis der Zehe im lateralen Bereich der Sehne des M. extensor digitorum longus ansetzt und keine getrennte Funktion liefert.

Steht die Sehne des M. extensor pollicis longus nicht zur Verfügung, dann wird die Sehne des M. extensor indicis für eine Sehnentransposition präpariert.

6. Der bevorzugte arterielle Anschluß erfolgt End-zu-Seit zwischen der A. dorsalis pedis oder der ersten dorsalen Metatarsalarterie und der A. radialis. Es kann jedoch auch die A. princeps pollicis für einen End-zu-End-Anschluß verwendet werden, obwohl sie durch ihre volare/ulnare Lage weniger leicht zugänglich ist; durch ihre geringere Größe ist die Anastomose außerdem weniger zuverlässig. Die A. radialis wird identifiziert und das sie umgebende Gewebe beseitigt, um sicher zu sein, daß die Arterie nicht geschädigt ist und eine gute Pulsation aufweist. Gefäße, die für End-zu-Seit-Anastomosen präpariert werden, werden i. allg. nicht durch einen „Spritztest" beurteilt, da man nur schwer voraussehen kann, wie groß das Seitenloch gemacht werden muß, bevor die Empfängerarterie an der Anschlußstelle zur Verfügung steht. Die bevorzugte Lokalisation für die Anastomose mit der A. radialis liegt distal der Sehne des M. pollicis longus, bevor die Arterie in die erste dorsale Interosseusmuskulatur zieht (Abb. 20.7 a).

7. Identifizierung der Digitalnerven über die volaren Inzisionen. Handelte es sich bei der Amputation um eine Ausrißverletzung, dann wird die Präparation bis in den Karpaltunnel fortgesetzt und die Fingernervenstümpfe am N. medianus identifiziert. Gibt es keine Stümpfe, dann wird eine Nerventransposition unter Verwendung entweder eines ul-

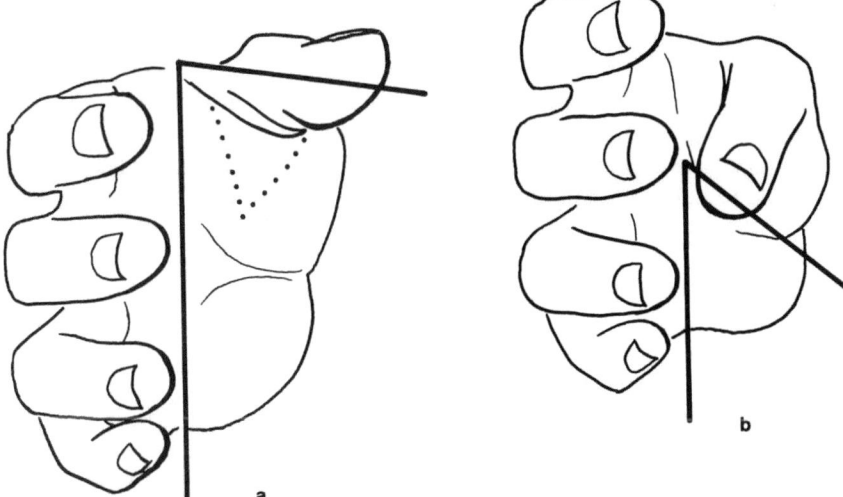

Abb. 20.8 a, b. Die korrekte Stellung des Daumens für Spitz- und Grobgriff. **a** In Neutralstellung beträgt der Winkel zwischen der Kontaktfläche des Daumens und der Ebene der Palmarflächen der Finger etwas weniger als 90°. **b** Bei Opposition nimmt der Winkel zwischen der Daumenkontaktfläche und der Handfläche auf etwa 45° ab, wenn die Kontaktflächen der Finger die Oppositionsstellung erreichen. Die Zehe muß sorgfältig am Os metacarpale angesetzt werden, um eine normale Opposition zu erzielen

naren Fingernervs vom Mittel- oder Ringfinger oder der dorsalen Fingernerven des N. radialis durchgeführt. Der einzelne ulnare Fingernerv wird an beide Plantarnerven der Zehe angeschlossen. Man identifiziert die Sehne des M. flexor pollicis longus und überzeugt sich, daß die Sehne gut gleitet (Abb. 10.7 b). Da die zweite Zehe keine lange Beugesehne bietet, ist es gelegentlich notwendig, diese mit einem Beugesehnentransplantat zu verlängern, wenn das Ende der Sehne des M. flexor pollicis longus am Handgelenk liegt.

Wurde die Sehne des M. flexor pollicis longus ausgerissen, dann wird die oberflächliche Beugesehne des Mittel- oder Ringfingers als Sehnentransplantat präpariert.

Transplantation der zweiten Zehe

Die Fixierung der Zehe in der für die Funktion optimalen Stellung ist ein schwieriger Teil der Operation. Das Ziel ist es, den neuen Daumen in eine Position zu bringen, aus der er in gute Opposition zu den Fingern für Spitz- und Grobgriff gebracht werden kann, und in der er immer noch eine gute Streckfähigkeit besitzt, so daß große Objekte umfaßt werden können. Unter Berücksichtigung von Mißbildungen der anderen Finger und der Menge des übriggebliebenen Daumengewebes, muß jedes Zehentransplantat individuell in die richtige Lage gebracht werden, um zu der jeweiligen Hand zu passen. Es müssen die Möglichkeiten der Daumenabduktion und -adduktion, der Flexion und Extension sowie der Opposition bestimmt werden. Die axiale Rotation ist korrekt, wenn die Zehenbeere bei Opposition des Daumens in Kontakt mit den Fingerkuppen kommt. Der Winkel zwischen der Daumenkuppenebene und der Ebene der Handfläche beträgt in Ruhe etwa 80° und geht bei Opposition in 45° über (Abb. 20.8 a, b).

Vor der Fixierung des Knochens wird durch Zug an der Sehne des M. extensor pollicis longus die Streckfähigkeit der Zehe getestet. Bei manchen Zehen fehlt in jedem IP-Gelenk eine aktive Extension von 20–30°. Es kann vorteilhaft sein, diesen Typ von Zehe in Hyperextensionsstellung auf dem Daumenstumpf zu fixieren, um damit die flektierte Grundhaltung zu kompensieren.

Wenn möglich sollte das Zehentransplantat zu einer Daumenlänge führen, die der des gesunden Daumens entspricht.

Operative Technik

1. Ist die beabsichtigte Stellung und Länge der Zehe bestimmt, dann werden Osteotomien an der proximalen Phalanx der Zehe und dem Daumenstumpf durchgeführt, um eine stumpf gestoßene Verbindung herzustellen.

Um glatte Knochenschnittflächen für die Osteosynthese an Zehe und Daumenstumpf zu schaffen, wird eine Säge verwendet. Nachdem die Basis der proximalen Zehenphalanx durch einen Querschnitt entfernt wurde, wird die Zehe in der gewünschten Stellung an den Daumenstumpf gehalten, während der Assistent den Daumenstumpf parallel zur Basis der abgetrennten Zehe durchsägt. Der Knochen wird nun mit 2 interossären Drahtschlingen oder mit einer Drahtschlinge und einem schräg eingebrachten Kirschner-Draht fixiert. Zusätzlich wird ein Kirschner-Draht bei vollständiger Extension längs durch die Zehe gebohrt. Dieser axiale Kirschner-Draht hält die Zehe für 4 Wochen in vollständiger Streckstellung und führt damit die Tendenz einer postoperativen Beugestellung auf ein Mindestmaß zurück.

2. Zwischen den Sehnen der Mm. extensor digitorum longus und extensor pollicis longus verwendet man eine Durchflechtungs- oder überlappende Sehnennaht. Zwischen den Sehnen der Mm. flexor digitorum longus und flexor pollicis longus wird eine Durchflechtunssehnennaht durchgeführt. Dieser Nahttyp gestattet die Einstellung der Vorspannung während der Operation. Der optimale Spannungsgrad an der Naht ist der gleiche, wie er auch normalerweise in den Daumensehnen vorliegt. Man sollte etwas mehr Spannung auf die Strecksehne als auf die Beugesehne geben, um eine Flexionsstellung zu verhindern.

3. Nun wird eine End-zu-End-Venenanastomose durchgeführt. Sind die Venen kleiner als die Arterie, dann werden zwei venöse Anastomosen angelegt.

4. Die arterielle Anastomose wird spannungsfrei und unter umsichtiger Lagerung des Stiels durchgeführt, vorzugsweise als End-zu-Seit-Anschluß an die A. radialis. Die A. radialis wird mit 2 Gefäßzügeln angeschlungen – einer proximal und einer distal der Anastomose –, um sie an die Oberfläche vorzulagern und den Blutstrom zu unterbinden (Abb. 20.9a).

5. Die dorsalen Digitalnerven der Zehe werden mit dorsalen Ästen des N. radialis verbunden.

6. Der dorsale Hautverschluß sollte unmittelbar nach Fertigstellung der dorsalen Anschlüsse erfolgen, noch bevor die volaren Strukturen genäht werden. Die Arterie oder Vene kann während des Hautverschlusses durch Kompression oder Abknickung leicht verschlossen werden. Tritt eine solche Obstruktion ein, dann kann es notwendig werden, ein Hauttransplantat zu applizieren statt einen direkten Verschluß zu erzwingen. Ist der dorsale Hautverschluß zu straff, dann wird die beeinträchtigte Zirkulation bei Vervollständigung der volaren Nähte und bevor der Patient den Operationssaal verläßt, sichtbar.

7. Die Digitalnervennähte werden spannungsfrei unter Verwendung von 9-0- oder 10-0-Mikronähten durchgeführt. Es ist darauf zu achten, daß die Digitalnerven des Daumens an der Nahtstelle nicht geschädigt sind (Abb. 20.9b).

8. Häufig ist es notwendig, auf beiden Seiten der Zehenbasis kleine Hauttransplantate zu applizieren, da lokale Daumenstumpflappen nicht immer eine vollständige Deckung ermöglichen.

9. Nun wird eine gut gepolsterte Schiene angelegt, die das Handgelenk in Neutralstellung hält. Schiene und Verband dürfen den Rücken der Daumenrekonstruktion nicht berühren, um jeglichen Druck auf den Stiel zu verhindern.

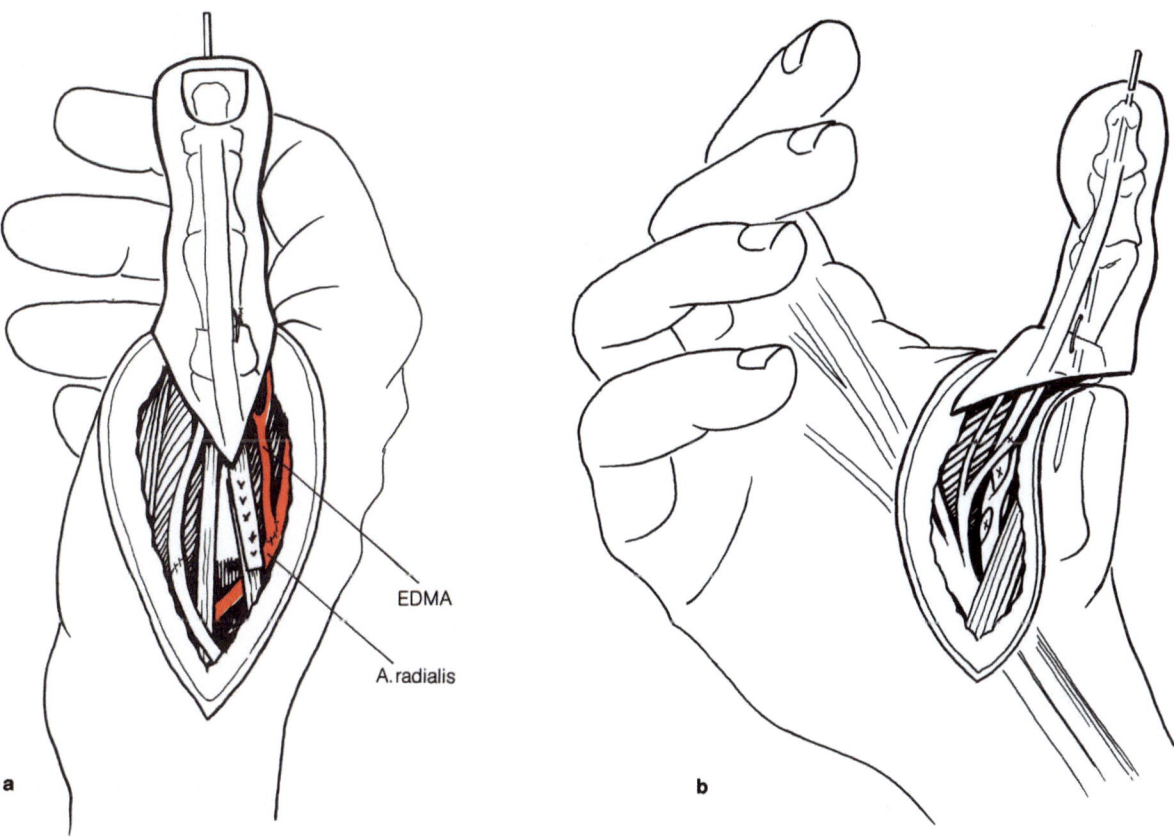

Abb. 20.9 a, b. Die zweite Zehe befindet sich in korrekter Stellung für die Opposition; alle dorsalen und volaren Strukturen sind angeschlossen

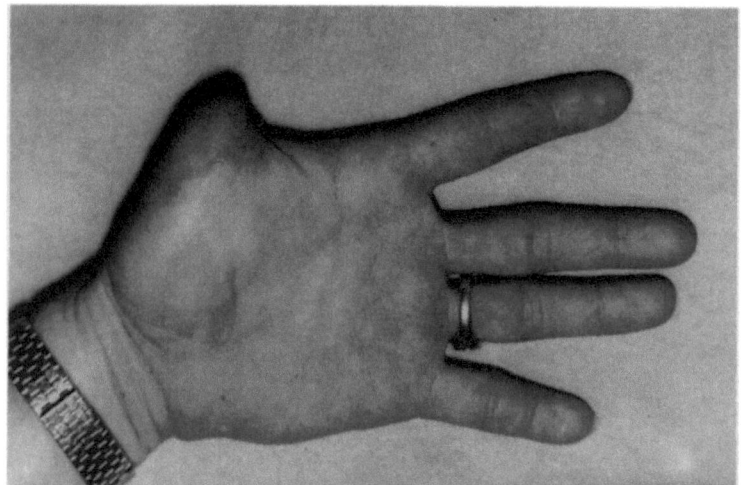

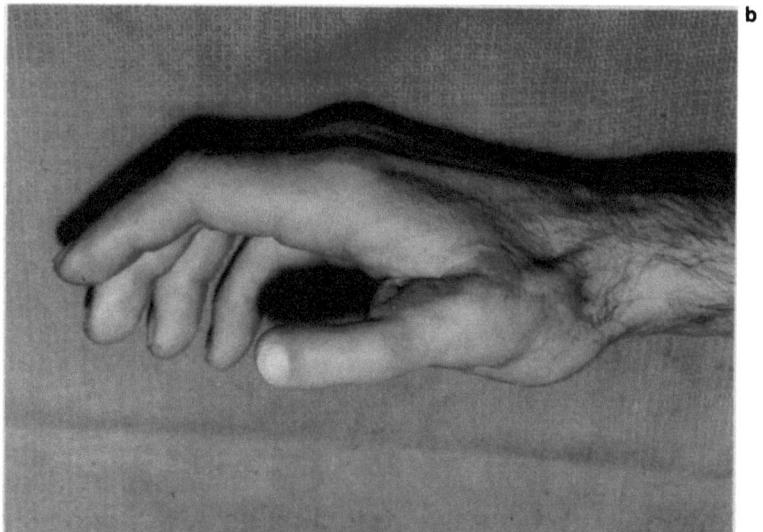

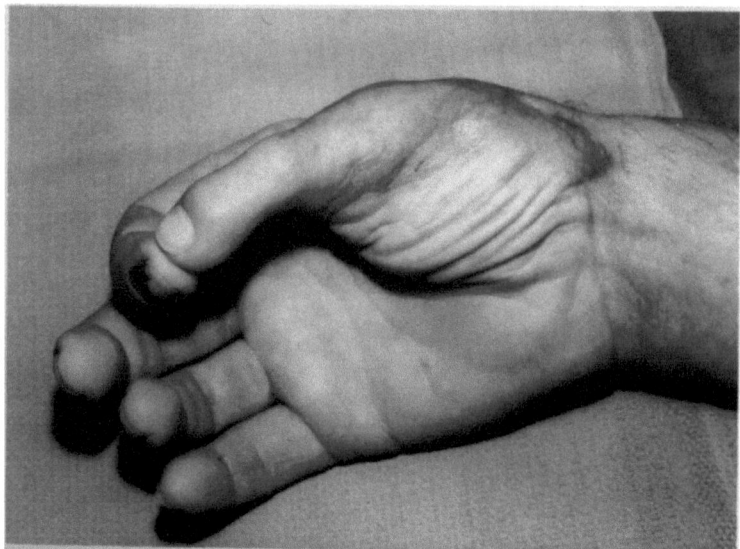

Abb. 20.10. a Dieser Patient (von Beruf Tischler) erlitt eine Ausrißverletzung des Daumens aus dem MP-Gelenk. b, c Nach Transplantation der zweiten Zehe besaß der Patient gute Spitz- und Grobgriffunktionen sowie ein akzeptables kosmetisches Ergebnis. Er nahm seine Arbeit als Tischler wieder auf

Technik der Transplantation der zweiten Zehe als Daumenersatz

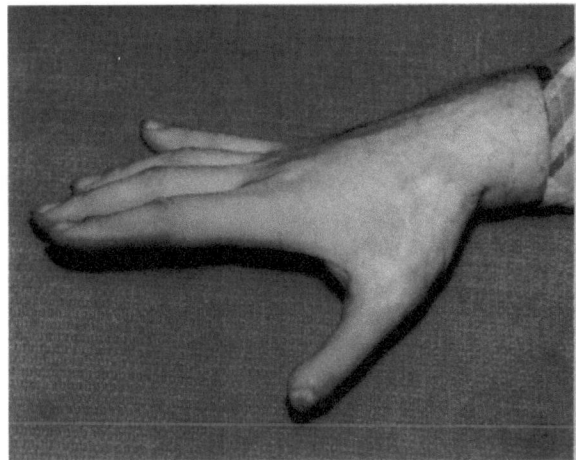
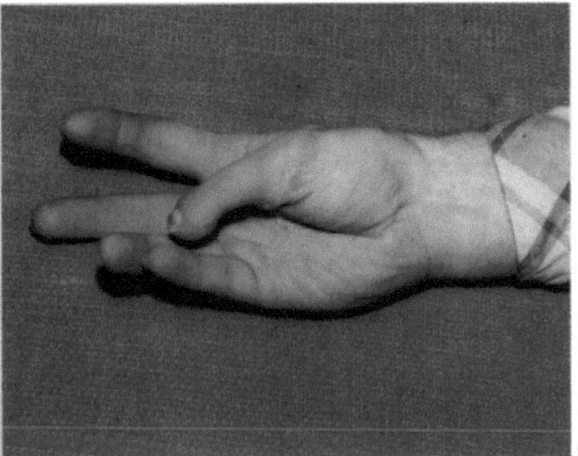
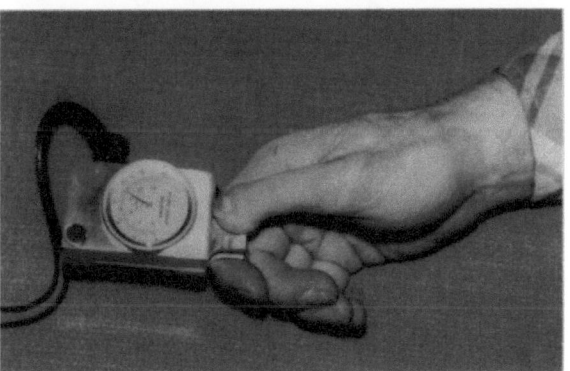

Abb. 20.11. a Ein Transplantat der zweiten Zehe zeigt die „Daumenextension" sowie die Handspanne zwischen Daumen und Zeigefinger. **b** Beugung im IP-Gelenk und Opposition des „Daumens". **c** Die Kraft beim Feingriff beträgt 73 N. In unserer Serie aus 10 aufeinanderfolgenden Transplantationen der zweiten Zehe betrug nach Untersuchungen von Young die Kraft beim Feingriff durchschnittlich 72% der gesunden Hand. Die Gesamtbeweglichkeit in den IP-Gelenken lag durchschnittlich bei 30° und erfolgte zum größten Teil im proximalen Interphalangealgelenk. Die Zweipunktediskriminierung an der Zehenspitze lag durchschnittlich bei 13 mm

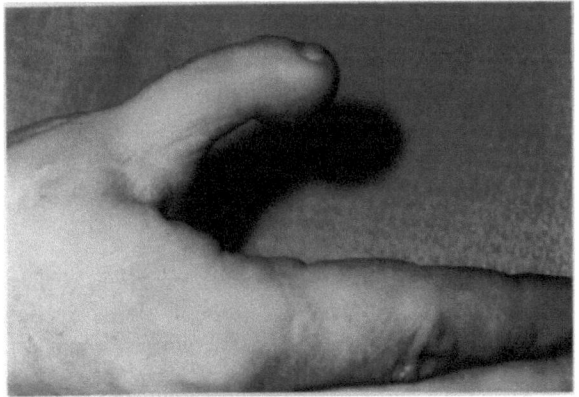
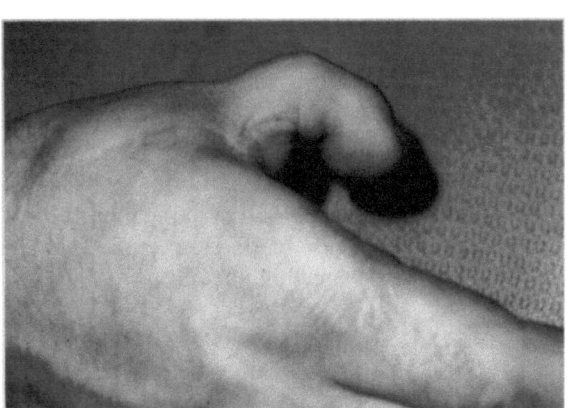

Abb. 20.12 a, b. Zweite Zehe in Extension (**a**) und in Flexion (**b**). Bei manchen Patienten ist trotz guter Funktion die zweite Zehe zu klein, um ein kosmetisch ansprechendes Rekonstruktionsergebnis zu liefern. Alternative Techniken könnten bevorzugt werden

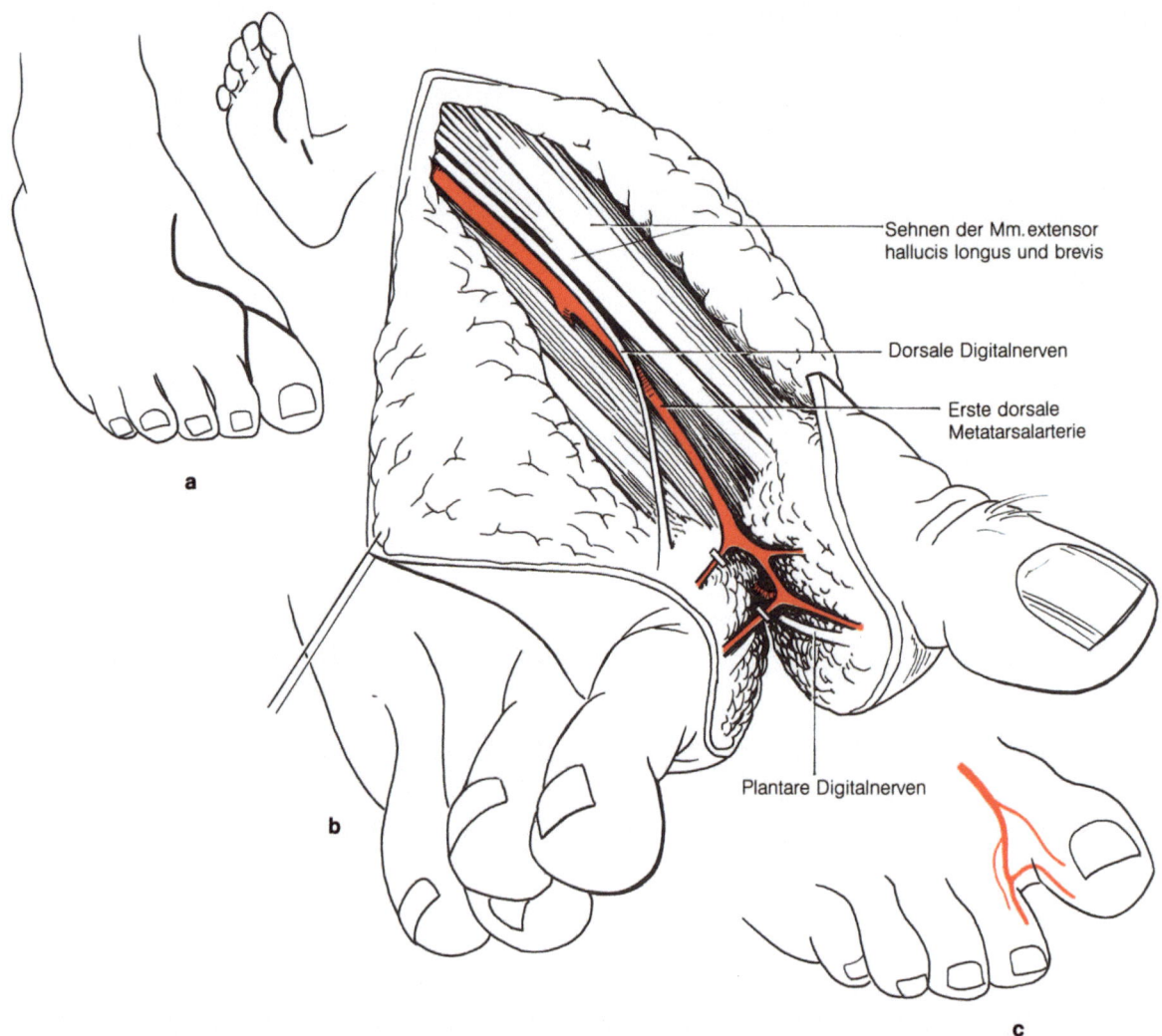

Abb. 20.13. a Lappen und Inzisionen für die Entnahme der ersten Zehe. **b** Präparation des Stiels mit Anlage von Clips an die dorsalen und plantaren Digitalarterien der zweiten Zehe. **c** Eine zur zweiten Zehe hin abweichende erste dorsale Metatarsalarterie kann versehentlich proximal der plantaren Digitalarterie durchtrennt werden

Technik der Transplantation der Großzehe als Daumenersatz

Bis auf wenige Punkte gleicht die Technik des Großzehentransfers der Transplantationstechnik der zweiten Zehe. Diese besonderen Punkte werden in der folgenden Darstellung betont.

Präparation der Großzehe

Operative Technik

1. Distal gestielte dorsale und plantare Hautdreiecke werden über der Zehenbasis aufgezeichnet (Abb. 20.13a). Zur Stumpfdeckung bleibt ein ausreichend großer Hautlappen auf der medialen Fußseite stehen. Dieser Lappen sollte wenigstens 2 cm über die Knochentrennebene hinaus nach distal reichen. Voraussichtlich wird die Zehe nach Transplantation an die Hand in ihrem medialen Bereich ein Hauttransplantat benötigen.

2. Die dorsale Inzision wird nach proximal verlängert, um die Strukturen freizulegen; dann werden Venen, die Arterie und Strecksehnen so präpariert, wie es bei der zweiten Zehe beschrieben wurde (Abb. 20.13b, c).

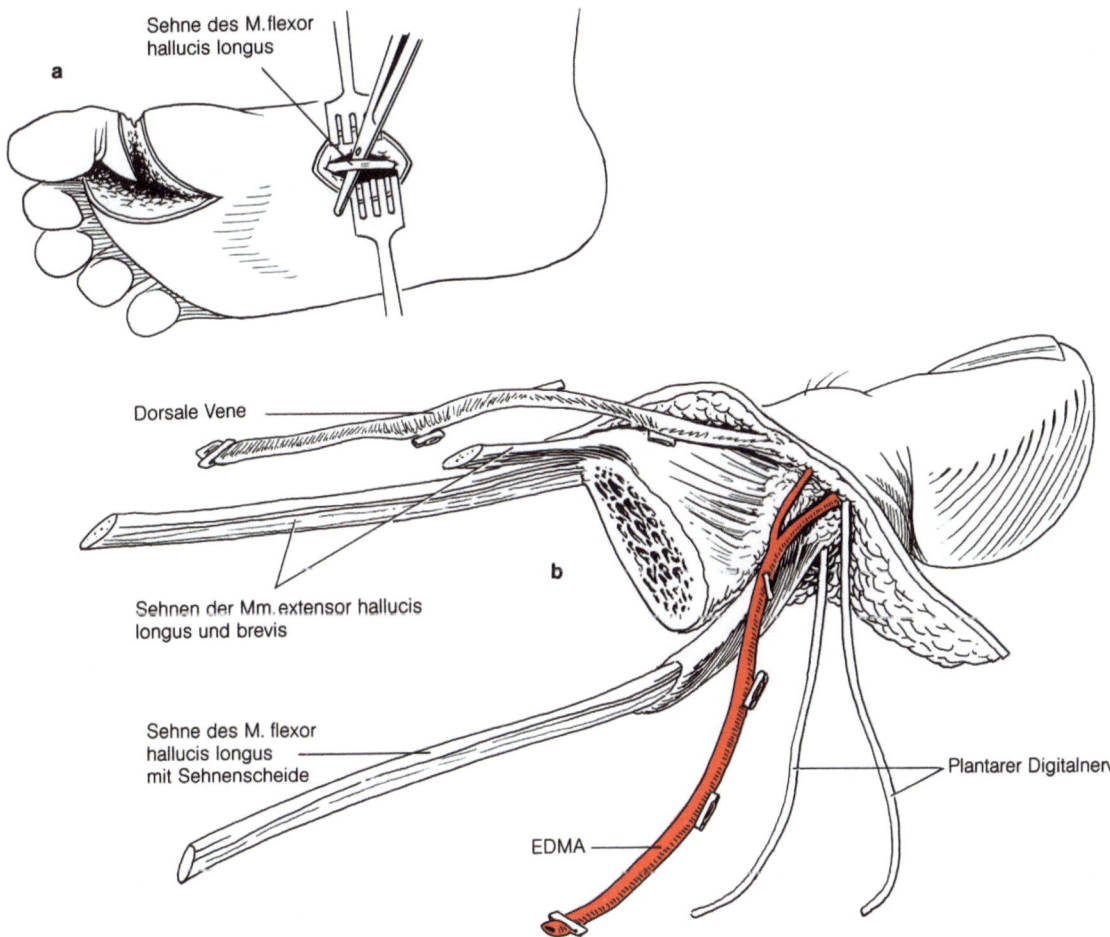

Abb. 20.14. a Inzision im mittleren Fußsohlenbereich zum Aufsuchen der Sehne des M. flexor hallucis longus. b Erste Zehe, durch das Metatarsalköpfchen abgesetzt; alle Strukturen sind für die Transplantation präpariert

3. Die plantare Hautinzision wird nun wellenförmig nach proximal verlängert, von der Spitze des plantaren Hautdreiecks aus in den Raum zwischen den Köpfchen der ersten und zweiten Metatarsalknochen, so daß diese später keinen Gewichtsdruck auf die plantare Narbe ausüben können. Der laterale plantare Digitalnerv findet sich unmittelbar unter der Digitalarterie. Der mediale plantare Digitalnerv liegt medial der Sehne des M. flexor hallucis longus der Gelenkkapsel des MP-Gelenks an.

4. Um einen langen Abschnitt der Flexor-hallucis-longus-Sehne zu entnehmen, werden separate Inzisionen im medialen Fußbereich und am Malleolus medialis durchgeführt. Die mediale Mittelfußinzision wird dorsal des M. abductor hallucis gelegt und die Beugesehne lateral des medialen Großzehennervn identifiziert (Abb. 20.14a). Über eine Inzision hinter dem Malleolus medialis wird die Sehne dorsal des Gefäß-Nerven-Bündels identifiziert und durchtrennt. Die Sehne wird durch Zug im Bereich der medialen Fußinzision und am MP-Gelenk hervorgeholt.

5. Wurde der Daumen proximal des MP-Gelenks amputiert, dann wird das MP-Gelenk der Zehe als Metakarpophalangealgelenk des Daumens verwendet. Wird dieses Gelenk nicht benötigt, dann exartikuliert man die erste Zehe im MP-Gelenk.

Um ein bewegliches MP-Gelenk zu entfernen und gleichzeitig einen adäquat langen Metatarsalknochen plantar stehen zu lassen, wird der Schnitt in einem Winkel von 45° zur Längsachse durch das Metatarsalköpfchen geführt. Der Sägeschnitt wird unmittelbar proximal vom Ansatz der Kollateralbänder durch das Metatarsalköpfchen gelegt. Wie

May nachdrücklich betont, wird durch das schiefe Absägen des Metatarsalköpfchens und durch Plazierung der abgeschrägten Osteotomie des Os metatarsale auf den Metakarpalstumpf das hyperextendierte MP-Gelenk der Zehe in ein Flexions-MP-Gelenk umgewandelt. Die schräge Osteotomie läßt die plantare Belastungszone des ersten Os metatarsale intakt und erhält damit die Fußfunktion.

6. Man legt nun die exartikulierte Zehe an ihren Ursprungsort zurück, wobei die Gefäßstiele intakt gelassen werden, wickelt den Fuß in Mull ein und öffnet die Blutleeremanschette. Bevor die Gefäßstiele durchtrennt und das Transplantat an die Hand verpflanzt werden, muß die Zehe am Fuß gut perfundiert sein (Abb. 20.14b).

7. Man verschließt den Fuß, indem man den medialen Lappen über die Stumpfspitze legt. Der Hautlappen sollte nicht unter Spannung sein, da sonst mit Blasenbildung und Hautnekrosen zu rechnen ist. Die Primärheilung am Fuß ist ein wichtiges Ziel, um empfindliche Narben möglichst zu vermeiden.

Präparation der Hand

Alle Strukturen werden in derselben Weise präpariert wie bei der zweiten Zehe, mit Ausnahme der Haut und der Beugesehne.

Operative Technik
1. Ist die Haut über dem Stumpf geeignet, dann wird sie als ein radial und palmar gestielter Lappen gehoben. Mit diesem Lappen wird die mediale Seite der transplantierten Zehe gedeckt. Ist die Haut ungeeignet, dann legt man eine gerade verlaufende Inzision in der gewünschten Flexions-Extensionsebene des Zehentransplantats, so wie es beim Transfer der zweiten Zehe durchgeführt wurde.

2. Identifizierung der Sehne des M. flexor pollicis longus am Handgelenk. Einer der Vorteile der Großzehe ist die zur Verfügung stehende Sehne des M. flexor hallucis longus. Sie gestattet es, die Sehnennaht am Handgelenk durchzuführen, wo ein Auftreten von Adhäsionen weniger wahrscheinlich ist.

Transplantation der Großzehe

Operative Technik
1. Erfolgte die Amputation in Höhe der Basis der proximalen Daumenphalanx, dann wird die knöcherne Fixierung zwischen diesem Knochen und der proximalen Phalanx der ersten Zehe durchgeführt. Hierzu werden 2 interossäre Drahtligaturen verwendet, die - falls notwendig - durch einen schräg eingeführten Kirschner-Draht ergänzt werden. Dann wird ein längsverlaufender Kirschner-Draht eingebohrt, um das IP-Gelenk der Zehe in vollständiger Streckstellung zu halten.

Handelt es sich bei dem Patienten um ein Kind, dann erhält man die Epiphyse am proximalen Ende der Phalanx, indem nur der Gelenkknorpel von der Basis der proximalen Zehenphalanx abgetragen und eine Osteosynthese mittels längsverlaufender Kirschner-Drähte hergestellt wird.

2. Verlief die Amputationsverletzung durch den Metakarpalschaft, dann enthält das Transplantat das Metatarsophalangealgelenk. Die Zehe wird in der gewünschten Stellung an den Stumpf gehalten. Während man die Schnittfläche des Metatarsalköpfchens, das schräg an den Stumpf gehalten wird, beobachtet, wird eine schräge Osteotomie in entsprechender Höhe durch das Os metacarpale ausgeführt (Abb. 20.15-c). Die beiden interossären Drahtnähte werden nur durch die dorsale Kortikalis der Ossa metacarpale und metatarsale gelegt, damit sie die Gelenkbewegung nicht behindern, und ein längsverlaufender Kirschner-Draht wird eingeführt.

Falls das Gelenk immer noch zur Hyperextension neigt, wird der volare Kapselbandapparat gekürzt und an der volaren Fläche des Os metacarpale des Daumens fixiert.

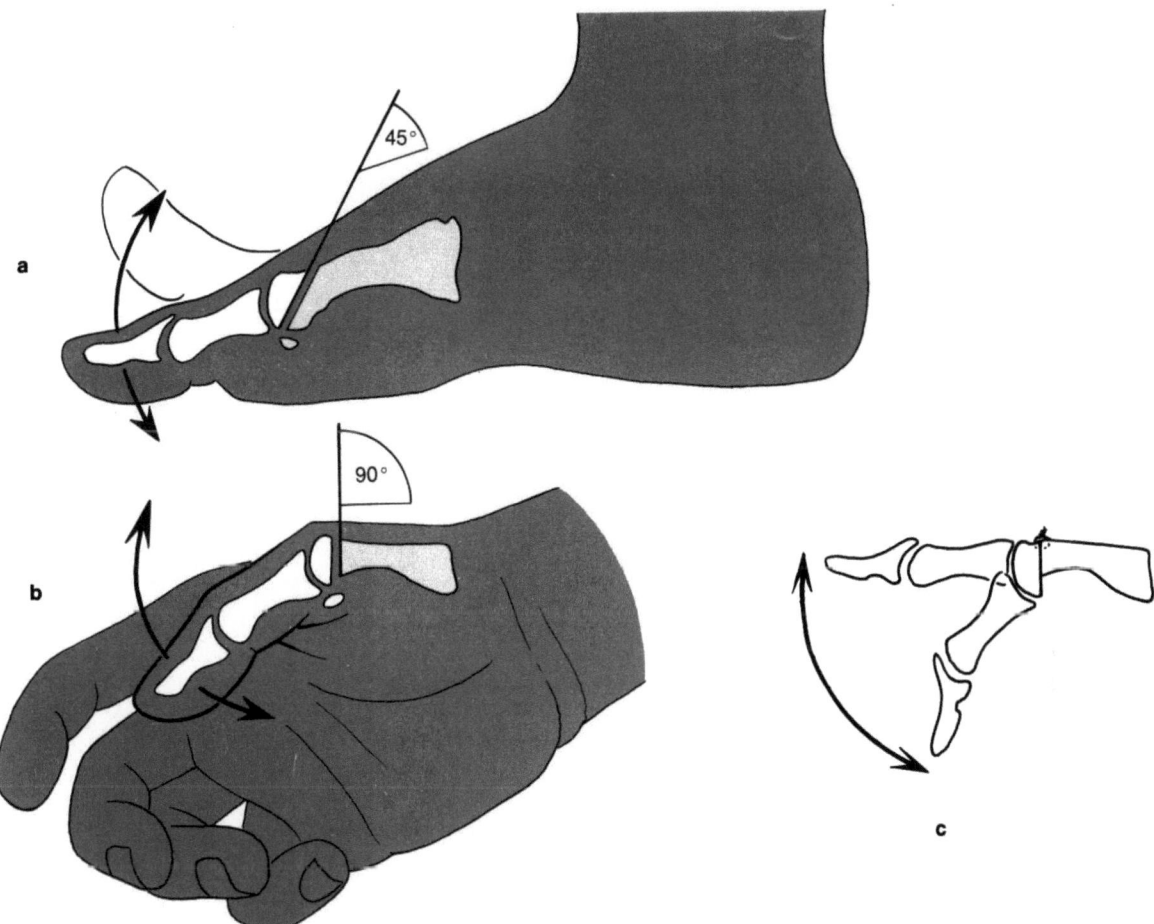

Abb. 20.15 a–c. Das größte Bewegungsausmaß im ersten Metatarsophalangealgelenk erfolgt in Hyperextension. Damit in diesem Gelenk auch ein Bewegungsumfang in Beugung erreicht wird, wird das Metakarpalköpfchen schräg am Fuß abgesetzt (**a**) und senkrecht an die Hand angesetzt (**b**). Diese Technik führt zu einem guten Flexionsgrad des „Daumens" nach Transplantation (**c**)

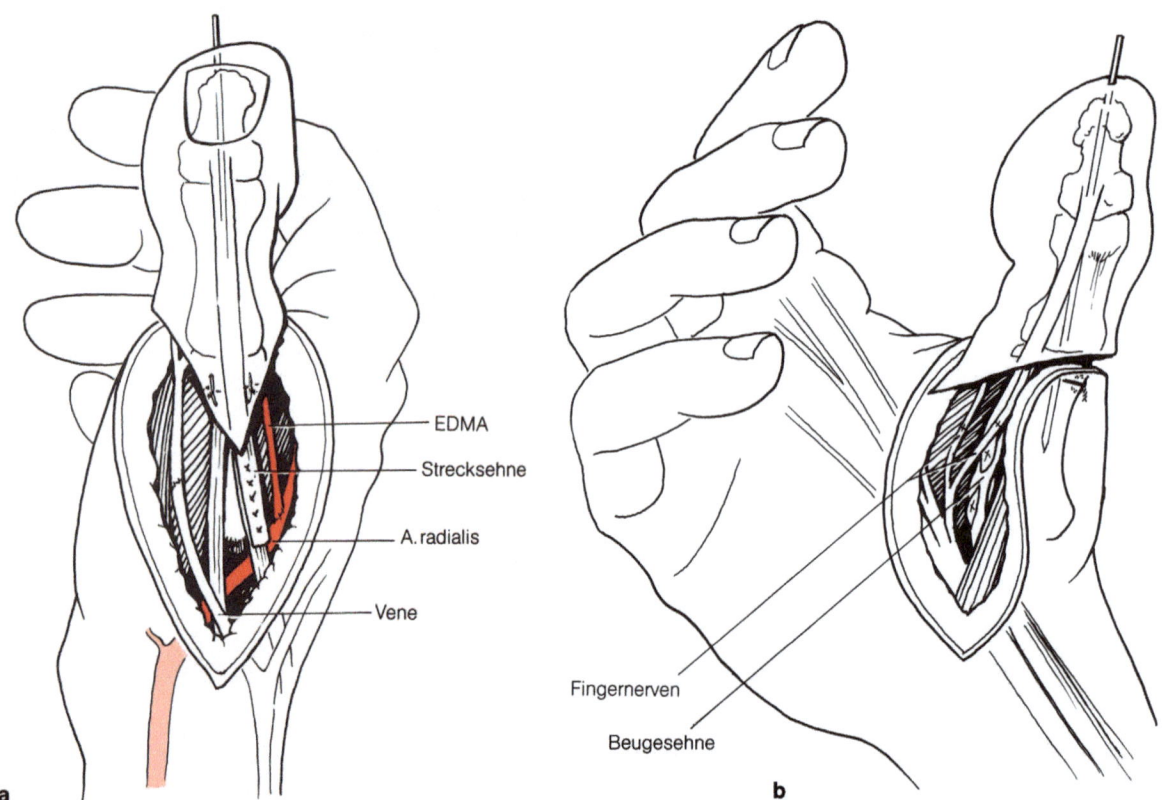

Abb. 20.16 a, b. Die erste Zehe ist an der Hand fixiert; alle volaren und dorsalen Strukturen sind angeschlossen

3. Beugesehne, Gefäße und Nerven näht man so, wie es bei der Transplantation der zweiten Zehe beschrieben wurde (Abb. 20.16a). Die Flexor-hallucis-longus-Sehne wird nun mit der Flexor-pollicis-longus-Sehne mit einer Durchflechtungsnaht genäht. Die korrekte Spannung läßt sich durch Palpation der Sehne sowie durch Flexion des Handgelenks feststellen, während die Daumenbewegung im Karpometakarpalgelenk beobachtet wird.

Postoperative Behandlung

Die üblichen postoperativen Überlegungen, die sich mit der Aufrechterhaltung der peripheren Perfusion befassen, sind bei der Zehentransplantation wegen der Neigung der peripheren Gefäße zu einem reaktiven Vasospasmus besonders wichtig. Insbesondere ist es von Bedeutung, daß postoperative Hypovolämie, Hypotension, Körperauskühlung sowie Kompression der Extremität vermieden werden.

Halbstündliche Kontrolle der Farbe, der Kapillarfüllung und des Gewebeturgor der Zehe. Die Temperatur wird mit kleinen, an der Zehenkuppe angebrachten Sonden überwacht. Ein benachbarter Finger wird zur Temperaturkontrolle benutzt. Gewöhnlich ist die Temperatur des Transplantats die gleiche wie im benachbarten Finger, sie kann aber auch um 1° höher oder tiefer liegen. Ein Temperaturabfall am Transplantat weist bei unveränderter Temperatur des Kontrollfingers auf eine Volumenabnahme des durch die Zehe zirkulierenden Blutes hin. Die Ursache dieser Abnahme muß sofort gefunden werden. Unter Benutzung der klinischen Symptome wie Farbe, Kapillarfüllung und Gewebeturgor ist es i. allg. möglich, zu bestimmen, ob es sich hierbei um eine arterielle Einflußstörung oder eine venöse Stauungskomplikation handelt. Geeignete konservative Maßnahmen, wie z.B. Hoch- oder Tieflagerung des Arms, Entfernung zu enger Verbände oder zu fester Nähte, Erhöhung des Blutvolumens, Erwärmung des Patienten oder Gabe von Spasmolytika oder Antikoagulanzien, können dazu dienen, eine verminderte Zirkulation zu verbessern. Die Gefahr, diese hämodynamischen Ver-

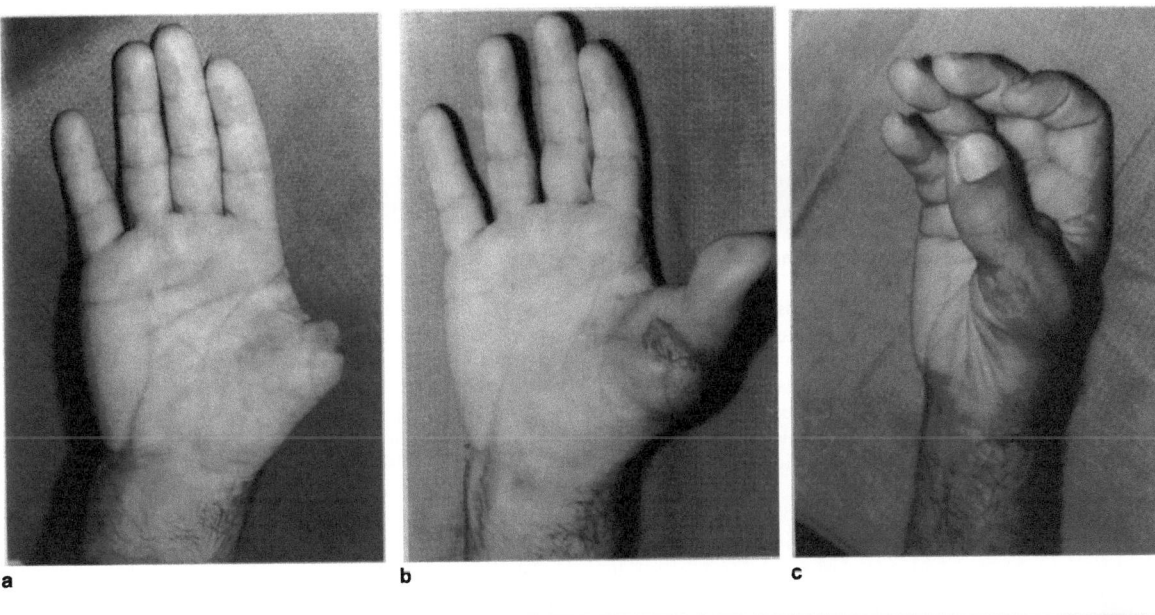

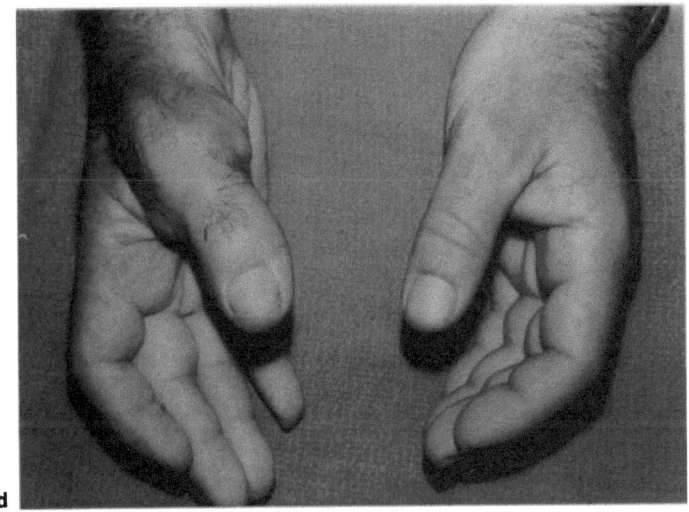

Abb. 20.17. a Dieser Patient (Bootsbauer) erlitt eine Daumenamputation in Höhe des distalen Os metacarpale. b, c Nach Transplantation der ersten Zehe bestand eine gute Extension, Flexion und Opposition. d Die erste Zehe wurde ausgesucht, da der Patient große Hände besaß, eine große Kontaktfläche bei seiner Arbeit benötigte und weil die erste Zehe am ehesten der Größe des anderen Daumens entsprach

änderungen nicht frühzeitig genug zu erfassen, besteht darin, daß diese bei Fortschreiten zu einer Anastomosenthrombose führen können.

Eine Antikoagulation wird nicht routinemäßig durchgeführt. Tritt jedoch eine Anastomosenthrombose auf, dann wird nach Revision der Anastomose eine vollständige Antikoagulation mit intravenösen Heparingaben durchgeführt.

Vor Entlassung aus dem Krankenhaus erhält der Patient eine abnehmbare Plastikschiene. Diese Schiene schützt das Handgelenk und verhindert eine Kompression des Stiels. Bettruhe ist für mindestens 5 Tage erforderlich, um eine gute Heilung am Fuß zu erzielen. Das postoperative Therapieprogramm ist sehr wichtig. Dazu gehört ein Übungsprogramm aus aktiven und passiven Bewegungen, mit denen 3-4 Wochen nach Entfernung des Kirschner-Drahts begonnen wird. Die Güte der Knochenfixierung bestimmt das Ausmaß der Intensität des Übungsprogramms. Dieses wird nach Knochenkonsolidation durch Widerstandsübungen und nach Nervenregeneration durch ein taktiles Umkonditionierungsprogramm ergänzt. Allmählich werden auch Tätigkeiten des täglichen Lebens mit in das Programm aufgenommen.

Literatur

1. Buncke HJ Jr, Buncke CM, Schultz WP (1966) Immediate Nicoladoni procedure in the Rhesus monkey or hallux-to-hand transplantation utilizing micro-miniature vascular anastomoses. Br J Plast Surg 19: 332
2. Bunnel S (1952) Digit transfer by neurovascular pedicle. J Bone Joint Surg [Am] 34: 772
3. Cobbett JR (1969) Free digital transfer: report of a case of transfer of a great toe to replace an amputated thumb. J Bone Joint Surg [Br] 51: 677–689
4. Frykman GK, O'Brien BMcC, Morrison WA, MacLeod A, Ciurleo A (1984) Long term functional value of toe to hand transfers. Presented at American Society for Surgery of the Hand, February 7, 1984, Atlanta, Ga
5. Gilbert A (1976) Composite tissue transfers form the foot: anatomic basis and surgical technique. In: Daniller A, Strauch B (eds) Symposium on Microsurgery. Mosby, St. Louis
6. Gillies HD, Millard DR (1957) The principles and art of plastic surgery, 2: 486. Little Brown, Toronto
7. Lister GD, Kalisman M, Tsai TM (1983) Reconstruction of the hand with free microneurovascular toe to hand transfer: experience with 54 toe transfers. Plast Reconstr Surg 71: 372
8. Matev I (1970) Thumb reconstruction after amputation at the metacarpo-phalangeal joint by bony lengthening. J Bone Joint Surg [Am] 52: 957
9. May JW, Daniel RK (1978) Great toe to hand free tissue transfer. Clin Orthop 133: 140
10. Morrison WA, O'Brien BMcB, MacLeod AM (1980) Thumb reconstruction with a free neurovascular wrap around flap from the big toe. J Hand Surg 5: 575
11. Nicoladoni C (1897) Daumenplastik. Wien Klin Wochenschr 10: 663
12. Nicoladoni C (1900) Daumenplastik und organischer Ersatz der Fingerspitze (Anticheiroplastik und Daktyloplastik). Arch Klin Chir 61: 606
13. Poppen NK, Norris Buncke HJ Jr (1983) Evaluation of sensibility and function with microsurgical free tissue transfer of the great toe to the hand for thumb reconstruction. J Hand Surg 8: 516
14. Simonetta C (1979) Reconstruction of the thumb by tube pedicle, bone graft and island flap, In: Reid DAC, Gosset J (eds) Multilating injuries of the hand. Churchill Livingstone, New York
15. Yoshimura M (1980) Toe to hand transfer. Plast Reconstr Surg 66: 74

Rekonstruktive Eingriffe an der unteren Extremität

Freie Gewebetransplantationen sind besonders für rekonstruktive Eingriffe an der unteren Extremität geeignet. Meistens werden sie bei Weichteildeckungen der Tibia und der Fußsohle sowie zum Ersatz großer Knochendefekte am Bein angewendet. Vor Einführung der rekonstruktiven Mikrochirurgie waren bei Patienten mit diesen Komplikationen mehrphasige operative Eingriffe oder die Amputation der Extremität erforderlich.

Gefäßanastomosen an der unteren Extremität

In der Frühphase der rekonstruktiven Mikrochirurgie hatten freie Gewebeverlagerungen an die untere Extremität die höchste Mißerfolgsquote im Vergleich zu allen anderen Körperregionen. Dieses Problem ist teilweise gelöst worden durch Berücksichtigung der Notwendigkeit, während der Operation und der postoperativen Phase eine normale periphere Perfusion aufrecht zu erhalten, durch die Einsicht der Bedeutung, nur intakte Gefäße zu verwenden, und durch die Anwendung neuartiger operativer Techniken.

Während der Operation müssen Blutdruck, Blutvolumen sowie Körpertemperatur des Patienten im Normbereich gehalten werden. Läßt man einen dieser Parameter abfallen, dann tritt die Auswirkung auf die Perfusion zuerst in der peripheren Zirkulation ein, dort, wo die Anastomose angelegt wird. Wird das Blutvolumen nicht aufrecht erhalten, dann versucht der Körper durch periphere Vasokonstriktion den verringerten Blutvorrat zu erhalten; das führt zu einem verminderten Perfusionsdruck im peripher gelegenen Gewebetransplantat. Kühlt der Patient aus, dann wird zum Zeitpunkt der beginnenden Abnahme der Kerntemperatur die Temperatur in der Peripherie gewöhnlich schon erheblich abfallen und die Perfusion in den Extremitäten deutlich vermindert sein.

Patienten, bei denen mikrovaskuläre Eingriffe vorgenommen werden, sollten so vom Anästhesisten überwacht werden, daß ihr Flüssigkeitsersatz sicher und angemessen durchgeführt wird. Bei über einen langen Zeitraum offenen Wunden kommt es häufig zu einem langsamen, aber stetigen Blutaustritt, der zu einem signifikanten Blutverlust führt, dessen Ausmaß häufig vom Operateur und Anästhesisten nicht richtig eingeschätzt wird. Eine Tendenz zur Überinfusion ist angezeigt. Obwohl Blutleeremanschetten für die Darstellung von Gefäßen nützlich sind, verursachen sie bei Anwendung eine erhebliche Auskühlung der Extremität. Hinzu kommt, daß eine nicht locker angelegte Manschette nach Entleerung eine leichte Stauung des venösen Rückstroms verursachen kann, die über längere Zeit zu einer beträchtlichen Ödemzunahme in der Extremität führt.

Für freie Gewebetransplantationen auf den Unterschenkel stehen entweder die A. und V. tibialis anterior oder posterior für Anastomosen zur Verfügung. Die Anastomosen werden vorzugsweise in Nähe des Sprunggelenks angelegt, da die Gefäße dort oberflächlich liegen und leichter zugänglich sind. Werden Anastomosen an den tiefer gelegenen Gefäßen im proximalen Bein angelegt, dann kann eine Schwellung der Beinmuskulatur, zwischen der der Stiel hindurchziehen muß, zur Kompression und venösen Stauung des Stiels führen.

Alle älteren und chronischen Gewebedefekte sind von einer Zone aus Gewebe umgeben, das eine Entzündungsreaktion und einen Heilungsprozeß durchgemacht hat. Gefäße, die innerhalb dieser Verletzungszone liegen, neigen bei Präparation oder Durchtrennung dazu, einen Spasmus zu entwickeln, auch wenn der Abheilungsprozeß zur Ruhe gekommen zu sein scheint. Gefäße innerhalb dieser Region haben nicht das normale ehemalige Aussehen einer Arterie und Vene, sondern sind durch eine dünne Bindegewebeschicht in der Umgebung fixiert und scheinen etwas starrer zu sein als normal. Werden diese Arterien durchtrennt, dann kommt es zu Retraktion und Spasmus der Gefäße. Das Gefäß wird in einem schwächeren Blutstrahl spritzen als normal, und nach wenigen Minuten wird der Strahl in ein Tröpfeln übergehen. Eine Anastomose an diesem Gefäß wird wegen der geringen Durchflußrate immer thrombosieren. Godina und Ikuta machten uns erstmalig auf den Wert einer End-zu-Seit-Anastomose am Unterschenkel aufmerksam. Dieses Verfahren wurde zur Standardtechnik bei Transplantationen an der unteren Extremität. Beim Schneiden des seitlichen Lochs ist die Gefäßklemme nach Acland-Banis eine nützliche Hilfe; sie wird als Schablone benutzt, um ein exaktes seitliches Loch in das Gefäß zu schneiden. Da ein Seitenloch keine Retraktion und Verkürzung des Gefäßes zuläßt, besteht eine geringere Tendenz zu Spasmen, und die Anastomosen bleiben eher durchgängig. Ein weiterer Vorteil einer End-zu-Seit-Anastomose ist, daß man eine freie Gewebeverlagerung an einem Bein durchführen kann, das nur noch eine durchgängige Arterie besitzt.

Wenn irgend möglich sollten die arterielle und die venöse Anastomose vollständig außerhalb der Verletzungszone liegen. End-zu-Seit-Anschlüsse können jedoch auch innerhalb der Verletzungszone erfolgreich angelegt werden, wo eine End-zu-End-Anastomose thrombosieren würde. Obwohl das Spasmusproblem am ausgeprägtesten an Arterien innerhalb der Verletzungszone auftritt, neigen auch Venen dazu, insbesondere die oberflächlichen Beinvenen. Deshalb ziehen wir es vor, Begleitvenen zu verwenden.

Im Unterschenkelbereich, wo normalerweise eine relativ straffe Haut vorhanden ist, kann der Stiel leicht durch einen zu strammen Hautverschluß abgeklemmt werden. Diese Straffheit wird durch eine prä- und postoperative Schwellung des Beins verstärkt. Obwohl die Haut über dem Stiel möglicherweise verschlossen werden kann, ist es doch häufig besser, wenn die Haut offengelassen und ein Hauttransplantat appliziert wird, wobei häufig ein Teil des Transplantats zur Deckung des Stiels verwendet wird.

Bei Festlegung der Länge des Stiels kann es sehr leicht vorkommen, daß er zu kurz oder zu lang wird. Zieht der Stiel um einen Teil des Beins herum, das postoperativ anschwillt, und kann sich der Stiel nicht dehnen, dann kann er in einer postoperativen Phase verschlossen werden. Widerstrebt es dem Chirurgen, einen guten Stiel adäquat zu kürzen, dann kann es zu einer überlangen Gefäßschlinge kommen, die infolge Abknickung zur Obstruktion neigt.

Postoperative Hochlagerung ist wichtig, um eine zusätzliche Schwellung und Stielkompression möglichst gering zu halten. Nach einer Transplantation beträgt die übliche Dauer der Bettruhe 10–12 Tage; danach folgt ein Übungsprogramm, das aus allmählich zunehmendem Umherlaufen mit einer elastischen Stützbandage besteht. Mit Hilfe dieses Programms haben wir keine Komplikationen in Form von spät-postoperativen Gefäßthrombosen beobachtet.

Literatur

1. Godina M (1979) Preferential use of end to side arterial anastomoses in free flap transfers. Plast Reconstr Surg 64: 673
2. Ikuta Y (1975) Free flap transfers by end to side arterial anastomosis. Br J Plast Surg 28: 1

21 Weichteildeckung der unteren Extremität

Zur Deckung eines Weichteildefekts an der unteren Extremität gibt es viele verschiedene Möglichkeiten von freien Gewebetransfers, wie z.B. kutane, ausschließlich muskuläre, myokutane und fasziale Transplantate (Abb. 21.6). Jedes dieser Transplantate hat besondere Vorzüge, die es für bestimmte Situationen zweckmäßig erscheinen läßt. Ganz allgemein sollte ein freier Gewebetransfer nicht angewandt werden, solange er keine Vorteile gegenüber anderen Deckungsmethoden, wie z.B. Spalthauttransplantaten und Nahlappen bietet. Nur wenn die beiden letztgenannten Techniken nicht verfügbar sind oder wenn es einen eindeutigen Vorteil bei der Verwendung eines freien Gewebetransfers gibt, sollten freie Gewebetransplantationen benutzt werden.

Die freie ausschließliche Hautgewebetransplantation hat große Vorteile in bezug auf das kosmetische Ergebnis sowie für die Entwicklung der Sensibilität. Ein Hautlappen liefert sicherlich die am ehesten akzeptable Oberfläche, Farbe und Konsistenz von allen freien Gewebeverlagerungen. Als innervierte Hauttransplantate liefern die Fußrücken- und Unterarmlappen eine belastbare, leicht formbare und nicht zu dicke Hautdeckung mit protektiver Sensibilität, was besonders an der Fußsohle nützlich ist.

Reine Muskeltransplantate haben den Vorteil, daß das Gewebe sehr geschmeidig ist, weshalb sich dieses leicht an unregelmäßige Konturen und Höhlen anlegt. Das Muskelgewebe wird auf ungefähr die Hälfte des ursprünglichen Volumens schrumpfen und entwickelt von einem Spalthauttransplantat bedeckt eine glatte, kosmetisch annehmbare Form. Obwohl das Hauttransplantat nicht ganz normal aussieht, ist es doch akzeptabel und häufig dem ausgeprägten Gewebepolster vorzuziehen, das bei Transplantation eines myokutanen Lappens vorliegt. Auch besteht ein geringeres Infektionsrisiko, wenn ein Muskel in ein kontaminiertes Transplantatbett verlagert wird als bei Verwendung eines Hautlappens.

Ein Nachteil des alleinigen Muskeltransplantats, verglichen mit Hauttransplantaten, ist, daß die postoperative Überwachung der Muskeldurchblutung schwieriger durchzuführen ist.

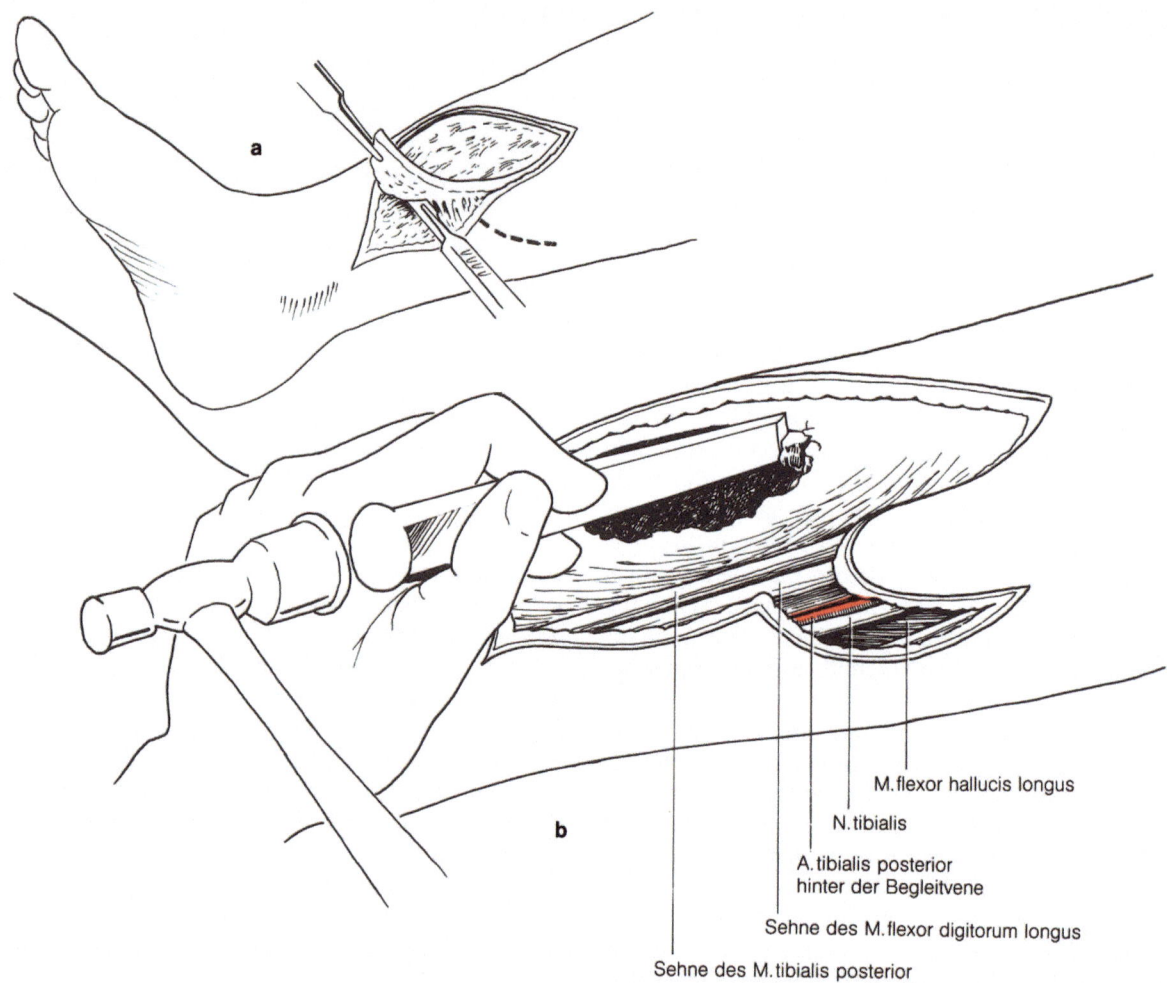

Abb. 21.1. a Die Behandlung einer Osteomyelitis beginnt mit der radikalen Resektion des gesamten Narbengewebes im Bereich der Osteomyelitis. b Der Knochen wird so lange resiziert, bis nur noch gesunder, blutender Knochen vorhanden ist

Technik der Unterschenkeldeckung mit einem Muskeltransplantat bei Osteomyelitis der Tibia

Präparation des Unterschenkels

1. Auf dem Unterschenkel wird die maximale Größe des Weichteildefekts aufgezeichnet, der durch die Resektion entstehen wird. Die Resektion sollte alles zuvor infizierte und schlecht vaskularisierte Narbengewebe im Umkreis der Osteomyelitis miteinschließen. Markierung der Lage der Anschlußgefäße und des Verlaufs, den der Stiel vermutlich nehmen wird, um sie zu erreichen (Abb. 21.1 a).

2. Von diesen Markierungen wird eine Schablone angefertigt und auf den ausgewählten Muskel gelegt.

3. Alles Narbengewebe wird im Bereich der Osteomyelitis radikal exzidiert, und ebenso wird eine radikale Sequestrotomie am Knochen durchgeführt, wobei solange Material entfernt wird, bis nur noch gut vaskularisiertes Knochengewebe zurückbleibt (Abb. 21.1 b).

4. Inzision über der A. und V. tibialis posterior und Identifizierung des dorsalen tibialen Gefäß-Nerven-Bündels (Abb. 21.2 a).

Technik der Unterschenkeldeckung mit einem Muskeltransplantat bei Osteomyelitis der Tibia

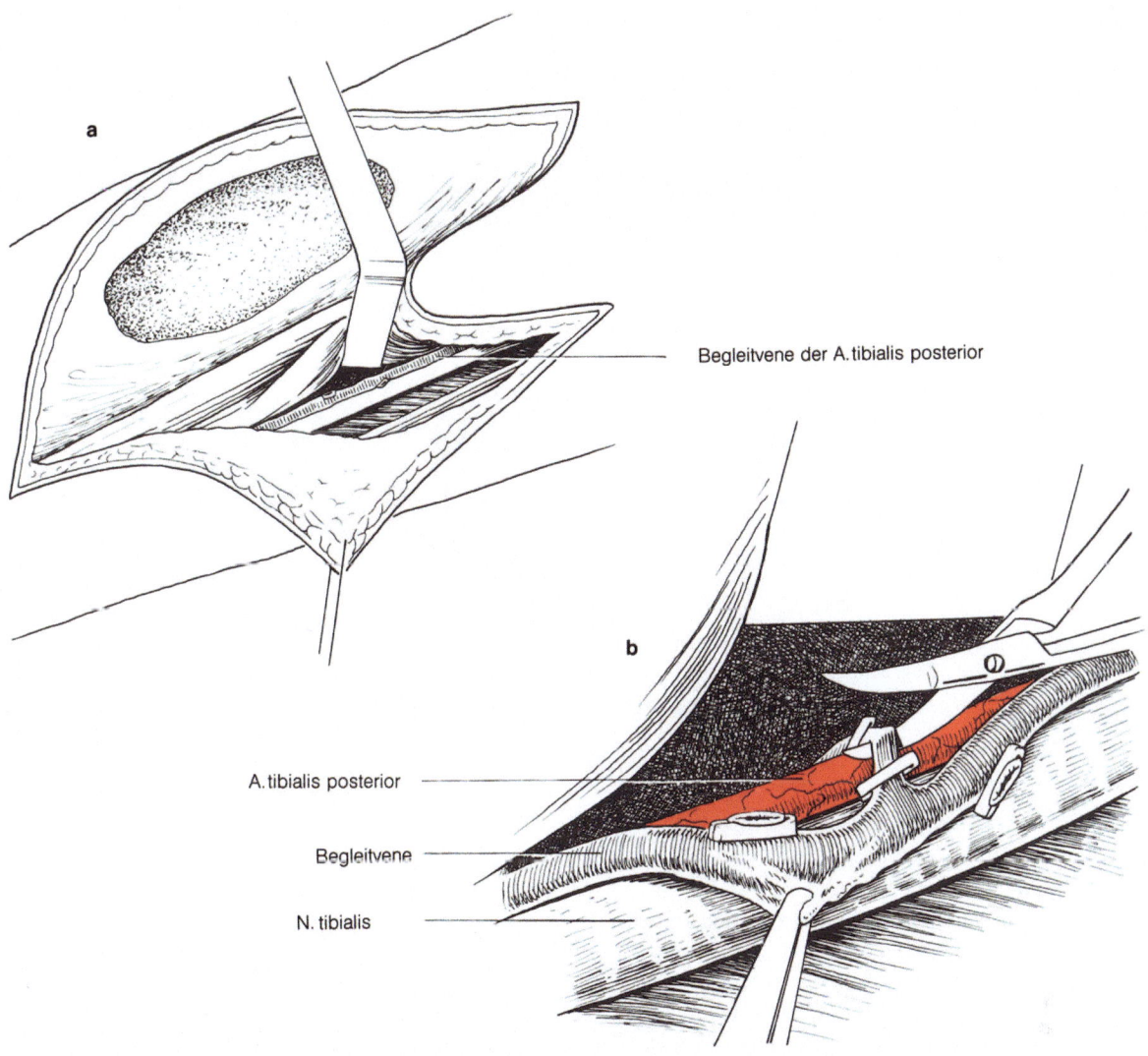

Abb. 21.2. a Identifikation der Empfängergefäße dorsal der Sehnen der Mm. tibialis posterior und flexor digitorum longus. **b** Durchtrennung von Querverbindungen zwischen den Begleitvenen nach Anlegen von Gefäßclips

5. Die Begleitvenen werden von der A. tibialis posterior getrennt. Gewöhnlich gibt es 2 oder 3 Begleitvenen, die häufig durch viele querverlaufende Gefäßäste miteinander verbunden sind. Diese müssen durchtrennt werden, um die Arterie freizulegen und um einen adäquat langen venösen Stiel zu erhalten (Abb. 21.2b). Die Arterie sollte eine gute Pulsation aufweisen und normal aussehen.

Präparation des Muskels

Die üblichen Muskeln zur Deckung der unteren Extremität sind die Mm. gracilis, rectus abdominis und latissimus dorsi. Der M. gracilis ist der kleinste von den 3 Muskeln, und es kann der gesamte Muskel oder nur ein Teil davon verwendet werden. Seine Stiellänge, die etwa 6 cm beträgt, reicht i. allg. aus, um die Stelle der geplanten Gefäßanastomosen zu erreichen. Reicht sie jedoch nicht aus, dann können der M. rectus oder M. latissimus dorsi verwendet werden. Beide Muskeln besitzen lange Stiele, die sich durch Muskelexzision bis auf eine Länge von 10-12 cm entwickeln lassen. Manchmal ist der Durchmesser dieser Gefäße am Ende zu groß, um damit eine End-zu-Seit-Anastomose mit den anterioren oder posterioren Tibialgefäßen durchführen zu können. Ein weiterer Nachteil des M. latissimus dorsi ist, daß die Begleitvene der A. thoraco-dorsalis

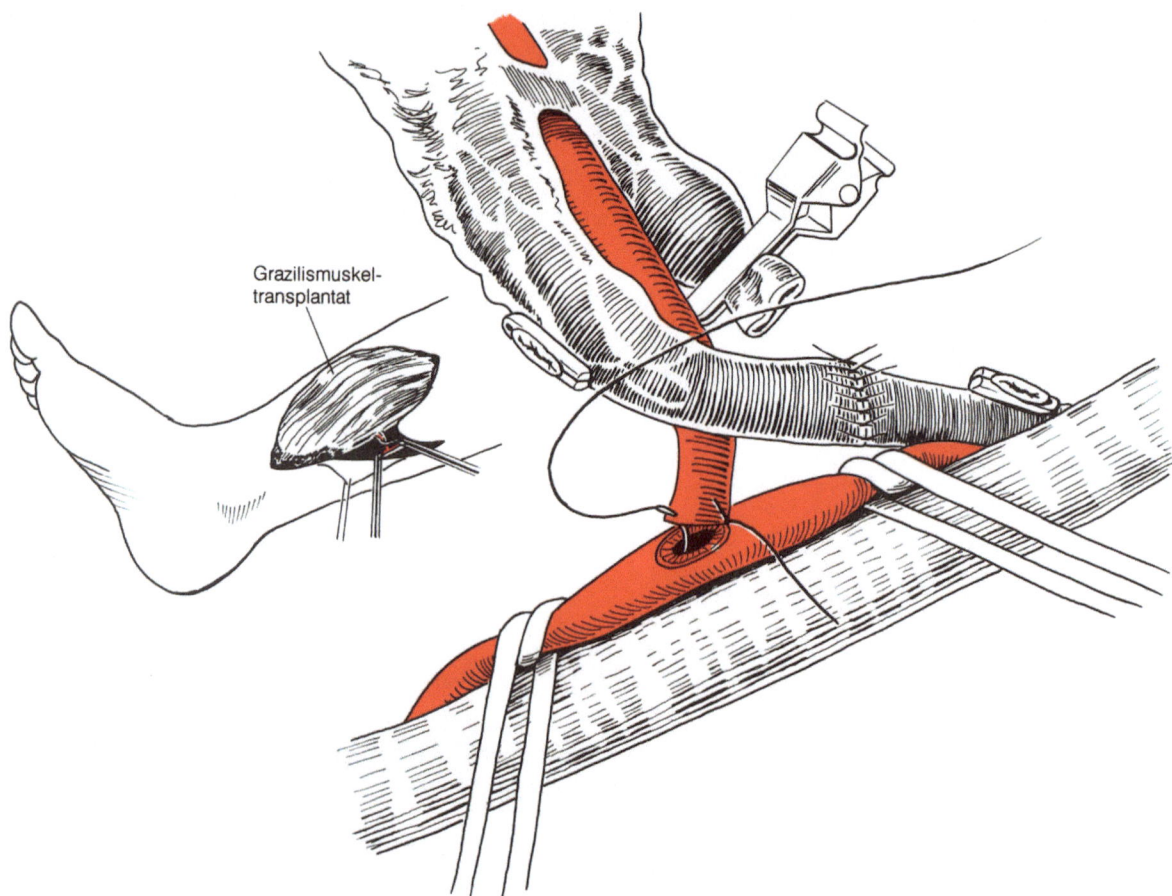

Abb. 21.3. Technik der venösen End-zu-End- und arteriellen End-zu-Seit-Anastomose

einen Durchmesser von 5-6 mm haben kann und damit sehr viel größer ist als die 2-3 mm im Durchmesser starken Begleitvenen der distalen posterioren und anterioren Tibialgefäße. Der M. rectus abdominis ist besonders gut für einen langen, schmalen Defekt geeignet, wie er gelegentlich über der ventralen Tibia vorliegt. Für ausgedehnte, breite Defekte liefert der M. latissimus dorsi eine ausgezeichnete Deckung.

Bei Transplantation an den Unterschenkel sollte der Muskel mit seiner Unterfläche nach unten eingepaßt werden, so daß der Stiel durch die Muskulatur gedeckt und geschützt wird. Eine solche Lage kann erzielt werden, indem der Muskel von der richtigen Körperseite gewählt wird. Es kann auch vorkommen, daß ein Muskel keine wirksame Blutversorgung aus den umgebenden Geweben erhält und damit dauernd vom Gefäßstiel abhängig bleibt. Es ist daher am besten, wenn der Stiel so tief wie möglich versenkt wird, damit er vor einem späteren Trauma geschützt ist.

Die Technik der Muskelhebung wird in den Kap. 6-8 beschrieben.

Transplantation des Muskels an den Unterschenkel

1. Der Muskel wird in den Defekt gelegt und temporär an den Rändern fixiert, damit er sich während der Anastomosierung nicht verschiebt; dann wird mit feuchten Mullagen abgedeckt.

2. Nun wird der Stiel sorgfältig plaziert und so eingepaßt, daß er zwar lang genug ist, um die Anschlußgefäße zu erreichen, aber nicht so lang, daß er abknicken kann. Zu beachten ist, daß die Gefäße im gefüllten Zustand länger sein werden als im leeren.

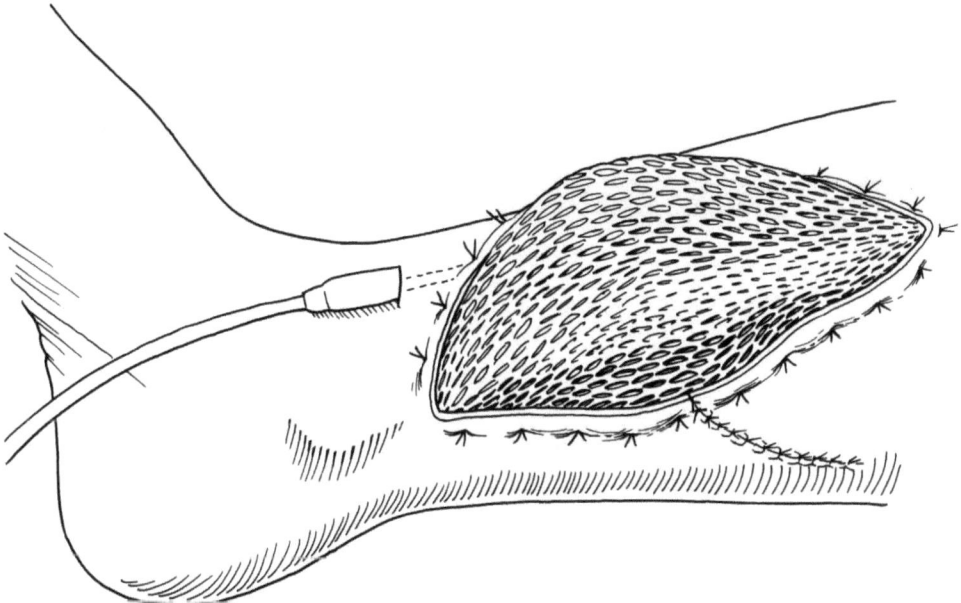

Abb. 21.4. Fertiggestellter Transfer mit applizierten Spalthautmeshgraft und Saugdrain unter dem Muskel

3. Es werden venöse End-zu-End- und arterielle End-zu-Seit-Anastomosen angelegt. Zur Durchführung der arteriellen Naht werden die Anschlußgefäße durch Anlegen elastischer Gefäßzügel, die proximal und distal der beabsichtigten Anastomose plaziert werden, aus der Tiefe der Wunde hervorgeholt und dadurch gleichzeitig verschlossen (Abb. 21.3). Durch Zug an diesen elastischen Zügeln läßt sich das Gefäß in eine leichter zugängliche Stellung heben.

4. Nach Durchführung der Anastomosen sollte der Muskel die Möglichkeit erhalten, durchblutet zu werden, bevor er in den Defekt genäht wird. Dabei muß die Muskelfarbe beobachtet werden, um die Zulänglichkeit der Durchblutung festzustellen. Alle Muskelanteile mit zweifelhafter Anfärbung werden so lange ausgeschnitten, bis blutendes Muskelgewebe vorliegt.

5. Unter dem Muskel wird eine Saugdrainage eingelegt und an den Rändern mehrere Penrosedrains. Diese müssen sorgfältig plaziert werden, damit sie den Stiel nicht berühren. Die Hautränder werden nun um 1 cm unterminiert und der Muskel unter den Hautrand geschoben, wobei er durch mehrere Einzelmatratzennähte fixiert wird, um einen überlappenden Verschluß an den Wundrändern zu erhalten (Abb. 21.4).

6. Man deckt den Stiel durch Verschluß der Hautinzision mit einem Teil des für den Transfer benutzten Muskels. Dies ist besonders dann von Vorteil, wenn der direkte Hautverschluß zu eng wird.

7. Ein Hauttransplantat wird auf den freiliegenden Muskel appliziert und an den Rändern fixiert. Ein nicht ausgespanntes Meshgraft gestattet den Abfluß von Blut, das sich unter dem Hauttransplantat ansammelt (Abb. 21.4).

8. Das Bein wird vom Knie an bis zu den Zehen mit einem dicken, locker angelegten Verband gewickelt, der durch eine dorsale Gipsschiene von der Wade bis zu den Zehen verstärkt wird. Jeglicher Druck der Gipsschiene auf die Anastomosenregion ist sorgfältigst zu vermeiden

Über dem Muskel wird nun ein Loch in den Verband geschnitten. Ein kleiner Lappen vom Hauttransplantat kann wie die Seite eines Buches umgeschlagen werden. Damit erhält man ein „Fenster" zum Muskel für die häufigen postoperativen Kontrollen zur Beurteilung der Zirkulation.

Werden die anterioren tibialen Gefäße für eine Anastomose verwendet, dann ist es besser, den Fuß in Dorsalflexion zu halten, um die Streckmuskeln zu entspannen; damit soll eine Kompression des Stiels an der Stelle verhindert werden, an der er zwischen den Muskeln zu den in der Tiefe liegenden Anschlußgefäßen verläuft.

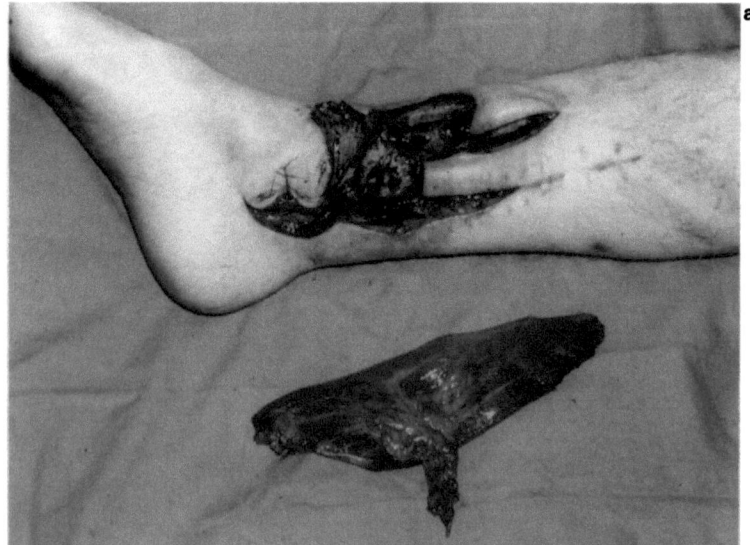

Abb. 21.5. a Nach einer offenen Fraktur hat sich bei diesem Patienten eine seit 9 Jahren bestehende chronische Osteomyelitis der Tibia entwickelt. Nach jeder der 3 vorausgegangenen Sequestrotomien wurde das Bein der Sekundärheilung überlassen. Weiterhin waren eine chronische Sekretion und dauernde Schmerzen vorhanden. Die chirurgische Versorgung bestand in der ausgiebigen Exzision der prätibialen Weichteile und einer radikalen Sequestrotomie. Der M. gracilis ist unterhalb des präparierten Beines zu sehen.

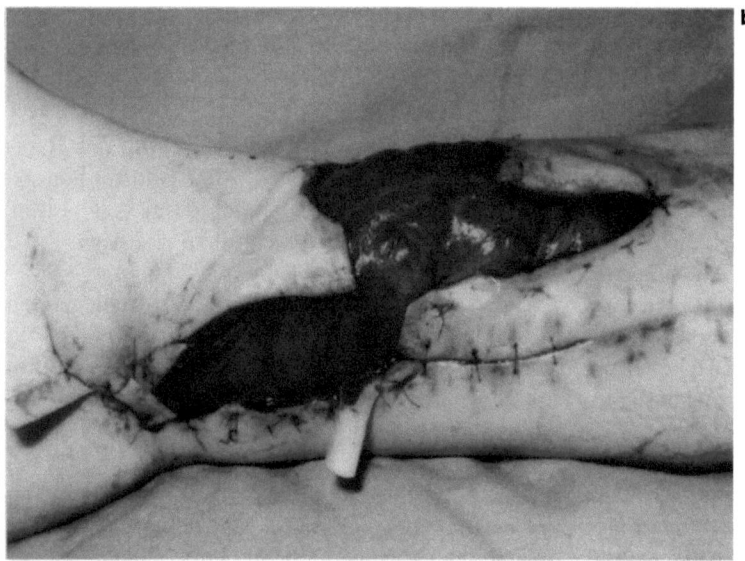

b Der M. gracilis wurde in den Defekt eingepaßt und der Stiel an die A. tibialis anterior und deren Begleitvene angeschlossen. Der Muskel wurde zur Deckung des Stiels verwendet, der sich unmittelbar oberhalb des Knöchels befindet, ohne daß hierbei ein zu fester direkter Verschluß versucht wurde.

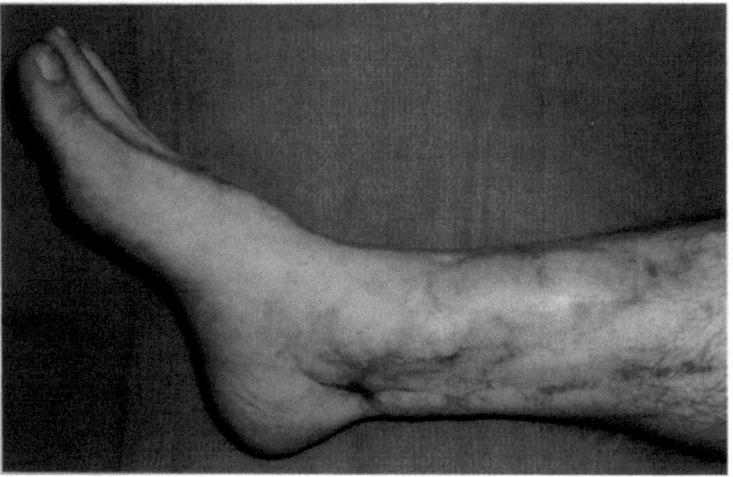

c Nach Applikation eines Spalthautmeshgrafts ist das Erscheinungsbild des verheilten Beins völlig akzeptabel; es hat eine gute Kontur, eine passende Hautfarbe und eine stabile Deckung des Defekts

Abb. 21.6. a Rechter Unterschenkel von medial nach einem Motorbootunfall, bei dem der Patient einen ausgedehnten Weichteil- und Knochenverlust erlitten hat.

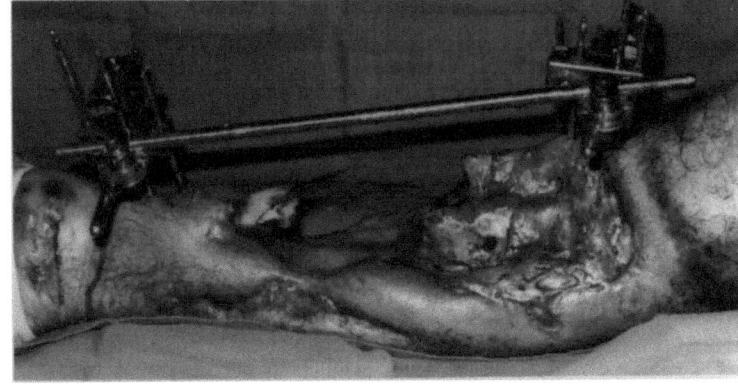

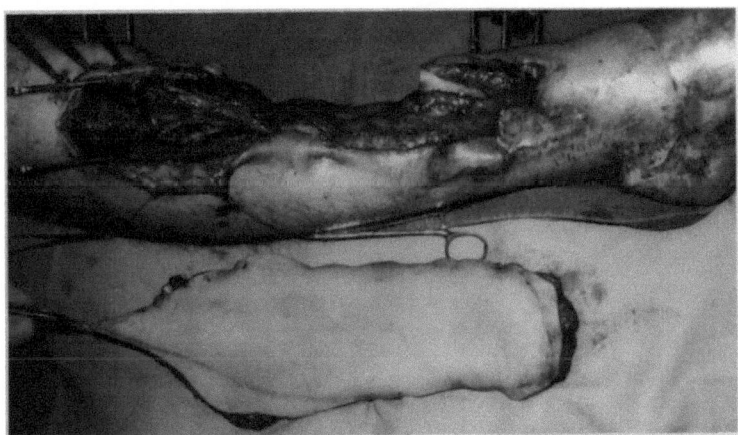

b Unterschenkel von lateral nach Débridement und Präparation eines 15 × 36 cm großen myokutanen Latissimustransplantats. Proximal sind die A. tibialis anterior und ihre Begleitvene für die Anastomosierung präpariert.

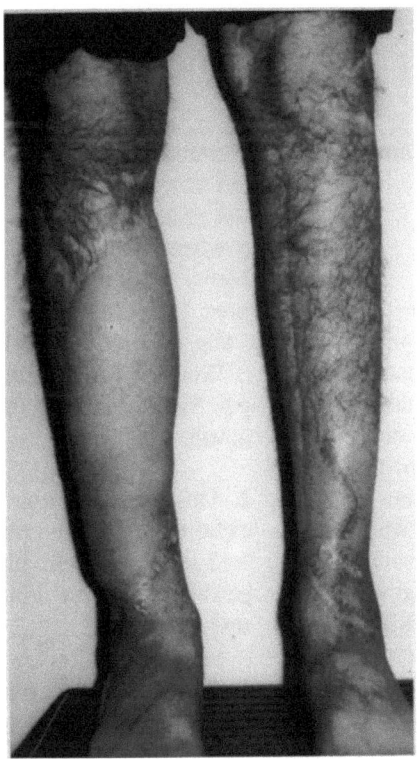

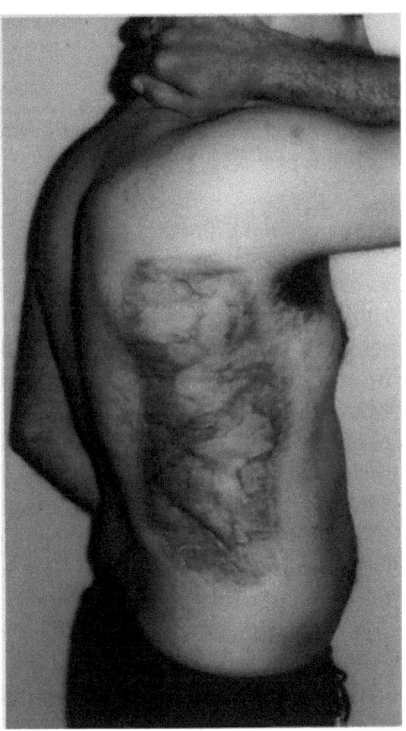

c Nach Transfer lieferte dieses Transplantat eine gute Deckung mit einem akzeptablen Erscheinungsbild. In einer zweiten Operation wurde ein vaskularisiertes Fibulasegment in den Tibiadefekt eingesetzt. **d** Das Spendergebiet konnte nicht direkt verschlossen werden und machte eine Spalthauttransplantation erforderlich. Dies führte zu einer hyperpigmentierten Narbenbildung, die dem Patienten mißfällt

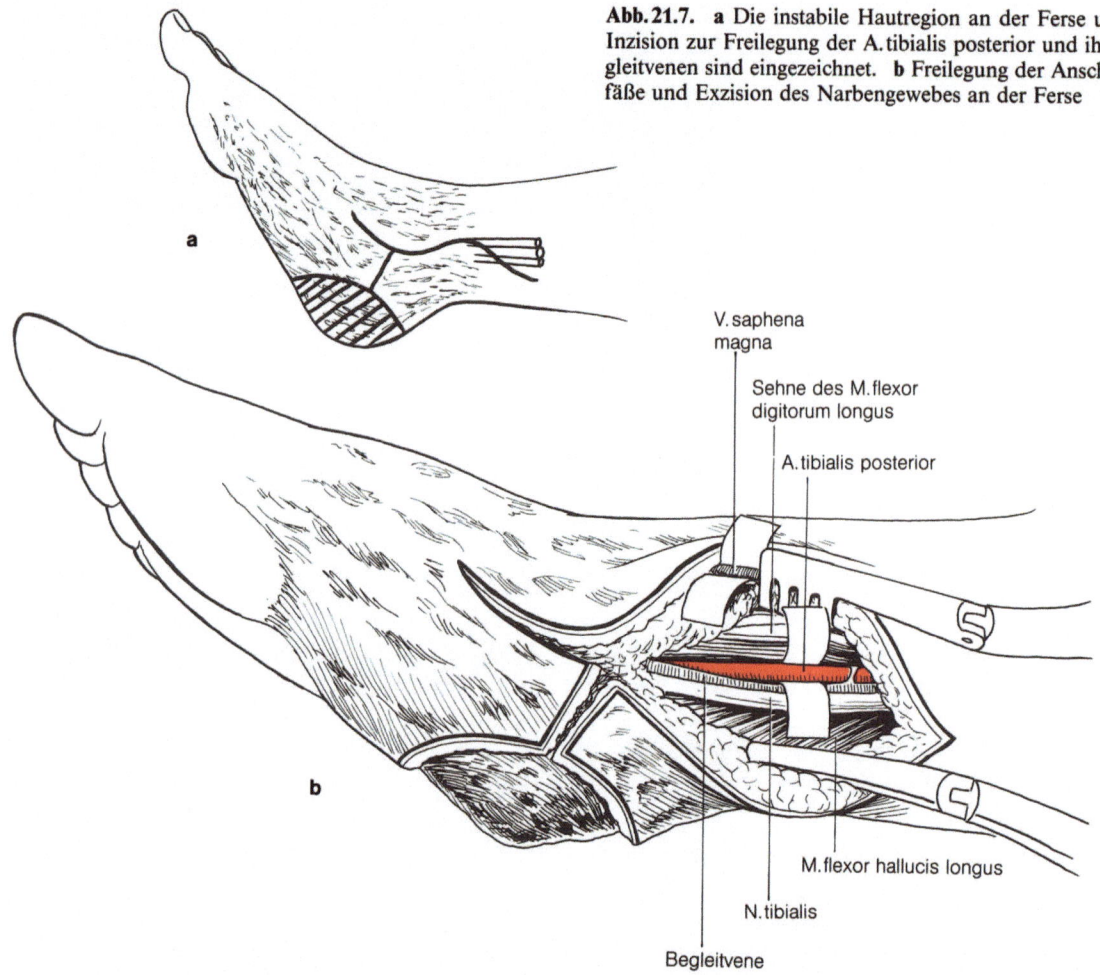

Abb. 21.7. a Die instabile Hautregion an der Ferse und die Inzision zur Freilegung der A. tibialis posterior und ihrer Begleitvenen sind eingezeichnet. **b** Freilegung der Anschlußgefäße und Exzision des Narbengewebes an der Ferse

Technik der Fersendeckung mit einem innervierten Hautlappen

Präparation der Ferse

1. Der Defekt, der nach Entfernung des instabilen Epithels an der Ferse entstehen wird, wird aufgezeichnet, und die erwartete Lage der Anschlußgefäße sowie der Verlauf des Gefäßstiels markiert. Die Inzision von der Ferse zum Stiel wird so geplant, daß sie die übrige Haut am Fuß und Sprunggelenk nicht gefährdet und vom Transplantat zu den Empfängergefäßen gerade verläuft (Abb. 21.7 a). Man sollte es vermeiden, den Stiel unter einer Brücke aus vernarbten Haut- und Subkutangewebe hindurchzuleiten, weil dadurch eine Gefäßkompression hervorgerufen werden kann. Stattdessen wird zwischen dem Defekt und den Empfängergefäßen inzidiert und der Schnitt unmittelbar nach dem Transfer verschlossen, oder der Stiel wird mit einem Hauttransplantat gedeckt. Soll ein Hauttransplantat auf den Stiel appliziert werden, dann hebt man es mit einer zusätzlichen Lage aus fetthaltigen Bindegewebe. Dann wird die vermutete Lage des kutanen Nervs markiert, der für die Innervierung des Lappens benutzt werden wird. Es handelt sich dabei i. allg. um den N. suralis.

Von den Markierungen wird eine Schablone angefertigt und auf das Spendergebiet für den Lappen gelegt.

2. Das minderwertige Epithel über der Ferse wird exzidiert und das übrigbleibende Narbengewebe und jede Unregelmäßigkeit des Kalkaneus so umgestaltet, daß die Fläche unter dem Lappen glatt und eben ist.

3. Nun wird das posteriore tibiale Gefäßbündel hinter der Sehne des M. flexor digitorum longus freigelegt und für die Anastomose präpariert

Transplantation des Hautlappens an die Ferse

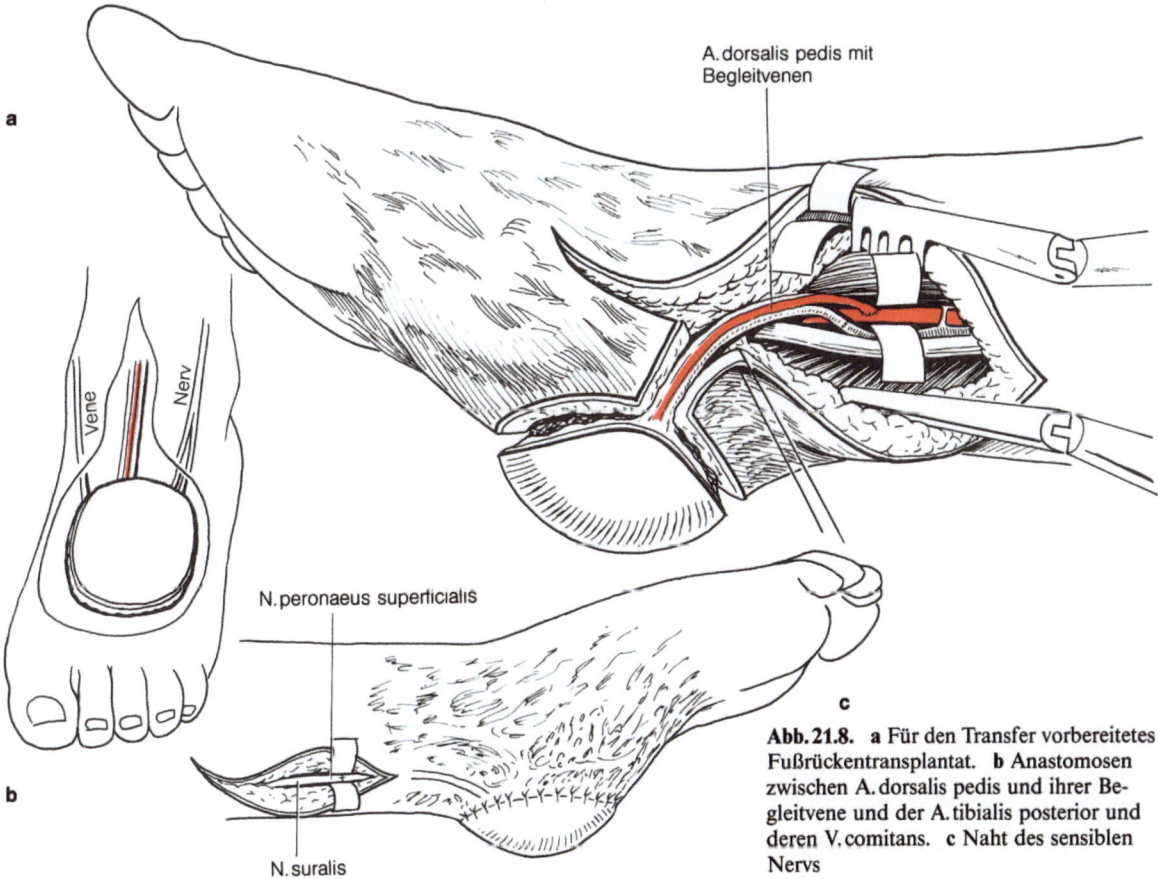

Abb. 21.8. a Für den Transfer vorbereitetes Fußrückentransplantat. **b** Anastomosen zwischen A. dorsalis pedis und ihrer Begleitvene und der A. tibialis posterior und deren V. comitans. **c** Naht des sensiblen Nervs

(Abb. 21.7 b). Man präpariert die 2–3 Begleitvenen frei, die die Arterie umgeben, und durchtrennt die Seiten- und Verbindungsäste auf eine ausreichend lange Strecke, um Platz für die arteriellen und venösen Anastomosen zu schaffen.

4. Der N. suralis wird nun freigelegt und unter optischer Vergrößerung untersucht, um sicher zu gehen, daß er unbeschädigt ist.

Präparation des Hautlappens

Das Transplantat wird entnommen, wie in Kap. 3 beschrieben. Es sollte etwas größer sein als die vom Defekt angefertigte Schablone, um die postoperative Schwellung ausgleichen zu können (Abb. 21.8 a).

Transplantation des Hautlappens an die Ferse

1. Der Lappen wird an die Ferse gelegt und dort temporär fixiert.

2. Nun verlegt man den Stiel sorgfältig vom Lappen zu den Anschlußgefäßen; er sollte lang genug sein, um eine leichte Gefäßnaht durchführen zu können, aber auch nicht zu lang, da dies zu einer Abknickung des Stiels führen kann.

3. Nun wird eine venöse End-zu-End- und eine arterielle End-zu-Seit-Anastomose durchgeführt (Abb. 21.8 b). Um die Arterie anzuschlingen, werden Gefäßzügel verwendet (Abb. 21.3).

4. Die Ränder des Hautlappens werden vernäht und mehrere kleine Penrose-Drains in die Wundrändern eingelegt, um einen Abfluß für Blut zu schaffen.

5. Vorsicht beim Verschluß der Inzision über dem Gefäßstiel. Ist die Naht zu stramm, dann läßt man die Wunde offen und appliziert ein Hauttransplantat direkt auf den Stiel.

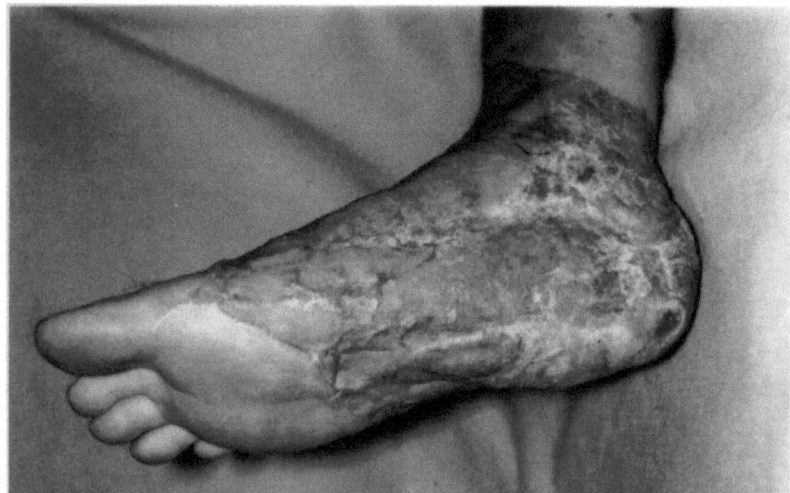

Abb. 21.9. a Diese Patientin erlitt eine Ablederungsverletzung am Fuß bei einem Autounfall. Sie war nicht in der Lage, ihre Ferse zu belasten, da der Kalkaneus mit einem instabilen Spalthauttransplantat direkt gedeckt worden war

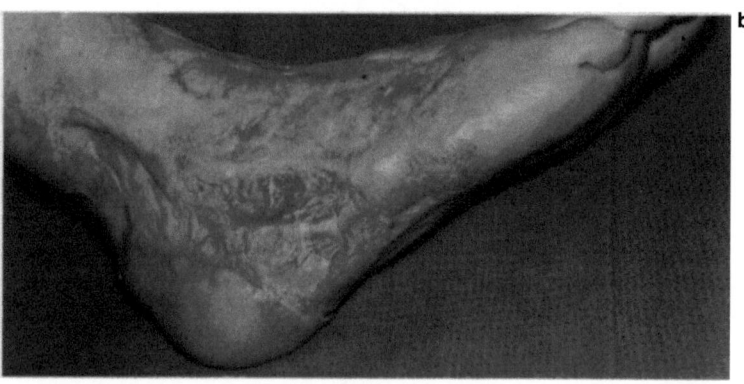

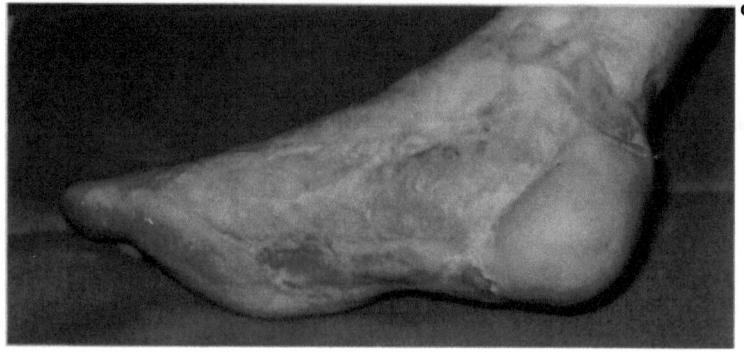

Abb. 21.9 b, c. Erscheinungsbild der Ferse 1 Jahr nach der Operation. Das Transplantat besitzt eine Schutzsensibilität und gestattet die Vollbelastung, ohne Hautnekrosen zu entwickeln

6. Zwischen dem N. suralis des Fußes und dem N. peronaeus superficialis des Lappens wird eine mikrochirurgische Nervennaht durchgeführt (Abb. 21.8 c).

Postoperative Versorgung

Nach Transplantation eines Lappens an die Ferse liegt der Patient am besten auf dem Bauch oder abwechslungsweise auf beiden Körperseiten. Auf diese Weise kann der Lappen offen gelassen werden und frei liegen, wobei der Fuß auf ein Kissen gelagert wird.

Besteht der Patient darauf, auf dem Rücken zu liegen, dann wird eine dorsale Schiene an die distale Fußsohle und die dorsale Wade angelegt, ohne daß jedoch Druck auf die Ferse ausgeübt wird. Bei dieser Lagerungsmethode wird jedoch möglicherweise in der postoperativen Phase unbeabsichtigt Druck auf den Stiel oder das Transplantat ausgeübt.

Auf jeden Fall sollte die Freilegung eines Teils des Transplantats gewährleistet sein, damit Kapillarfüllung, Farbe und Schwellung überwacht werden können.

22 Knochenrekonstruktion

Die Entwicklung vaskularisierter Knochentransplantate liefert eine Lösung für Probleme bei der Versorgung großer Knochendefekte. Bei kleinen konventionellen Knochentransplantaten können einige Osteozyten in gut vaskularisierten Transplantatlagern überleben. Bei großen Transplantaten überleben die Osteozyten jedoch nicht, und der Knochen wird durch schleichende Substitution ersetzt [1, 2]. Während dieses 6-12 Monate dauernden Prozesses wird das Transplantat zunächst sogar schwächer, bevor es wieder fester wird. Es ist anfällig für Frakturen und Pseudarthrosen und kann bei Vorhandensein einer Kontamination leicht infiziert werden und verloren gehen.

Bei einem vaskularisierten Knochentransplantat, das unter Verwendung mikrovaskulärer Anastomosen verlagert wird, überleben die Osteozyten. Das Überleben und die Normalfunktion werden durch die Ergebnisse von mit Tetrazyklin markierten Knochenbiopsien, positiven Knochenscans nach Transplantation und einer schnellen Heilung zwischen Transplantat und Empfängerknochen nachgewiesen.

Die Indikation für ein vaskularisiertes Knochentransplantat ist der große Knochendefekt, der sich nicht hinreichend durch ein nichtvaskularisiertes Transplantat rekonstruieren läßt. Viele Chirurgen bevorzugen ein vaskularisiertes Knochentransplantat für jeden knöchernen Defekt, der länger als 6-8 cm ist. Die Überlebenswahrscheinlichkeit von konventionellen spongiösen Knochentransplantaten hängt jedoch nicht von der Größe des Defekts, sondern auch von der Vaskularisierung und Sterilität des Knochentransplantatlagers ab. Einige Operateure hatten bei sehr großen Knochendefekten Erfolg mit der Transplantation von spongiösen Knochenspänen. Der entscheidende Punkt hierbei ist die radikale Resektion kontaminierten Narbengewebes und Knochens sowie die Applikation eines vaskularisierten Muskeltransplantats als erste Maßnahme in einem zweiphasigen Verfahren. Andere Operateure konnten mit massiven Allotransplantaten als Ersatz für große Knochendefekte Erfolge erzielen. Diese Transplantate überleben jedoch nicht in einem posttraumatischen Transplantatlager, das meist kontaminiert ist, und ihre Einbauzeit dauert häufig ein paar Jahre [3]. Viele große Knochendefekte sind Ergebnisse von Traumen; insbesondere offene Frakturen treten nach Auto- und Motorradunfällen auf. Diese Unfälle können verheerende Verletzungen am Unterschenkel anrichten mit ausgedehnter Tibia- und Weichteilzerstörung. Da vaskularisierte Knochentransplantate eine Kontamination tolerieren, sind sie besonders für posttraumatische Rekonstruktionen geeignet. Durch vaskularisierte Knochentransplantate können häufig schwer geschädigte Extremitäten gerettet werden, die sonst amputiert werden müßten. Der Chirurg muß das vaskularisierte Knochentransplantat für die Rettung von Beinen vorbehalten, die ein brauchbares Funktionspotential besitzen.

Auswahl von Knochentransplantaten für Extremitätenrekonstruktionen

Taylor ist es zu verdanken, sowohl die Fibula als auch den Beckenkamm - die beiden nützlichsten Transplantate - für die Rekonstruktion langer Knochen eingeführt zu haben.

Unsere Erfahrungen beruhen auf 92 vaskularisierten Knochentransplantaten, von denen 53 für Unterkieferrekonstruktionen und 39 für Rekonstruktionen an Extremitäten benutzt wurden. Unsere Beobachtungen erstrecken sich über 14 Fibula- und 23 Beckenkammtransplantate, die für Rekonstruktionen der unteren Extremitäten verwendet wurden. Von diesen Transplantaten an die unteren Extremitäten überlebten 3 Beckenkamm- und 1 Fibulatransplantat nicht. In 2 Fällen wurden zusätzliche Spongiosaanlagerungen an einem Ende des Transplantats notwendig. Bei 2 Patienten traten Belastungsfrakturen auf, die aber komplikationslos heilten. Alle Transplantate wurden zur Versorgung von Defekten verwendet, die für eine konventionelle Transplantation zu groß waren. Die Mißerfolge

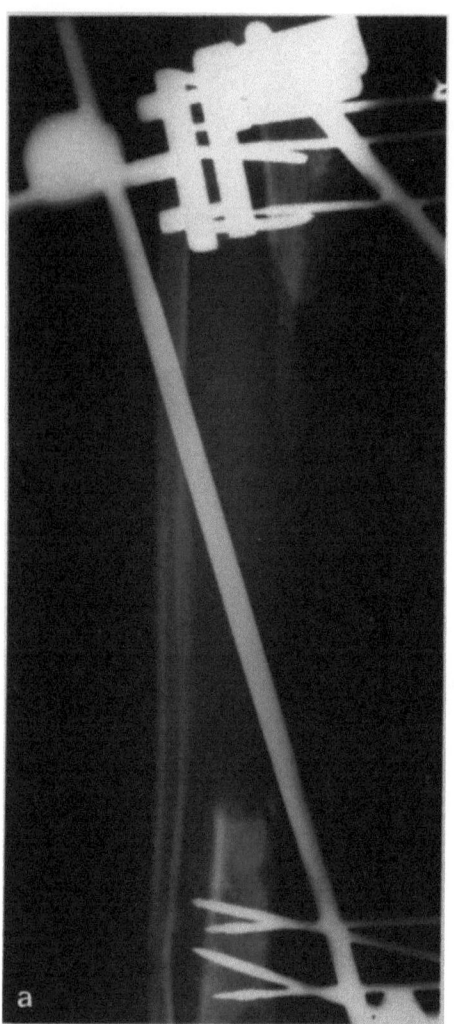 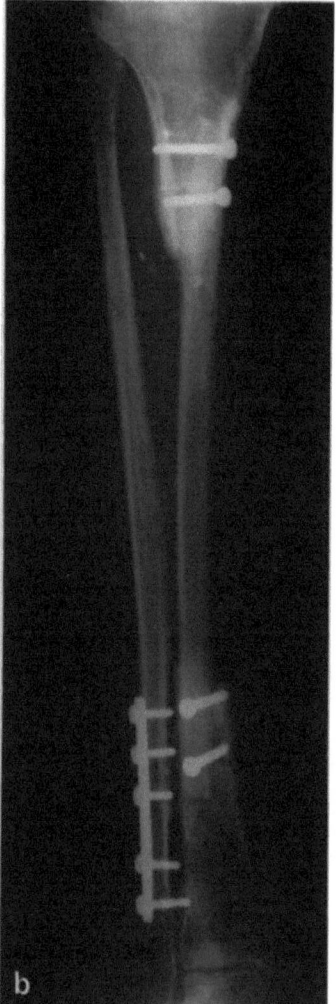 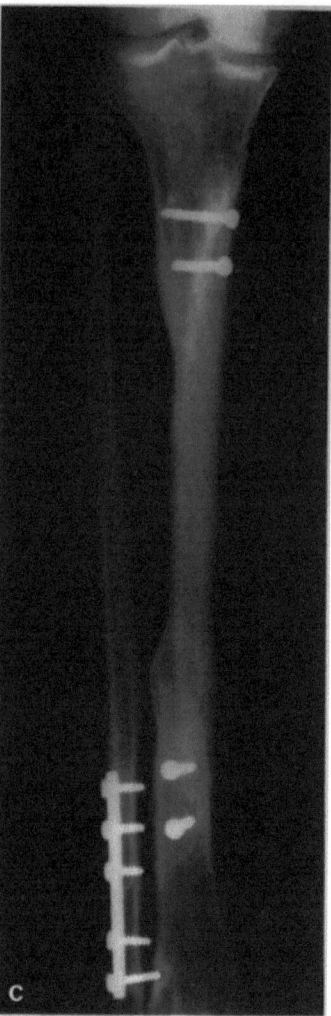

Abb. 22.1. a Ein 20 cm langer posttraumatischer Tibiadefekt. **b** 6 Monate nach einer Fibulatransplantation. Die Fibula ist mit der Tibia konsolidiert, eine Hypertrophie ist jedoch noch nicht eingetreten. **c** Hypertrophie der Fibula 3 Jahre nach Transplantation. 1 Jahr nach der Operation kam es zu einer Streßfraktur im distalen Ende der Fibula, die unter überschießender Kallusbildung heilte

bei den 3 Beckenkammtransplantaten resultierten aus der Verwendung geschädigter Empfängergefäße und ereigneten sich, als wir unsere ersten Erfahrungen mit diesem Transfer machten.

Fibula

Die Fibula ist ein langer, gerader kortikaler Knochen, aus dem Knochenabschnitte bis zu 25 cm Länge entfernt werden können. Dieser Knochen ist am besten geeignet zur Extremitätenrekonstruktion bei mittleren bis langen Knochendefekten, wenn Weichteildeckung nicht erforderlich ist (Abb. 22.1). Sehr kleine Weichteildefekte lassen sich jedoch in Verbindung mit einem Fibulatransfer durch ein Spalthauttransplantat decken, das auf eine zusammen mit der Fibula entnommene Muskelmanschette appliziert wird. Diese Muskelmanschette kann dadurch vergrößert werden, daß ein großer Teil vom M. flexor hallucis longus oder vom M. soleus an der Fibula verbleibt und mit einem Hauttransplantat gedeckt wird. Möglicherweise ist der Funktionsverlust des M. flexor hallucis longus nicht erwünscht. Es ist auch möglich, einen kleinen Hautlappen mit Versorgung durch die über dem Septum intermusculare posterius cruris liegenden fasziokutanen Perforantes mitzuentnehmen. Dieser Lappen ist für kleine Hautdefekte mit einer Breite bis zu 5-6 cm geeignet. Bei breiteren Defekten werden die Vorteile eines entsprechenden Lappens durch das

Auswahl von Knochentransplantaten für Extremitätenrekonstruktionen

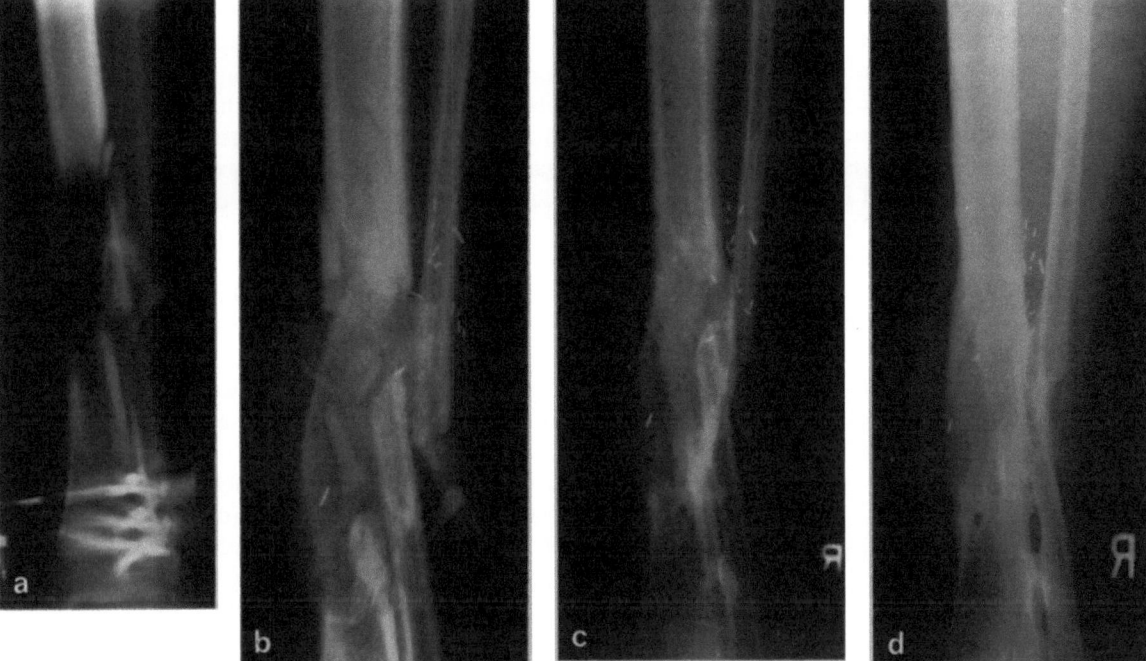

Abb. 22.2. a Nach offenen Tibia- und Fibulafrakturen infolge eines Autounfalls bestand ein 8 cm langer Defekt im distalen Drittel der Tibia. **b** Unmittelbar nach einer Beckenkammtransplantation. **c** 6 Monate nach der Transplantation ist eine knöcherne Vereinigung zwischen Transplantat und Tibia eingetreten. **d** 2 Jahre nach Rekonstruktion mittels Beckenkamm ist es zu stabiler Vereinigung, Knochenhypertrophie und Knochenumbau gekommen

schlechte kosmetische Ergebnis der Spenderregion beeinträchtigt, die mit einem Hauttransplantat gedeckt werden muß. Benötigt man für einen langen Knochendefekt eine ausgedehnte Weichteildeckung, dann wird gewöhnlich ein vorbereiteter Haut-, Muskel- oder myokutaner Lappen gebildet oder es wird ein osteokutanes Beckenkammtransplantat verwendet.

Beckenkamm

Das Beckenkammtransplantat ist ein gebogenes Stück von kortikalem und spongiösem Knochen, der besonders gut vaskularisiert ist. Die Vorteile bei der Verwendung des Beckenkamms bestehen in der schnellen Konsolidierung, die zwischen dem Knochentransplantat und dem übrigen Extremitätenknochen eintritt, und in dem großen vaskularisierten Hautlappen, der mit dem Transplantat entnommen werden kann. Durch Benutzung des relativ geraden ventralen Beckenabschnitts kann der Operateur Knochendefekte von 6-9 cm Länge rekonstruieren (Abb. 22.2). Der Beckenkamm ist das bevorzugte Transplantat für kurze knöcherne Defekte von dieser Länge mit und ohne Weichteilbegleitdefekte. Über diese Länge hinaus wird die Knochenkrümmung zum Problem und erfordert eine Begradigungsosteotomie. Nach dieser Osteotomie steht ein gerades, 12-15 cm langes Transplantat zur Verfügung. Es wird für große Defekte nur dann benutzt, wenn gleichzeitig ein ausgedehnter Weichteildefekt vorliegt. Nachteile dieses Transplantats sind, daß der Knochen gekrümmt und von begrenzter Größe, und daß der Hautlappen häufig dick ist. Auch der Knochen ist wulstig und kann zusammen mit dem dicken Hautlappen zu einer Vorwölbung führen, die kosmetisch unbefriedigend ist (Abb. 22.10).

Prinzipien der Knochenfixierung

Große Knochendefekte sind schwierig zu versorgen und es sind gute Osteosynthesetechniken erforderlich. Das Transplantat muß einen guten Kontakt haben und sicher mit dem Empfängerknochen fixiert sein; die Verbindung kann stumpf gestoßen, sowie durch Bildung von Stufen- oder „Schlitz-und-Zapfen"-Verbindungen fixiert werden. Alle Knochendefekte am Übergang zwischen Knochentransplantat und Empfängerknochen müssen mit spongiösen Knochenspänen aufgefüllt werden. Das Transplantat muß fest am Empfängerknochen fixiert sein, ohne daß die Zirkulation im Transplantat gestört wird. Um diese zu erhalten, sollte nur wenig Periost abgeschoben und nur wenig Metall in das Transplantat eingebracht werden. Für die Fixierung zwischen Transplantat und Empfängerknochen reichen 1-2 Schrauben aus. Die proximalen und distalen Enden des verletzten Knochens werden mit einem Fixateur externe oder einer langen AO-Platte stabilisiert, die das Transplantat überbrückt. Es muß sorgfältig darauf geachtet werden, daß das Knochentransplantat so in den Defekt eingepaßt wird, daß der am Knochen entlang laufende Gefäßstiel nicht komprimiert oder verschlossen wird.

Transplantation der Fibula zur Tibia

Präoperative Planung

An Hand von Röntgenaufnahmen und durch klinische Untersuchung wird die Größe des erforderlichen Knochens abgeschätzt. Häufig ist wegen avitaler Knochenabschnitte an den Tibiaenden und dem schrägen Verlauf der Frakturebenen ein längerer Knochen als ursprünglich vermutet, erforderlich. Obwohl diese Rekonstruktion als Eingriff mit 2 Operationsteams bei simultaner Präparation von Transplantat und Empfängerregion durchgeführt wird, wird die Fibula gewöhnlich erst dann durchtrennt, wenn die geschädigten Knochenenden präpariert und die erforderliche Transplantatlänge festgelegt worden sind.

Von beiden Beinen werden Arteriogramme angefertigt. Das Arteriogramm vom verletzten Bein wird Vorhandensein, Zustand und Lage potentieller Anschlußgefäße sowie mögliche veränderte Gefäßmuster demonstrieren. Das Arteriogramm vom Spenderbein soll Lage und Länge der A. peronaea anzeigen sowie eine Agenesie einer der beiden anderen Arterien ausschließen.

Technik der Tibiarekonstruktion mittels Fibula

Präparation am Empfängerbein

1. Die voraussichtliche Lage des Knochentransplantats und seines Gefäßstiels wird an dem verletzten Bein aufgezeichnet und die Inzision zur Freilegung der Anschlußgefäße markiert.

Obwohl es möglich ist, den Stiel durch Tunnelierung an die Anschlußgefäße heranzuführen, ist besonders im Bereich des Sprunggelenks eine direkte Inzision vorzuziehen. Dies führt nicht nur zu einer guten Freilegung für die Anastomose, sondern gestattet auch die Beobachtung des Stiels und einen lockeren Verschluß, ohne daß der Stiel komprimiert wird. Ein lockerer Verschluß wird erleichtert, indem man den Gefäßstiel unter einen Wundrand der Inzision verlagert; die Inzision bleibt dann offen und wird mit einem Hauttransplantat gedeckt. Alternativ dazu kann man Lappen an der Stelle von Subkutanfettgewebe befreien, an welcher der Stiel liegt, und einen direkten Verschluß erzielen.

2. Sowohl am oberen als auch am unteren Ende des Knochendefekts wird indiziert. Der gesamte Defekt wird zwischen den beiden Enden des Tibiasegments freigelegt, oder es wird ein Tunnel gebildet, sofern das Transplantatlager zuvor mit einem Hautlappen vorbereitet wurde. Exzision des Narbengewebes, das sich in dem zwischen den Knochenenden liegenden Transplantatbett befindet.

3. Die avitalen Anteile des kortikalen Knochens werden entfernt. Die Enden der Tibia werden exzidiert, bis Blutungen auftreten und der Knochen gesund aussieht. Mit der endgültigen Gestaltung der Tibia wird abgewartet, bis die Fibula verfügbar ist, um eine exakte Einpassung der Transplantatenden zu erreichen. Nun mißt man die erforderliche Maximallänge des Knochens aus, damit der die Fibula entfernende Operateur mit der Präparation fortfahren kann.

4. Freilegung der Empfängergefäße und Präparation der Arterie und der Begleitvenen für die Anastomosierung.

5. Wird ein Fixateur nach Hoffmann für die Stabilisierung der proximalen und distalen Knochenenden benutzt, dann kann er jetzt angelegt werden. Der Fuß wird in die korrekte Stellung gebracht, der Unterschenkel in seiner Längsachse ausgerichtet und der Fixateur angebracht, wobei die am besten geeignete Konfiguration benutzt wird; i. allg. werden Transfixationsnägel und eine doppelte Rahmenfixierung verwendet. Die Stäbe auf der Seite der Gefäßanschlüsse können entfernt werden, um Zugang für die Anastomosierungen zu haben; am Ende des Eingriffs werden sie wieder angelegt. Der Fixateur eignet sich, um das Bein am Ende der Operation an einem orthopädischen Bettrahmen aufzuhängen und um eine Schiene zur Spitzfußprophylaxe anzubringen.

Vorbereitung des Fibulaknochentransplantats

Zur Präparation der Fibula s. Kap. 9.

Transfer der Fibula zur Tibia

1. Die Fibula wird in den Defekt eingepaßt. Zu beachten ist, daß die parallel zur Fibula verlaufende A. peronaea so liegt, daß sie nicht komprimiert werden kann. Der Gefäßstiel sollte direkt zu den Empfängergefäßen hinziehen, und zwar spannungsfrei, ohne abzuknicken und ohne komprimiert zu werden. Das Periost wird von den Enden der Fibula abgeschoben, wobei es mit der Fibula verbunden und in Kontakt mit der Tibia bleibt. Die Fibula wird in die Tibia eingepaßt, entweder in Form einer modifizierten „Schlitz-und-Zapfen"- oder einer Stufenverbindung. Gelegentlich erlaubt es die Größe der Knochen, daß sich die Fibula in die Markhöhle der Tibia schieben läßt. Die Fibula wird an der Tibia mit 1–2 Schrauben fixiert. Möglicherweise vorhandene Defekte zwischen Fibula und der angrenzenden Tibia werden mit Spongiosaspänen aus dem Beckenkamm aufgefüllt. Ein Aufrauhen der aneinanderliegenden Fibula- und Tibiaflächen stimuliert die Osteogenese.

2. Wird die Fixierung der proximalen und distalen Knochenabschnitte der Tibia mit einer AO-Platte erzielt, dann ist es wichtig, daß die Platte die A. peronaea nicht komprimiert. Zuerst wird die Platte angelegt und eine normale Beinlänge und Achsenstellung hergestellt, bevor die Fibula eingesetzt wird.

3. End-zu-Seit-Anastomose mit der Empfängerarterie und venöser End-zu-End-Anschluß mit einer Begleitvene (Abb. 22.3). Bei einem größeren Gefäßdefekt am Bein kann man die A. peronaea als Gefäßtransplantat zur Überbrückung des Defekts verwenden; dazu wird das distale Ende der A. peronaea an das distale Ende des durchtrennten Beingefäßes angeschlossen.

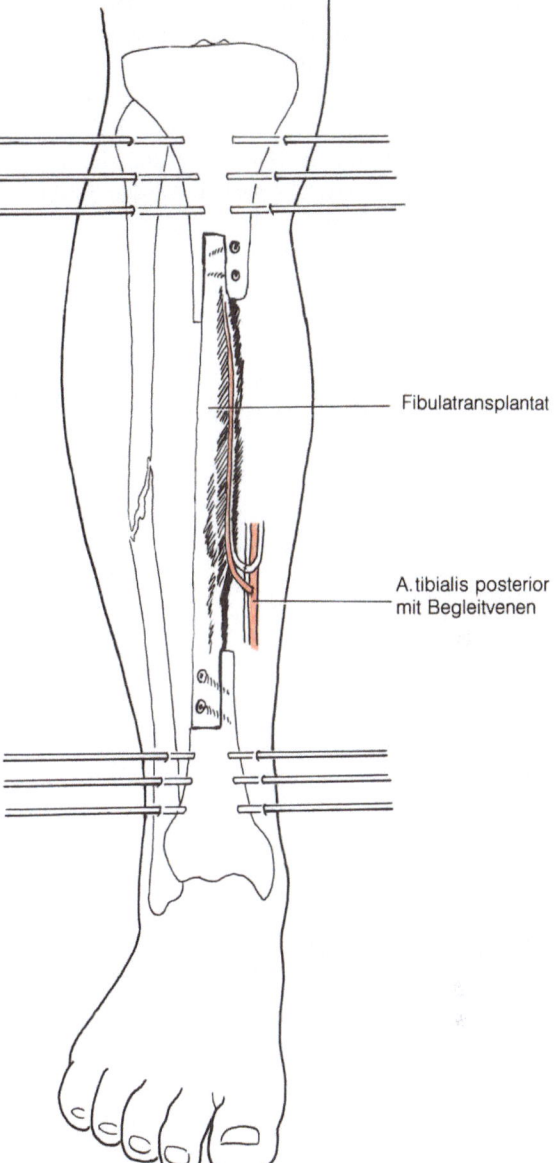

Abb. 22.3. Abgeschlossener Fibulatransfer. Ein Rahmenfixateur hält die relativen Positionen zwischen den proximalen und distalen Tibiasegmenten aufrecht. Die Fibula ist mit dem distalen Tibiaabschnitt verdübelt und mit dem proximalen Tibiastück verzapft, sowie mit jeweils 2 Schrauben fixiert. Die A. peronaea und ihre Begleitvene sind an die A. tibialis posterior und deren V. comitans in der Nähe des Sprunggelenks angeschlossen

4. Verschluß der Haut über dem Gefäßstiel und dem Knochen, wobei der distale Knochenabschnitt offen liegen bleibt, um das distale Ende der A. peronaea zu beobachten, damit man feststellen kann, ob nach dem Hautverschluß immer noch Pulsationen vorhanden sind. Da die Durchblutung der Fibula nach Verschluß nicht überwacht werden kann, ist besondere Sorgfalt zur Verhinderung einer Gefäßobstruktion geboten. Innerhalb der ersten 5 Tage nach der Transplantation wird ein Knochenscan angefertigt. Ein „heißer Scan" ist ein guter Beweis dafür, daß der Knochen durchblutet wird und die Anastomosen offen sind. Wird der Scan später als 1 Woche nach der Transplantation angefertigt, dann kann ein „heißer Scan" durch Gefäßeinsprossung an den Grenzen eines nichtvaskularisierten Transplantats hervorgerufen werden.

Rekonstruktion der Tibia mittels Beckenkamm

Präoperative Planung

Es gibt 3 verschiedene Gewebearten, die bei Planung jedes Transplantats berücksichtigt werden müssen. Dies sind der Knochen mit seinen kombinierten Krümmungen, der M. iliacus, der den Gefäßstiel enthält, und der Hautlappen, der an der Abdominalmuskulatur haftet, die am oberen Beckenkammrand ansetzt.

Es ist von Nutzen, wenn man ein Modell vom rechten und linken Beckenkamm besitzt, das sich an das verletzte Bein anlegen läßt und dadurch die Lage der verschiedenen Strukturen zu vergegenwärtigen hilft. Knochen und Haut des Transplantats müssen in die Knochen- und Hautdefekte passen,

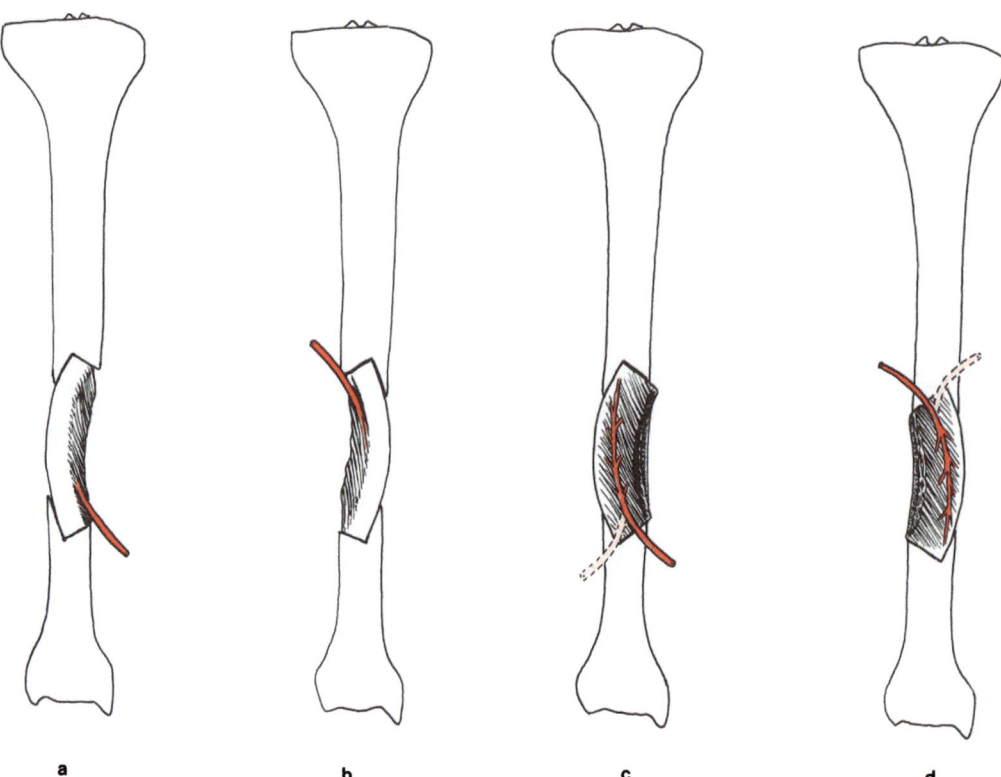

Abb. 22.4 a–d. Es gibt 4 verschiedene Positionen, die für jeden Beckenkamm möglich sind. Dargestellt ist der rechte Beckenkamm. In jeder Position liegt der Stiel an einer anderen Stelle und bestimmt damit die Wahl der Anschlußgefäße. Die auf der Iliakusmuskulatur liegende ACIP darf beim Einsetzen in den Unterschenkeldefekt nicht komprimiert werden. Liegt entweder die kraniale Fläche des Beckenkamms (**a, b**) oder die Iliakusmuskulatur (**c, d**) ventral, dann wird die ACIP gewöhnlich nicht eingeengt

und der Stiel muß in der Nähe der Empfängergefäße liegen. Die A. circumflexa ilium profunda tritt am ventralen Ende des Transplantats ein und verläuft auf der medialen Fläche des M. iliacus. Das Transplantat muß so eingepaßt werden, daß der Stiel nicht komprimiert wird und direkt zu den Empfängergefäßen läuft.

Es gibt 4 mögliche Längslagen des Beckenkamms an jedem Bein. Er kann so im Bein angelagert werden, daß der Gefäßstiel und die Spina iliaca anterior superior entweder proximal oder distal liegen; weiterhin kann der Knochen so rotiert werden, daß der Oberrand des Beckenkamms oder aber die Iliakusmuskulatur nach ventral zeigt. Meistens ermöglicht es jede Lage oder Rotationsstellung, den Stiel so zu positionieren, daß er nicht komprimiert wird. Die am häufigsten angewandte Lage, die die Erfordernisse einer Knochenrekonstruktion erfüllt, ist die, bei welcher der Oberrand des Beckenkamms nach ventral zeigt. In dieser Stellung werden die Iliakusmuskulatur und der Gefäßstiel entweder auf der medialen oder der lateralen Seite des Beins liegen, wobei die Anschlußgefäße ebenfalls auf dieser betreffenden Seite liegen müssen (Abb. 22.4 a, b). Wird der Knochen jedoch so eingepaßt, daß die Iliakusmuskulatur ventral liegt, dann läßt sich der Stiel nach der einen oder anderen Seite verlegen (Abb. 22.4 c, d). Die zur Spenderregion gewählte Beckenseite hängt von der Lokalisation der bevorzugten Empfängergefäße und der Form des Knochendefekts ab.

Technik der Tibiarekonstruktion mittels Beckenkamm

Präparation des Beins

Die Präparation des Beins erfolgt in derselben Weise wie beim Fibulatransplantat.

Auf dem Bein werden das Gebiet, das eine Weichteildeckung benötigen wird, die Region des Knochendefekts und die erwartete Lage des Gefäßstiels und der Anschlußgefäße aufgezeichnet. Von dieser Zeichnung wird eine Schablone angefertigt und über den geeigneten Beckenkamm gelegt (Abb. 22.5).

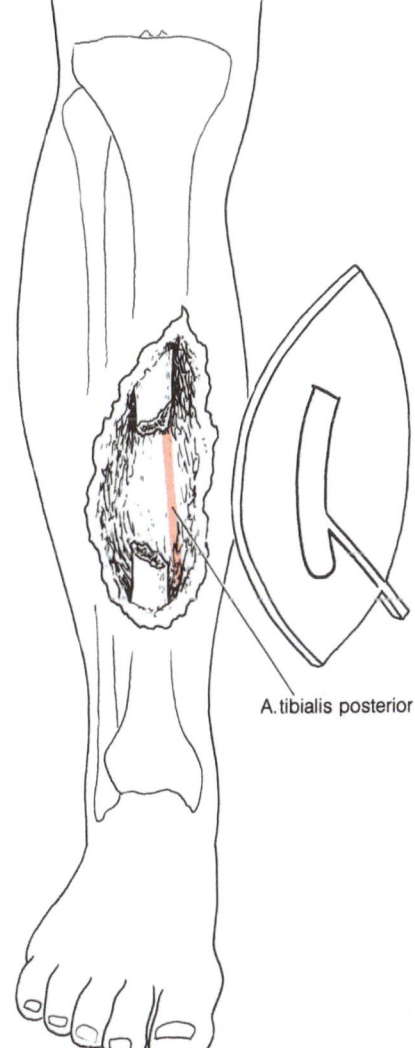

Abb. 22.5. Vom Knochen- und Weichteildefekt wird eine Schablone angefertigt. Die vorgesehenen Anschlußgefäße sind die A. und V. tibialis posterior. Diese Schablone wird dann für die Planung eines Transplantats verwendet, das in diesem Fall aus dem rechten Beckenkamm entnommen wird

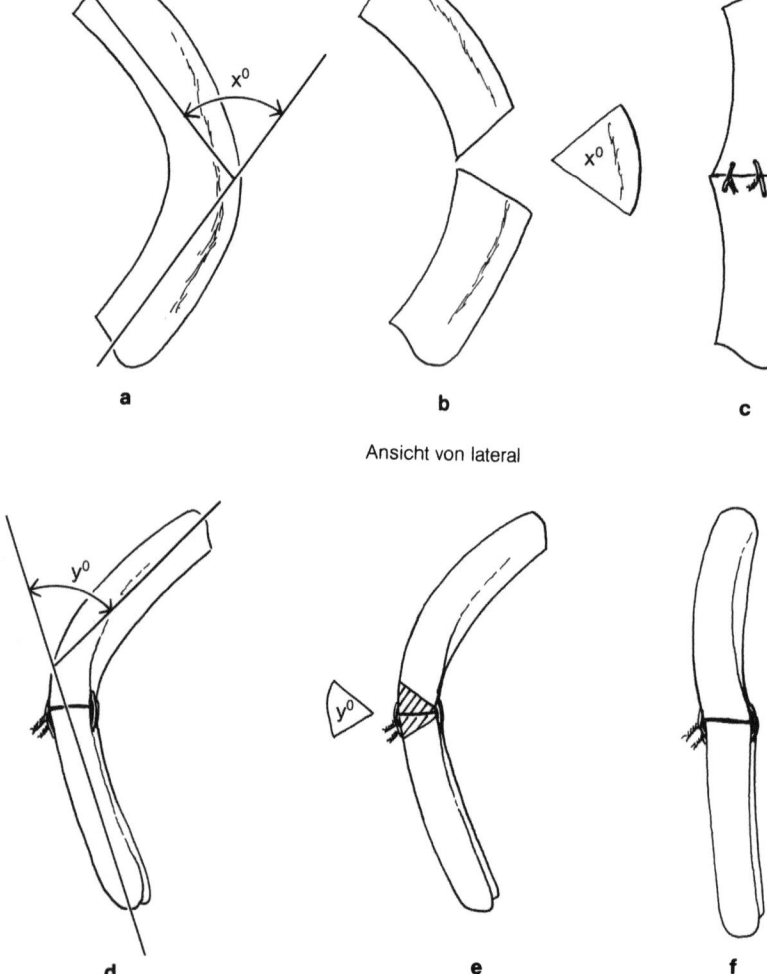

Abb. 22.6a-f. Die Begradigungstechnik des Beckenkamms erfordert, daß die Krümmung in der Sagittalebene, dargestellt durch den Winkel $x°$ und die Krümmung in der horizontalen Ebene, angegeben durch den Winkel $y°$, begradigt werden. Diese Begradigung kann in 2 Schritten erfolgen. Zuerst wird ein Knochenkeil mit $x°$ lateral aus dem Beckenkamm entfernt, und die beiden Fragmente werden dann wieder miteinander verbunden (**a-c**). Danach wird ein Knochenkeil mit $y°$ aus dem kranialen Beckenkammbereich entnommen (**d-f**); dieses Verfahren läßt einen geraden Beckenkammabschnitt entstehen

Präparation des Beckenkammtransplantats

Die Technik für die Entnahme des Beckenkamms wird in Kap. 10 beschrieben.

Wird ein kurzes Knochenstück benötigt, dann entnimmt man dieses dem anterioren Beckenkammabschnitt. Ist ein längeres Stück erforderlich, dann kann unter Berücksichtigung einer Begradigungsosteotomie Knochenmaterial bis auf wenige Zentimeter an das Sakroiliakalgelenk heran entnommen werden. Der erforderlich werdende zusätzliche Beckenkammabschnitt muß einkalkuliert werden, um das Transplantat in die Tibiaenden einzupassen und um eine Verkürzung bei der Begradigungsosteotomie zuzulassen.

Wird ein osteokutanes Transplantat benutzt, dann muß der Hautlappen wegen der Transplantatdicke größer angelegt werden, als zunächst vorgesehen war.

Transplantation des Beckenkamms zur Tibia

1. Zur Begradigung des Beckenkamms bei Rekonstruktion eines großen Defekts wird die Osteotomietechnik verwendet.

Zum Modellieren des Transplantats wird ein steriler Tisch mit Meßinstrumenten und Geräten zur Duchtrennung von Knochen gerichtet. Der Beckenkamm ist sowohl in der horizontalen als auch in der sagittalen Ebene gekrümmt, und beide Krümmun-

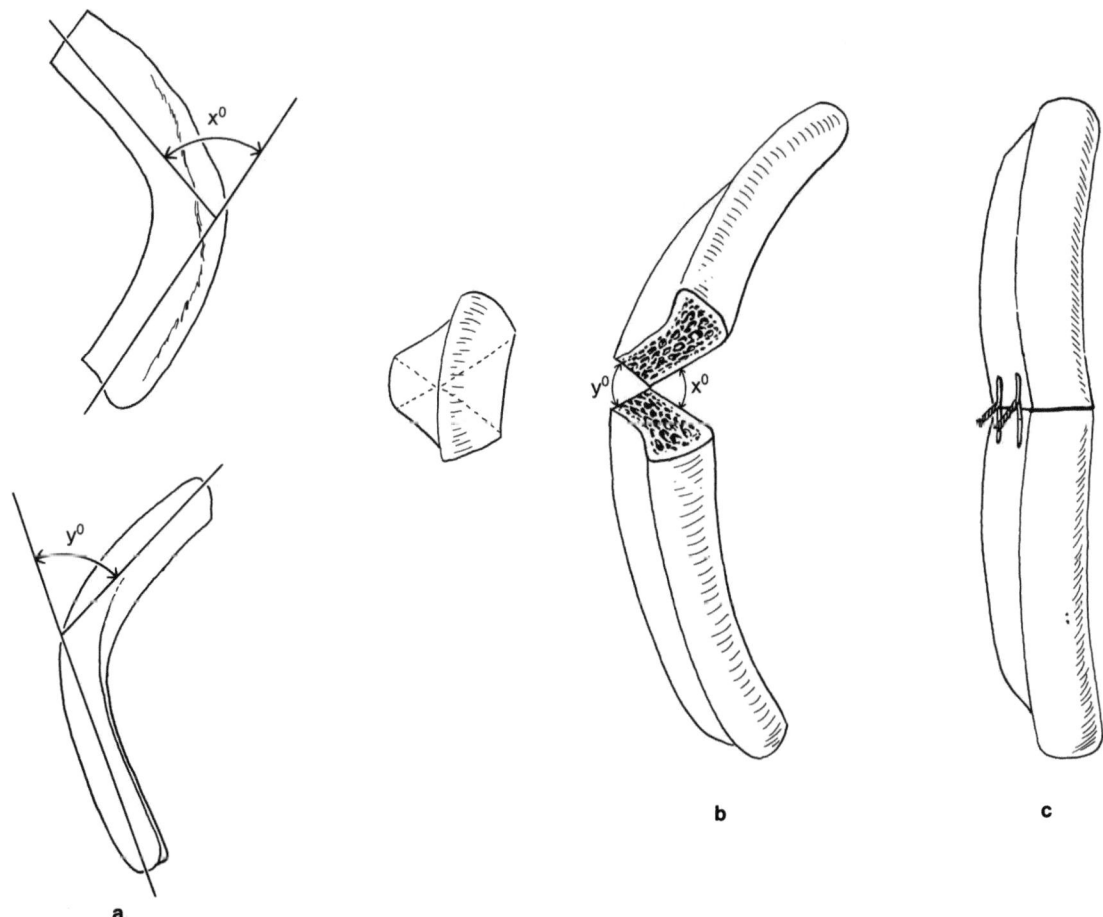

Abb. 22.7 a–c. Statt den Knochenkeil in 2 Schritten zu entfernen, kann er auch in einem entnommen werden. Es wird ein Keil mit $x°$ und $y°$ in den sagittalen bzw. horizontalen Ebenen entnommen. Das Periost und die Iliakusmuskulatur bleiben zwischen den beiden Knochenfragmenten intakt, um die Blutversorgung von beiden aufrechtzuerhalten

gen müssen beseitigt werden, um ein gerades Knochentransplantat zu erhalten.

Die Form des Beckenkamms muß genau studiert werden. Es lassen sich 2 separate Knochenkeile an derselben Stelle entfernen, jeweils einer aus jeder Ebene (Abb. 22.6 a–f), oder es wird ein einzelner Keil gebildet, der zur Begradigung des Beckenkamms in beiden Ebenen gewinkelt ist (Abb. 22.7 a–c). Jeder Beckenkamm besitzt 2 individuelle Krümmungsformen. Bei der Planung der Begradigungsosteotomien sollte man daran denken, daß der Beckenkamm an der Spina eher abgewinkelt als gekrümmt ist. Die Begradigungstechnik besteht darin, daß man einen Knochenkeil an der Spina iliaca anterior superior entfernt, um beide Winkel zu korrigieren. Entlang der Achse der ventralen und der dorsalen Beckenkammabschnitte wird jeweils eine gerade Linie eingezeichnet, und dies sowohl in der sagittalen als auch in der horizontalen Beckenebene. Die Winkel zwischen diesen Linien werden ausgemessen und oben an der Seite des Beckenkamms aufgezeichnet. Der Knochen wird durch Anheben der Abdominal- und der Iliakusmuskulatur und des Periosts um die Schnittpunkte der Linien herum freigelegt.

Man verwendet eine scharfe oszillierende Säge und entfernt ein exaktes Knochendreieck bzw. -dreiecke, wobei eine intakte Brücke aus Periost und Iliakusmuskulatur erhalten bleiben. Kontrolle der Korrektur und Entfernung weiteren Knochens, falls das Ergebnis nicht adäquat ist.

Die beiden Knochenfragmente werden mit 2 asymmetrisch angelegten interossären Drahtschlingen fixiert.

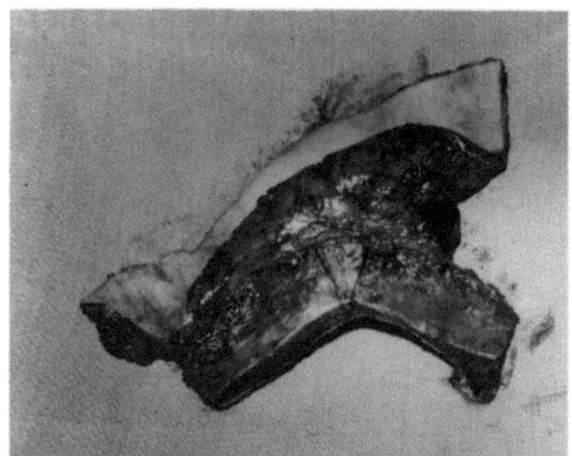
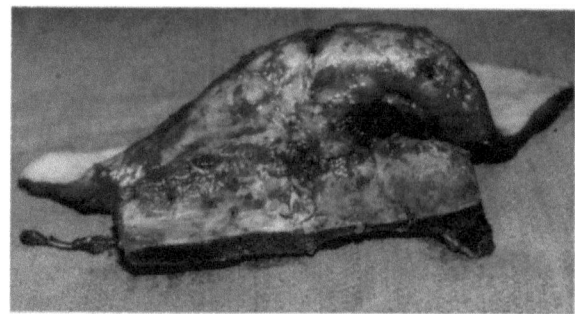

Abb. 22.8. a Im lateralen Iliumbereich eingezeichneter Knochenkeil. **b** Nach Entfernung des Knochenkeils wurden die beiden Fragmente miteinander verdrahtet und bilden ein 15 cm langes, gerades Transplantat

Diese Technik liefert eine gute Begradigung und stabile Knochenfixierung (Abb. 22.8); sie verkürzt jedoch den Beckenkammabschnitt. Taylor beschrieb eine andere Begradigungstechnik, die aus einer sagittalen Spaltung des Beckenkamms und Auffüllung des Spalts mit Spongiosa besteht. Diese Methode bietet keine allzu stabile Knochenfixierung und führt zudem zum Hervorstehen der Knochenlamelle des inneren Beckenkamms. Bei dieser Technik wird jedoch der Knochen nicht verkürzt, und sie hat bei dem Autor zur guten Knochenheilung geführt.

2. Der begradigte Beckenkamm wird in die beiden Enden der Tibia eingepaßt und die aneinanderliegenden Oberflächen der Tibia und des Beckenkamms werden so geformt, daß ein guter Kontakt zwischen den Knochen hergestellt wird. Das Periost schiebt man im Bereich des Knochenkontakts vom Beckenkamm ab und verschraubt ihn mit der Tibia. Alle Defekte werden mit Spongiosaspänen aufgefüllt. Die aneinanderliegenden Transplantat- und Tibiaflächen werden zur Stimulation der Osteogenese aufgerauht.

3. Arterielle End-zu-Seit-Anastomose und venöser End-zu-End-Anschluß mit den Begleitvenen (Abb. 22.9).

4. Man legt mehrere Penrose-Drains entlang der Hautlappenränder und wenigstens eine Saugdrainage ein. Alle Drains müssen so plaziert sein, daß der Stiel nicht komprimiert wird. Bei diesem Transplantat kommt es postoperativ häufig zu einer beträchtlichen Blutung an den Schnittflächen des Knochens und der Muskulatur.

5. Man verwendet einen Fixateur externe nach Hoffmann und lagert das Bein hoch, indem der Fixateur an einem orthopädischen Bettrahmen aufgehängt wird, um Venendruck, Blutung und Schwellung des Transplantats zu vermindern.

6. *Überwachung.* Der Hautlappen bietet eine gute Kontrollmöglichkeit für die Durchblutung des Knochentransplantats. Da im Hautlappen jedoch die terminalen Äste des Gefäßbaums vorliegen, ist es möglich, daß er abstirbt, während das Knochentransplantat und die unter ihm gelegene Muskulatur gut perfundiert werden.

Modifikation der Operationstechnik

Zur Deckung eines kleinen Weichteildefekts kann auch eine Manschette aus Abdominalmuskulatur statt eines Hautlappens benutzt werden. Diese Muskulatur liefert ein gutes Lager für Hauttransplantate und ist dem Versuch, einen kleinen anhaftenden Hautlappen mitzuheben, vorzuziehen. Für Knochendefekte mit guter Hautdeckung wird das Transplantat völlig ohne Abdominalmuskulatur entnommen.

Postoperative Behandlung

Der Patient muß für 10–14 Tage strenge Bettruhe mit hochgelagertem Bein einhalten, um eine primäre Weichteilheilung herbeizuführen und die Stabili-

Postoperative Versorgung

sierung der Anastomosen zu ermöglichen. Nachdem das Bein phasenweise zunehmend hängengelassen wird, beginnt der Patient für 8-12 Wochen ohne Belastung im Fixateur zu laufen. Nach Entfernung des Fixateurs wird ein PTB-Gips („Patella tendon bearing cast" nach Sarmiento; Anmerkung des Übersetzers) angelegt und für 16-20 Wochen getragen, bis Zeichen einer röntgenologisch guten Knochenvereinigung und frühzeitigen Knochenhypertrophie zu erkennen sind. Nach Entfernung des PTB-Gipses wird eine Sarmiento-Funktionsschiene angelegt und für etwa 6 Monate getragen. Zur Entwicklung einer Knochenhypertrophie muß das Transplantat nach einem aus zunehmender und abgesicherter Gewichtsbelastung bestehenden Programm belastet werden.

Obwohl Beckenkamm und Fibula umgehend mit dem angrenzenden Knochen verheilen, besitzt das Transplantat jedoch so lange nicht genügend Festigkeit, die Funktion von Tibia und Femur zu übernehmen, bis es zu einer Hypertrophie des Transplantats gekommen ist. Nach Knochenkonsolidierung wird das Transplantat Kompressionsbelastungen gut tolerieren; es ist aber anfällig für Frakturen, die durch Rotations- oder Biegekräfte verursacht werden. Solche Frakturen werden jedoch von einem voluminösen Knochenkallus begleitet, haben keine hohe Morbidität und können sogar einen Stimulus für die Transplantathypertrophie darstellen.

Die Fibula wird sich als Reaktion auf die Belastung während wenigstens der nächsten 2 Jahre weiterhin verdicken. Obwohl möglicherweise der Durchmesser der Fibula nicht so groß wird, wie der einer Tibia, wird die Kortikalis häufig dicker als die der normalen Tibia (Abb. 22.1).

Bei einem Beckenkammtransplantat wird es zu einer Verdickung sowohl im Bereich der Kortikalis als auch innerhalb des spongiösen Transplantatanteils kommen (Abb. 22.2).

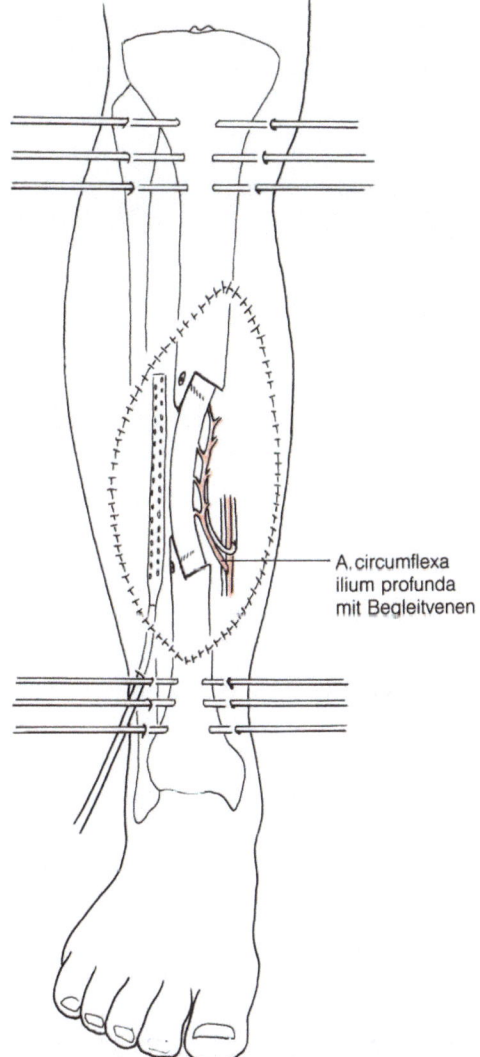

Abb. 22.9. Der Beckenkamm kann ohne Osteotomie zur Rekonstruktion eines 10 cm langen Tibiadefekts verwendet werden. Ein Rahmenfixateur hält die Positionen der proximalen und distalen Tibiasegmente zueinander aufrecht, während der Beckenkamm mit jeweils einer Schraube fest an beiden Enden mit den Tibiafragmenten verbunden ist

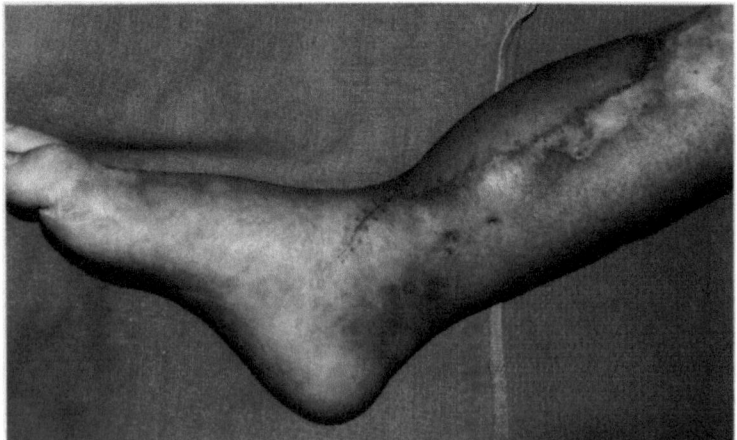

Abb. 22.10. Typische Vorwölbung am Unterschenkel nach Rekonstruktion mittels eines osteokutanen Beckenkammtransplantats

Literatur

1. Albrektesson T (1980) The healing of autogenous bone grafts after varying degrees of survival trauma. J Bone Joint Surg [Br] 62: 403
2. Berggren A, Weiland A, Dorfman H (1982) Free vascularized bone grafts: factors affecting their survival and ability to heal recipient bone defects. Plast Reconstr Surg 69: 219
3. Gross AE, McKee NH, Langer F, Pritzker KPH (1983 Surgical techniques and clinical experience with articular allografts at the knee. In: Friedlaender GE, Mankin HJ, Sell KW (eds) Osteochondral allografts: Biology, banking and clinical applications. Little Brown & Co, Massachusetts, Chapter 28, 289
4. Taylor GI (1975) The free vascularized bone graft. Plast Reconstr Surg 55: 553
5. Taylor GI (1977) Microvascular free bone transfer. A clinical technique. Orthop Clin N Am 8 (2): 425
6. Taylor GI (1978) One stage repair of compound leg defects with free, revascularized flaps of groin and iliac bone. Plast Reconstr Surg 61: 494
7. Taylor GI (1983) The current status of free vascularized bone grafts. Clin Plast Surg 10 (1): 1985

23 Pädiatrie

Ronald M. Zuker

Die rekonstruktive Mikrochirurgie bietet neue Aussichten für schwierige und verwickelte Probleme, die sich zuvor einer adäquaten operativen Therapie widersetzten. Der rekonstruktiv tätige Kinderchirurg muß sich nicht nur mit traumatisch erworbenen Deformitäten befassen, sondern ebenso schwierigen kongenitalen Anomalien widmen. Viele Krankheitsbilder, die mit operativen Fehlschlägen und Enttäuschungen verbunden waren, können jetzt durch Anwendung der Mikrochirurgie besser behandelt werden.

Präoperativ

Die präoperative Beurteilung des Kindes erfordert ein entspanntes Verhältnis zwischen Kind und Untersucher. Häufig wird das Kind nicht einfach Aktivitäten zeigen, die der Untersucher zu sehen wünscht. Bestimmte Aufgaben erfordern eine Ermutigung, besonders in der Handchirurgie. Geeignete Spiele und Spielzeug im Untersuchungszimmer sind ebenso hilfreich wie die Kooperation und das Verständnis der Eltern. Die klinische Untersuchung muß evtl. wiederholt werden, um adäquate Informationen über die Fähigkeiten des Kindes zu erhalten. Eine Röntgenuntersuchung ist häufig von Nutzen, um das Knochenalter festzulegen und evtl. das Extremitätenwachstum vorauszusagen. Eine Angiographie ist bei kleinen Kindern in Lokalanästhesie schwierig und wird in den meisten Fällen am besten in Vollnarkose durchgeführt, was die Probleme durch Gefäßspasmen und Schmerzen beseitigt. Wenn ein bestimmtes operatives Vorgehen erarbeitet worden ist, ist es unumgänglich, daß Eltern und Kind das Wesen der Operation und die besonderen Milieuveränderungen, die das Kind durchmachen wird, verstehen.

Zum Zeitpunkt der Operation müssen verschiedene technische Faktoren berücksichtigt werden. Der naheliegendste ist die Gefäßgröße. Die Blutgefäße sind bei Kindern erstaunlich groß, vergleicht man das Körpergesamtgewicht mit dem des Erwachsenen. Bei unseren Fällen haben sich folgende Durchschnittsgrößen der Gefäße bei 2-3 Jahre alten Kindern ergeben:
- A. tibialis posterior: 1,0-2,0 mm
- Begleitvene der A. tibialis posterior: 1,0-2,0 mm
- A. peronaea: 1,2-1,5 mm
- Begleitvene der A. peronaea: 1,0-2,0 mm

Intraoperativ

Wie beim Erwachsenen ist es während des eigentlichen mikrochirurgischen Transfers entscheidend, daß das Kind warm gehalten und daß ein normaler Hydratations- und Säure-Basen-Status aufrechterhalten wird. Die physiologischen Reaktionen von Kindern auf eine langandauernde Narkose sind weitgehend die gleichen wie beim Erwachsenen, obwohl ihr metabolischer Bedarf etwas höher ist. Deshalb muß die Ventilation schneller erfolgen und der Flüssigkeitsersatz etwas intensiviert werden.

Anästhesie. Die i. allg. benutzten Anästhesiemittel bestehen aus der Infusion eines Narkotikums, Diazepam oder Droperidol, sowie Lachgas und Sauerstoff, einem Muskelrelaxans, sofern keine Kontraindikation für den chirurgischen Eingriff vorliegt, und Isofluran, das ein schnelles Erwachen ermöglicht und nur minimal metabolisiert wird. Letzteres ist zudem etwas stärker vasodilatatorisch wirksam als die anderen. Es wird ein endotrachealer Tubus benutzt, der nicht vollständig abdichten sollte, wenn die Intubation über einen längeren Zeitraum fortgeführt werden muß. Eine allzu eng anliegende Tubusmanschette kann zu einem postoperativen Larynxödem oder Endothelnekrosen führen.

Monitoring. Bei Kindern liegen die Gefährdungsgrenzen enger, und daher ist eine sorgfältige Überwachung unbedingt erforderlich. Ein arterieller Zugang ist für die regelmäßige Blutdrucküberwachung und für eine leichte Blutentnahme obligatorisch. Dies wird ergänzt durch die Blutdruckmanschette und Doppler-Sonde. Ein sicherer, weitlumiger, intravenöser Zugang wird für den Flüssigkeitsersatz benutzt. Ein zentraler Venenkatheter ist hilfreich, um das intravaskuläre Volumen zu beurteilen, und eine Harnblasenkatheterisierung ist zur Messung der stündlichen Urinproduktion nützlich. Die Körpertemperatur wird entweder rektal oder im Ösophagus gemessen; der Kohlendioxidgehalt der Ausatemluft wird mit einer endotrachealen CO_2-Sonde gemessen.

Ergänzende Maßnahmen. Es ist unbedingt erforderlich, eine adäquate Körpertemperatur aufrecht zu erhalten; daher wird das Kind mit Wärmedecken zugedeckt. Das Kind liegt auf einer Dekubitusmatraze, damit Drucknekrosen verhindert werden. Alle zugeführten Flüssigkeiten werden angewärmt, und im Ventilationssystem ist ein geheizter Luftanfeuchter enthalten.

Zusammenarbeit und Diskussion zwischen Operateur und Anästhesisten sind absolut notwendig, damit jeder die Probleme und Anforderungen des anderen versteht.

Postoperativ

Die postoperative Überwachung mikrovaskulärer Lappen ist bei Kindern weitgehend die gleiche wie bei Erwachsenen. Das Transplantat benötigt evtl. einen zusätzlichen Schutz, da das Kind möglicherweise die erforderlichen Maßnahmen und Vorgänge nicht versteht. Besondere Sorgfalt ist bei Verbänden erforderlich, wie z.B. bei Handverbänden, die bis oberhalb des Ellenbogengelenks reichen, um ein Verrutschen zu verhindern. Während der postoperativen Phase müssen die Eltern und das Kind über die verschiedenen Maßnahmen und Manipulationen, die zur Überwachung des Lappens notwendig sind, aufgeklärt werden. Verständnis ist ein großer Schritt in Richtung Kooperation. Den Eltern wird angeraten, bei dem Kind zu bleiben und bei seiner Pflege und Lagerung zu helfen. Das Kind selbst wird seinem Alter und Entwicklungsgrad entsprechend mit geeignetem Spielzeug angeregt. Häufig ist es hilfreich, ein Lieblingsspielzeug oder Tier zu verbinden und das Kind für seinen „Patienten" sorgen zu lassen. Ist erst einmal das Vertrauen und die Kooperation des Kindes erworben worden, dann scheint sich alles andere von selbst zu ergeben.

Retentio testis abdominalis

Die Behandlung intraabdominal gelegener Testes stellt weiterhin eine Herausforderung an den Operateur dar. Bei postpubertären Patienten kann bei einseitigem Vorliegen eine Orchiektomie befürwortet werden. Die Orchidopexie unter Erhaltung der Gefäße des Vas deferens und Durchtrennung der testikulären Gefäße hat nur einen begrenzten Erfolg. Auch die verzögerte Orchidopexie, bei welcher der Hoden in 2 Phasen in das Skrotum verlagert wird, hat die testikuläre Überlebensrate nicht verbessert. Eine Hodenumpflanzung mit Revaskularisierung der testikulären Gefäße unter Anwendung mikrovaskulärer Anastomosen wurde erstmalig von Silber und Kelly 1976 beschrieben. Das Verfahren erwies sich wegen der Größe der testikulären Gefäße (0,5-0,7 mm) als schwierig. Die ersten Ergebnisse sind jedoch ermutigend. Die Hodengröße blieb bei dieser Methode erhalten, was ein Überleben und Funktionieren der verpflanzten Hoden vermuten läßt. Die Auswirkungen des Verfahrens auf die Fertilität und Hormonproduktion sind jedoch nocht nicht bekannt.

Meiner Meinung nach ist die mikrovaskuläre Autotransplantation des Hodens bei bilateral nicht palpablen Testes und wahrscheinlich auch beim präpubertären unilateralen nichtpalpablen Hoden indiziert, bei denen das Fertilitätspotential hoch ist. In bilateralen Fällen werden beide Hoden transplantiert, gewöhnlich in 2 getrennten Operationen. Wahrscheinlich wird auch bei Umpflanzung des Abdominalhodens das signifikant erhöhte Risiko eines Hodenkarzinoms nicht beeinflußt. Befinden sich die Hoden jedoch im Skrotum, dann ist eine Untersuchung auf maligne Veränderungen erleichtert. Das bevorzugte Alter für den Eingriff liegt bei 4-5 Jahren.

Transplantationstechnik des Testis abdominalis ins Skrotum

Bei der Operation wird der intraabdominal gelegene Hoden in das Skrotum verlagert. Der Ductus deferens und seine Gefäße bleiben intakt, und die Testikulargefäße werden mit Gefäßen in der Leiste anastomosiert.

1. Über einen Unterbauchmittelschnitt werden die retroperitoneal gelegenen Hoden identifiziert (Abb. 23.1a). Die A. und V. testicularis werden frei präpariert und der Hoden mobilisiert. Der Ductus deferens wird unter Schonung der Gefäße gelöst. Die Testikulargefäße werden so dicht wie möglich an ihren Abgängen aus der A. und V. renalis (bzw. aus der Aorta und V. cava inferior auf der rechten Seite) mit Clips verschlossen. Für die Arterie werden 2 Clips und für die Vene 1 Clip benutzt, um die spätere Identifikation zu erleichtern.

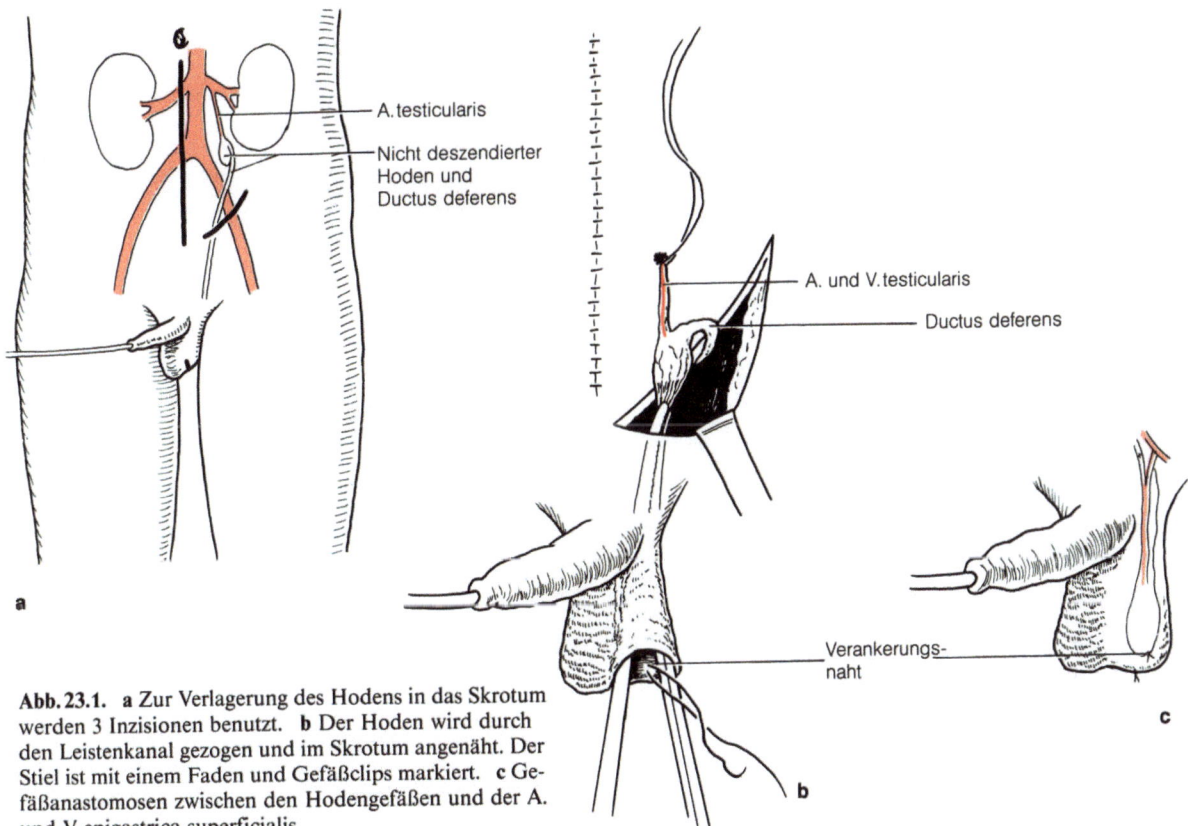

Abb. 23.1. a Zur Verlagerung des Hodens in das Skrotum werden 3 Inzisionen benutzt. **b** Der Hoden wird durch den Leistenkanal gezogen und im Skrotum angenäht. Der Stiel ist mit einem Faden und Gefäßclips markiert. **c** Gefäßanastomosen zwischen den Hodengefäßen und der A. und V. epigastrica superficialis

2. Nun wird ein schräger unterer Abdominalschnitt durchgeführt. Eröffnung des Leistenkanals, indem die Aponeurose des M. obliquus externus gespalten wird. Ist ein Bruchsack vorhanden, sollte er verschlossen werden. Der Hoden wird durch den inneren Leistenring in den Leistenkanal und dann in das Skrotum hinuntergeführt, wobei zusätzlich eine kaudale Skrotuminzision durchgeführt wird. Der Hoden wird jetzt an den Skrotalsack angenäht (Abb. 23.1 b).

3. Die Testikulargefäße bleiben im Leistenkanal. Über den schrägen Abdominalschnitt werden die A. und V. epigastrica superficialis für die Anastomosen identifiziert und präpariert. Es wird eine venöse End-zu-End-Anastomose mit 11-0 Nylon angelegt. Bei einem 5 Jahre alten Kind hat die V. testicularis einen Durchmesser von etwa 0,8 mm, und die V. epigastrica superficialis einen von 1,5 mm. Arterielle End-zu-Seit-Anastomose. Die A. epigastrica superficialis kann eine Mobilisierung erforderlich machen, um sie in eine für die Anastomosierung günstigere Lage zu bringen. Der Kaliberunterschied zwischen der 0,5 mm dicken A. testicularis und der 1,2 mm starken A. epigastrica superficialis empfiehlt die Anlage einer End-zu-Seit-Anastomose (Abb. 23.1 c).

4. Nach Fertigstellung der Anastomosen wird der venöse Rückstrom beobachtet, um die Revaskularisierung des Hodens zu bestätigen. Schichtweiser Verschluß der Wunden.

5. Eine Morphiuminfusion ist eine geeignete Maßnahme, um eine postoperative Analgesie während der ersten Nacht zu erreichen. Der Patient bleibt postoperativ für 5 Tage im Bett. Eine Restriktion an Coffein erfolgt über 1 Monat.

Kongenitale Tibiapseudarthrose

Historisch gesehen ist die Behandlung der Tibiapseudarthrose mit wiederholten Fehlschlägen verbunden. Eine inadäquate Resektion des erkrankten Segments, das Fehlen eines osteogenen Reizes und eine unzureichende knöcherne Fixierung sind für diese Fehlschläge verantwortlich, die schließlich zur

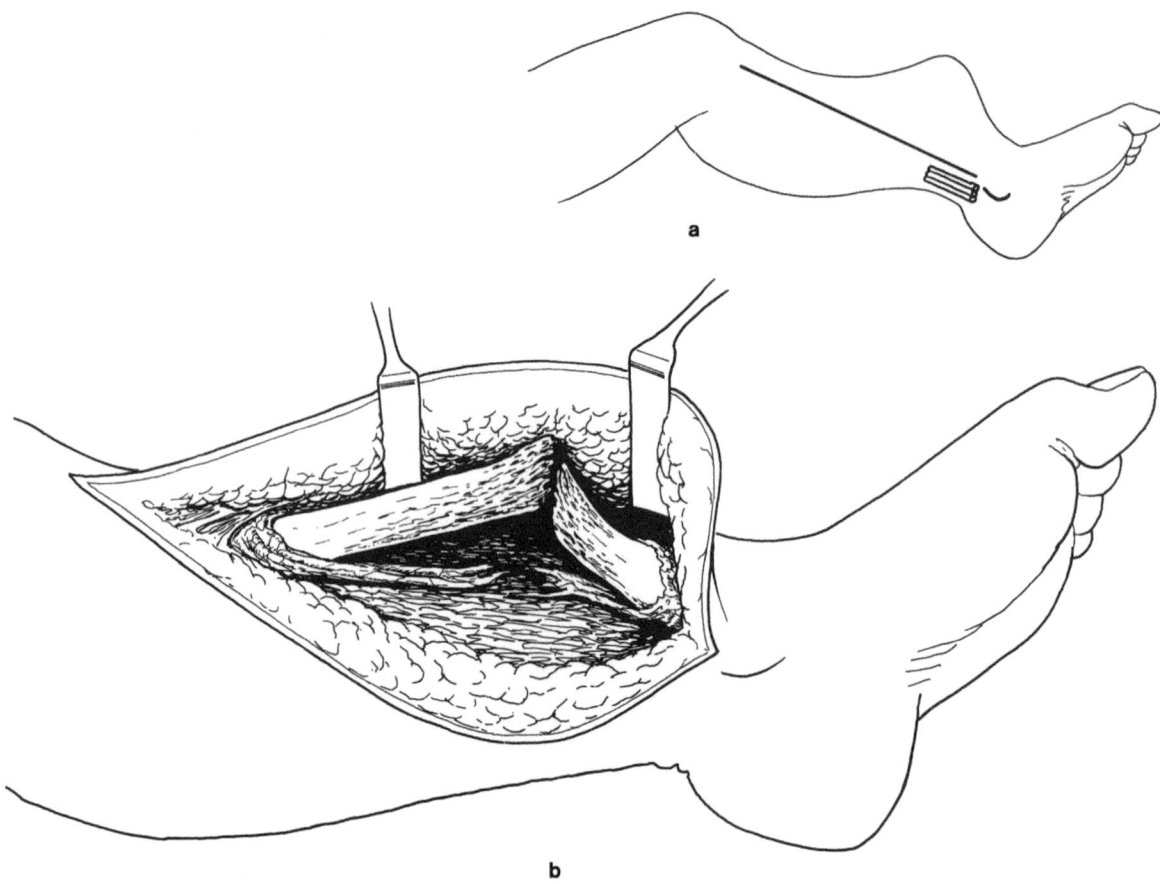

Abb. 23.2. a Inzision zur Freilegung der Pseudarthrose und der Vasa tibialis posterior. **b** Freigelegte Pseudarthrose

Amputation der Gliedmaße führen können. Die Transplantation eines vaskularisierten Knochens aus der kontralateralen Fibula ist jetzt unsere bevorzugte Behandlungsmethode. Das Verfahren beinhaltet die radikale Resektion des erkrankten Knochens und dessen Ersatz durch ein vaskularisiertes Knochentransplantat (Abb. 23.4). Das Ziel dieses Vorgehens ist es, ein vaskularisiertes Knochentransplantat in Kontakt mit der gesunden Tibia zu bringen, um eine knöcherne Vereinigung zu erreichen. Ein Beinlängenunterschied sowie eine Achsenfehlstellung können leicht korrigiert werden. Die Nachteile dieser Operation bestehen in der schwierigen Knochenfixierung und den Mikroanastomosen zwischen den kleinen Gefäßen [2].

Technik der Rekonstruktion einer Tibiapseudarthrose mit einer vaskularisierten Fibula

1. In die Empfängerregion wird eine Inzision gelegt, wobei die Freilegung des erkrankten Knochensegments und der Vasa tibialis posterior möglich sein muß (Abb. 23.2 a, b). Das erkrankte Knochensegment wird reseziert, wobei so lange Knochenmaterial entfernt wird, bis man auf gesund erscheinenden Knochen stößt. Präparation der Anschlußgefäße umittelbar proximal des Malleolus medialis.

2. Entfernung der Fibula (s. Kap. 9). Wird die Operation vor dem Epiphysenverschluß durchgeführt, dann muß das distale Fibulasegment des Spenderbeins sicher mit der Tibia verbunden werden, um eine fortschreitende Valgisierung im Sprunggelenk zu verhindern. Dazu führt man eine Schraube durch die zurückbleibende distale Fibulametaphyse in die Tibia ein, wobei die Epiphysenfuge sorgfältig vermieden werden muß.

3. Die Fibula wird in den Tibiadefekt eingepaßt. Das proximale Ende der Fibula wird in den Tibiadefekt distal plaziert, damit der Gefäßstiel der Fibula in der Nähe der Anschlußgefäße am Sprunggelenk liegt. Nun dreht man die Fibula so, daß die Vasa peronaea locker in Richtung der Vasa tibialis

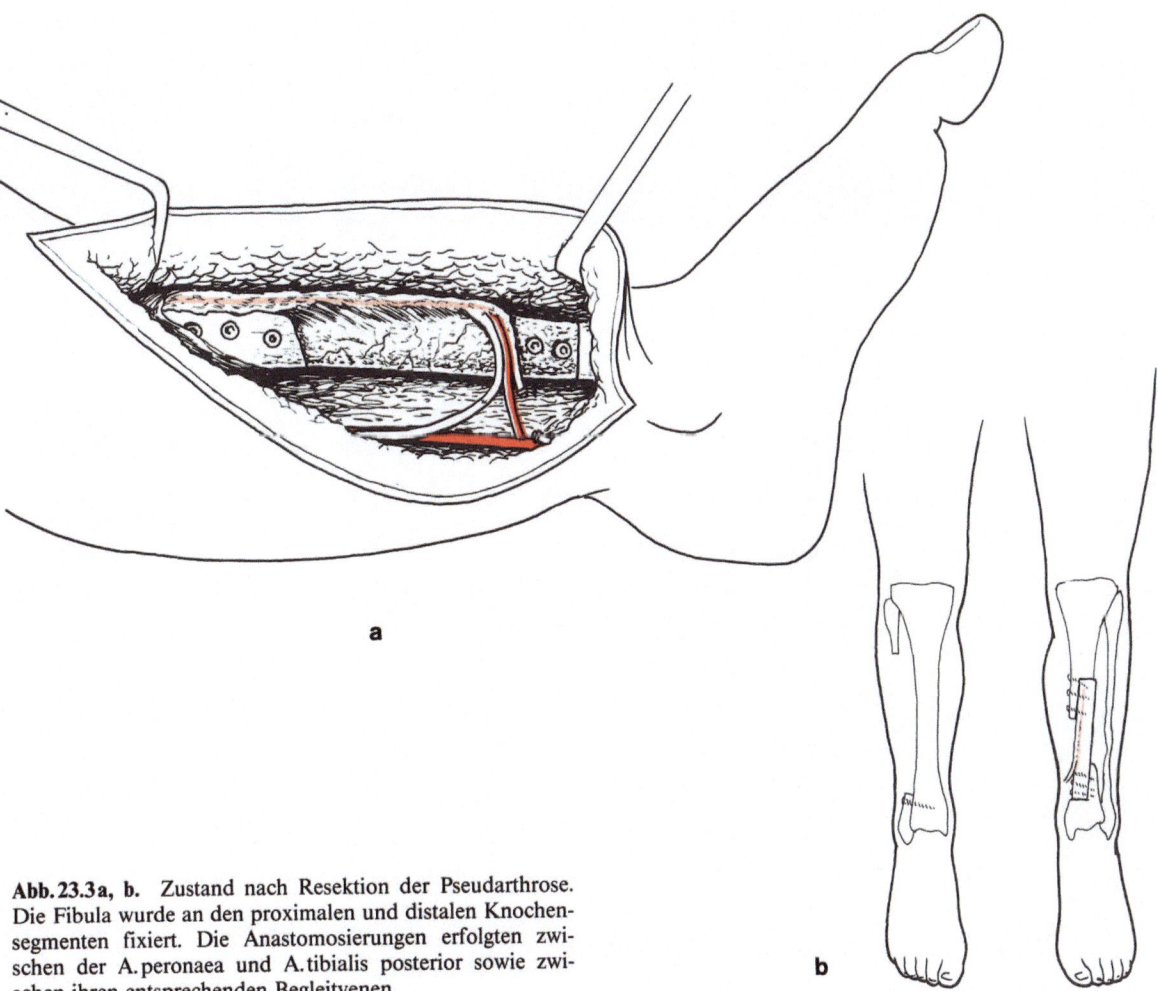

Abb. 23.3 a, b. Zustand nach Resektion der Pseudarthrose. Die Fibula wurde an den proximalen und distalen Knochensegmenten fixiert. Die Anastomosierungen erfolgten zwischen der A. peronaea und A. tibialis posterior sowie zwischen ihren entsprechenden Begleitvenen

posterior fallen. In dieser Stellung werden die mit der Fibula verbundenen Vasa peronaea nicht komprimiert. Das Bein wird zur Korrektur der Fragmentstellung ausgerichtet und in der korrekten Stellung mit Miniplatten oder Schrauben fixiert. Die Fixierung der Platte am kleinen distalen Knochenfragment kann schwierig sein. Man führt eine End-zu-End-Anastomose zwischen der V. comitans peronaea und einer V. comitans tibialis posterior durch, sowie eine End-zu-Seit-Anastomose zwischen der A. peronaea und der A. tibialis posterior (Abb. 23.3). Die Perfusion wird durch Beobachtung des venösen Ausstroms sowie der Blutung aus Knochen und Muskelmanschetten beurteilt.

4. Schichtweiser Verschluß aller Wunden, wobei in jede Extremität Saugdrainagen eingelegt werden. An beiden Beinen werden Oberschenkelgipsschienen angelegt.

Postoperative Behandlung

Die pseudarthrotische Gliedmaße wird durch Schienung und Entlastung gesichert, bis die Knochenfusion röntgenologisch nachweisbar ist. Das Spenderbein muß ähnlich geschützt werden, wenn eine tibiofibulare Synostose eintreten soll. Man gestattet eine allmählich zunehmende Gewichtsbelastung und verfolgt den Umbau der Fibula.

Kongenitale Handmißbildungen

Kongenitale Handmißbildungen bleiben eine große Herausforderung für den rekonstruktiv tätigen Chirurgen. Wenn Finger fehlen, stellen Zehentransplantationen einen neuen Weg der Rekonstruktion dar, da sie eine Alternative zu den konventionellen Techniken bieten [3]. Das Hauptziel des Zehen-

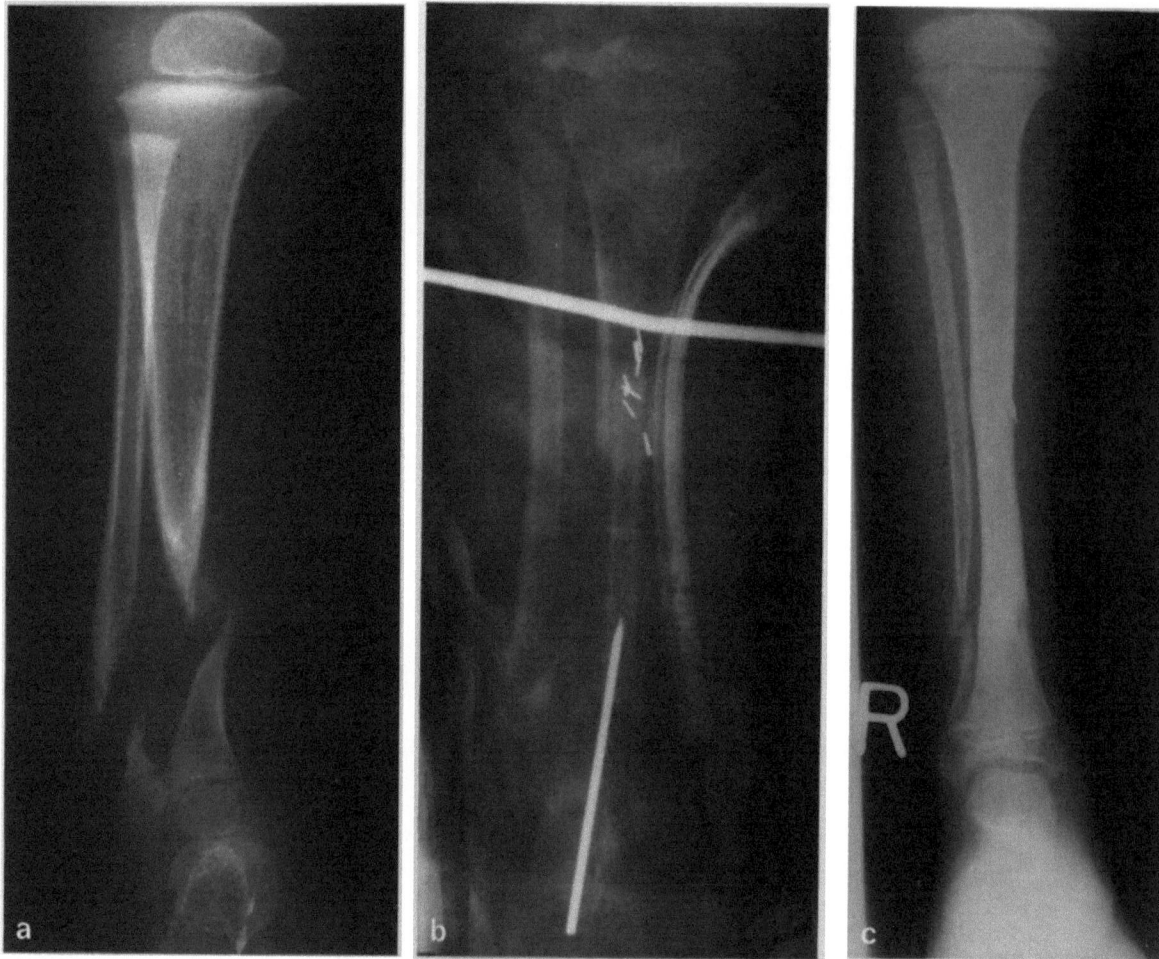

Abb. 23.4. a Tibiapseudarthrose bei einem 1½ Jahre alten Kind. **b** Röntgenbild vom Unterschenkel unmittelbar nach der Fibulatransplantation wegen Tibiapseudarthrose. Axiale Insertion eines Kirschner-Drahts durch den Kalkaneus in das Fibulaende. Das distale Tibiafragment war für die Anlage einer Platte zu klein. **c** Röntgenbild vom Unterschenkel 3 Jahre nach der Operation zeigt die knöcherne Verschmelzung, Hypertrophie und den Umbau des Transplantats

transfers ist die Verbesserung der Handfunktion. Kann man einen Grob- oder Spitzgriff durchführen, dann ist eine Extremität viel nützlicher. Auch das Erscheinungsbild ist nach einer Zehentransplantation wesentlich verbessert, obwohl die Hand nicht normal aussieht. Zehen sind weder Finger noch Daumen, und die Erwartung, diese vollständig zu ersetzen, ist unrealistisch. Die Transplantation kann ein großer funktioneller Gewinn sein, das fehlende handähnliche Erscheinungsbild kann jedoch enttäuschend sein.

Der bedeutendste Vorteil der Zehentransplantationen bei kongenitalen Handmißbildungen ist, daß die Zehe einen „Finger" mit Beweglichkeit, Sensibilität und einem fingerähnlichen Aussehen liefert. Mit einem weiteren Wachstum, das dem erwarteten Wachstum des Fußes entspricht, kann gerechnet werden.

Die Hauptnachteile sind der Spenderdefekt am Fuß, die Möglichkeit systemischer Komplikationen während des lange dauernden Transplantationseingriffs, die potentielle Notwendigkeit weiterer Revisionsoperationen zur Erzielung einer größeren Beweglichkeit oder einer angemesseneren Zehenstellung, sowie das Risiko eines Gefäßverschlusses mit Verlust der Zehe.

Indikationen

Zur Zeit ist die Transplantation einer Zehe an die Hand bei kongenitalen Amputationen und bei Amnionstrangsyndromen am gebräuchlichsten. Bei

Kongenitale Handmißbildungen

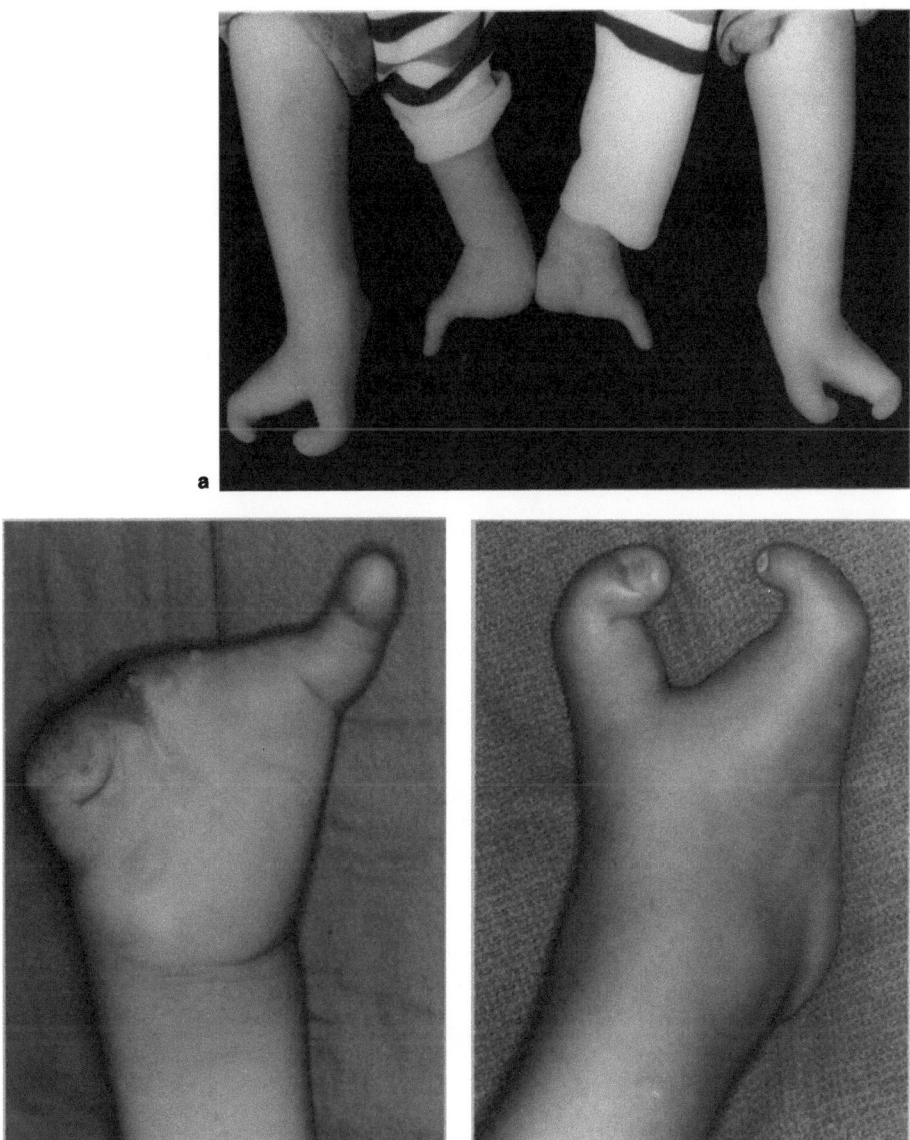

Abb. 23.5. a 3½jähriger Junge mit schweren bilateralen, rezessiven Anomalien beider Hände und Füße. **b** An jeder Hand war ulnarseits nur ein einzelner Finger vorhanden. **c** An jedem Fuß befanden sich 2 Zehen, die eine „Hummerscheren"-Mißbildung ergaben. Der Operationsplan bestand darin, die rechte Großzehe zu verlagern und mit ihr einen rechten „Daumen" zu bilden. Bei der Planung der Inzisionen wurde sorgfältig darauf geachtet, daß eine Hautlappendeckung für den zukünftigen Fußstumpf und für die Gefäß- und Sehnennähte an der Hand geschaffen wurden. Modelle von den Zehen erwiesen sich dazu als außerordentlich nützlich.

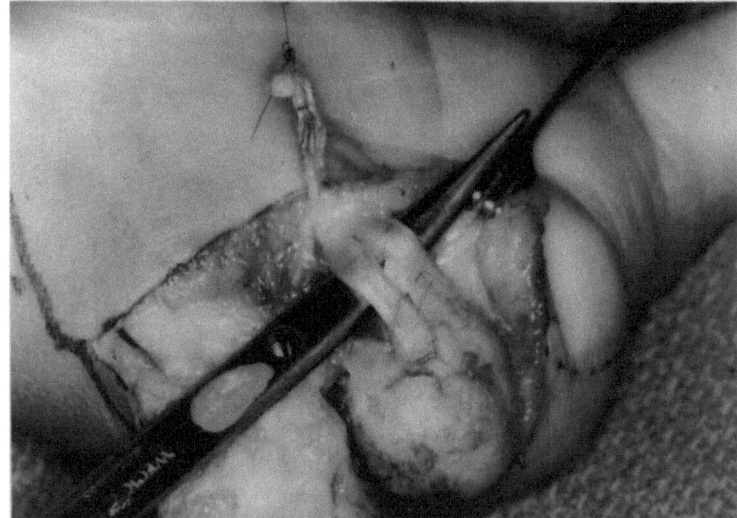

Abb. 23.5. d An der Hand wurden die A. radialis, eine oberflächliche dorsale Vene, die palmaren Fingernerven und die Sehnen präpariert. Die beiden Beuge- und Strecksehnen wurden miteinander verschmolzen über dem Stumpf des zweiten Os metacarpale gefunden

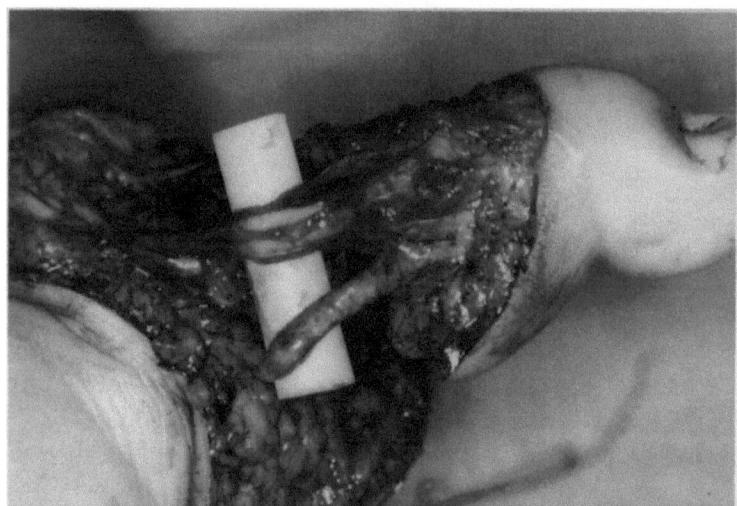

Abb. 23.5. e Das zweite Operationsteam präparierte die Zehe und isolierte die A. tibialis posterior, eine Fußrückenvene, einen einzelnen plantaren Digitalnerv und die Beuge- und Strecksehnen. Beide Sehnen wurden auf der lateralen Seite der Zehe gefunden. Trotz Trennung und einer versuchten Verlagerung nach dorsal und plantar bewirkte der Zug an jeder Sehne eine Lateralabweichung der Zehe. Der Knochen wurde für die Durchtrennung 1 cm proximal des Metatarsophalangealgelenks vorbereitet. Vor Durchtrennung der Gefäße wurde die Perfusion in der A. tibialis posterior und der Fußrückenvene beurteilt und für ausreichend angesehen.

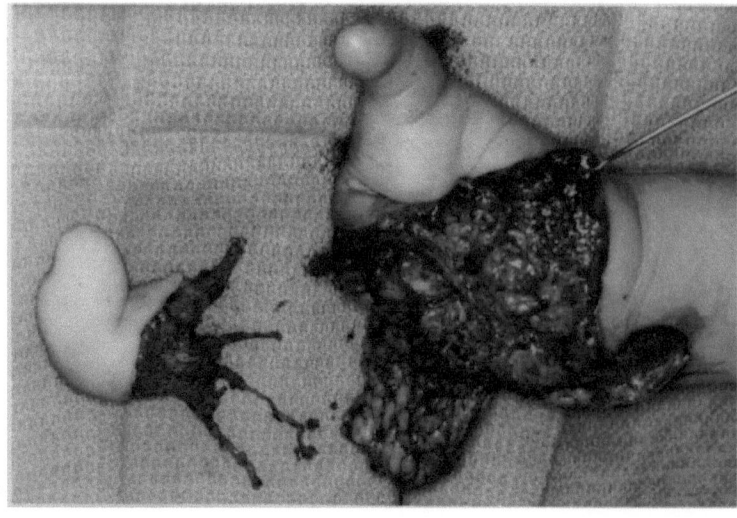

Abb. 23.5. f Nach Durchtrennung der Gefäße am Fuß wurde die Zehe an die Hand transplantiert. Die Osteosynthese erfolgte mit 2 Kirschner-Drähten zwischen den zweiten Ossa metacarpale und metatarsale. Die Zehe wurde in einer Winkelstellung nach radial und palmar angesetzt, um einen Spitz- und Grobgriff mit dem kleinen Finger zu ermöglichen. Die Sehnen, Nerven und Gefäße der Zehe und der Hand wurden miteinander verbunden.

Kongenitale Handmißbildungen

Abb. 23.5. g Klinisches Erscheinungsbild der Hand 6 Monate nach der Operation.

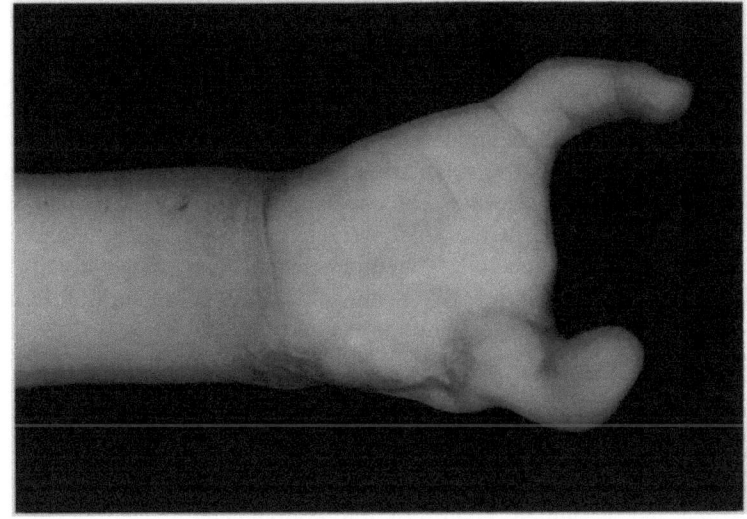

Abb. 23.5. h Die Rekonstruktion gestattete einen guten Spitzgriff.

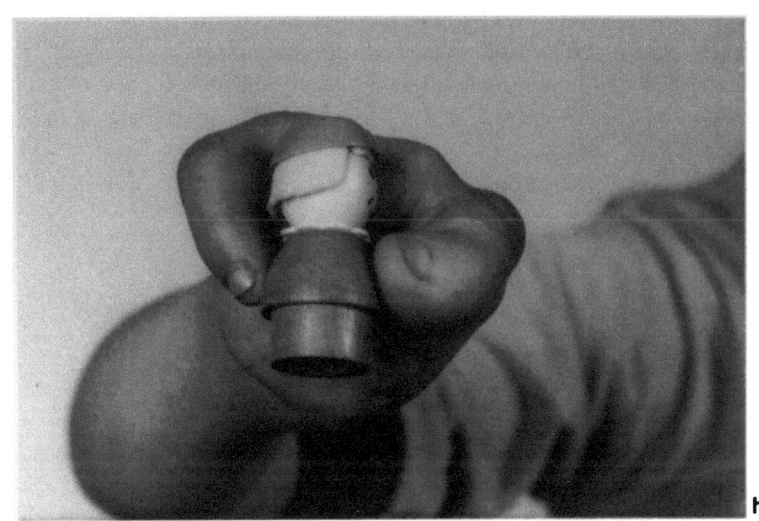

Abb. 23.5. i Eine nützliche Greiffunktion für große Objekte ist möglich. Es wird mittlerweile allgemein anerkannt, daß eine erfolgreiche Vaskularisierung der Epiphysenfugen die Funktion der Wachstumszone aufrechterhält. Radiologisch bleiben diese Fugen nach der Transplantation offen, und das Wachstum scheint in der normalen Geschwindigkeit weiterzugehen

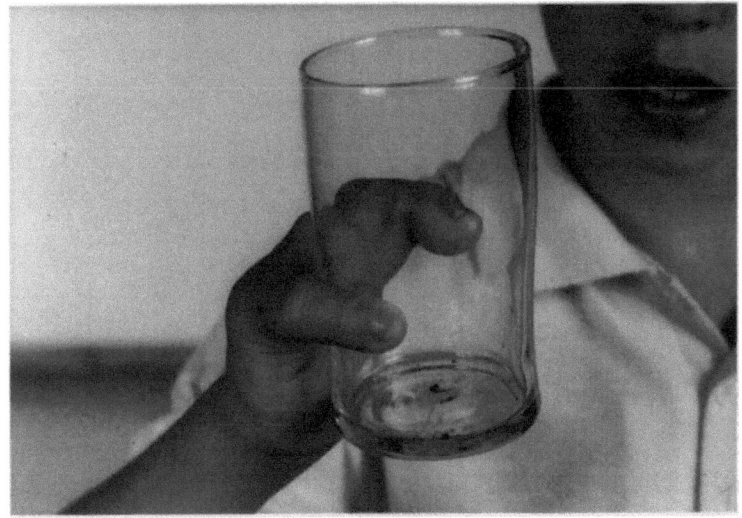

ausgeprägten Hemmungsmißbildungen kann eine Zehentransplantation Grob- und Spitzgriff verbessern. Gelegentlich ist eine Radiusaplasie für den Zehentransfer geeignet.

In Paris hat Gilbert Pionierarbeit in der Anwendung der Zweitzehentransplantation bei kongenitalen Amputationen geleistet. Da am Amputationsstumpf rudimentäre Sehnen- und Nervenstrukturen vorhanden sind, hat das Zehentransplantat die Möglichkeit, besonders bei kongenitalen Daumenamputationen die meisten Funktionen zu reproduzieren.

Bei ausgeprägten Hemmungsmißbildungen ist i.allg. nur ein Finger vorhanden. Die Verlagerung einer Zehe, die fast immer ebenfalls anomal ist, kann einen Grobgriff und eine signifikante Verbesserung der gesamten Handfunktion ermöglichen (Abb. 23.5). Da die Stellung der Zehe gewöhnlich die Amputation notwendig macht, damit der Fuß in einen Schuh paßt, führt eine Transplantation sowohl an der Hand als auch am Fuß zu Verbesserungen.

Wenn möglich kann eine kongenitale Aplasie des ersten Strahls durch eine Zehentransplantation behandelt werden. Ist der Daumen rudimentär vorhanden oder fehlt er, und liegen ein funktionierendes Karpometakarpalgelenk sowie Thenarmuskulatur zur Steuerung des Transplantats vor, dann kann ein Zehentransfer nützlich sein. Diese Situation ist jedoch ungewöhnlich. Die Pollizisation des Zeigefingers bleibt das Verfahren, das bei Aplasie des ersten Strahls am häufigsten indiziert ist.

Literatur

1. Silber SJ, Kelly J (1976) Successful autotransplantation of an intra-abdominal testes to the scrotum by microvascular technique. J Urol 115: 452
2. Pho RWH, Levack B, Satku K, Patradul A (1985) Free vascularized fibular graft in the treatment of congenital pseudarthrosis of the tibia. J Bone Jt Surg [Br] 67: 64
3. Gilbert A (1982) Toe transfers for congenital hand defects. J Hand Surg 7: 118

Sachverzeichnis

A. circumflexa ilium profunda, 59, 75-76
A. circumflexa scapulae, 34
A. epigastrica inferior, 58-61
A. peronaea, 67-68
A. radialis, Anatomie, 28-29
A. radialis-Lappen, 27-33
A. subscapularis, 34
A. thoracodorsalis und V. comitans, 51
A. tibialis posterior, 68
A. ulnaris-Lappen, 28-30
Aa. und Vv. circumflexa ilium
    oberflächliche, 9-11
    tiefe, 75-76
A. und V. circumflexa ilium superficialis, 9-11, 59
A. und V. epigastrica superficialis, 9-11
Anastomosen an den unteren Extremitäten, 197-198
Anästhesie, 2-3
Arterie
    Größe bei Kindern, 221

Bauchwand, Gefäßversorgung, 58-61
Beckenkammtransplantat
    Anatomie, 73-76
    Rekonstruktion der Tibia, 210-220
    Rekonstruktion des Unterkiefers, 115-127
    Technik der Hebung, 76-82
    Verschluß der Spenderregion, 82
Bein
    innervierter Lappen am Fuß, 206-208
    Knochenrekonstruktion,
        Beckenkamm 211-219
        Fibula, 210-219
    Muskeldeckung, 200-204

Daumenrekonstruktion
    Techniken, 175-176
    Zehentransplantation als Daumenersatz
        bei angeborenem Defekt, 225-230
    Gefäßanatomie, 178
    posttraumatisch, 175-195
    Technik der Transplantation der Großzehe, 190-195
    Technik der Transplantation der zweiten Zehe, 180-190
    Zehenauswahl, 177-178
Deltopectoralislappen, 7

Fasziokutane Lappen
    Unterarm, 27-33
Fazialisparese, Rekonstruktion bei
    Muskelauswahl, 135

Muskelinnervation, 135-137
Technik der Muskeltransplantation, 142-151
transfaziales Nerventransplantat, 138-142
Fibulatransplantation
    Anatomie, 66-68
    Hebetechnik
        Knochen ausschließlich, 68-71
        osteokutan, 72
    posttraumatische Tibiarekonstruktion, 209-214
    Rekonstruktion bei Tibiapseudarthrose, 223-225
Freie Gewebeverlagerung, Grundprinzipien, 1-4
Fuß
    Anatomie der Arterien, 16-18
    Anatomie der Venen, 18-19
Fußrückenlappen
    Anatomie, 15-19
    innerviertes Transplantat an der Hand, 157-159
    Technik der Lappenhebung, 20-24
    Verschluß der Spenderregion, 25-26

Gesichtsdeckung, 94-96
Gesichtskonturen, Rekonstruktion von, 98-104
Grazilismuskel
    Anatomie, 42-44
    Deckung am Arm, 156
    Deckung am Bein, 200-204
    Fazialisparese, Rekonstruktion bei, 142-151
    funktionelle Muskeltransplantation zur Fingerbeugung, 163-174
    Technik der Hebung, 45-48

Hand, Zehentransplantation
    Großzehe, 190-195
    kongenitale Mißbildungen, 225-230
    zweite Zehe, 180-189
Hautlappen
    Auswahl, 7
    Deltopectoralis-, 7
    entepithelisierte, 14, 100-104
    Fußrücken, 15-26
    intraoral, 105-108
    lateraler Thorax, 7
    Leiste, 9-14, 94-95, 98-104
    Oberschenkel-, 7
    Paraskapula-, 34-37
    Saphena-, 7
    Skapula-, 34-37
    Vorteile, 7
    Unterarm-, 27-33
    Zehenpulpa-, 7
Hodenverlagerung - intraabdominaler Hoden, 222-223

Hohlhandbogen, 28-29
„Hummerscheren"-Fehlbildung, 227-229

Innervierte Transplantate
    Fuß, an den, 206-208
    Fußrücken, 15-26, 157-159, 206-208
    Hand, an die, 157-159
    Unterarm, 27-33
    Zehen als Daumenersatz, 175-195
Instrumente, mikrochirurgische, 3-4
intraabdominale Testes, 222-223
intraorale Deckung
    Lappenauswahl, 105
    Rekonstruktion, 105-108
    Rekonstruktion mittels osteokutanen Transplantats, 114-133

Jejunumverlagerung
    Anatomie, 109-110
    intraorale Rekonstruktion, 105-108
    Ösophagusrekonstruktion, 109-113

Knochentransplantate
    Beckenkamm, 73-82
    Fibula, 66-72
    Indikationen, 65
    kombinierte osteokutane Gewebeverlagerung, 32, 72, 73-82, 83-89
    Metatarsus, 83-89
    Radius, 32
    Tibia, an die, 209-220, 223-225
    Unterkiefer, an den, 114-133
Kopf und Hals, Mikrochirurgie an, 99
Kopfhautdefekte, 96-97

Lappenüberwachung, 3
Laterale Gesichtsdysplasie
    Versorgung durch versenkten Leistenlappen, 98-104
Leistenlappen
    Anatomie, 95
    Deckung im Gesicht, 94-95
    Rekonstruktion der Gesichtskontur, 98-104
    Technik der Hebung, 11-14
Lipodystrophie
    Versorgung mittels versenkten Leistenlappens, 98-104

M. latissimus dorsi
    Anatomie, 50-51
    Deckung am Arm, 154-157
    Deckung am Kopf, 96-97
    Technik der Hebung, 52-56
M. pectoralis major, 40
M. rectus abdominis
    Anatomie, 57-61
    Technik der Hebung
        Muskel ausschließlich, 62-63
        myokutan, 61-62
M. serratus anterior, 40
M. tensor fasciae latae, 40
Metatarsalarterie
    erste dorsale, 17-18
    erste plantare, 18
Metatarsustransplantat
    Anatomie, 83
    Technik der Hebung, 84-87
    Verschluß der Spenderregion, 88-89
Muskeln
    Grazilis, 42-48, 142-151, 156, 163-174, 200-204
    Latissimus dorsi, 49-56, 96-97, 154-155
    Pectoralis major, 40
    Rectus abdominis, 57-63
    Serratus anterior, 40
    Tensor fasciae latae, 40
Muskeltransplantation
    Auswahl, 39-40
    Deckung am Bein, 200-205
    Deckung am Unterarm, 154-156
    bei Fazialisparese, 134-151
    funktionelle Transplantation an den Arm, 160-174
    Geschichte, 39-40

N. suralis-Transplantat, 138-142
Neurostimulation zur Identifikation der motorischen Versorgungsgebiete, 145, 168

Ösophagusrekonstruktion
    Jejunumverlagerung bei, 109-113
Osteokutane Verlagerungen
    Beckenkamm, 73-82
    Fibula, 72
    Metatarsus, 83-89
Osteomyelitis, 200-204
Osteotomie
    Beckenkamm
        zur Begradigung des Beckenkamms, 216-217
        zur Unterkieferrekonstruktion, 118
    Metatarsus, 129

Pädiatrie, Maßnahmen in der
    intraoperative, 221-222
    postoperative, 222
    präoperative, 221
Paraskapulalappen, 34-37
Periphere Nerven
    N. cutaneus antebrachii lateralis, 29
    N. cutaneus antebrachii medialis, 29
    N. cutaneus femoris lateralis, 10, 75
    N. iliohypogastricus, 75
    N. peroneus superficialis, 158-159, 206-208
Postoperative Überwachung, 3
Präoperative Planung
    Fazialisparese, 135-138
    funktionelle Muskeltransplantation, 162-165
    Knochentransplantate zur Tibia, 212, 214-215
    Unterkieferrekonstruktion, 115
    Zehentransplantation, 178-180
Pseudarthrose der Tibia, 223-225, 226

Radius, 29, 32
Romberg Krankheit
    Versorgung mit versenkten Leistenlappen, 98-104

Sachverzeichnis

Sensibilität
  nach Verlagerung innervierten Gewebes, 158
  nach Zehentransplantation, 190
Skapulalappen
  Anatomie, 34-35
  Technik der Lappenhebung, 35-37
Spasmus, 197-198
Stielpräparation, 2

Teamarbeit bei Operation, 2
Temperaturüberwachung, 3
Tibia
  Osteomyelitis, 200-202
  Pseudarthrose, 223-225
  Rekonstruktion durch Knochentransplantationen, 209-220
Transfaziales Nerventransplantat, 138-142
Transplantation funktionierender Muskulatur zur Fingerbeugung
  Muskelauswahl, 163-165
  präoperative Planung, 162-167
  Technik der Muskeltransplantation, 166-172

Unterarmlappen
  Anatomie, 27-30
  Technik der Lappenhebung, 30-33
Unterkieferrekonstruktion
  Beckenkamm, Verwendung des
    für den lateralen Unterkieferabschnitt, 123-127
    für den zentralen Unterkieferabschnitt, 116-122
  Metatarsus, Verwendung des, 128-133
  Osteotomietechnik
    Beckenkamm, 118
    Metatarsus, 129
  Techniken, 114-115

Vv. saphena, 18-20
Volkmann Kontraktur
  Muskelverlagerung bei, 161

Weichteildefekte
  Auswahl des geeigneten Transfers, 7

Zehenarterie, 18

Gefäßchirurgie

G. Heberer, München; **R. J. A. M. van Dongen,** Amsterdam

Unter Mitarbeit von K. W. Jauch, H. Stiegler

1987. 660 meist farbige Abbildungen in 1457 Einzeldarstellungen. XIV, 844 Seiten. (Kirchnersche allgemeine und spezielle Operationslehre, Band 11). Gebunden DM 870,-. Vorbestellpreis (Gilt nach Erscheinen weiter als Subskriptionspreis bei Verpflichtung zur Abnahme des Gesamtwerkes). DM 696,-. ISBN 3-540-16727-7

Nach einer stürmischen Entwicklung der Gefäßchirurgie in den letzten Jahrzehnten ist eine gewisse Standardisierung der operativen Technik eingetreten. Um diese Erfahrungen weiterzugeben, erscheint eine deutschsprachige Operationslehre „Gefäßchirurgie" notwendig (ohne herznahe Gefäße, da im Band Herzchirurgie dargestellt). Zahlreiche Autoren von gefäßchirurgischen Zentren aus Deutschland, den Niederlanden, Österreich und der Schweiz haben hierzu beigetragen.

Der in der Weiter- und Fortbildung stehende Chirurg findet hier alle notwendigen Hinweise zur Diagnostik, präoperativen Vorbereitung und Op-Technik der rekonstruktiven Arterien-, Venen- und Lymphgefäßchirurgie. Die Kapitel sind einheitlich gegliedert in: Spezielle Anatomie, Indikationen, Operationstaktik und -technik. Dabei sind die einzelnen Operationsabläufe in ihrer Dynamik durch übersichtliche, mehrfarbige Bildfolgen dargestellt. Hinweise auf Nachbehandlung und angiologische alternative Therapie sind berücksichtigt.

Springer-Verlag
Berlin Heidelberg New York
London Paris Tokyo

Auch der Gefäßchirurg erfährt über die üblichen Operationstechniken hinaus neue Varianten und zahlreiche Anregungen über Komplikationen, deren Verhütung und Behandlung.

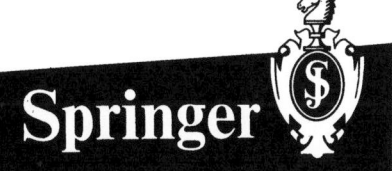

C. Faure, P. Merloz, Grenoble

Zugänge für die Fixateur Externe Osteosynthese

Atlas anatomischer Querschnitte

Übersetzt aus dem Französischen von T. Lederer
1987. 127 zum größten Teil farbige Abbildungen. XI, 129 Seiten.
Gebunden DM 148,-. ISBN 3-540-17756-6

Bei der operativen Behandlung von Frakturen spielt der Fixateur externe eine große Rolle. Die genaue Kenntnis der topographischen Anatomie ist Voraussetzung für eine erfolgreiche Fixateur externe Osteosynthese.
Das Buch enthält hervorragend illustrierte anatomische Querschnitte normaler Extremitäten mit gegenübergestellten Skizzen, in denen die zur externen Fixierung sicheren und gefährlichen Bereiche angegeben sind. In einer kurzen Erläuterung zu jeder Skizze werden die zu schonenden Strukturen hervorgehoben und die Zonen genau beschrieben, von denen aus das Einbringen der Nägel ohne Risiko möglich ist. Skelettdeformitäten, die mit der Fixateur externe Osteosynthese zu korrigieren sind, können den Verlauf den Gefäß-Nerven-Bündel verändern. Deshalb wird der Atlas ergänzt durch computertomographische Querschnittsbilder von normalen Extremitäten, auf denen diese Bündel markiert sind.

I. A. McGregor, Glasgow

Plastische Chirurgie

Grundlagen und klinische Anwendungen

Übersetzt aus dem Englischen von E. Biemer, P. Faust
1987. 218 Abbildungen. VII, 308 Seiten.
Gebunden DM 96,-. ISBN 3-540-13212-0

Inhaltsübersicht: Grundtechnik: Wundbehandlung. Die Z-Plastik. Das freie Hauttransplantat. Hautlappen. Muskel- und myokutane Lappen. – Klinische Anwendung: Allgemeinchirurgie. Orthopädie. Handchirurgie. Chirurgie der Augenlider. Kiefer-Gesichts-Verletzungen. – Sachverzeichnis.

Das vorliegende Buch ist die deutsche Übersetzung der 7. Auflage des Standardwerkes „Fundamental Techniques of Plastic Surgery".
Es ist für den jungen Assistenten konzipiert, der die Grundtechniken der Wundbehandlung, Z-Plastik des freien Hauttransplantats, Haut-, Muskel- und myokutanen Lappen erlernen will. Die klinische Anwendung dieser Technik wird didaktisch hervorragend beschrieben.

Springer-Verlag
Berlin Heidelberg New York
London Paris Tokyo

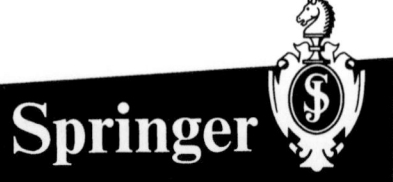

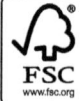

MIX
Papier aus verantwortungsvollen Quellen
Paper from responsible sources
FSC® C105338

If you have any concerns about our products,
you can contact us on
ProductSafety@springernature.com

In case Publisher is established outside the EU,
the EU authorized representative is:
**Springer Nature Customer Service Center GmbH
Europaplatz 3, 69115 Heidelberg, Germany**

Printed by Libri Plureos GmbH
in Hamburg, Germany